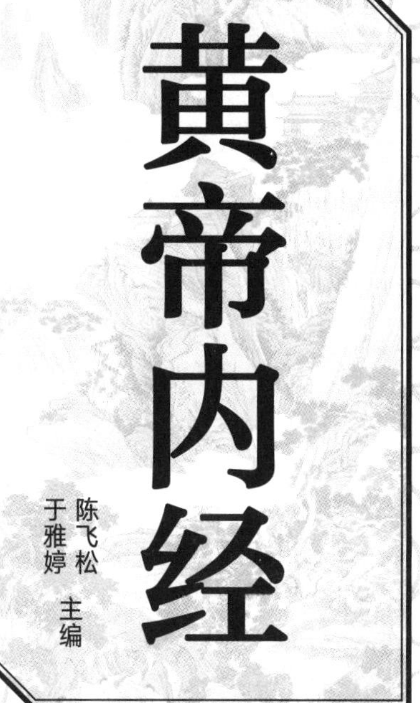

江苏凤凰科学技术出版社

前言

《黄帝内经》是我国现存最早的一部医学理论典籍，是中国人养心、养性、养生的千年圣典，也是一本蕴含中国生命哲学源头的大百科全书。让西方发达国家的科学家惊讶不已的是，他们刚刚兴起的如医学地理学、医学心理学、气象医学等先进学科，在这部2500年前的医学圣典中已有了极为完善的表述。可见，《黄帝内经》具有永恒的现实意义和实用价值，应作为中华民族的瑰宝被传承下去。

随着环境污染的加剧、生活节奏的加快以及生活水平的提高，人们对养生方面知识的需求变得更加迫切。要想解除这些困扰，确保人体的健康，就离不开《黄帝内经》等中医经典里的医学理论。但是，由于文字古老深奥，专业术语众多，人们很容易与《黄帝内经》这样的宝典擦肩而过。尽管近些年许多讲解《黄帝内经》的养生类畅销书不断涌现于市场，但毋庸讳言的是，真正能够把这本医学巨著的养生理念准确无误地普及的图书仍然太少。这部传统中医圣典如一座蕴藏极为富有的金矿，等待我们去挖掘。

本书参考了数千年来人们对《黄帝内经》的大量研究成果，不但将原有经文翻译成了现代人容易理解的白话文，而且结合生命科学、道家养生理论和中国传统文化，对其中或隐或显的思想采用图解的形式进行全方位解读。本书可以为您扫清阅读中的外围障碍，解读更深入、更透彻，力求使您轻松读懂每一句话。编者还对内文中每一章、每一个知识点进行提炼，使您一目了然，轻松掌握每一章乃至每一段文字的主要内容，减轻了您的阅读负担。

本书对经文的翻译力求尊重原文，图解部分别具一格的画风，将具象与抽象结合起来，使本书除了具有知识性外，还具有艺术性、欣赏性。总之，本书成功地用艺术的图解形式，使原书中艰深的哲学和中医原理，变得人人都能理解践行。我们所有的努力，都是为了保证让您轻松读懂《黄帝内经》中的每一句对话，品味原汁原味的经典，并从中发现对自己有用的东西。

目录 CONTENTS

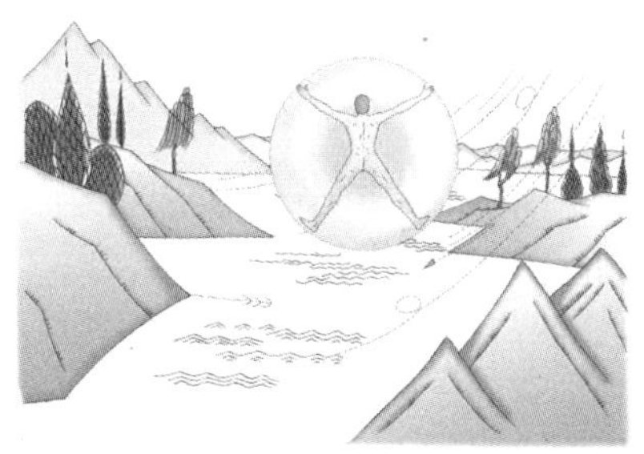

CONTENTS

素问

六节藏象论篇·第九

五脏生成论篇·第十

五脏别论篇·第十一

异法方宜论篇·第十二

移精变气论篇·第十三

汤液醪醴论篇·第十四

玉版论要篇·第十五

诊要经终论篇·第十六

脉要精微论篇·第十七

平人气象论篇·第十八

玉机真脏论篇·第十九

三部九候论篇·第二十

经脉别论篇·第二十一

脏气法时论篇·第二十二

宣明五气论篇·第二十三

血气形志论篇·第二十四

宝命全形论篇·第二十五

八正神明论篇·第二十六

离合真邪论篇·第二十七

通评虚实论篇·第二十八

太阴阳明论篇·第二十九

阳明脉解篇·第三十

热论篇·第三十一

水热穴论篇·第六十一

调经论篇·第六十二

缪刺论篇·第六十三

四时刺逆从论篇·第六十四

标本病传论篇·第六十五

天元纪大论篇·第六十六

五运行大论篇·第六十七

六微旨大论篇·第六十八

气交变大论篇·第六十九

五常政大论篇·第七十

六元正纪大论篇·第七十一

至真要大论篇·第七十四

注：《黄帝内经·素问》“刺法论篇第七十二”和“本病论篇第七十三”已亡佚。

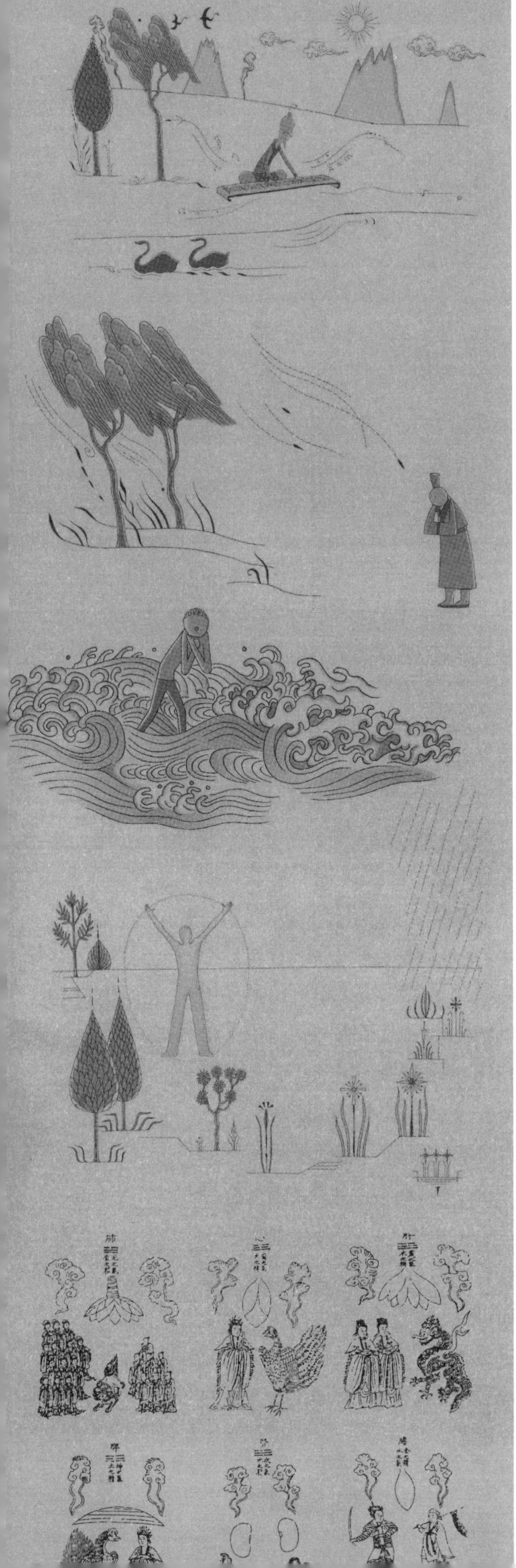

素问

《素问》是黄帝与臣子平素就医学问题的问答。马莳在《内经素问注证发微》中说：『素问者，黄帝与岐伯、鬼臾区、伯高、少师、少俞、雷公六臣平素问答之书。』秦汉时，书名崇尚质朴，所以把黄帝与岐伯等人平素互相问答的内容记录下来，整理成篇，名为《素问》。

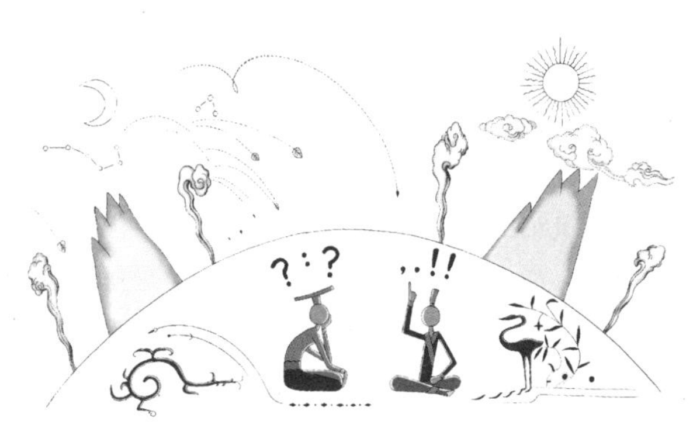

第一 上古天真论篇

本篇主要通过黄帝和岐伯的对话，分析了人类寿命长短的原因，详细地讲述了养生的依据——男女的生长规律，并向我们介绍了养生的四种境界。

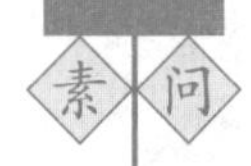

上古时期的黄帝，生来就非常聪明灵活，幼年时就善于言辞，少年时对事物的理解力很强；长大以后，不仅思维敏捷，而且忠厚诚实；成年以后，功德毕具，登了天子之位。

养生之道

黄帝问岐伯道：我听说远古时代的人们，大都能活过百岁，而仍然动作灵活不显衰老。现在的人，年龄刚至半百，就显出衰老的迹象。古代人和现代人的这种差别，是由于时代和环境造成的呢，还是现在的人们不善于养生的过失呢？

岐伯回答说：上古时期的人，懂得养生之道，能按照天地间阴阳变化的规律来调整自身阴阳的变化；使用一些正确的养生方法，饮食有节制，生活作息有一定的规律，不过度地劳累。因此能够使精神与形体相互协调，健康无病，活到人类应有的寿命，即一百岁以后才去世。现在人就不是这样了啊！他们把酒当做汤水贪饮不止，生活毫无规律，喝醉酒后行房，尽其所有的欲望，耗竭他的精气，纵情色欲以致精竭阴枯，用不正当的嗜好将体内的真气耗散殆尽，不知道应当谨慎地保持精气的盈满；不善于调养自己的精神，贪图一时的快乐，生活作息没有规律，所以活到五十岁左右就显得衰老了。

远古时候的圣人教导人们说：必须避开自然界致病因素的侵袭，思想上要保持清心寡欲，人体真气才能正常运行，精气和神气才能固守于内。像这样，病邪又怎么会侵犯人体呢？所以那时的人们都能够志意安闲而少有嗜欲，心情安逸而不受外界事物的干扰，身体虽然在劳动却不觉得疲倦，正气调顺。因为少欲，所以他们每个人的要求都能得到满足，每个人的愿望都可以实现，从而使精气运行通顺。饮食，不论是粗糙的还是精致的，人们都觉得味美可口；无论穿什么样的衣服，都觉得很满意；对自己的生活习惯，总是顺心的；对别人的一切都不羡慕，思想达到了淳朴境界。正因为如此，不良的嗜好就不能吸引他们的视听，淫念邪说就不能动摇他们的意志。

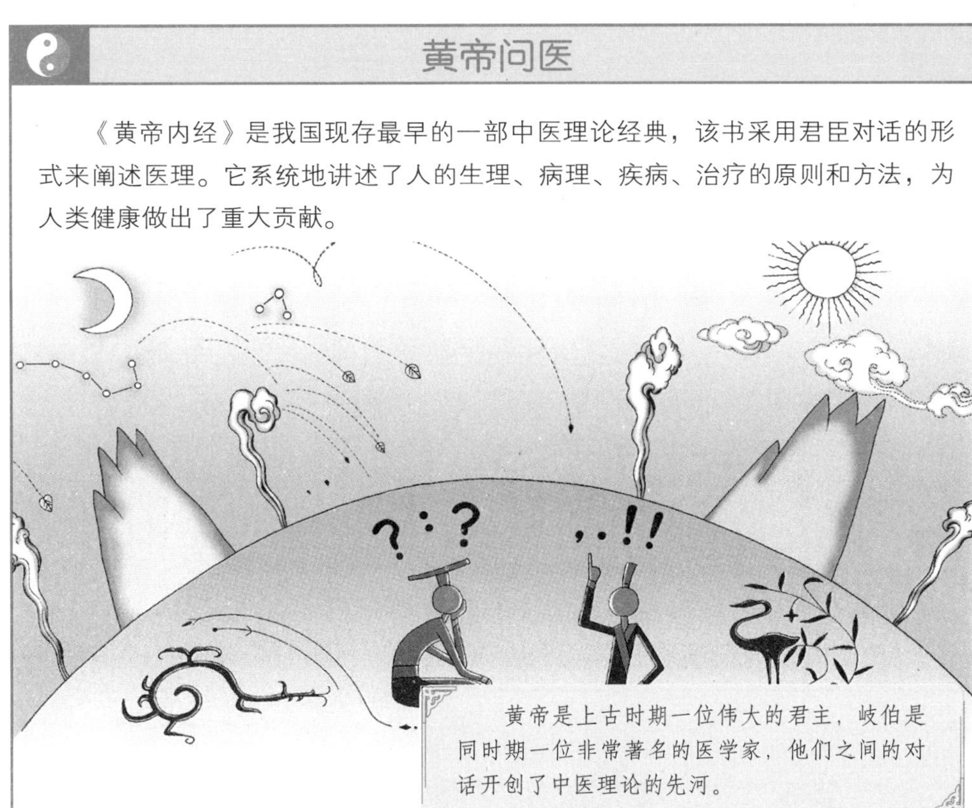

黄帝是上古时期一位伟大的君主，岐伯是同时期一位非常著名的医学家，他们之间的对话开创了中医理论的先河。

他们无论是愚笨的、聪明的、贤能的或无能力的，都不会处心积虑地追求物质享受，所以符合养生之道。他们之所以能活到一百岁而仍然不显得衰老，就是因为全面掌握了养生之道，使天真之气得到保护而不受到危害的缘故。

人体生长规律

黄帝问：人老了就没有生殖能力了，是因为人的精力耗尽了吗？还是由于人体生长衰老的自然规律所决定的呢？

岐伯回答说：女子七岁时，肾气旺盛起来，开始换牙齿，头发长长。到了十四岁左右，对生殖功能有促进作用的物质——“天癸”产生，使任脉通畅，太冲脉气血旺盛，月经按时来潮，开始有了生育能力。二十一岁时，肾气发育平衡，智齿生长，生长发育达到顶点。到了二十八岁左右，筋骨坚实，肌肉丰满，毛发生长极盛，身体也最健壮；三十五岁时，阳明经脉的气血衰退，面部开始憔悴，头发开始脱落。到了四十二岁左右，经过头面部的三阳经脉气血都衰减了，面容焦枯，头发开始变白。四十九岁时，任脉空虚，太冲脉气血衰少，天癸尽竭，月经停止，形体衰老，丧失了生殖能力。

男子到了八岁左右，肾脏的精气开始充实，毛发渐盛，牙齿更换。十六岁时，肾气旺盛，天癸产生，精气充满而外泄，体内阴阳之气调和，具有了生育能力。到了

人体生长规律

《黄帝内经》认为，身体的衰老是由于气血的衰退，只要进行合理的调养，就能保持精气充盈，延缓天癸的衰竭，这就是有些人高寿而不显得衰老的原因。

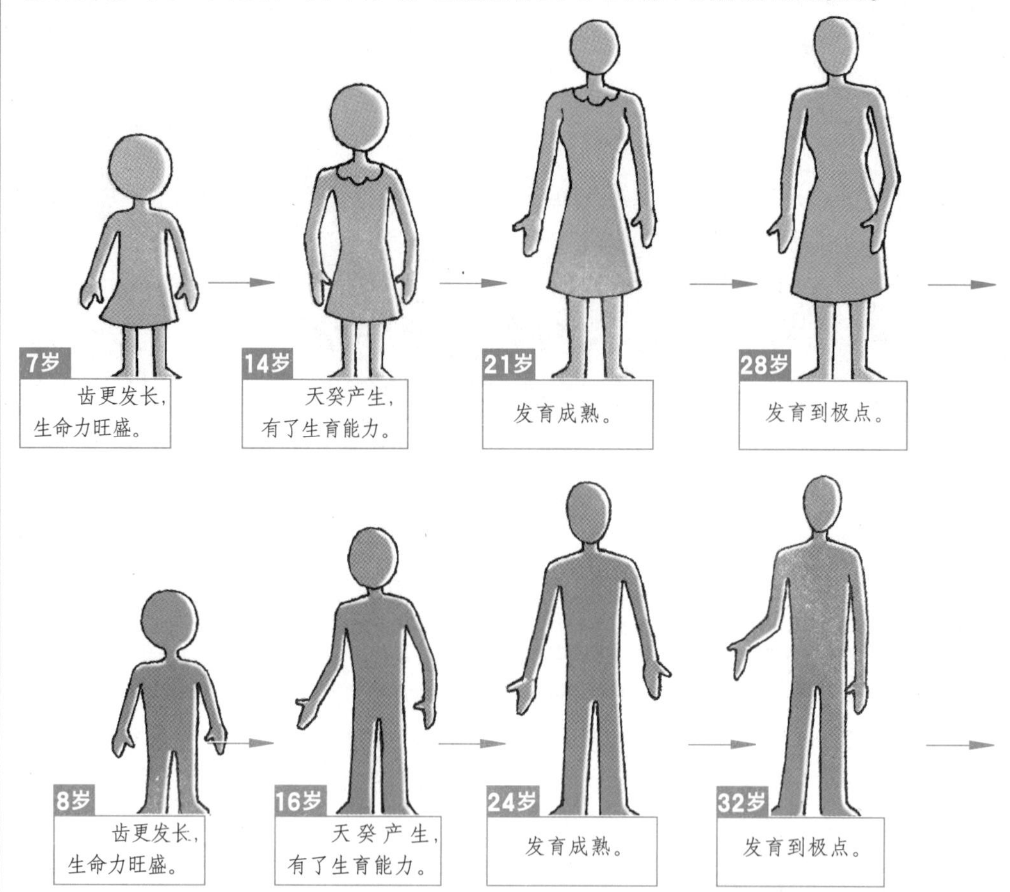

二十四岁左右，肾气已经充满，筋骨坚实有力，长出智齿，身高达到了自身最大的高度。三十二岁时，筋骨生长壮盛，肌肉丰满。四十岁时，肾气衰退，头发开始脱落，牙齿开始松动。到了四十八岁左右，人体上部的阳气开始衰退，面容憔悴无华，鬓发斑白。五十六岁时，肝气衰退，筋骨活动不灵活。到了六十四岁左右，天癸尽竭，精气减少，肾脏衰退，形体疲惫，肾气大衰，则牙齿毛发脱落。肾主水，接受五脏六腑的精气而贮藏起来，精气的来源除与生俱来的“先天之精”外，还需其他脏腑“后天之精”的补充营养，所以五脏的精气充盛，肾脏的精气才能盈满溢泄。到了老年，五脏的精气都衰败了，筋骨因得不到精气的濡养而出现松弛乏力的症状；天癸尽竭，因此会鬓发斑白，身体沉重，步态不稳，也就不能再生儿育女了。

黄帝问道：有些人虽然已经老了，但仍然具有生育能力，这是什么道理呢？

岐伯回答：这是因为他先天的禀赋好，加上后天合理的调养，因而精力超过普通

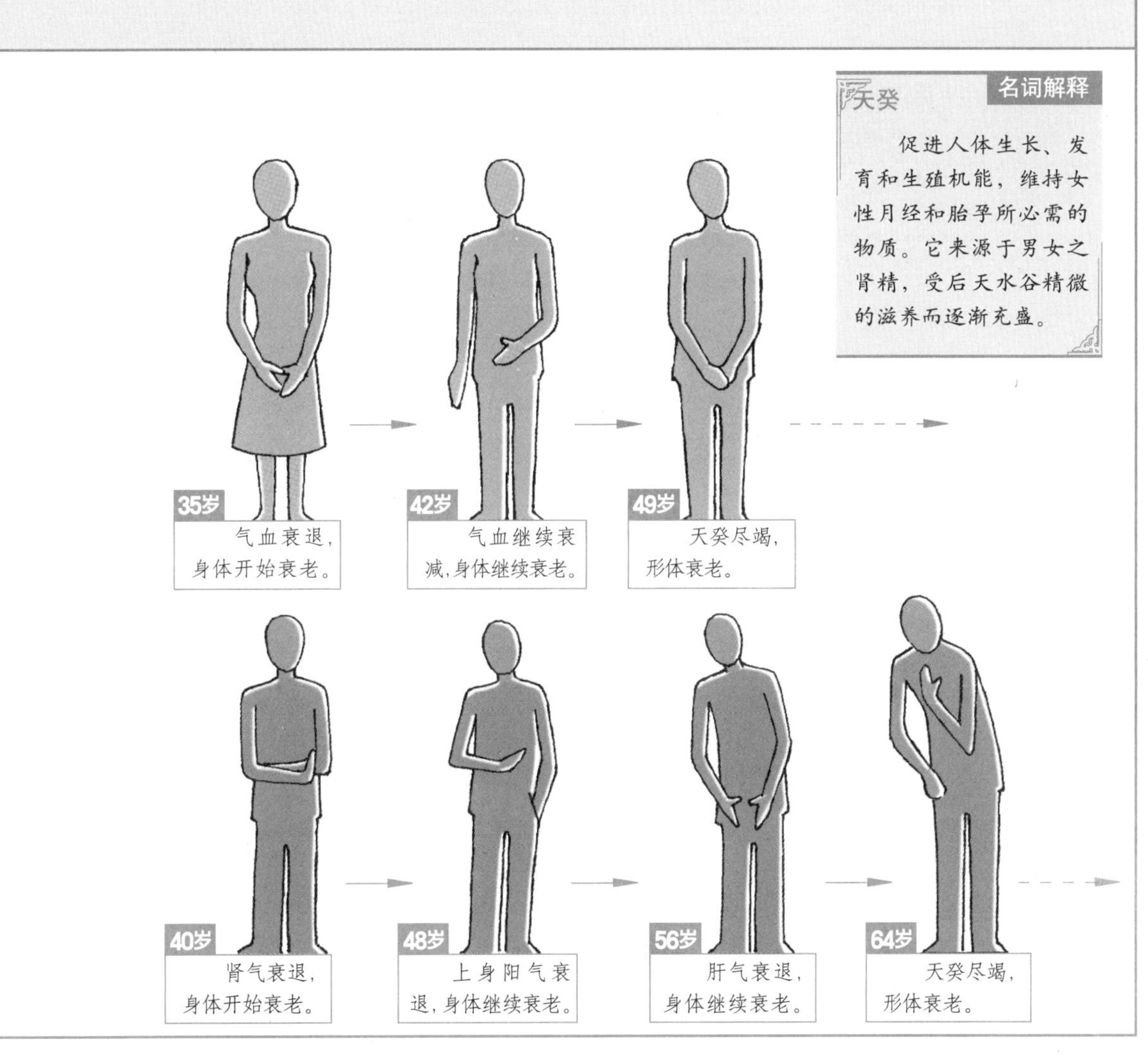

人，虽然年纪大，但气血经脉仍然通畅，且肾脏功能也没有完全衰退，所以还仍然有生育的能力。不过，一般男子超过六十四岁，女子超过四十九岁，体内的阳气和阴精都已枯竭，是没有生育能力的。

黄帝问道：掌握了养生之道的人，年纪达到一百多岁，还有生育能力吗？

岐伯回答说：掌握了养生之道的人，能够防止衰老且保持身体健康，他们虽然年寿已高，但仍然能够生育。

养生的四种境界

黄帝说：我听说远古时候，有被叫做真人的人，能够把握天地阴阳的变化，呼吸自然清精之气，心神内守而不弛散，形体肌肉协调统一。所以，他们的寿命能够同天地一样长久，没有终了的时候。这是因为他们掌握了养生之道的结果。中古时候，有被称为至人的人，道德淳朴，养生之道周全，能调和人体，使之与四时阴阳寒暑的变化相协调，远离世俗的干扰，积蓄精气，保全神气，能够潇洒自如地生活在自然界之中，视、听远达八方之外。他们可以延长寿命，形体不衰，获得与真人相同的结果。其次，还有略逊于“至人”，被叫做“圣人”的人，能安然地生活于自然界之中，顺从八方之风的变化，生活在世俗社会之间，没有恼怒怨恨之心，行动没离开过世俗之间，举止也与世俗没有什么不同，外不为事务所劳累，内无过多的思虑，致力于安静愉快的生活，努力保持自得其乐的心情，形体不过于疲惫，精神不过于外散，所以，他们的寿命也可以达到一百多岁。还有善于养生而德才兼备的人，被称为“贤人”。他们能够根据天地的变化、日月的升降运行、星辰的位置来顺从自然界阴阳变化、四时寒暑变迁的规律，调养身体，以求符合远古时代的养生之道，这样的人也能增益寿命，但却有一定的限度。

养生的四种境界

在中国的传统文化中，寿命超出平常人水平的有四种人，分别是真人、至人、圣人和贤人。

真人

掌握了养生之道，寿命同天地一样长久。只有极少数人能达到这种境界。

至人

懂得养生之道，可延长寿命，保持形体不衰。能达到这种境界的人也极少。传说颛顼的玄孙彭祖历经唐尧、虞舜，夏、商等朝代，活了八百多岁，为至人。

圣人

能够顺应自然，不为外界所劳累，没有过多的思虑，寿命可以达到一百多岁。只有少数人能真正遵循养生之道，所以达到这种境界的人也不多。

贤人

善于养生，可以根据阴阳变化调养身体，可以增益寿命，但却有一定的限度。只要遵循养生之道，许多人都可以达到这种境界。

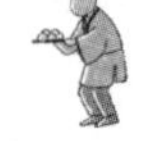

第二 四气调神大论篇

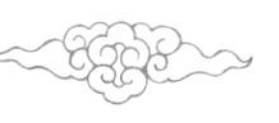

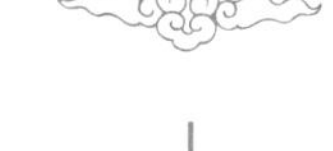

本篇主要从自然变化规律的角度论述了春、夏、秋、冬四季的养生之道，以及违背自然规律所产生的后果。自然界的阴阳变化形成了万物春生、夏长、秋收、冬藏的变化规律，人类养生也要以这一规律为依据。

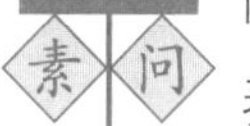

四季养生规律

春季的三个月，是万物复苏的季节，自然界生机勃发，故称其为“发陈”。在春季，自然界呈现出一种新生的状态，万物欣欣向荣。此时，人们应该晚睡早起，起床后到庭院里散步，披散开头发，穿着宽敞的衣物，不要使身体受到拘束，以便使精神随着春天万物的生发而舒畅活泼，充满生机。这是适应春季的养生法则及方法，如果违背了这种法则、方法，就会伤损肝脏，到了夏天容易出现寒冷性病变。因为春天温暖的阳气是夏天阳气长的基础。夏天阳气应当长而不能长，就会产生虚寒病证。

夏季的三个月，万物生长浓密茂盛，故称其为“蕃秀”。天地阴阳之气相互交通，植物开花结果。当此之时，人们应当晚睡早起，切莫厌恶白天过长，保持心情舒畅，使精神之花更加秀丽，使阳气宣泄通畅，对外界事物有浓厚兴趣。这是适应夏季养生的法则及方法，如果违背了这种法则、方法，就会伤损心脏，到了秋天还会发生疟疾。因为夏天的“长”，是秋季“收”的基础。若“长”气不足，供给秋天收敛的能力差了，就会发生疟疾，到冬至时，病情可能会加重。

秋季的三个月，自然界呈现出一派丰收而平定的景象。秋风劲疾，秋高气爽，景物清明。在这个季节里，人们应如同鸡的活动一样，早睡早起，促使精神情志安宁，以缓和秋季初凉的伤伐，收敛精神情志而不使其外散，使秋气平定，肺气清肃。这就是与秋季收敛之性相适应的养生方法与原则。如果违背了这种法则、方法，就会伤损肺脏，到冬天阳气应当藏也不能藏，就会出现阳虚腹泻的病证。

冬季的三个月，是生机潜伏、万物蛰藏的季节，自然界中的阳气深藏而阴寒之气很盛。风寒凛冽，水结成冰，大地冻裂，在此时，人们应当早睡晚起，必待太阳升起时起床，使精神情志安宁而不妄动，如同潜伏起来一样。离开寒冷气候的刺激，尽量保持温暖，不要过多地出汗，损伤正气，就是适应冬季“藏”气特点的养生方法和原则。如果

四季养生

天地是按照阴阳消长的规律运转不息的，我们养生也必须按照这个规律适时调节。违反了这一规律，必将导致体内阴阳失调，使身体发病。

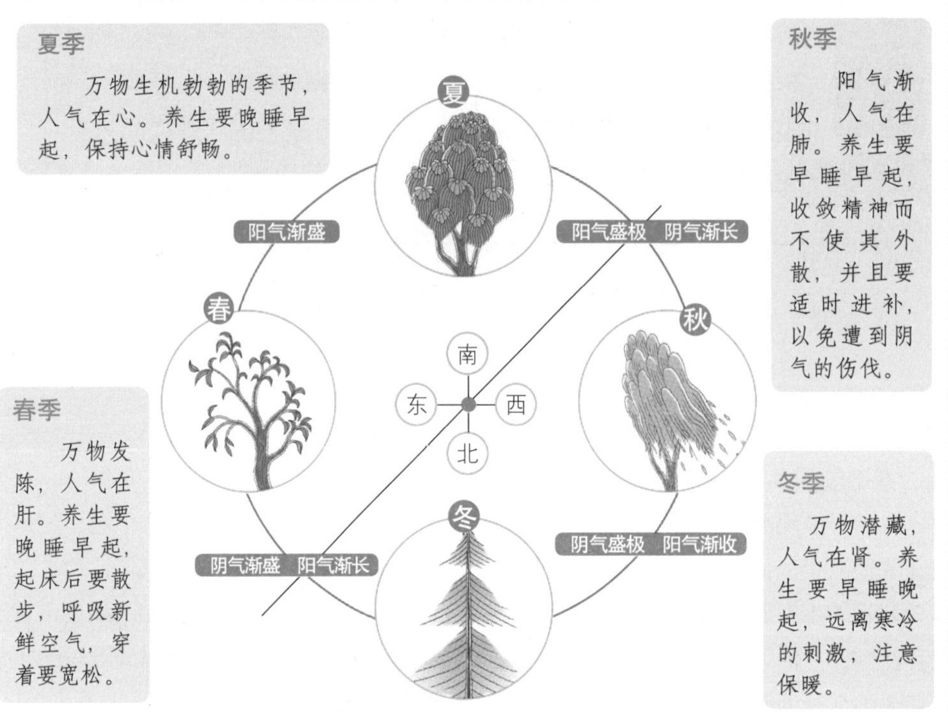

违背了这种法则、方法，就会伤损肾脏，到了春季，阳气应当生而不能生，便会出现痿厥一类的疾病。

阴阳之道与养生

天气是清净光明的，天的规律含蓄而不显露，运转不息，因此长存不息。如果天气不露光明，则日月失去光辉，邪气乘虚而入，充斥天地之间，酿成灾害。阳气闭塞于上，地气蒙蔽于下，天地阻隔，云雾缭绕，雨露不降。天地气机交通失常，自然界万物的生命就不能延续。生命不能延续，则高大的树木也要干枯而死。自然界邪气不散，风雨不调，雨露不降，则草木枯槁不荣。邪风常起，暴雨常作，天地四时的变化失去了秩序，违背了正常的规律，致使万物的生命未及一半便夭折。圣人却能顺应自然界的这种变化，所以没有疾病。万物不背离养生之道，那么它的生气就不会失去。

违反了春天的气候，少阳之气就不能生发，容易引起肝脏的病变；违背了夏季的夏长之令，则太阳之气不能盛长，就会导致心气虚弱；违背了秋季气候的要求，太阴之气便不会收敛，肺脏焦热胀满；违背了冬季的冬藏之令，则少阴之气不能潜藏，肾气下泻成病。

四时阴阳是自然界万物赖以生长的根本，因此，懂得养生之人在春夏时节保养阳气，秋冬两季收敛、潜藏阳气，所以能同自然界其他的万物一样，维持着春生、夏长、秋收、冬藏的规律。如果违背了这个基本原则，就会伤伐人的根本，损坏人的天真之气。所以说四时阴阳的有序变化，是世间万物的终始，是死与生的根本。违背这个根本，就会灾害丛生，顺从它便不会产生疾病，也就是掌握了养生之道。对于养生之道，圣人遵循它，愚昧的人则违背它。

顺从阴阳之道能够健康长寿，违背了它就会生病甚至死亡；顺从它就正常，违背它则必然导致混乱。经常违逆四时阴阳变化的规律，致使体内阴阳之气紊乱，就会使机体与外界环境不相适应而产生"内格"之病。因此，圣人不是等到已经发生了疾病再去治疗，而是强调在没病时就加以防治；不是等到已经产生了动乱再去治理，而是强调在动乱还没有形成之前就加以治理。疾病已经出现了再去治疗，动乱已经形成了再去治理，这就如同口渴了才去挖井，临阵格斗时才去制造武器一样，不是已经太晚了吗？

天地背离与养生

阴阳是自然界的根本规律，人类养生就是要以阴阳为基础。下图所示为天地背离导致阴阳格拒时所出现的情景。能顺应自然的人是懂得养生的人，方可称为"圣人"。

阳气闭塞于上，导致日月无光，本该明净的天却不露光明。
天地背离，邪气充斥于天地之间。
万物皆枯，灾害不断。
圣人能顺应自然，内敛而不妄动，所以邪气不侵。
地气蒙蔽于下。

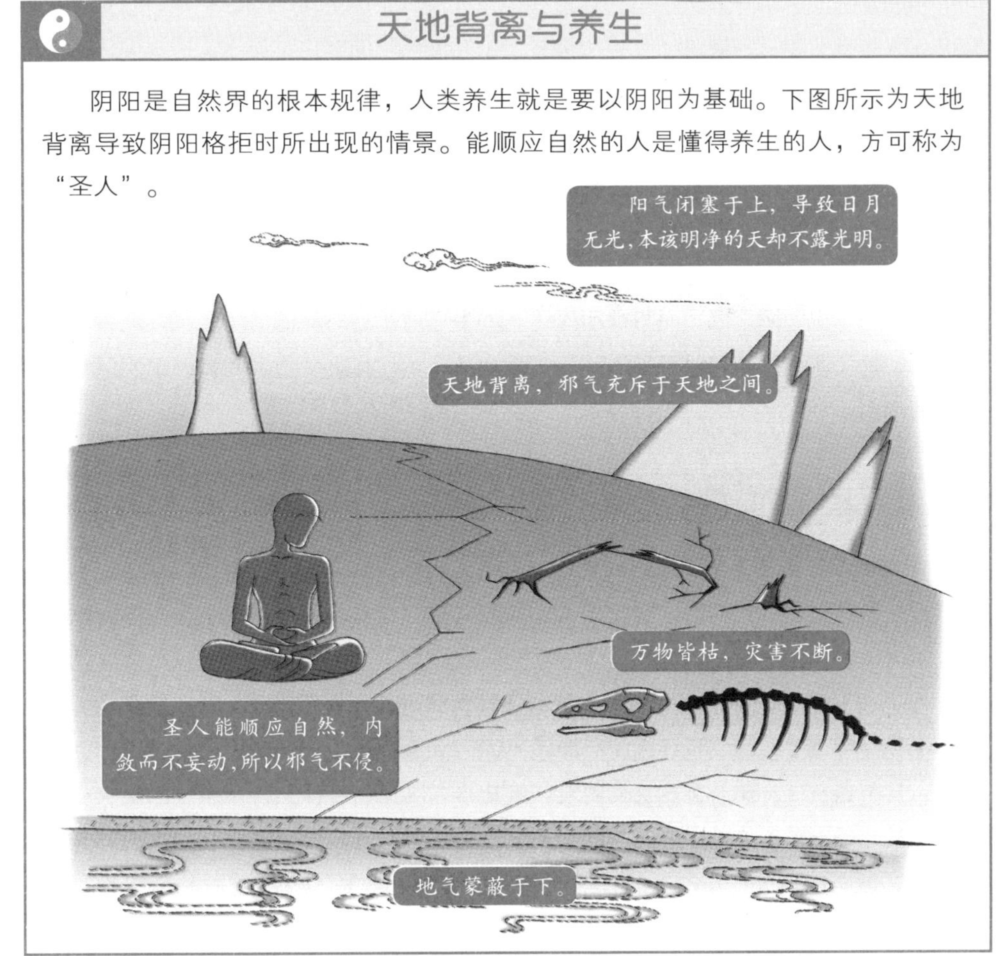

上古天真论篇 四气调神大论篇 生气通天论篇 金匮真言论篇 阴阳应象大论篇 阴阳离合论篇 阴阳别论篇 灵兰秘典论篇 六节藏象论篇 五脏生成论篇

第三 生气通天论篇

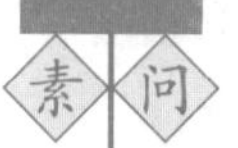

本篇主要从人与自然界相通的角度，论述阴阳平衡在养生中的重要作用。阳气在人身体中具有重要作用，如果阴阳失调，就会危害健康。四季的更替，五味的过食，都会影响到体内阴阳之气的变化。所以，人类要顺应自然界的阴阳变化来调养身体。

阴阳平衡是养生的根本

黄帝说：自古以来，人类就与自然界息息相关，维持生命活动的根本，就在于把握生命之气与自然相通的规律，而其关键又在于掌握阴阳的变化。大凡天地之间，六合之内，无论是地之九州，还是人体九窍、五脏以及十二肢节，都是与自然界阴阳之气相贯通的。人赖金、木、水、火、土及三阴三阳之气而生存，如若经常违反这些原则，则邪气就会伤及人体，这是寿命减损的根本原因。

风和日丽，人们便神清气爽，心情舒畅。顺应自然界的变化，就能固守阳气，虽然遇到了外界的致病因素，也不会伤害人体，这是顺应时序变化调养的结果。所以圣人能精神专一，顺应阴阳之气，而与神明通达。如果违逆了自然界的清净之气，就会内使九窍闭塞，外使肌肉壅滞，保卫身体的阳气就涣散了，这样就会伤害到自己，阳气也会因此受到削弱。

阳气的重要性

阳气就像天上的太阳一样，如果运行失常，轻则损折寿命，重则造成死亡。自然界的运行是借助太阳的光明的，因此，人体的阳气也会随着太阳之出而上浮表体，以保卫肌肤不受风寒。

如若受到寒邪，那么杂乱的欲念就会像转动的轴轮一样翻来覆去，人就会像受到了惊吓一样坐卧不安，神气也会因此而浮越不固。如果身体被暑邪所伤，就会出汗、躁动不安，甚至喘粗气。倘若暑热之气内攻，就会多言多语，身体热得像燃烧的炭火一样，必须发汗才能退热。感受了湿邪，就会头部沉重、肿胀如物蒙裹一样。如果湿邪长期未能清除，就会出现大、小筋脉的收缩变短，或者松弛变长，收缩变短就形成拘挛的病证，松弛变长就形成痿证。如果感受了风邪，就会导致浮肿。如果上述寒、暑、湿、风

阴阳平衡是养生的根本

阴阳是自然界存在的基础，阴阳平衡是确保自然万物不受损害的根本，人类养生也必须以调和阴阳为基础。

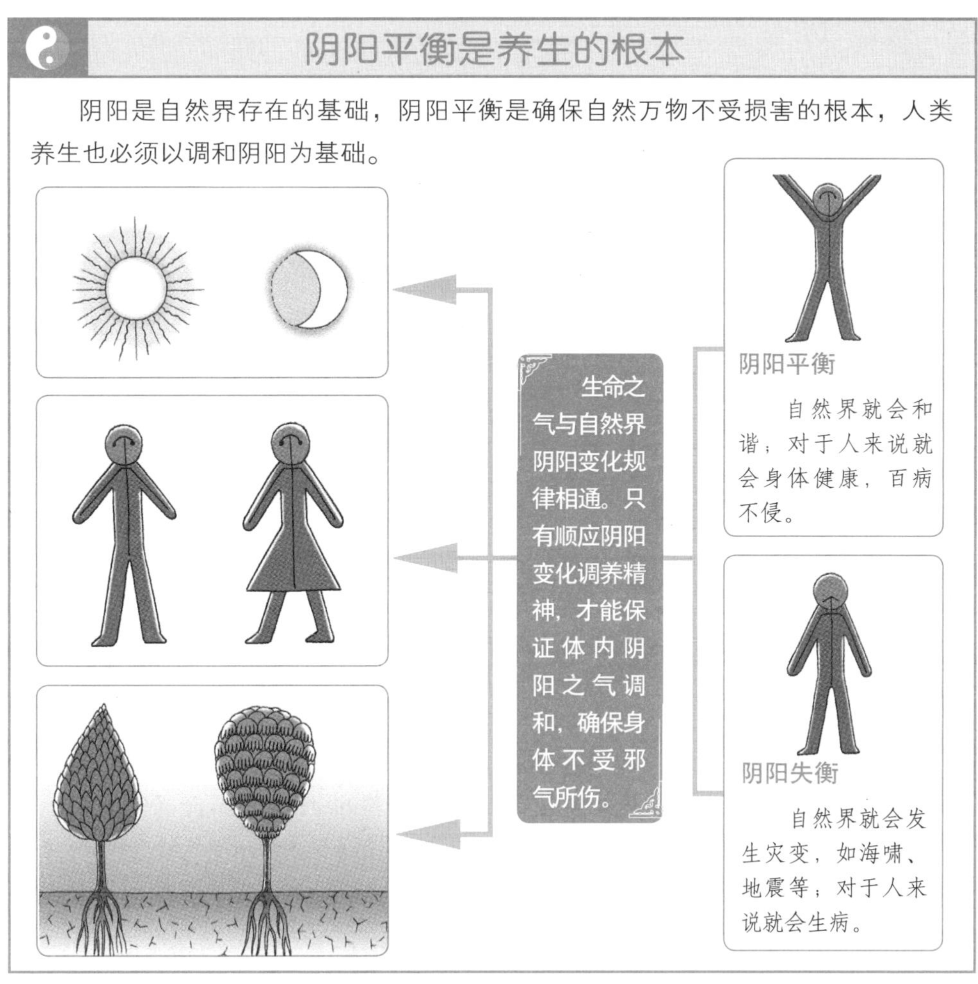

四种邪气更替伤害人体，人体的阳气就会出现渐趋衰竭的现象。

繁劳过度，人体阳气便弛张于外，而必然导致阴精衰败于内，再遇到炎热夏暑，更伤人体阴精，阴虚阳浮，于是就形成昏厥病。其症状为：双眼视物不清，双耳闭塞失聪。当其发作时突然昏厥倒地，如江堤崩倒一样来势凶猛，像江水横流一样很难得到控制。

由于大怒，形与气隔绝了，气血瘀滞于上，便会形成突然昏倒的病证；若筋被损伤了，就变得松弛，四肢不灵便；若只有半身出汗，久而久之就会半身不遂；汗出后，若受到湿邪侵袭，就会形成小的疖肿或汗疹；吃过多肥美精细的食品，就像拿着一个空容器去装东西一样容易生长疔疮；劳累汗出，皮肤受寒，常常会产生粉刺，郁久化热，成为痤疮。

阳气在人体内，它的精微可以养神气，柔和之气可以养筋脉。阳气开阖失常，寒邪内传，会导致佝偻病；寒郁陷脉，郁而化热，就会腐败肌肉腠理，形成瘘病；寒气滞留于肌肉纹理之间，通过腧穴内传而迫及脏腑，会导致恐惧惊骇等病症；营卫运行不顺，逆于肌肉，郁而化热，会形成痈肿病；汗出未尽，会形体虚弱时，复感风邪，形成风疟。

风邪与阳气

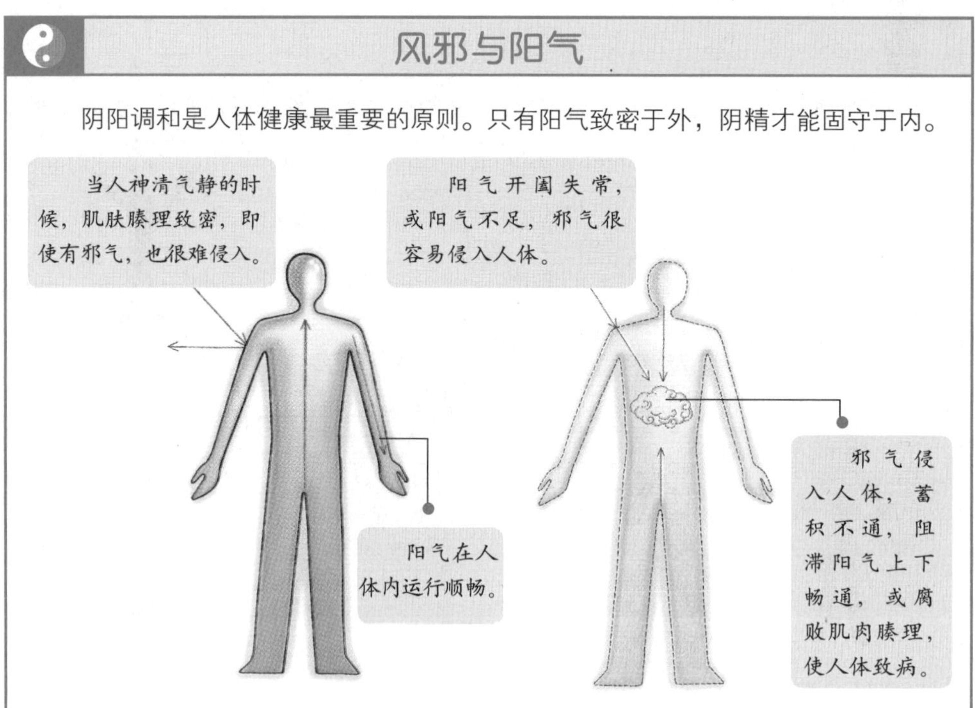

风邪是很多疾病的肇始，但当人神清气静的时候，肌肤腠理致密，虽然有大风苛毒的浸染，仍然不能伤害人体，这是顺应了四季变化规律的缘故。病邪滞留的时间长了，上下格拒不通的，虽医良法妙，也难以治疗。所以三阳经气蓄积不通，就会病死，阳气格拒不通的人，当泻其阳，如果不及时采取正确的治法，让技术水平不高的医生治疗，就会贻误病情而出现死亡。

阳气在白天时保护人身的外部。早晨阳气开始产生，中午阳气旺盛，下午阳气开始衰退，汗孔关闭。因为日落以后，人们要休息了，不要过度地扰动筋骨，不要触冒雾露之气。如果不遵循早、中、晚三时阳气活动规律作息，人体就会生病而使形体憔悴、消瘦。

岐伯说：人身属阴的脏是藏蓄阴精的，阴精不断地起来与阳气相应；阳气则固密于外，起着护卫肌表的作用。如果阳盛阴虚，经脉中的气血就会快速流动，甚至会神志狂乱；如果阴盛阳虚，就会使五脏气机不和，九窍功能产生障碍。正因为这样，所以圣人调和阴阳，促使筋脉协调，骨髓坚固强劲，气血流畅。如果能达到这一点，就会内外调和，病邪不能侵害，耳聪目明，气的运行能始终如常，不为邪气所动。

风邪侵袭人体，精血会损耗，这是邪气伤肝的所致；暴食伤害肠胃，阻碍气机升降，会发生筋脉驰纵、泻痢、痔疮等病症；饮酒无度伤肺，则导致肺气上逆；如果过度用力，则肾精受伤，大骨败坏。

大凡阴阳的关键问题是：阳气致密于外，阴精才能固守于内。如果阴阳失调，就像自然界只有春天没有秋天，只有冬天没有夏天一样，所以调和阴阳是最重要的原则。如果阳气过强，不能致密于外，阴精就要耗损。只有阴阳平和协调，人的精神才会平安正常，如果阴阳分离，人体阴精也会因此而衰竭。

四季邪气的更替

出现恶寒发热的疾病，是因为感受外界风邪。所以春天伤于风邪，邪气滞留不去，到了夏天便出现完谷不化的泄泻；夏季感受暑热邪气，邪气潜藏，秋季便出现痎疾；秋季感受了湿邪，邪气伏藏，肺气上逆而成咳嗽、痿证；冬季感受寒邪，邪气潜伏，第二年春季便出现温病。所以，四季邪气会更替伤害五脏。

过食五味对身体的伤害

酸、苦、甘、辛、咸五味，既能滋补五脏，又能伤害五脏。正因为如此，所以过食酸味的食物，则肝气过盛，会使脾气衰竭；过食咸味食物，会使骨骼受伤，肌肉萎缩，心气被抑制；过食甜味食物，会烦闷不安、气逆作喘、颜面发黑，肾气失去平衡；过食苦味食物，脾气失去濡润，胃气壅滞不行；过食辛味食物，筋脉纵弛不收，神气涣散不敛。所以，应当注重调和五味，如此则骨骼强健，筋脉调和，气血畅通，腠理致密，骨气精纯。因而人们应当谨慎地如法修炼，生命才能长久。

疾病的隐和显

人体感受了外邪，有时候并不会马上表现出来，而是经过一段潜伏期之后才显现出来。人体在四季感受外邪和发病的规律如图所示：

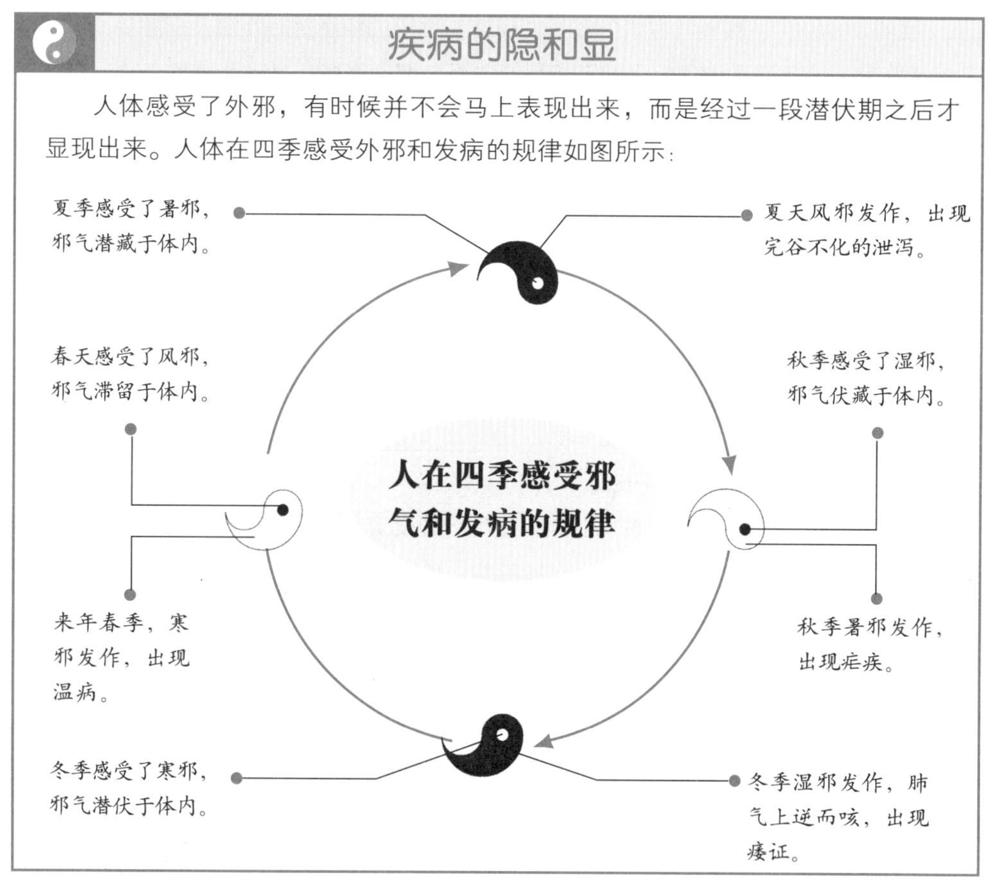

第四 金匮真言论篇

素问

本篇主要论述了三点：四季病变发生的规律，以及根据这一规律人类应该如何养生；阴阳在诊断和治疗疾病中的作用；五脏与自然界四时阴阳的对应，以及如何用这一对关系指导我们养生。

风邪是百病之首

黄帝问道：自然界的气候有八风的异常，风邪伤及经脉，内传形成五脏风病，是什么意思呢？

岐伯回答说：自然界八方的风邪伤及经脉，再通过经脉进一步深入而触犯五脏，于是发生疾病。一年四季的气候之间有相胜的关系，即春季胜长夏，长夏胜冬季，冬季胜夏季，夏季胜秋季，秋季胜春季。

东风发生于春季，疾病多发生在肝，肝的经气输注于颈项部位；南风出现于夏季，疾病多发生在心，心的经气输注于胸胁部位；西风常出现在秋季，疾病多发生在肺，肺的经气输注于肩背部；北风出现于冬季，疾病多发生在肾。阴与阳是一个相对的概念，它的内涵极其丰富。无论是具体的还是抽象的，大的还是小的，都可以划分出阴与阳。整个宇宙就是阴中有阳，阳中有阴。

肾的经气输注于腰及大腿根部位；中央属土，长夏季节疾病多发生在脾，脾的经气输注于脊背部。春季得病，病多在头部；夏季邪气伤人，病多在心脏；秋季得病，病多在肩背部；冬季得病，病多在四肢。

春季容易流鼻血，夏季多有胸胁疾病发生，长夏容易发生脾脏虚寒的腹泻病，秋季容易发生风疟病，冬季多出现寒痹、寒厥等病。所以，在冬季不做过分地活动，做到藏阴潜阳，那春季便不会出现流鼻血及颈项疾病，夏季不会发生胸胁部的疾病，长夏不会出现完谷不化的泄泻及中焦寒冷性疾病，秋季不会发生风疟病，冬季不会发生痹病、厥病、完谷不化的泄泻以及汗出过多等疾病。阴精是人身赖以生存的根本，冬季能保养好阴精，春天就不容易发生温病；炎热夏暑，汗应外出，若汗不外出，暑热内藏，到秋季就会发生风疟。上述这些道理，可以说都是根据四时而诊断疾病的基本法则。

事物的阴和阳

阴与阳是一个相对的概念，它的内涵极其丰富。无论是具体的还是抽象的，大的还是小的，都可以划分出阴与阳。整个宇宙就是阴中有阳，阳中有阴。

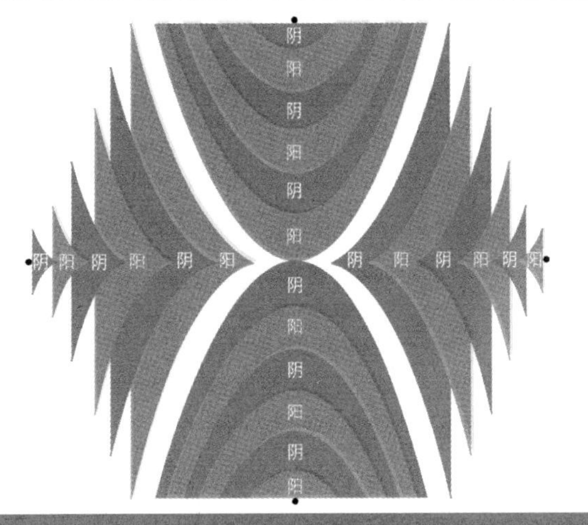

自然界						属性	人体				
天	太阳	白天	上午	明	热	阳	体外	体表	上身	腑	活动
地	月亮	晚上	下午	暗	寒	阴	体内	体内	下身	脏	睡眠

事物的阴和阳

阴阳可以再分，即阴中还有阴，阳中还有阳。白天为阳，从早晨到中午为阳中之阳，从中午到傍晚为阳中之阴。夜晚属阴，从傍晚到鸡鸣属阴，为阴中之阴，从鸡鸣到早晨为阴中之阳。人体和自然界是息息相通的，所以人体的各部分以及内脏，也可以划分阴阳。按内外来划分阴阳，则外部属阳，内部属阴；按前后来划分阴阳，则背部属阳，腹部属阴；按脏腑来划分阴阳，那么脏属阴，腑属阳。也就是肝、心、脾、肺、肾五脏属于阴，胆、胃、大肠、小肠、膀胱、三焦六腑属于阳。为什么要知道阴中有阴、阳中有阳的道理呢？因为冬季多病在肾属阴，夏季多病在心属阳，春季多病在肝属阳，秋季多病在肺属阴，均应根据疾病的阴阳来采用针刺或砭石治疗。由此，可将五脏再分阴阳。人身的背部属阳，心为阳中之阳，肺为阳中之阴；腹部属阴，肾为阴中之阴，肝为阴中之阳，脾为阴中之至阴。以上是人体阴阳、表里、内外、雌雄的对应关系，它们与自然界四时昼夜阴阳变化是相一致的。

五脏与四时的对应及其应用

黄帝问：五脏与自然界四时阴阳相对应，都各有所用吗？

岐伯回答说：有。东方青色，与肝相应，肝开窍于目，藏着精神意识中的“魂”，肝病则魂不安，多见惊骇。肝在五味为酸，在五行属木，在五畜为鸡，在五谷为麦，在四季与春季相应，在天体中与岁星相应。因此，春季得病多在头部，又因肝主筋，所以病变多累及筋脉。再有，肝在五音为“角”，在五行生成数为“八”，在五臭为“臊”。

南方赤色，与心相应，心开窍于耳，藏着精神意识中的“神”，心病可影响到五脏，因为心统率着其他脏腑。心在五味为苦，在五行属火，在五畜为羊，在五谷为黍，在四季与夏季相应，在天体中与荧惑星相应。因心主血脉，故夏季得病多在血脉。再有，心在五音为“徵”，在五行生成数为“七”，在五臭为“焦”。

中央黄色，与脾相应。脾开窍于口，藏着精神意识中的“意”，故脾病多反映于舌上。脾在五味为甘，在五行属土，在五畜为牛，在五谷为稷，在四季与长夏季节相应，在天体中与镇星相应。因脾主管肌肉，故病变多在肌肉。再有，脾在五音为“宫”，在五行生成数为“五”，在五臭为“香”。

西方白色，与肺脏相应，肺开窍于鼻，藏着精神意识中的“魄”，疾病多表现于背部。肺在五味为辛，在五行属金，在五畜为马，在五谷为稻，在四季与秋季相应，在天体中与太白星相应。因肺主皮毛，故病多在皮毛。再有，肺在五音为“商”，在五行生成数为“九”，在五臭为“腥”。

北方黑色，与肾脏相应，肾开窍于前后二阴，藏着精神意识中的“志”，疾病多在四肢关节。肾在五味为咸，在五行属水，在五畜为猪，在五谷为豆，在四季与冬季相应，在天体中与辰星相应，因肾主骨，故病多在骨。再有，肾在五音中为“羽”，在五行生成数为“六”，在五臭为“腐”。

总之，善于诊治疾病的医生，能够谨慎地观察五脏六腑的一切变化，以逆顺、阴阳、表里、雌雄为纲领，并将这些精妙的理论藏于心中。对于那些不是真心实意学习，不具备医生应有的高尚品德和才智的人，是不能随便传授的，这才是对医学的正确态度。

五行配象图

古人用五行来解释宇宙间一切问题，用五脏与五行、五色、五味、五音等对应，来解释疾病产生的原因，判断在外界因素的影响下，五脏六腑所出现的变化。

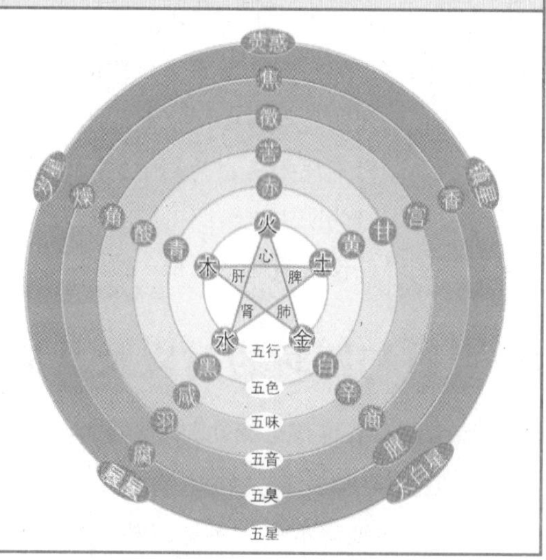

第五 阴阳应象大论篇

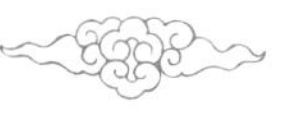

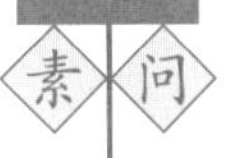

本篇讲述了阴阳的特性和相互作用，并从阴阳对立统一的角度，讲述了阴阳变化对人的影响，以及如何用阴阳学说来解释疾病。所以，无论是对疾病的治疗还是养生，都应以调和阴阳为原则。

阴阳的相互作用是自然界的一般规律

黄帝说：阴阳，是自然界的一般规律，是万事万物的纲领，是事物变化的起源，也是新生与消亡的根本，自然界的无穷奥秘都在其中，所以诊断和治疗疾病也务必求之于阴阳这一根本。

自然界的轻清之气上升成为天，重浊之气下降成为地。阴性柔和而安静，阳性刚强而躁动；阴阳的相互作用，形成了生、长、收、藏的过程，阳施化清气，阴凝聚成形；寒到了极点就转化成热，热到了极点就转化成寒；寒气凝敛，能生浊阴；热气升散，能生清阳。在人身中，清气不升而滞于下，就产生完谷不化的泄泻；若胃中的浊阴之气堵塞在上而不降，就会产生胃脘胀满类疾病。这就是阴阳运行失常表现出来的一种病理现象。

清阳之气上升蒸腾为天，浊阴之气下降凝聚为地；地面上的水湿之气蒸腾上升成为云，天空中的云雾之气凝聚下降成为雨；雨是由地气上升之云转变而成的，云是由天气下降之雨蒸发而成的。所以，在人体之中，清阳之气上出于眼、耳、口、鼻诸孔窍；而浊阴之气从下窍而出，如大小二便等秽浊之物从前后二阴排出。清阳之气向外发泄于肌肤腠理，浊阴之气向内归藏于五脏；浊阴之气内走于六腑，饮食水谷中的营养才能被消化吸收，糟粕才能被排出体外。

水的性质属阴，火的性质属阳；气的性质属阳，味的性质属阴。药物饮食的五味滋养了形体，而形体又仰求元气的充养；药物饮食之气生成人体的阴精，人体的阴精又依赖气化而产生。五味太过则损伤形体，阳气太过则耗损阴精，阴精能化生人体的元气，药物饮食的五味太过又耗伤人体的元气。

阴性沉下，故味出于下窍；阳性升浮，故气出于上窍。味属阴，味厚者为纯阴，而味薄者为阴中之阳；气属阳，气厚者为纯阳，气薄者为阳中之阴。味厚者能泻下，味薄者则通利；气薄者能宣泄，气厚者则令人发热。热性大的药物耗散正气，气味温和的

阴阳之气调和是人体健康之本

在人的身体中，阳主外，开发肌肤腠理；阴主内，游走于六腑，归藏于五脏，帮助身体吸收营养，排出糟粕。

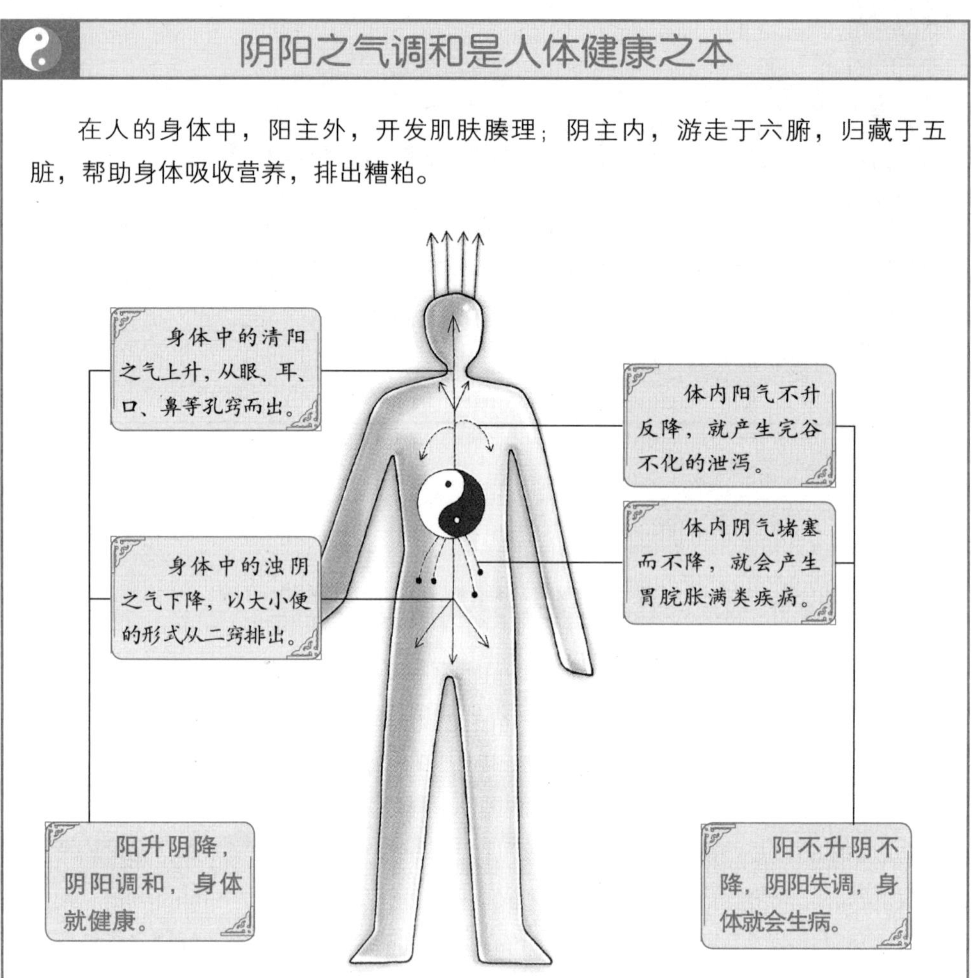

药物则可使正气壮盛。这是因为大热之气消耗正气，温和的阳气则能生发正气。气味辛甘，具有发散作用的药物属阳；气味酸苦，具有涌吐、泻下作用的药物属阴。

阴气偏胜则伤阳气，阳气偏胜则伤及阴精。阳气偏胜，病人表现出发热；阴气偏胜，病人表现出畏寒。如果寒到极点则出现热的表现，热到极点又会出现寒的表现。寒邪伤人形体，热邪伤人气分；气分受伤则使人感到疼痛，形体受伤则引起肿胀。疾病先出现痛而后出现肿，是先伤于气而后涉及形；先肿而后痛的，是先伤于形而后及于气。风邪偏胜就会引起头晕目眩、肢体痉挛、晃动，热邪偏胜就出现痈肿，燥邪偏胜就出现干枯少津的病证，寒邪偏胜可以导致浮肿，湿邪偏胜就出现泄泻。

自然界四季的交替、五行的演变形成生、长、收、藏的过程，产生寒、暑、燥、湿、风。人有心、肝、脾、肺、肾五脏，化生心气、肝气、脾气、肺气、肾气，从而产生喜、怒、悲、忧、恐五种感情。所以，喜怒等情绪太过会伤人五脏之气，寒暑等气候太过会伤人形体。暴怒会损伤人的阴气，暴喜会损伤人的阳气。情绪太过，会使气血突然紊乱上冲，充满上部的经络，于是阳气脱离形体，从而出现昏厥甚或死亡。所以对喜

阴阳的消长

阴阳不是一成不变的，无论是阴还是阳，都是按照“始微—渐旺—旺盛—盛极—始衰—来复”这样一种模式不断地变化。当阳发展到极点必然会向阴的一面转化；同样，当阴发展到极点，也必然会向阳的一面转化。所以，养生必须善于调节自己的七情六欲，并根据寒暑变化调节自己的养生方式，以维持体内的阴阳调和。

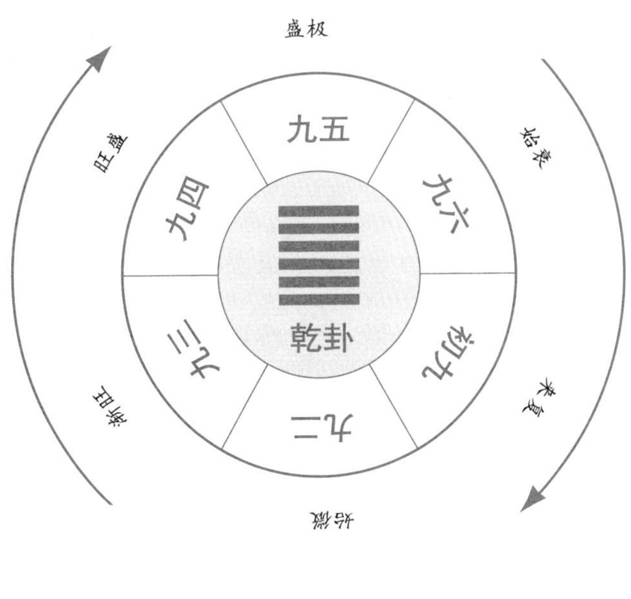

怒等七情不加节制，对寒暑变化不加以调摄，生命就不能长久。因物极必反，故阴气过盛则转化为阳，阳气过盛则转化为阴。所以说，冬季感受了寒邪，到第二年春季会出现温病；春天感受了风邪，到了夏天就容易发生腹泻；夏季感受了暑邪，到了秋季就易发生疟疾；秋天感受了湿邪，到了冬天就容易发生咳嗽。

四时阴阳对人体的影响

黄帝说：我听说远古时代有很高医学修养的人，注重讨论人的形体，分别陈述五脏六腑的生理功能，理顺经脉的次序，融会贯通十二经脉的六种表里关系，并分辨各条经脉的走行路线。每条经脉的穴位，都有一定的部位和名称；肌肉交会处及骨骼连接处，都有一定的起止点；络脉、皮部的分布有顺有逆，但各有一定的条理；四时阴阳的变化，有一定的规律；外界环境与人体内部的脏腑经络相互对应，也都有表里相合的关系。以上这些说法是否都是真的呢？

五行的生克乘侮

五行学说认为宇宙由木、火、金、土、水五种最基本的物质构成，并以五行之间的相生相克规律来认识世界，解释和探求自然规律。

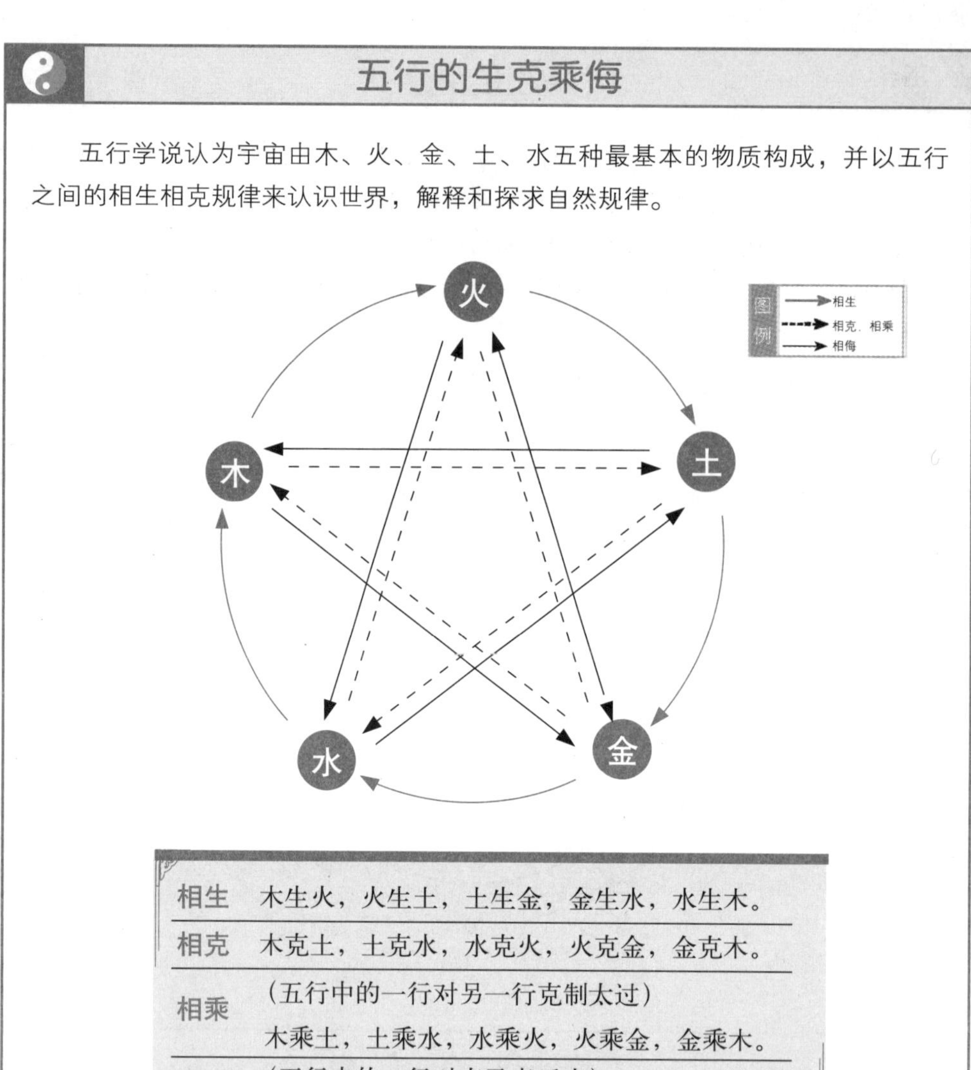

相生	木生火，火生土，土生金，金生水，水生木。
相克	木克土，土克水，水克火，火克金，金克木。
相乘	（五行中的一行对另一行克制太过） 木乘土，土乘水，水乘火，火乘金，金乘木。
相侮	（五行中的一行对克己者反克） 木侮金，金侮火，火侮水，水侮土，土侮木。

岐伯回答说：东方应春而生风，风和促进草木生长，木气生酸味，酸味滋养肝精，肝精又滋养筋，肝木生心火，肝开窍于目。这种阴阳五行的变化，深远微妙而无穷，在天为无边的宇宙，在人为认识事物的规律，在地为万物的生化。造化生五味，道化生才智，幽冥生神明。变化在天为风，在地属木，在五体为筋，在五脏为肝，在五色为青，在五音为角，在声音为呼，在病变为拘急，在孔窍为目，在五味为酸，在五志为怒。根据情志与五脏的相应关系及五行生克的规律，大怒伤肝，悲能抑制怒；风邪易伤筋，燥能抑制风；酸味伤筋，辛味能制约酸味。

南方应夏而生热，热盛生火，火生苦味，苦味滋养心精，心精生养血，心火生脾土，心开窍于舌。在天为暑热之气，在地属火，在五体为脉，在五脏为心，在五色为红

阴阳变化与养生

自然界阴阳之气是在不断变化的，但是这种变化是有规律的：阳气轻清上升，阴气重浊下降。天地的运动就是以阴阳变化为纲领的。所以，明智之人，应顺应这种变化，调养身体。

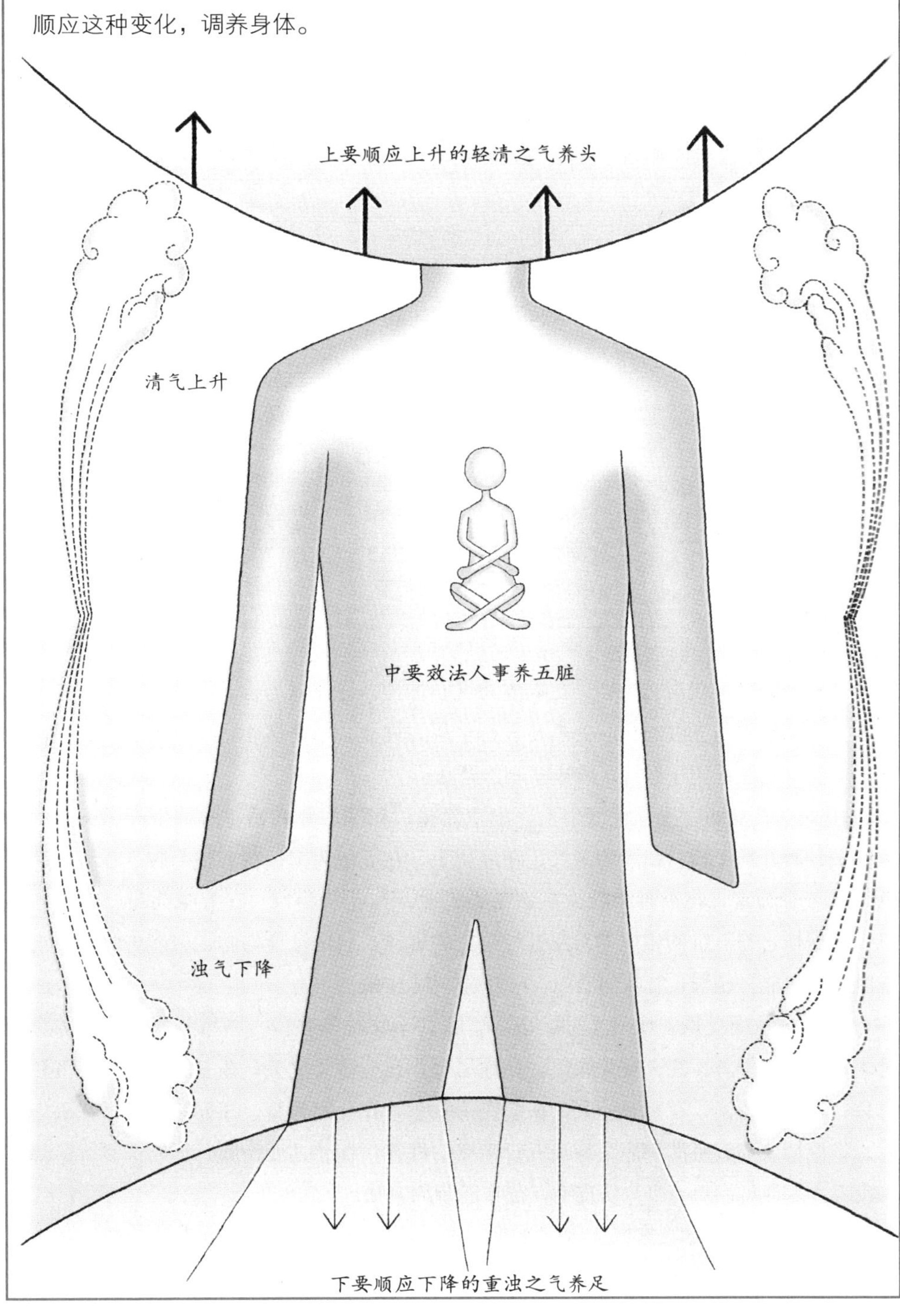

阴阳之气过盛对人体的影响

阴阳属性的原理诠释了人发热和发冷的原理。阳属热，阴属寒，如果阳气太盛，人就会发热；如果腠理闭塞，汗不能出，人就会烦闷。相反，如果人体内阴气太盛，就会恶寒、发冷。

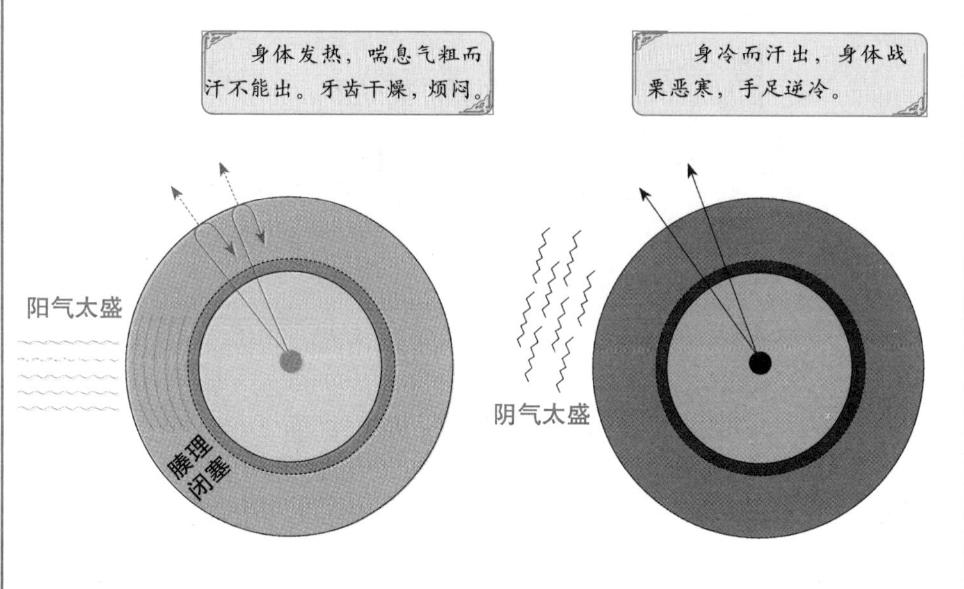

色，在五音为徵，在声音为笑，在病变为忧心忡忡，在孔窍为舌，在五味为苦，在五志为喜。根据情志与五脏的相应关系及五行生克的规律，暴喜伤心，恐能抑制喜；热邪伤气，寒能抑制热；苦味伤气，咸味能制约苦味。

中央应长夏而生湿，湿气生土，土生甜味，甜味滋养脾精，脾精生养肌肉，脾土生肺金，脾开窍于口。在天为湿气，在地属土，在五体为肉，在五脏为脾，在五色为黄色，在五音为宫，在声音为歌，在病变为呃逆，在孔窍为口，在五味为甜，在五志为思。根据情志与五脏的相应关系及五行生克的规律，思虑过度伤脾，怒能抑制思；湿邪伤肌肉，风能抑制湿；甘味伤肌肉，酸味能制约甘味。

西方应秋而生燥，燥气生金，金生辛味，辛味滋养肺精，肺精生养皮毛，肺金生肾水，肺开窍于鼻。在天空为燥气，在地属金，在五体为皮毛，在五脏为肺，在五色为白色，在五音为商，在声音为哭，在病变为咳嗽，在孔窍为鼻，在五味为辛，在五志为忧。根据情志与五脏的相应关系及五行生克的规律，忧愁过度伤肺，喜能抑制忧；热邪伤皮毛，寒能抑制热；辛味伤皮毛，苦味能制约辛味。

北方应冬而生寒，寒气生水，水生咸味，咸味滋养肾精，肾精生养骨髓，肾水生肝木，肾开窍于耳。在天空为寒气，在地属水，在五体为骨，在五脏为肾，在五色为黑色，在五音为羽，在声音为呻，在病变为战栗，在孔窍为耳，在五味为咸，在五志为恐。根据情志与五脏的相应关系及五行生克的规律，恐惧过度伤肾，思虑能抑制恐惧；寒邪伤血，燥能抑制寒；咸味伤血，甘味能制约咸味。

所以说，天为阳，地为阴，万物便产生于天地之间；气属阳，血属阴，气与血是由阴与阳相互作用而生成的；左为阳，右为阴，左与右是阴阳运行的道路；火为阳，水为阴，水与火是阴阳的征象；阴阳是万物的起源。阴阳两者既相互对立，又相互为用，阴气静而藏于内，为阳气所镇守；阳气动而居于外，为阴气所役使。

用阴阳学说解释疾病

黄帝问：如何将阴阳变化的法则运用于医学上呢？

岐伯回答说：阳气偏胜，则表现出热象，腠理闭塞，喘息气粗而使身体前俯后仰，汗不出，身体发热，牙齿干燥，烦闷，如果再出现脘腹胀满，那病情就很凶险了。这种病冬天还好过，在炎热的夏天就不能耐受了。阴气偏盛，则表现出寒象，身冷汗出，全身常觉发冷，时常战栗恶寒，手足逆冷，如果再有腹满的症状，则病情凶险，这种病夏天还好过，在寒冷的冬天就不能耐受了。这就是阴阳偏盛各自的主要临床表现。

调和阴阳要顺应自然规律

黄帝问道：那么应当如何调和阴阳呢？

岐伯回答说：如果懂得了七损八益的养生之道，就能调理阴阳；如果不懂得这个道理，阴阳失调，就会过早衰老。一般来说，人到了四十岁时，体内阴精已衰减了一半，起居动作开始衰退；到了五十岁左右，就感觉身体沉重，听力及视力明显减退；到了六十岁左右，阴茎痿废不用，元气大衰，九窍的功能减退，下部虚而上部实，鼻涕眼泪常不自觉地流出来。所以说明白了七损八益的调理方法，身体就强健；不懂得调理的人，身体就容易衰老。本来是同样的身体，却有强与弱的不同。明智的人在身体健康时，就注意调养，愚笨的人在身体衰弱时，才想到要注意。所以愚笨的人常正气不足，明智的人精气有余。精气有余，则耳聪目明，身体轻盈强健，即使年老也身体强壮，而身体壮实的人则更加强壮。所以圣人懂得调和阴阳的重要性，不做对养生不利的事，而能顺乎自然，以安闲清静为最大快乐，心情舒畅而少欲望，因而可以长寿。这就是圣人保养身体的方法。西北方的阳热之气不足，而阴寒之气偏盛，所以属阴，而人的右边耳目也就不如左边的聪明。相反，东南方阴寒之气不足，而阳热之气偏盛，所以属阳，而人的左边手足也就不如右边的灵活。

黄帝问道：为什么会是这种样子？

岐伯回答说：东方是阳气升起的方位，属阳；人面南而坐，故左为阳，阳有上升的特性，所以人左侧的精气上盛下虚；耳目在上，手足在下，所以左侧耳目比右侧聪明。

阴阳对人体的影响

阴阳属性的原理诠释了人体发展的不平衡性：一般人左侧耳目聪明，右侧手足灵活，这是因为体内阴阳之气升降的结果。而聪明的人懂得顺应自然，调和阴阳，所以能虽老而体不衰。

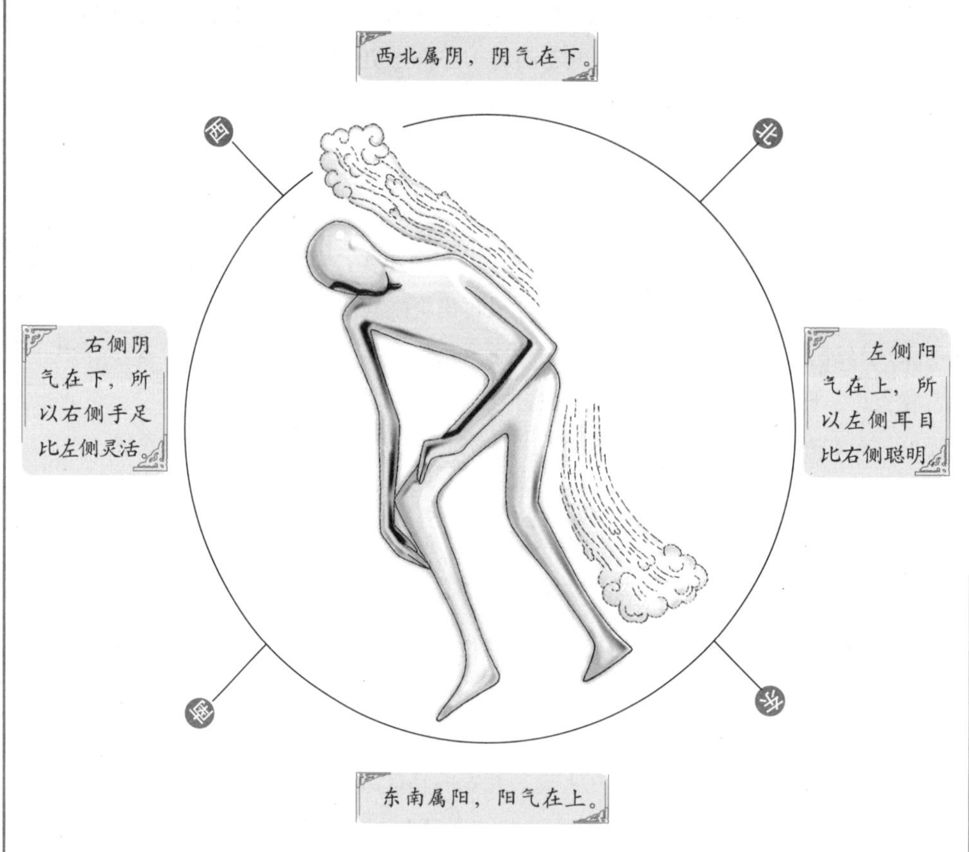

西方属阴位，故人身右侧为阴，阴有下降的特性，所以人右侧的精气下盛上虚；手足在下，耳目在上，故右侧手足较左侧的灵活。同样，人体的左右两侧，也有上下阴阳盛虚的区别。所以，邪气能够乘虚而入，停留在那里而成为疾病。

天有无形的精气而主生化，地有有形的物质而与天气相配合；天有立春、立夏、立秋、立冬、春分、夏至、秋分、冬至八节气，地有东、南、西、北、中五方位，所以天地阴阳相互交通形成万物。自然界的清阳之气上升于天，浊阴之气下降于地，所以天地的不断运动和相对静止，都是以阴阳为纲领的。因而能促使四时生、长、收、藏变化，周而复始，永无穷尽。只有懂得这些道理的人，上顺天的清轻之气以养头，下顺地的浊阴之气以养足，中则效法人事以养五脏。自然界清气与肺相通，地气与咽喉相通，风气与肝相通，火气与心相通，水谷之气与脾相通，雨水之气与肾相通。人身中的三阴、三阳六经经脉如同河流；肠胃如同海洋，百川归海；水津之气灌注九窍。将天地阴阳来类比人体的阴阳，阳气发泄为汗如同自然界的雨水；阳气发散如同自然界的疾风；怒气暴发如同雷鸣；人的逆气上升像久晴不雨。因此，调养身体，如果不取法于自然规律，不懂得天有不同的节气，地有不同的地理，那么，疾病就要发生了。

疾病的阴阳与疗法

病邪侵犯人体，如同暴风骤雨一般迅速。善于治病的医生，当病邪还在皮毛时就会给予治疗；医术稍差的，当病邪在肌腠时才治疗；更差一些的医生，在病邪深入六腑时才治疗；最差的医生，在病邪深入五脏时才治疗。一般来说，邪气所在部位越浅，越容易治疗，而当病邪深入五脏时再治疗，治愈的可能性就只有一半了。所以，自然界的风、暑、燥、寒、湿邪侵犯人体，易伤及五脏；饮食寒热调配不适当，则易伤害六腑；居住和工作环境的水湿之气侵犯人体，多伤害皮肉筋脉。

善于运用针法的医生，有时病在阳经，可针刺阴经来引导；有时病在阴经，可针刺阳经来引导；有时病在左而取右边的穴位来治疗；有时病在右而取左边的穴位来治疗。根据人们的正常状态来比较病人的病情，根据外在的症状来推测体内的病变，从而判断疾病是属于邪气太过还是正气不足。那么，在疾病初起，症状轻微的时候，就能知道疾病的性质、发展。这样治病就不会有什么差错了。

善于诊断疾病的医生，通过观察病人的颜色变化和切按病人的脉搏，首先辨明疾病的性质是属阴还是属阳。通过审察颜色的清明、晦浊，得知病变所在的部位；观察病人的呼吸，听病人的声音，可以知道病人的痛苦所在；诊察四时的色脉是否正常，可以判断疾病所在的脏腑；通过切寸口脉的浮沉滑涩，可以判断疾病产生的原因。这样在诊断上就不会出什么差错。治疗不出错，归根结底还是由于在诊断上没有错误。

所以说：在疾病初起的时候，可以用针刺的方法治愈；当病邪旺盛时，应待邪气稍退的时候再治疗。如果病邪的性质是轻清的，则可以用发散轻扬的方法治疗；病邪性质为重浊的，可以用削减的方法治疗。如果是气血不足的，则用补益的方法治疗；形体羸弱的，用甘温益气的方法治疗；精气不足的，应该用味厚的药来滋补。病邪在上，可用吐法；病邪在下，可用泻法、利法，使它从二便排出；病邪在中焦，胸腹胀满的，可用辛开苦降的方法；病邪在肌表，用煎药熏洗的方法来发汗除邪；病邪在皮肤，用发汗的方法散邪。若起病急暴，应当抑制它使其收敛；邪气盛实的疾病，邪在表用发散法，邪在里用泻下法。判断疾病属阴证、阳证以区分其刚柔，病在阳者可治其阴，病在阴者可治其阳。确定病邪在气、在血，分别予以治疗，血分邪实的，宜破血逐瘀；气虚不足的，当用益气导引的方法治疗。

第六 阴阳离合论篇

本篇主要从人体与自然界对立的角度，讲述了人体十二经脉分为三阴三阳的道理，并详细阐述了三阴三阳经脉的离合规律。

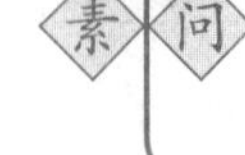

阴阳变化的规律

黄帝问道：我听说天属阳，地属阴，日属阳，月属阴。大月、小月合在一起共三百六十天，形成了一年，人身与它也相应。但是，人体中的经脉，却分为三阴三阳，和天地的一阴一阳并不符合，这是什么缘故呢？

岐伯回答说：阴阳可数出数十个，推论出数百个，数出数千个，推论出数万个，万数可就大了，于是便数不胜数。但是，归根结蒂却不外乎阴阳对立统一的基本道理。天在上覆盖着一切，地在下承载着一切，天气下交，地气上迎，阴阳相互交通，才能产生万物。还未出地面的为阴处，又称为阴中之阴；若已经出了地面，就称为阴中之阳。阳气给万物以生机，阴气使万物成形。所以，万物的发生，因于春季天气的温暖；万物的繁茂，因于夏季天气的炎热；万物的收成，因于秋季天气的清凉；万物的闭藏，因于冬季天气的寒冽。如果四时失序，气候变化无常，那么天地之间，就会阴阳相互阻隔而闭塞不通，生长收藏的变化就会失去正常。这种阴阳变化的规律对人体也一样，人体中的阴阳相互间保持着对立、协调，从而使人体能够正常地生长发育。

三阴三阳经脉的离合

黄帝说：希望听一听与三阴三阳经脉离合的有关内容。

岐伯回答说：圣人面向南方站立，前面为南方，在自然界，南方为阳，北方为阴，因人与天地相应，所以人前面阳气广大，叫做“广明”；背后为北，属阴，称为“太冲”。太冲脉起始的地方与足少阴肾经相交，足少阴肾经的上面是足太阳膀胱经，足太阳膀胱经起于足小趾外侧的至阴穴，上行结于眼睛。因足太阳经与足少阴经互为表里，所以又把太阳经叫做“阴中之阳”。

三阴三阳经脉的走向

人体中的经脉可以分为三阴三阳，即手三阴经、足三阴经、手三阳经和足三阳经。如图所示，手三阴经自胸走手，手三阳经自手走头。足三阳经自头走足，足三阴经自足走腹（胸）。

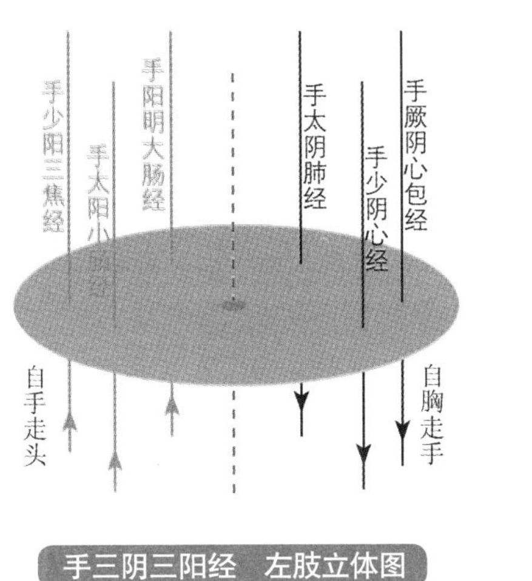

手三阴三阳经　左肢立体图

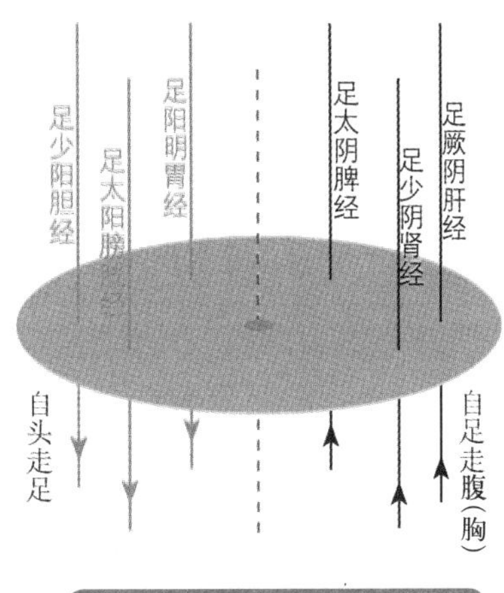

足三阴三阳经　左肢立体图

在人身之中，上半身叫做“广明”，下半身叫做“太阴”，太阴的前面是“阳明经”。足阳明胃经起于足第二趾末节外侧的厉兑穴，因为足阳明经与足太阴经相合，互为表里，所以足阳明经也是“阴中之阳”。

厥阴经之表为少阳经。足少阳经脉的下端，起始于足第四趾外端的足窍阴穴。足少阳经被称为“阴中之少阳”。正因为如此，所以三阳经的离合关系是：太阳经在表为开，阳明经在里为合，少阳经居表里之间为枢。如果在脉象上表现为搏动有力，而又不太浮，就说明三阳经的功能协调统一，这样三阳经合起来成为一体，所以称为“一阳”。

黄帝说：希望听一听与三阴经离合的有关内容。

岐伯说：四肢外侧的经脉属于阳经，四肢内侧经脉属于阴经，然而按上下来分阴阳，位于中间（胸腹）的经脉也属阴经。冲脉在下，在冲脉之上为“太阴经”。足太阴脾经的下端，起始于足大趾端内侧的隐白穴，这条经脉又称为“阴中之阴”。太阴经后面的经脉，名叫“少阴经”。足少阴肾经起于足心的涌泉穴，为“阴中之少阴”。少阴经前面的经脉，名叫“厥阴经”。足厥阴肝经的下端，起始于足大趾端外侧的大敦穴。厥阴经有阴而无阳，且又是阴气循行终止的地方，所以又称为“阴之绝阴”。正因为如此，

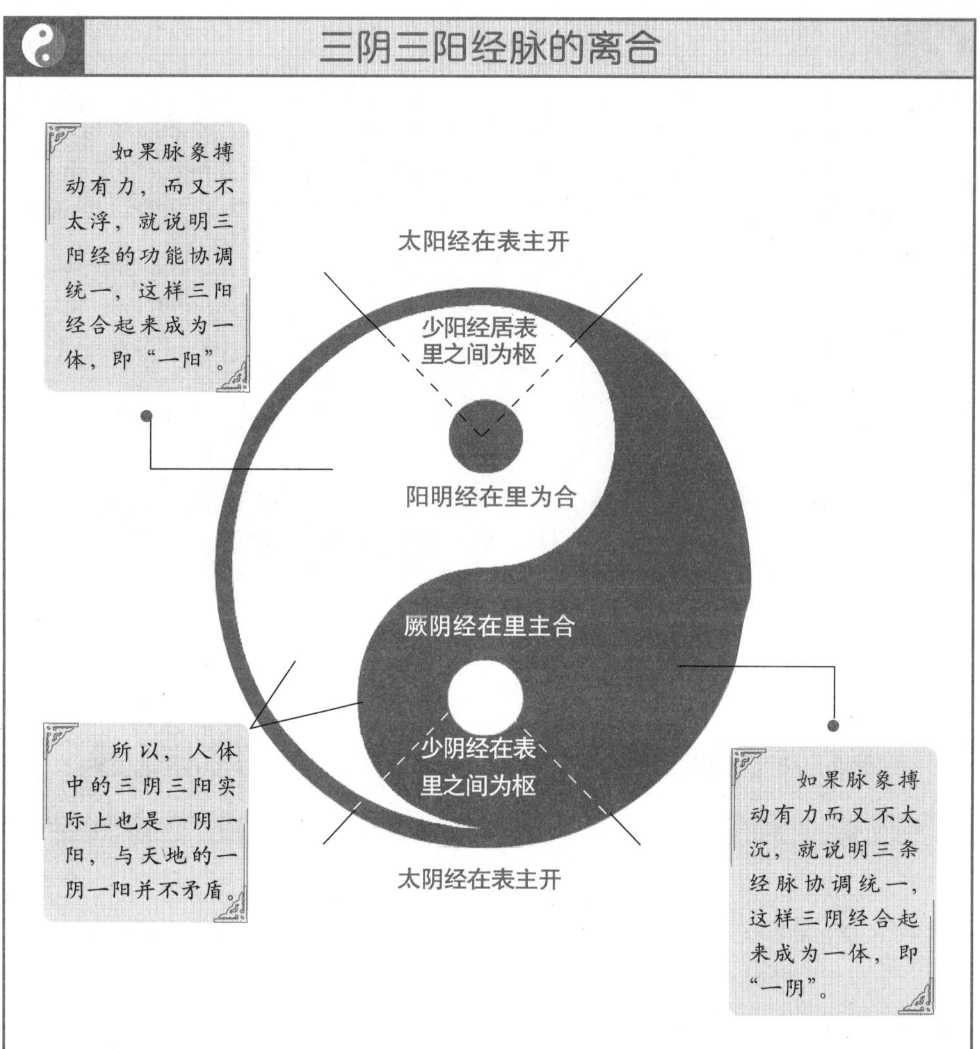

所以三阴经脉的离合关系是：太阴经在表主开，厥阴经在里主合，少阴经在表里之间为枢。三条经脉的作用相互协调，团聚在一起，搏动有力而又不太沉，合于一即为和调的阴气，被称为“一阴”。形与气，相互协调，相互为用。三阴三阳，有离有合，相辅相成，从而保证了人体旺盛的生命力。

第七 阴阳别论篇

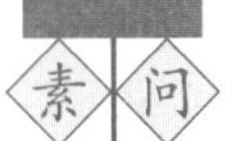

本篇主要通过脉象与四时阴阳的对应关系，讲述了如何从脉象的阴阳变化来诊断疾病，并着重介绍了五种基本脉象。若经脉发病，会通过脉象表现出来，通过切脉，可以诊断疾病，也可以推断病人的死亡日期。

脉象的阴阳

黄帝问道：人有四经、十二从，是什么意思？岐伯回答说：四经与春、夏、秋、冬四时相对应；十二从与一年十二个月相对应，是指与十二个月相应的十二经脉。脉有阴阳之分，只要知道了什么样的脉象是阳脉，就能知道什么样的脉象是阴脉。同样，只要知道了什么样的脉象是阴脉，就能知道什么样的脉象是阳脉。阳脉有五种，分别为肝、心、脾、肺、肾五脏的正常脉象，而春、夏、长夏、秋、冬五季之中，五脏脉象又都有变化，各有其正常的脉象。五季配合五脏，便有了二十五种脉象，这都属于正常脉象。所谓阴脉，是指没有胃气的“真脏脉”。这种脉象中，丝毫没有柔和的现象。真脏脉出现，表明脏气已败，脏气已败必然死亡。所说的阳脉，是指有胃气的从容柔和的脉象。医生在临床诊断中，发现某一部位的脉象中胃气不足时，便可以根据这一部位与内脏的特定联系，判断出疾病所在的脏腑；在发现某一部位的脉象中出现真脏脉时，就可以按照五行相克的理论，推断出死亡的时间。

颈部的人迎脉可以诊察三阳经的经气盛衰，手腕部的寸口脉可以诊察三阴经的经气盛衰，两种诊脉方法是相互补充的，它们在诊断中的作用也是统一的。能够辨认有胃气的阳和脉象，便能判断疾病轻重变化的时间；能够辨认没有胃气的真脏脉象，便能判断病人的死期。只要谨慎熟练地辨别阴脉和阳脉，诊治时便不至于因疑惑不决而去和别人商量了。

脉象的阴阳属性，一般来说，脉沉伏而去的为阴，洪大鼓指而来的属阳；安静的为阴，躁动的属阳；迟缓的为阴，急速的属阳。凡是切到没有胃气的真脏脉象，如肝脉来时胃气断绝，十八天后便会死亡；心脉来时胃气断绝，九天后便会死亡；肺脉来时胃气断绝，十二天后就会死亡；肾脉来时胃气断绝，七天后便会死亡；脾脉来时胃气断绝，四天后便会死亡。

各经脉发病的症状

阳明经发病，容易影响心脾，病人有大小便不通畅的症状，如果是妇女，还会出现闭经。进一步发展会发热消瘦，或者气逆喘息急促，这时病情就严重了，不容易治疗。

太阳经发生疾病，会出现恶寒发热，或下部发生痈肿，甚至肢体痿弱、逆冷、酸痛等症状。若时间久了，病情进一步发展变化，还会导致皮肤干枯如同鱼鳞，或者引发阴囊肿痛。

少阳经发生疾病，会出现呼吸微弱短促、言语无力、经常咳嗽、腹泻等症状。如果时间久了，病情进一步发展，能导致心中牵掣疼痛，或者导致大小便阻塞不通。

阳明经与厥阴经同时发生疾病，便会出现易惊恐、肩背疼痛、时常嗳气、打哈欠等症状，病名为“风厥”。少阴经和少阳经同时发病，便会出现腹部以及两胁肋处胀满、心闷、时时叹息等症状。太阳经与太阴经同时发生疾病，便会出现半身不遂、肢体痿废不用、四肢失去正常活动功能等症状。

从脉象看体内阴阳的变化

脉的搏动有力，来时旺盛而去时力衰，叫做“钩脉”。这种脉象，反映出阳气正盛。脉的搏动无力，像毛一样轻虚而浮，叫做“毛脉”。这种脉象，反映少阴初生。脉的搏动紧张，如同触按琴弦一般且带有弹性，叫做“弦脉”。这种脉象，反映阳气初生。脉的搏动虽有力，但需重按，轻按则不足，如同石沉水底，叫做“石脉”。这种脉象，反映阳藏而阴盛。脉的搏动滑而和缓，叫做“溜脉”，也就是“滑脉”。这种脉象，反映阴阳和平。

阴气盛于内，阳气扰乱于外，出汗不止，四肢逆冷，浮阳熏蒸肺脏，则使人喘息气粗。阴气之所以能不断生化，在于阴阳调和。正因为这样，如果以阳助阳，就会使阳气过盛而破散消亡，这时阴气不能与阳气相调和，也必随之消亡；反之，如果阴气过盛，使阴阳失调，经脉的气血也会衰败枯竭。

死阴、生阳、重阴和辟阴

属于“死阴”一类的，不过三天便会死亡；凡属于“生阳”一类的病证，不超过四天就会痊愈。所谓生阳，即疾病按照五行相生的顺序发展变化，如肝病传心，肝木生心火；而所谓死阴，就是疾病按五行相克的顺序发展变化，例如心病传肺，心火克肺金，所以这类病便属于死阴。此外，因肺、肾皆属于阴脏，肺病传肾，从阴传阴称之为“重阴”；还有肾属阴，在五行中属水，脾也属阴，在五行中属土，若肾病传脾脏，与五行相克的顺序相反，是水欺侮土，这类病被称为“辟阴”，是不能治愈的死证。

邪气郁结与疾病

邪气结于阳经，会出现四肢肿胀。邪气结于阴经，会出现大便下血。初结大便下血一升，稍重的大便下血两升，更严重的大便下血三升。阴经阳经都被邪气郁结，而阴经郁结偏重的，就会引发石水病，主要症状是小腹肿胀。邪气郁结于阳明经，便出现消渴；邪气郁结

五种基本脉象

按切脉是中医诊断疾病的重要途径，医生就是靠感知脉搏的微小变化来诊断疾病的。根据脉搏动时的形态，可以将脉搏分为以下几种基本脉象：

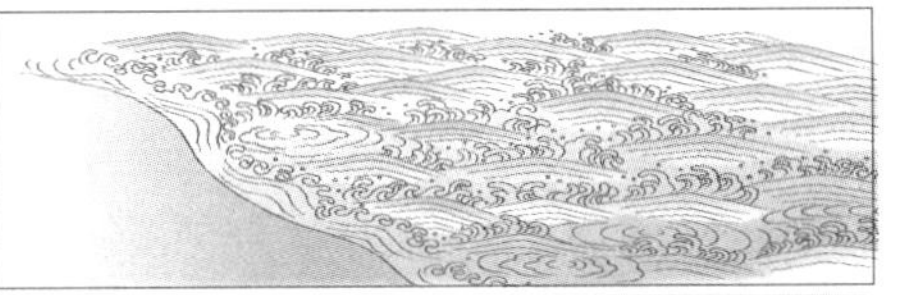

钩 脉

脉的搏动有力，就像海浪拍岸，来时力强而去时力衰，又叫洪脉。具有这种脉象的人阳气正盛。

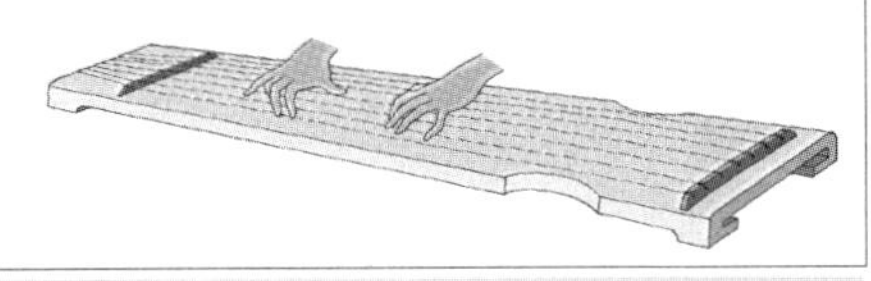

弦 脉

脉的搏动紧张，如同触按琴弦一般带有弹性。这种脉象表明人体的阳气初生。“端直以长，故曰弦。”

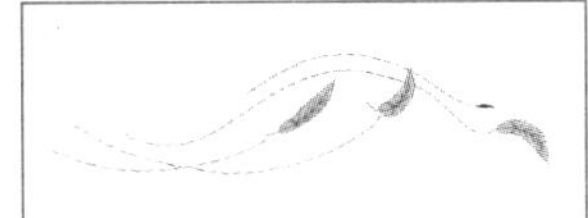

毛 脉

脉的搏动无力，轻虚而浮。这种脉象表明人体的少阴初生。

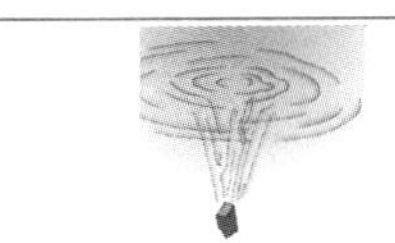

石 脉

脉的搏动虽有力，但需重按，轻按则不足，如同石沉水底。这种脉象表明人体内的阳藏而阴盛。

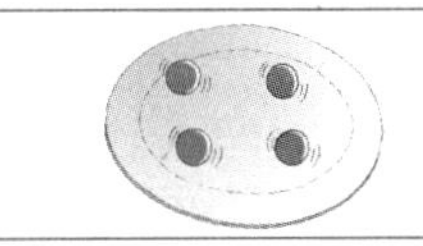

溜 脉

脉的搏动滑而和缓。就像光滑的盘中放置的滚珠前后往来，又叫滑脉。这种脉象表明人体内的阴阳平和。

于太阳经，会出现隔塞不通的疾病；邪气郁结于太阴经，就会得水肿病；如果邪气郁结于少阳、厥阴两经，就会得咽喉肿痛的喉痹病。

从脉象推测人的死亡日期

妇女尺部脉搏动有力，但寸部脉搏动有异且脉滑利，是怀孕的脉象；如果阴脉与阳脉都表现出虚弱无力的脉象，且又患有肠澼病的，是治不好的死证；阳性的脉象出现在阴脉部位，为阳盛蒸动阴液，表现为出汗过多；脉象重按时明显不足，轻取时则过于旺盛，此为阴虚阳盛，迫血妄行，在妇女便会发生血崩病。脾脉、肺脉搏动都劲急有力而失柔和，大约在二十天后的半夜死亡；心脉、肾脉搏动都劲急有力而失柔和，大约在十三天后的傍晚死亡；肝脉、心包络脉搏动都劲急有力而失柔和，大约在十天后死亡；膀胱脉、小肠脉搏动都劲急有力而失柔和，大约再过三天就会死亡；脾脉、肺脉、膀胱脉、小肠脉搏动都劲急有力而失柔和，则心腹胀满至极，大小便不通，大约五天后死亡；胃脉、大肠脉搏动都劲急有力而失柔和，且患有温性病的，已经无法治疗，不超过十天就会死亡。

第八 灵兰秘典论篇

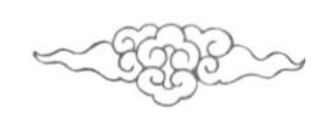

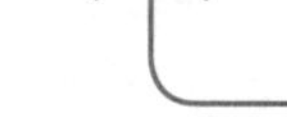

本篇采用拟人的手法，向我们讲述了人体十二脏腑的功能及其相互关系。人体十二脏腑虽然各有分工，但却是一个相互协调的整体。其中，心脏的地位尤其重要。

脏腑的功能

黄帝问道：我想听一听人体十二脏腑的各自作用以及它们之间的相互关系，有没有主次之分呢？

岐伯回答说：您问得真详细呀！请让我谈谈吧。心相当于人身体中的君主，主管精神意识、思维活动等，有统率协调全身各脏腑功能活动的作用。肺位于心的旁边，像辅佐君主的“宰相”一样，主一身之气，协助心脏调节全身的功能活动。肝相当于人身体中的将军，主管谋略。胆的性格坚毅果敢，刚直不阿，因此可以把它比做是“中正”之官，具有决断力。膻中相当于君主的内臣，传达心的喜乐情绪。

脾和胃相当于管理粮食仓库的官，主管接受和消化饮食，化为营养物质供给人体。大肠相当于传输通道，主管变化水谷，传导糟粕。小肠相当于“受盛”这样的官，主管受盛胃中来的饮食，对饮食进行再消化吸收，并将水液和糟粕分开。肾能藏精，精能生骨髓而滋养骨骼，故肾脏有保持人体精力充沛、强壮矫健的功能，是“作强”之官，主管智力与技巧。三焦相当于“决渎”这样的官，主管疏通水液，使全身水道通畅。膀胱为全身水液汇聚的地方，是“州都”之官，只有通过膀胱的气化作用，才能使多余的水液排出，而成为小便。

以上十二脏腑的功能活动虽各有分工，但不能失去协调。当然，作为君主的心脏尤为重要，只有心的功能活动健全，其余各脏腑的功能活动才正常。这样保养身体，就可以长寿，而且终生不会患上严重的疾病。用同样的道理去治理国家，那么这个国家便会昌盛发达。相反，如果心的功能失常，那么十二脏腑的功能必将发生紊乱，气血运行的道路闭塞不通，脏腑之间失去协调，形体就会受到严重危害。用这种方法养生，定会灾祸不断；如果用这种方法去治理国家，那么他的宗庙社稷便会出现危险，实在值得警惕呀！

三焦之争

“三焦”是中医学中的一个重要概念，但是对“三焦”的概念至今仍有许多争论。实际上，中医学中的脏腑器官并不是现代解剖学中的脏器概念，而是指一组功能系统。所以，关于“三焦”概念的争论是没有意义的，关键是我们如何利用它来指导临床实践。

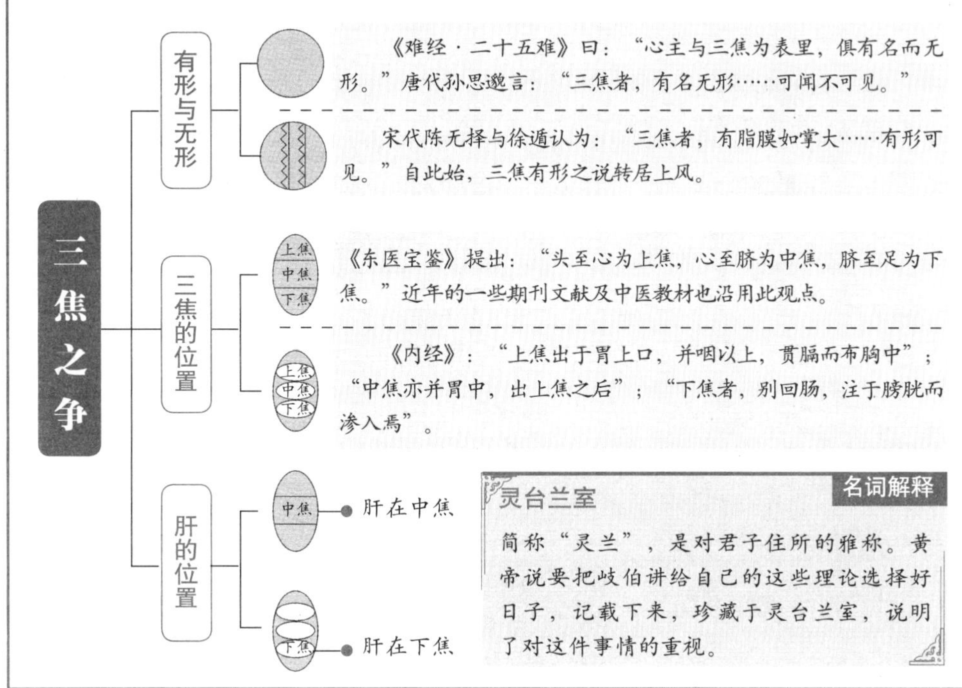

名词解释

灵台兰室

简称“灵兰”，是对君子住所的雅称。黄帝说要把岐伯讲给自己的这些理论选择好日子，记载下来，珍藏于灵台兰室，说明了对这件事情的重视。

高深的道理微妙莫测，其变化也没有穷尽，谁能知道它的根源？玄妙啊！有学问的人勤勤恳恳地探讨研究，可是谁能说自己已经掌握了其中的全部精要呢？那些道理晦暗难明，哪一个才是最好的呢？极其微小、似有似无的数量，也是从一毫一厘里产生的；毫厘虽小，若积少成多，也可以用尺来度，用斗来量，再继续扩大到一定的程度，就会明显得可以被人们认识和掌握了。

脏腑的功能

人体各脏腑器官之间的关系就像金銮殿上的皇帝与大臣之间的关系一样，互相协调，又各有分工，共同维持着人体的阴阳调和。正是由于各脏腑器官在人体内不停地工作，才使得我们能够正常吃饭，正常睡觉，正常工作。

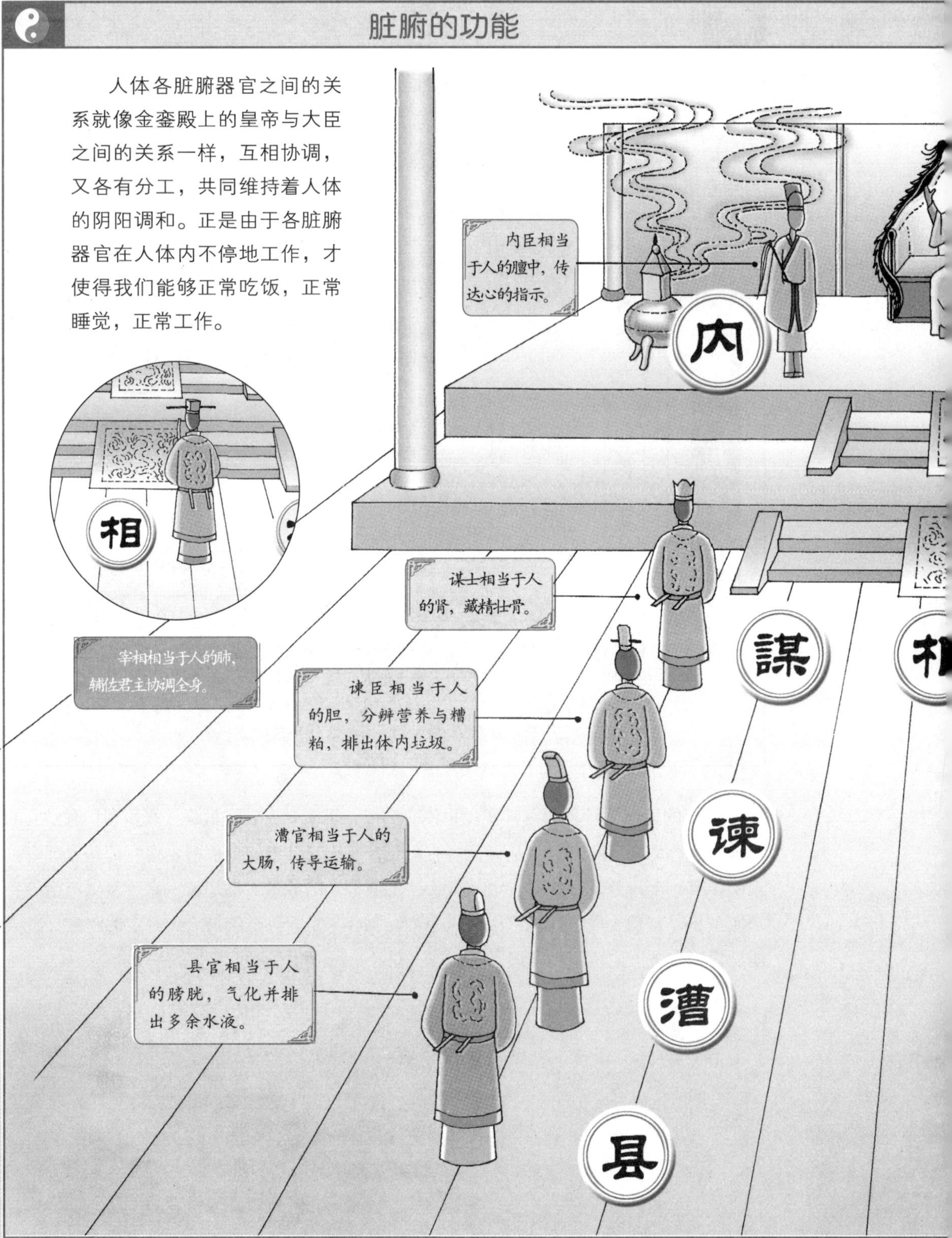

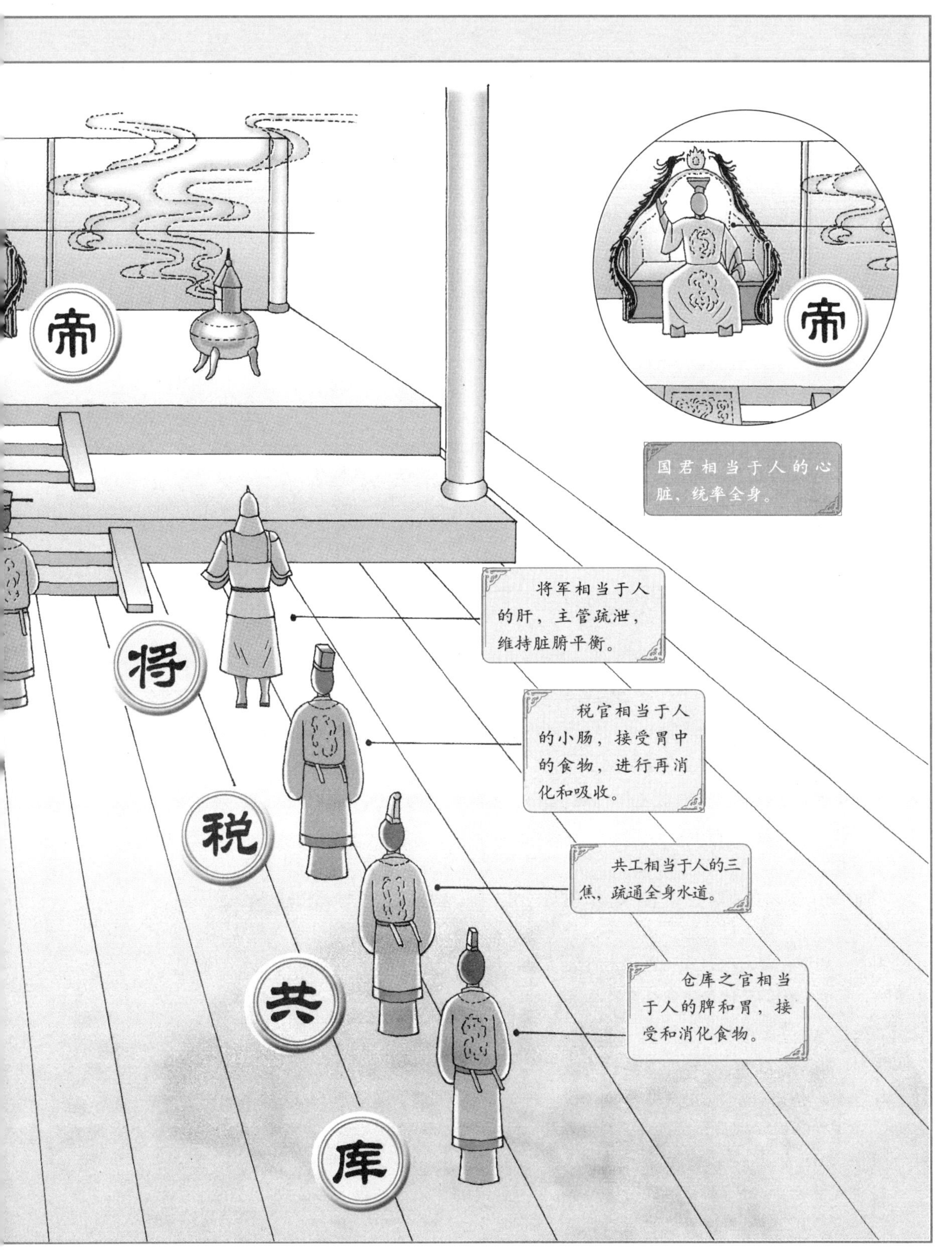
帝
帝
国君相当于人的心脏、统率全身。
将
将军相当于人的肝，主管疏泄，维持脏腑平衡。
税
税官相当于人的小肠，接受胃中的食物，进行再消化和吸收。
共
共工相当于人的三焦，疏通全身水道。
库
仓库之官相当于人的脾和胃，接受和消化食物。

第九 六节藏象论篇

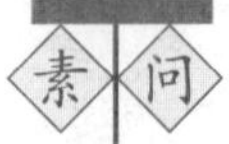

本篇论述日月的运行规律影响了日月节气的划分，节气的变化又产生了五运六气的变化。五运的变化并不总是保持一种平衡状态，有太过、不及和平气，这种变化会影响到自然界万物。同样，人的五脏六腑也会受其影响，通过观察人体外在表现和按切脉搏可以诊断疾病。

日月的运行规律

黄帝说道：我听说天以“六六”为节律，六个周甲三百六十天为一年，地和人以“九九”之制来与天相通，同时人体又有三百六十五穴与天相应，这种说法已经流传很久了，但我不知具体是一些什么内容。

岐伯说：您问得真高明啊！请让我详尽地告诉您。六六节律、九九准则是用来确定天度和气数的。天度，是用来测定日月运行的尺度；气数，是用来标记影响万物生长的节气。

天在上为阳，地在下为阴；日行于白昼为阳，月行于黑夜为阴。日月的运行有各自的轨道和规律，循行有条理。太阳一昼夜行一度，月亮一昼夜行十三度又十九分之七，所以有三十日的大月和二十九日的小月之分。因一年为三百六十五天，这样每年就余下十一天多，多余的天数积累起来便产生了闰月。推算的方法：首先确定冬至为一年节气的开始，再用圭表测量日影长短变化，来校正时令节气，然后推算余闰，这样，整个天度的变化就可以完全计算出来了。

黄帝说：我已了解天度的情况了，希望再听您讲讲气数是如何与天度相合的。

岐伯说：天以六十日为一节，六节便是一年，而地是以九数与天相联系的。天有甲、乙、丙、丁、戊、己、庚、辛、壬、癸十个天干，与十二地支排列组合，共六十日为一个周甲，周甲往复六次，共三百六十日为一年。自古以来，万事万物都是与自然界息息相通的，天地阴阳的变化是生命存在的根本。地之九州，人之九窍，都与天气相通。所以衍生出木、火、土、金、水五行和三阴三阳之气。三阴三阳之气，三而成天，三而成地，三而成人。天、地、人三气合而为九，在地分为九州，在人体表现为九脏，也就是人体的胃、大肠、小肠、膀胱四形脏及心、肝、脾、肺、肾五神脏，合为九脏，以与天地相应。

黄帝说：我已经听明白“六六”与“九九”相通的道理了，但先生在前面曾提到气的盈余积累起来成为闰月，我想听您说说什么叫做“气”。请启发我的蒙昧，消除我的疑惑！

岐伯回答说：这是远古时代的君王秘藏而不外泄的学问，是我老师传授给我的。

黄帝说：请您详细地说一说。

六十甲子纳音五行表

“天干地支”又称为“干支”，是我国古代的一种纪年、纪时方法。天干分为十，分别是：甲、乙、丙、丁、戊、己、庚、辛、壬、癸。地支分为十二，分别是：子、丑、寅、卯、辰、巳、午、未、申、酉、戌、亥。十天干和十二地支依次相配，组成六十个基本单位，相对于天数来说就是一个周甲，六个周甲（即三百六十日）为一年。人们根据天干地支的排列法将自己的出生年月日列好，就可以按图查出自己属命属金、木、水、火、土五行中的哪一种。表中每两年为一行，为一个年命。

年号	年命	年号	年命	年号	年命	年号	年命	年号	年命
甲子	海中金	丙子	洞下水	戊子	霹雷火	庚子	壁上土	壬子	桑松木
乙丑		丁丑		己丑		辛丑		癸丑	
丙寅	炉中火	戊寅	城墙土	庚寅	松柏木	壬寅	金箔金	甲寅	大溪水
丁卯		己卯		辛卯		癸卯		乙卯	
戊辰	大林木	庚辰	白蜡金	壬辰	长流水	甲辰	佛灯火	丙辰	沙中土
己巳		辛巳		癸巳		乙巳		丁巳	
庚午	路旁土	壬午	杨柳木	甲午	沙中金	丙年	天河水	戊午	天上火
辛未		癸未		乙未		丁未		己未	
壬申	剑锋金	甲申	泉中水	丙申	山下火	戊申	大驿土	庚申	石榴水
癸酉		乙酉		丁酉		己酉		辛酉	
甲戌	山头火	丙戌	屋上土	戊戌	平地木	庚戌	钗钏金	壬戌	大海水
乙亥		丁亥		己亥		辛亥		癸亥	

岐伯回答说：五日为一候，三候为一个节气，六气则为一时（季），四时为一年。一年四时，按着木、火、土、金、水的顺序，各由五运中的一运轮流主管一定的时令，如此循环往复，周而复始。一年分立四时，四时分布节气，节气中再分候，每一候的变化也是这样。因此，如果不知道主气与客气相遇的具体情况，不了解一年中风、寒、暑、湿、燥、火六气的变化，不明白五运之气太过与不及的道理，就不能成为一个高明的医生。

太过、不及与平气

黄帝问道：五运的始末既然如环无端，怎么会出现太过与不及呢？

岐伯回答说：五运之气更迭主宰时令，各有其所胜，也就是每一运之气都有其旺盛及受克制的季节，从而有五运之气盛衰的变化，这是很正常的。

黄帝说道：平气是什么样子？

岐伯说：没有太过与不及的年份为平气。

黄帝说：太过与不及有什么表现？

岐伯说：这些内容在文献中都有记载。

黄帝问道：什么是相生？

岐伯回答说：春胜长夏，即木克土；长夏胜冬，即土克水；冬胜夏，即水克火；夏胜秋，即火克金；秋胜春，即金克木，这就是五行之气所主时令的相生情况。人的五脏就是分别用它所主管的气来命名的。

黄帝说：如何能知道它们之间的相生情况呢？

岐伯回答说：推求节气到来的时间，一般以立春为标准。如果时令未到而相应的气候提前到来，就称为太过。某气太过就会反侮它所不胜之气，而加倍克制它所胜之气，这称为“气淫”。相反，如果时令已经到了而相应的气候却迟迟不到，就称为不及。某气不及，则它所胜之气就会缺乏制约而妄行；它所生之气，会因为缺乏资助而困弱；它所不胜之气，更会乘虚而入相侵迫，这称为“气迫”。所说的推求节气到来的时间，是指根据正常气候为标准，衡量某一节气相应气候到来的早晚。因此，只有谨慎地观察时令的变迁及与它相对应的气候变化，才能够准确地了解气至与不至，也就知道了太过与不及。如果气候与时令不符，五运之气的变化无法分辨，势必影响人的健康而疾病内生，那医生也是无能为力的。

黄帝问道：五运之气有不相承袭的吗？

岐伯说：自然气候不能失掉规律，如果失去规律不相承袭，就是反常的现象，反常就会变而为害。

黄帝问道：反常变而为害又会怎样呢？

岐伯回答说：变而为害则使人生病，假如某一时令出现的反常气候为当旺之气所胜的，则病情轻微。例如秋季出现风气偏盛，秋属金而风为木气，因金克木，故病情较轻微。相反，假如出现的反常气候为当旺之气所不胜的，则病情较重，此时如再感受其他邪气，就会死亡。例如秋季出现暑气，秋属金而暑为火气，因火克金，故病情较严重。所以说，反常气候为当旺之气所胜的，病情就轻；反常气候为当旺之气所不胜的，病情就重。

气的概念

这里所说的气指的是节气，即二十四节气。一年分四季，一季有六个节气。五日为一候，三候为一个节气。

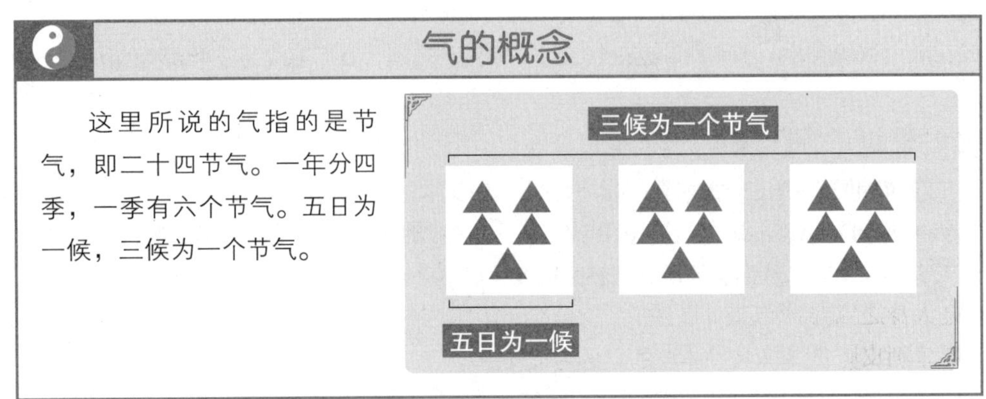

五色、五味、五声

五运之气的阴阳变化在不断地影响着自然界的万事万物。阴阳变化所生之五色、五味、五声随时都在影响着人身体的健康程度。

五色

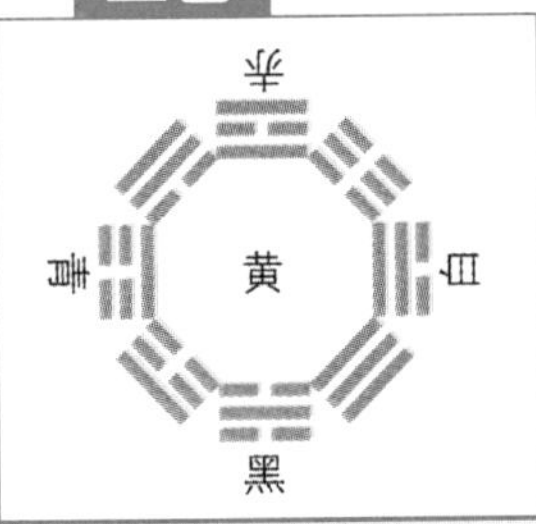

五色即青、赤、黄、白、黑。五色分别与人体内的五脏对应。其中，青色与肝对应，赤色与心对应，黄色与脾对应，白色与肺对应，黑色与肾对应。

五味

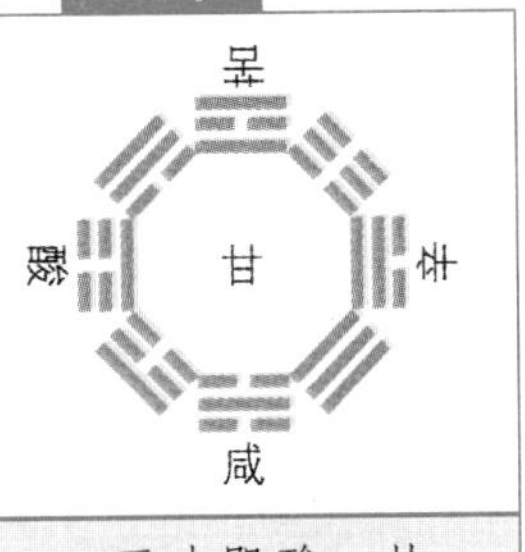

五味即酸、甘、苦、辛、咸。五味可以养五脏，但过食则伤五脏。

五声

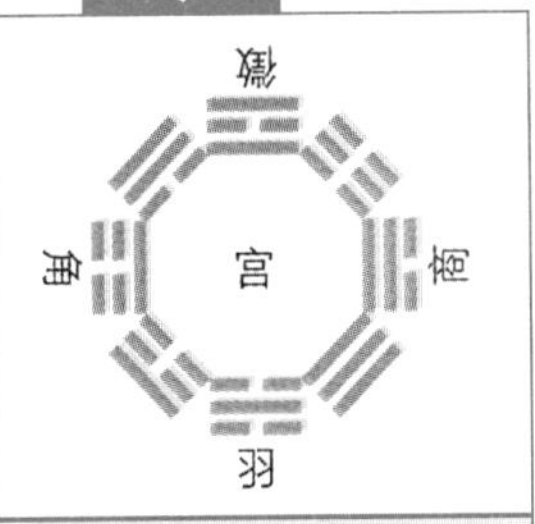

五声即宫、商、角、徵、羽。五声分别对应人体内的五脏。肝对角，心对徵，脾对宫，肺对商，肾对羽。

五运之气、阴阳变化对万物的影响

黄帝说：讲得真好！我听说天地阴阳之气相合，而能产生万物，由于天地之气变化多端，所以万物的形态各异，因而定有各自不同的名称。五运之气，阴阳变化，它们对自然界万物的影响哪些多哪些少，能听您谈谈吗？

岐伯回答说：问得真全面啊！但是，天广阔得无法测度，地博大得无法度量。不过，既然提出了这样一个微妙的问题，我就概括地说说吧。草木生五色，五色的变化目不暇接；草木又生成五味，五味的甘美口不可胜尝。五脏各有不同的喜好，各种声、色、味分别与五脏相通。天赐给人们以五气，地赐给人们以五味。五气从鼻进入人体，首先藏于心、肺，其气上升，使人的面色明润光泽，声音清晰响亮；五味由口进入人体，首先藏于胃、肠，经过消化吸收，用来滋养五脏之气，五脏之气调和，便能生成气血津液，气血津液充足，则精力自然就旺盛。

脏腑功能在体表的反映

黄帝问道：藏象有一些什么内容？

岐伯回答说：处于人体内脏腑的功能活动情况可以从体表反映出来。具体来说：心是生命的根本，主宰着精神意识。心的荣华反映在面部，其功能是充实和温煦血脉。心气旺盛，则面色荣润。心位于膈上面，为“阳中之太阳”，与阳气最盛的夏季相通。肺是人身之气的根本，是藏魄的地方。肺的荣华反映在皮毛，其功能是充养皮肤。肺气旺盛，则皮肤须发健康润泽。

肺也位于膈上面，为“阳中之少阴”，与秋季下降的阳气相通。肾是密封和潜藏的根本，是藏精的地方。肾的荣华反映在头发，其功能是充养骨骼。肾气旺盛，则头发光泽，骨骼坚韧。肾位于膈以下的腹腔，为“阴中之太阴”，与阴气最盛而阳气闭藏的冬季相通。肝是人体耐受疲劳的根本，是藏魂的地方。肝的荣华反映在爪甲，其功能是充养筋膜，能生养血气。肝血充足，则爪甲坚润，筋柔韧有力。肝位于膈下阴位，为“阴中之少阳”，与春季初生的阳气相通。脾为人体饮食的根本，是产生营气的地方。脾的荣华反映在口唇四周，其功能是充养肌肉，其味甘，其色黄。脾处于从阳到阴的位置，为“至阴”，与长夏季节的土气相通。胃、大肠、小肠、三焦、膀胱像人身体中的容器，贮运饮食水谷，也是营气产生的地方。它们能转变糟粕，传输水谷五味，进而排泄糟粕，吸收精华。而十一脏功能的发挥，又都取决于胆的少阳之气。

人迎脉、寸口脉与经脉病变的关系

人迎脉大于寸口脉一倍，为病在少阳经；人迎脉大于寸口脉二倍，为病在太阳经；人迎脉大于寸口脉三倍，为病在阳明经；人迎脉大于寸口脉四倍以上，为阳盛到达极点，不能与阴气相交通，称为“格阳”。手腕处寸口脉的搏动变化，反映人体三阴经的盛衰。寸口脉大于人迎脉一倍，为病在厥阴经；寸口脉大于人迎脉二倍，为病在少阴经；寸口脉大于人迎脉三倍，说明病在太阴；寸口脉大于人迎脉四倍以上，为阴气盛到达极点，不能与阳气相交通，称为“关阴”。人迎脉与寸口脉都大于常人四倍以上的，称“关格”。到极点就必然衰败，脉象上反映出的是阴与阳各自盛极而不能相交通，与天地阴阳规律相背离，所以见到这种脉象，必死无疑。

人体藏象的对应

藏（同“脏”），是指藏于体内的脏器；象，是指表现于外的生理、病理现象。藏象学说，就是通过对人体生理、病理现象的观察，研究人体各个脏腑的生理功能、病理变化及其相互关系的学说。

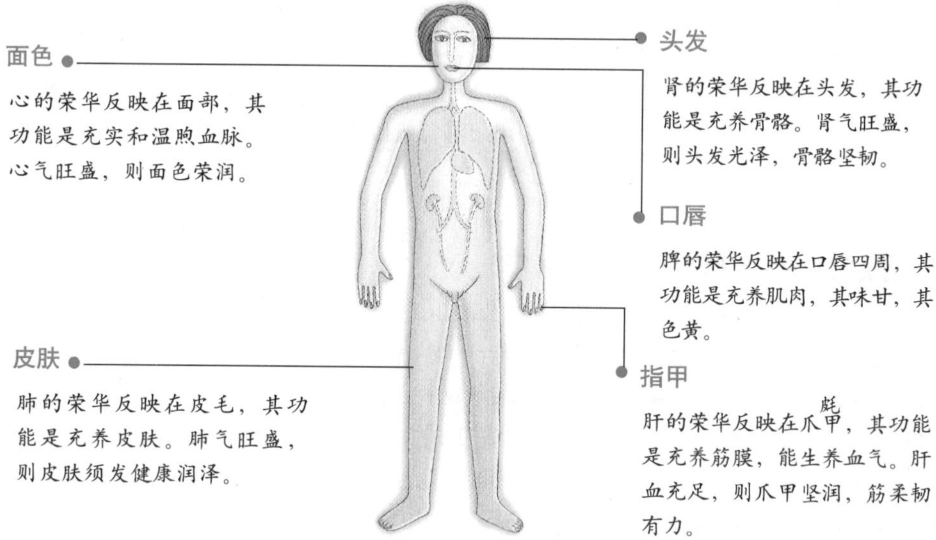

面色

心的荣华反映在面部，其功能是充实和温煦血脉。心气旺盛，则面色荣润。

头发

肾的荣华反映在头发，其功能是充养骨骼。肾气旺盛，则头发光泽，骨骼坚韧。

口唇

脾的荣华反映在口唇四周，其功能是充养肌肉，其味甘，其色黄。

皮肤

肺的荣华反映在皮毛，其功能是充养皮肤。肺气旺盛，则皮肤须发健康润泽。

指甲

肝的荣华反映在爪甲，其功能是充养筋膜，能生养血气。肝血充足，则爪甲坚润，筋柔韧有力。

第十 五脏生成论篇

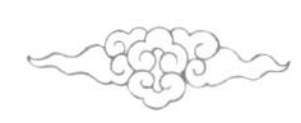

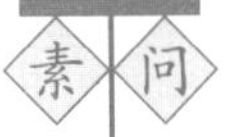

本篇讲述了五脏之间的相互制约关系，五脏、五味、五色三者的对应，以及如何利用这种对应关系通过观察面色来判断五脏的荣枯。气血可以滋养五脏，气血的变化也会影响到人的健康。诊断疾病时，必须将望色与切脉结合起来。

心与脉相应，它的荣华表现在面部的颜色上，制约心火的是肾水；肺与皮肤相应，它的荣华表现在皮毛上，制约肺金的是心火；肝与筋相应，它的荣华表现在爪甲上，制约肝木的是肺金；脾与肌肉相应，它的荣华表现在口唇上，制约脾土的是肝木；肾与骨骼相应，它的荣华表现在头发上，制约肾水的是脾土。

五脏与五味

咸味属水，过食咸味，会导致血脉凝涩不畅，面色改变；苦味属火，过食苦味，会导致皮肤枯槁，汗毛脱落；辛味属金，过食辛味，会导致筋脉拘急，爪甲枯槁；酸味属木，过食酸味，会导致皮肉粗厚、皱缩无弹性，口唇干裂掀起；甘味属土，过食甘味，会导致骨骼疼痛，头发脱落。以上是五味偏嗜所导致的损害。所以，五味与五脏相关，心喜欢苦味，肺喜欢辛味，肝喜欢酸味，脾喜欢甘味，肾喜欢咸味，这是五味与五脏之气相对应的关系。

从面色看五脏的荣枯

五脏的荣枯都表现在面部，如果面部表现出的青色像死草，黄色像枳实，黑色像煤烟，赤色像凝血，白色像枯骨，这些没有光泽的颜色，是五脏之气败竭的反映，为死亡的征兆。

如果面部表现出的青色像那翠鸟的羽毛，青绿有光泽；红色像鸡冠，红而润泽；黄色像熟的螃蟹腹壳，黄而明润；白色像猪油，白而有光泽；黑色像乌鸦的羽毛，黑而透亮，这些有光泽的颜色，是五脏之气有生机的表现，预后较好。

在面部，心脏有生气，则色泽就像用白色的绸子裹着朱砂；肺脏有生气，则色泽就像用白色的绸子裹着红色的东西；肝脏有生气，则色泽就像用白色的绸子裹着绀色的东

五脏荣枯在面色上的表现

一个人五脏的荣枯会在面色上有所表现。而五色又对应身体的五脏，所以，观察面部颜色的变化可以推测这个人五脏的健康状况。

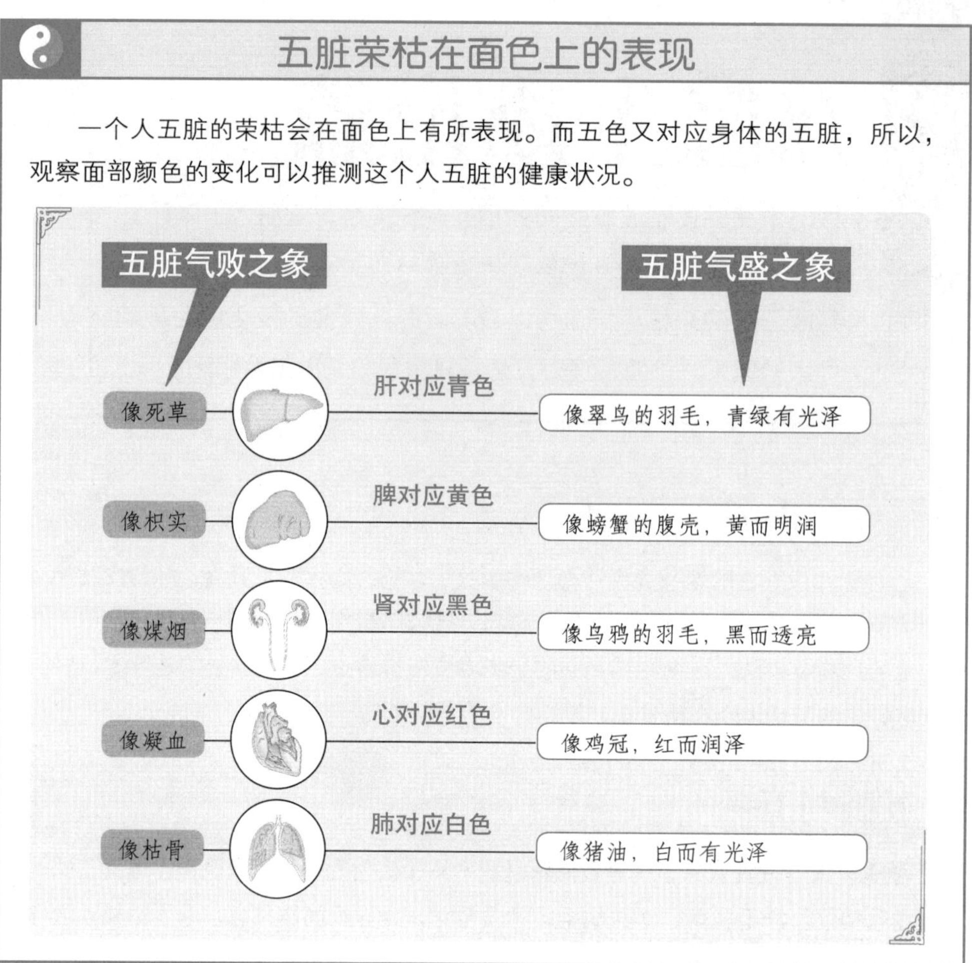

西；脾脏有生气，则色泽就像用白色的绸子裹着栝楼实；肾脏有生气，则色泽就像用白色的绸子裹着紫色的东西，这是五脏之气充盛的外在表现。

五色、五味、五脏的对应关系

五色、五味与五脏相对应的关系是：白色、辛味与肺相应，红色、苦味与心相应，青色、酸味与肝相应，黄色、甘味与脾相应，黑色、咸味与肾相应。由于五脏分别与筋、骨、脉、肌肉、皮肤相应，所以白色又与皮肤相应，赤色又与脉相应，青色又与筋相应，黄色又与肌肉相应，黑色又与骨相应。

气血与健康

人体内各经脉都汇于目，精髓都上注于脑，筋都连缀着关节，血都灌注于心，气都由肺主管，而且气、血、筋、脉、髓的精气，如同潮汐一般灌注于人身四肢及八大关

面色、脉象与疾病

面色	脉象	表现	属性	病因
赤	脉象急疾而坚实	气滞于胸，饮食困难	心脉	思虑过度，心气伤，邪气乘虚侵袭人体
白	脉象疾、躁而浮，且上虚下实	易惊恐，胸中病邪压迫肺而致喘息	肺脉	外伤寒热，醉后行房
青	脉象长而有力，左右弹及手指	腰痛、脚冷、头痛等	肝脉	伤于寒湿
黄	脉象大而虚	气滞于腹，自觉腹中有气上逆，常见于女子	脾脉	四肢过度劳累，出汗后受风侵袭
黑	脉象坚实而大	邪气积聚在小腹与前阴的部位	肾脉	用冷水沐浴后入睡，受寒湿之气侵袭

节。人在睡眠的时候，血归藏于肝脏，肝得血而滋养于眼睛，眼睛就能看见东西；脚得到血的滋养，就能行走；手掌得到血的滋养，就能握住物体；手指得到血的营养，就能拿取物品。如果刚睡醒就外出，被风邪所伤，血液凝滞于肌肤时，就成为痹病；如果凝滞在脉管，就会导致血液涩滞运行不畅；如果凝滞在足部，就会引发下肢厥冷。这三种情况，都是因为气血运行不畅，不能正常回流，因而发生痹、厥等疾病。在人身上，有大关节十二处，骨节和筋肉交接处的腧穴三百五十四处，另外，脊背处的十二个脏腑腧穴还不包括在其中。它们都是卫气所停留的地方，也是容易受邪气侵袭的地方，因而针刺这些部位，可以支持卫气而驱散病邪。

望色与诊脉结合判断疾病

在开始诊病时，应当以五决作为纲纪。要知道疾病是如何发生的，首先要明确致病原因。所说的五决，是指判断五脏的脉象。头痛等头项部位的疾患，属于下虚上实，病在足少阴、足太阳两经，如果病情进一步发展，就会侵入到肾脏；头晕眼花，视物不清，耳聋，身体晃动，属于下实上虚，病在足少阳、足厥阴两经，如果疾病进一步发展，就会侵入肝脏；腹部胀满，使胸膈和胁肋处有支撑感，属于阴浊之气逆而上犯清阳之气，病在足太阴、足阳明两经；咳嗽气喘，胸中胀满，病在手阳明、手太阴两经；心烦头痛，胸膈不适，病在手太阳、手少阴两经。

脉的大、小、滑、涩、浮、沉，可以凭手指感觉辨别清楚；五脏的生理功能和病理变化，可以类推出来；五脏与五音相关，从病人声音的变化，可以了解到很多；五色的微妙变化，可以通过眼睛进行观察。如果能够将望色与脉诊结合起来，那么对疾病的诊断就不会出现失误了。

面部出现赤色，脉象急疾而坚实，为气积滞于胸中，时常妨碍饮食，病名为“心痹”，病因是思虑过度，伤了心气，导致邪气乘虚侵袭人体。

面部出现白色，脉象疾、躁而浮，且出现上部脉虚、下部脉实的现象，病名为“肺痹”，表现为易惊恐，胸中病邪压迫肺而致喘息，病因是外伤寒热，醉后行房。

面部出现青色，脉象长而有力，左右弹及手指，病名为“肝痹”，病因是伤于寒湿，与疝气的病理相同，表现出的症状还有腰痛、脚冷、头痛等。

面部出现黄色，脉象大而虚，为气积滞于腹中，病人自觉腹中有气上逆，病名为“厥疝”，女子也会发生这种情况，病因是四肢过度劳累，出汗后受风侵袭。

面部出现黑色，脉象坚实而大，为邪气积聚在小腹与前阴的部位，病名为“肾痹”，病因是用冷水沐浴后就入睡，受寒湿之气侵袭。

一般来说，面色都微带黄色，这是脾土之气的表现。面黄目青，或面黄目红，或面黄目白，或面黄目黑，均为不死的征象。面青目赤、面赤目白、面青目黑、面黑目白、面赤目青的，为脾胃之气已绝，是死亡的征象。

第十一 五脏别论篇

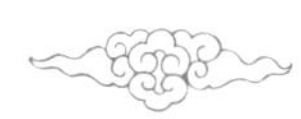

本篇主要论述了两个问题：第一，阐述了关于脏腑的另外两个概念——奇恒之腑和传化之腑，它们与五脏六腑的概念并不矛盾；第二，切寸口脉可以诊断全身疾病的原理。

素问

奇恒之腑和传化之腑

黄帝说道：我听一些懂得医学道理的人谈论脏、腑，他们对脏和腑的认识存在着很大的分歧。有的人将脑和髓称为脏，有的人则将肠、胃称为脏，而还有的人却将肠、胃、脑、髓都称为腑。如果有人提出与他们不同的看法，他们都坚持认为自己的才是正确的。我弄不清谁是谁非，希望听您谈谈其中的道理。

岐伯回答说：脑、髓、骨、脉、胆、胞宫，这六者是禀受地气而生。它们以蓄藏阴精为特性，如同大地承载万物一样，宜蓄藏而不妄泻，名叫“奇恒之腑”。胃、大肠、小肠、三焦、膀胱，这五者是禀承天气而生。它们就像天体一样运转不息，所以泻而不藏，以传导排泄为特性，故名为“传化之腑”。食物不能在此过久停留，经分化后，精华及时被转输，糟粕及时被排出。肛门也为五脏行使排泄糟粕的职能，使得水谷糟粕不能长久停留于人体内。

所谓五脏，它们的功能特点是藏精气而不泻，所以只保持精气盈满，而不为水谷所充实。所谓六腑，它们的功能特点是消化食物、传导排泄糟粕，所以它们经常装进食物，但不能像五脏那样保持盈满状态。这是因为食物从口进入胃以后，此时胃是充实的而肠道是空虚的；当食物从胃下行到肠道以后，此时胃是空虚的而肠道却是充实的，所以说：五脏应随时保持精气盈满，而不能容纳食物；六腑应经常有食物充实其间，但不能阻塞不通。

名词解释

胞宫

即女性的子宫，位于小腹中，为定期产生月经和孕育胎儿的器官。

切寸口脉可以诊全身疾病的原理

黄帝说道：为什么切寸口的脉象能诊断全身五脏六腑的疾病？

岐伯说：胃是受纳饮食的器官，为水谷之海，是五脏六腑营养物质供给的源泉。饮食五味入口，贮藏于胃，转化为营养物质，通过脾的运化以充养五脏。寸口为手太阴肺经所过之处，因手太阴肺经起于中焦，故寸口也与足太阴脾经关联，五脏六腑的精气都来源于胃，所以其变化能从寸口上体现出来。另外，五气由鼻吸入后，贮藏于心肺，如果心或肺有病，鼻的功能减弱，便会出现呼吸不畅或嗅觉失灵。

在治疗疾病的时候，必须问清病人二便的情况；切按寸口脉，了解其脉象；观察病人的精神状态以及与病情有关的一些情况。相信鬼神的病人，无法向他讲述高深的医学理论；厌恶针灸治疗的人，也很难使他相信针灸技术的巧妙；有病却不愿接受治疗的人，他的病是治不好的。即使勉强进行治疗，也收不到好的治疗效果。

五脏六腑图

五脏即肝、心、脾、肺、肾；六腑即胆、小肠、胃、大肠、膀胱、三焦。它们之间互为表里，各有所主，并与五行相对应。中医常依据五行生克关系来诊断和治疗疾病。

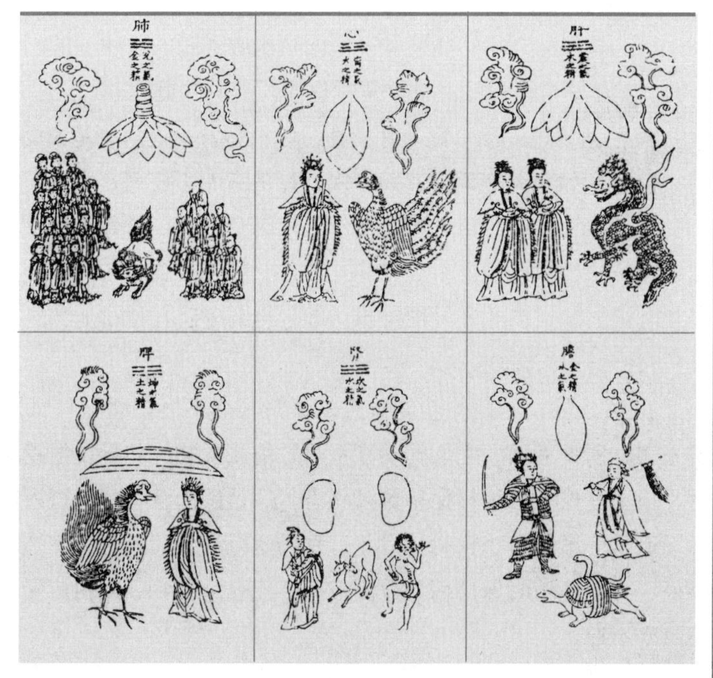

第十二 异法方宜论篇

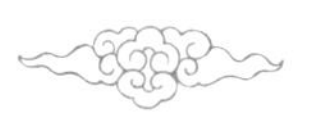

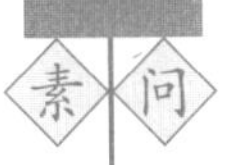

本篇主要论述了由于地理环境不同，气候各异，生活习惯有别，即便表现相同的疾病，采用的治疗方法也不一样。另外，还分别论述了东、南、西、北、中五个地区的气候条件和生活习惯，常见的疾病与成因，以及应该采取的治疗方法。

不同地区疾病的治疗方法

黄帝问道：医生治疗疾病，相同的疾病而治疗方法不同，却都能治愈，这是为什么呢？

岐伯回答说：这是由于地理环境的不同而使得治疗方法各有所宜。东方地区，具有如同春季万物生发的气象，气候温和，盛产鱼和盐，地处海边而傍水。那里的人们喜欢吃鱼和较咸的食物。他们居处安定，以鱼盐为美食。然而，鱼吃多了会使人体内积热，咸的食物吃多了则易伤血液。所以那里的居民大多皮肤黝黑，肌腠疏松，易发生痈疡一类的疾病。痈疡最适宜于用砭石治疗，因此，砭石疗法是从东方传来的。

西方地区，盛产金和玉石，是多沙石的地方，具有如同秋季收敛的气象。那里的人们依山而居。那儿风沙多，水土之性刚强，人们不穿丝、棉之类的衣服，而穿用毛皮做成的衣服，铺的是草席，食用的都是肥美多脂的肉类，所以他们的肌肤致密，外邪不容易侵袭他们的身体。他们的疾病多是由内而生，这类疾病最适宜于用药物治疗，因此，药物疗法是从西方传来的。

北方地区，具有如同冬季闭藏的气象，那里地理位置高，气候寒冷。那儿的人们过着游牧生活，多食用乳类食物，故当内脏受寒时易得胀满一类的疾病。这类疾病适宜用艾火灸烤来治疗。因此，艾灸疗法是从北方传来的。

南方地区，具有如同夏季长养万物的气象，那里阳气旺盛，地势低凹潮湿，水土性质薄弱，尤多雾露。那儿的人们喜爱吃酸味及发酵食品，故他们的腠理致密而带红色，多发生筋脉拘急、肢体麻痹一类疾病。这类疾病宜用小针微刺，疏通经络。因此，用九针治病的方法是从南方传来的。

中央地区，地势平坦湿润，适合许多生物生长，物产丰富。这里的人们可以吃到许多不同种类的食物，生活比较安逸，故多患四肢痿弱、厥逆、寒热一类疾病。治疗这类疾病宜用导引按摩的方法，活动肢体，使气血流畅。因此，导引按摩的治疗方法

地理环境不同，治病方法也不同

不同地区的人，由于其生活习惯不同，所处环境不同，引起疾病的原因也是不同的，必须区别对待，采取不同的方法进行治疗。

南方阳气旺盛，地势低凹潮湿。人们喜吃酸味及发酵食品，腠理致密而带红色，多发生筋脉拘急、肢体麻痹疾病，宜用小针微刺（九针疗法）。

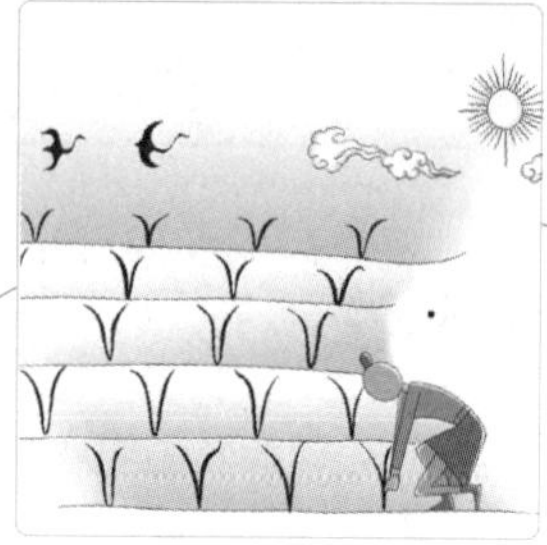

东方气候温和，人们生活安定，以鱼盐为食，肌腠疏松。易发痈疡一类的疾病，宜用砭石疗法。

西方沙石多，风沙多，水土之性刚强，人们吃的是肥美多脂的肉类，肌肤致密，疾病多是由内而生，宜用药物治疗。

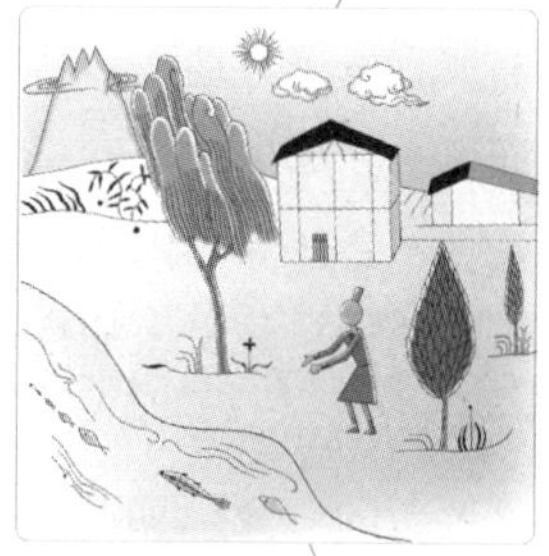

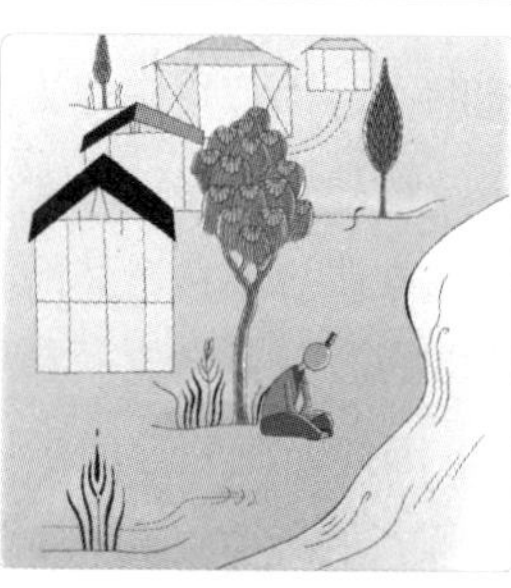

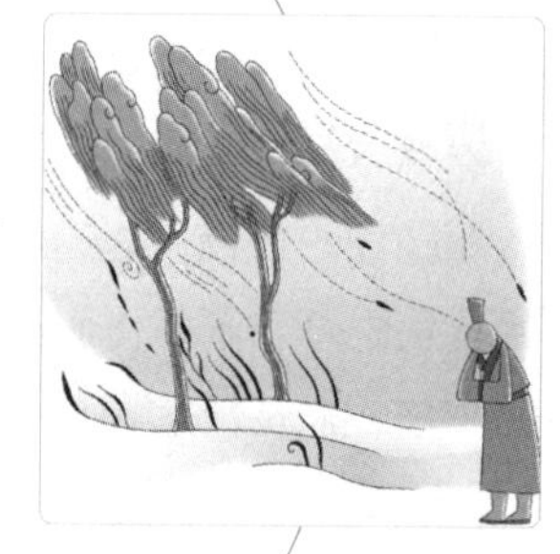

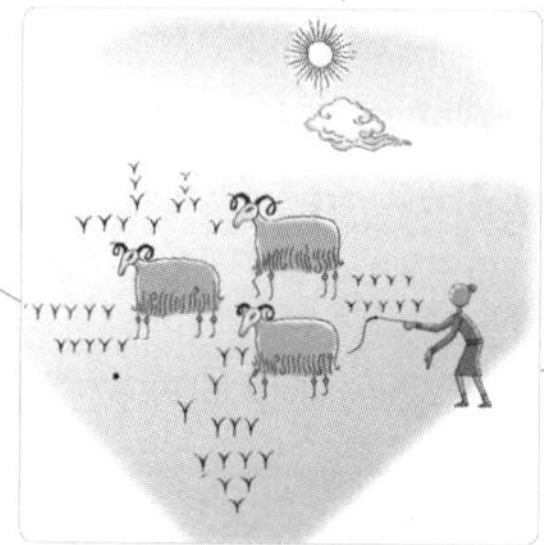

中部地区地势平坦气候湿润，物产丰富，生活安逸，多患四肢痿弱、厥逆、寒热一类疾病。宜用导引按摩的方法，活动肢体，使气血流畅。

北方地理位置高，气候寒冷，人们多食用乳类食物，故当内脏受寒时易得胀满一类的疾病，这类疾病适宜用艾火灸烤来治疗。

来自中央地区。

所以，高明的医生常常依据具体情况，灵活地运用各种方法治疗疾病。尽管治疗方法不同，但都能使疾病痊愈，就是因为医生掌握了病情，并知道治疗原则的缘故。

第十三 移精变气论篇

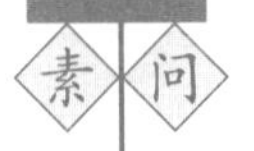

本篇主要讲述了远古、中古和近代，由于生活环境不同，人们对待生活的态度不同，治疗疾病时所采取的方法和取得的疗效也不一样。诊察疾病要用色脉相结合的方法，治疗疾病要顺应自然界阴阳的变化，通过“得神”或“失神”来判断病人的预后。

不同时期疾病的治疗方法

黄帝问道：我听说古代治病，只用改变病人的情绪和精神，变化脏气，即用祝由的方法就能治好疾病了。而现在治病，不仅能用药物内服从体内治疗，又可以用针刺、砭石通过经络、肌肉、皮肤从外部治疗，但疾病还是有的能治好，而有的治不好，这是什么缘故呢？

岐伯回答说：远古时候的人们居住在野外，与禽兽为邻，天冷的时候，通过活动身体来驱逐寒气；天热的时候，就到阴凉的地方避开暑邪的侵袭。他们没有过多的眷恋和爱慕之情，又没有追名逐利的欲望和行动。人们生活在这样一种恬淡清静的时代，自然精力充沛，气血坚实，外邪是不容易侵入体内的。因而那时既不必用药物从内治疗，也不必用针刺、砭石从外疗治，只要改变病人的情绪和精神，用祝由的方法就能治愈疾病了。而现在的人们就不像古时那样了，现在的人们患得患失，心里常被忧愁思虑所累，形体又常被艰苦的劳役所伤，再加上生活作息既违背了四时变化，又违逆了寒暑的变化，因此，人们一旦中了邪气，邪气很快就会内传至五脏、骨髓，向外则损伤腧穴、肌肉和皮肤。所以，小病就发展成重病，而重病就难免死亡。这样，用祝由的方法是治不好他们的。

色脉诊察法

黄帝说：很好。我想在诊断疾病的时候，能准确地判断疾病预后的好坏，辨清疾病的疑惑之处，做到心中像日月光辉照耀一样清楚明白，你能把这样的诊断方法说给我听吗？

岐伯回答说：色诊和脉诊的方法，是远古帝王非常重视的，这些方法是我的老师传授给我的。在远古的时候，有位名医叫做僦贷季，帝王委托他研究望色和切脉的原理。

病情与疗法

不同时期，由于人们的欲望不同，生活节奏不同，所产生的疾病轻重也有别，对于不同的疾病，所采取的治疗方法和取得的治疗效果也不一样。

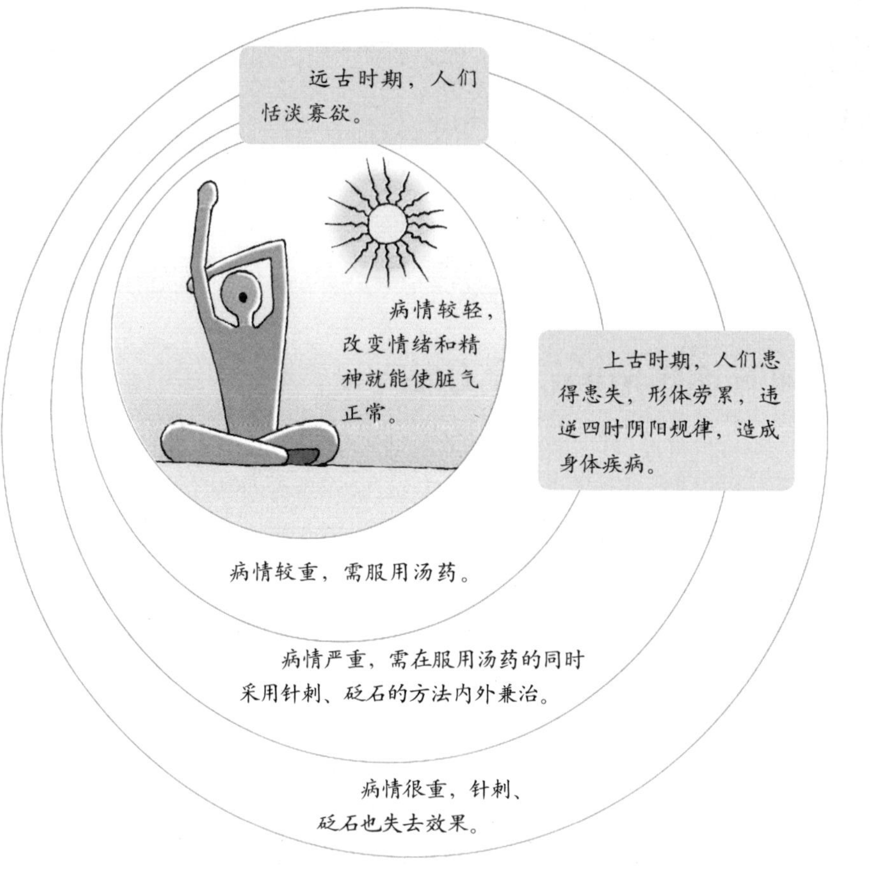

僦贷季便将其与五行、四时、八风、六合联系起来，从它们的变化中观察其中的奥妙，进而掌握其要领。所以，要想预测疾病的发生，辨别疑似的病情，就必须研究色、脉的理论。气色的明暗与日的阴晴相应，脉象的虚实与月的盈亏相应。经常探求色、脉的变化，掌握其要领，正是诊断疾病的关键。气色的变化与四季的脉象是相应的，这些内容是远古时候的帝王十分重视的，是顺从自然规律的，所以可以远离死亡，用来指导养生，使人们健康长寿。因而，远古帝王被推崇为“圣王”。

中古时候的医生治病，当疾病发生以后才进行治疗，先服五谷制成的清酒一类的汤液，服用十天，用来治疗“八风”“五痹”等病邪。如果十天病还没好，再用草药来治疗。因医生能掌握病情，处理得当，所以，病也会痊愈。

后来的医生治病就不是这样了，他们诊断和治疗疾病，不根据四时的阴阳消长，不掌握自然的寒温、月亮的盈亏对疾病的影响，又不懂得早期治疗的重要性，等到疾病已经发展到严重的程度，才想到用针刺的方法从外治疗，用口服汤液的方法从内治疗。医术浅薄、粗心的医生常莽撞行事，盲目使用攻邪的方法治疗，结果旧病没好，又添新病。

诊治疾病的要领

黄帝说：我希望听听诊治疾病的要领。岐伯回答说：治疗的要领，在于不要忘记色诊、脉诊，弄清了色诊、脉诊的内容，在诊断疾病时，才不会产生迷惑，这是治病的重要原则。若不遵循这个法则，在诊断疾病时，不审察顺逆，那对疾病的治疗也必然与病情不符。像这样倒行逆施，必然会引起死亡。只有去除粗浅的认识，不断积累新的知识，才会像远古的医家一样达到很高的水平。

黄帝说：我从你这里听到了诊病的关键，你的言谈总是不离望色和切脉，这一点我现在明白了。岐伯说：治病的要领归根结底只有一个。黄帝问：是哪一个？岐伯说：就是指神，通过问诊掌握病人是“得神”还是“失神”。

黄帝问道：应当如何问？岐伯说：关好门窗，保持安静的环境，医生精神集中，细致地询问与疾病有关的一切情况。另外，在问诊时务使病人没有顾虑，顺从病人的心意，让他们尽情畅谈，而不要强硬地制止，也不能加以诱导，同时观察病人的气色。经过问诊以后，再结合气色和脉象，如果病人能清楚准确地诉说病情，面色润泽，脉象和平，这是得神，病情轻，病人预后良好；如果病人语无伦次，甚至答非所问，不能诉说病情，面色枯暗没有光泽，脉象与四时不协调，这就是失神，病情重，病人预后不佳。

黄帝说：说得真好！

第十四 汤液醪醴论篇

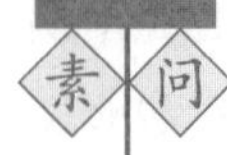

素问

本篇论述日月的运行规律影响了日月节气的划分，节气的变化又产生了五运六气的变化。五运的变化并不总是保持一种平衡状态，有太过、不及和平气，这种变化会影响到自然界万物。同样，人的五脏六腑也会受其影响，通过观察人体外在表现和按切脉搏可以诊断疾病。

汤液醪醴的制作方法

黄帝问道：如何用五谷来做汤液醪醴呢？

岐伯回答说：最好是用稻米做原料，用稻草做燃料。因为稻米之气最完备，稻草的性质最坚实。

黄帝问道：为什么稻米之气完备，稻草性质坚实？

岐伯说：因为稻得了天地四时的平和之气，又生长在高低适宜的地方，上能接受天之阳气，下能得到水之阴气，所以稻米之气最完备。稻草在秋天收割，得秋气之坚韧，所以稻草的性质坚实。

不同时期疾病的治疗方法

黄帝问道：远古时候高明的医生，他们制作汤液醪醴，但很少使用，这是为什么呢？

岐伯说：远古时期的医生制成汤液和醪醴，只不过是有备无患。因那时很重视养生之道，人们身心康泰，很少得病，所以制好的汤液醪醴，只是放着备用。到了中古时代，养生之道稍衰，人们的身体也相对衰弱，有时会受到邪气侵袭而生病，但只要服用些汤液醪醴，也就能治好了。

黄帝问道：现在的人病了，虽然也服用汤液醪醴，但不一定都能治愈，这是为什么呢？

岐伯说：现在的人很不重视养生之道，病情复杂，所以必须内服药物，外用针灸、

名词解释

汤液、醪醴

都是用五谷作为原料，经酿制而成，可以用来做药治疗疾病。古代用五谷熬煮成的清液，作为五脏的滋养剂，即为汤液；用五谷熬煮，再经发酵酿造，作为五脏病的治疗剂，即为醪醴。两者虽然同为一种原料，但古人对其制作却是相当讲究的，古人的这种制作汤液醪醴的方法，对后世方剂学的发展产生了很深的影响。

五脏阳气被遏所引起的疾病与治疗

人体五脏阳气被遏制，会使体内阴精孤立，水液充斥于皮下，这种情形就像河水上游被闸门阻断不断上溢。解决办法也类似，以排除体内积水为目标。

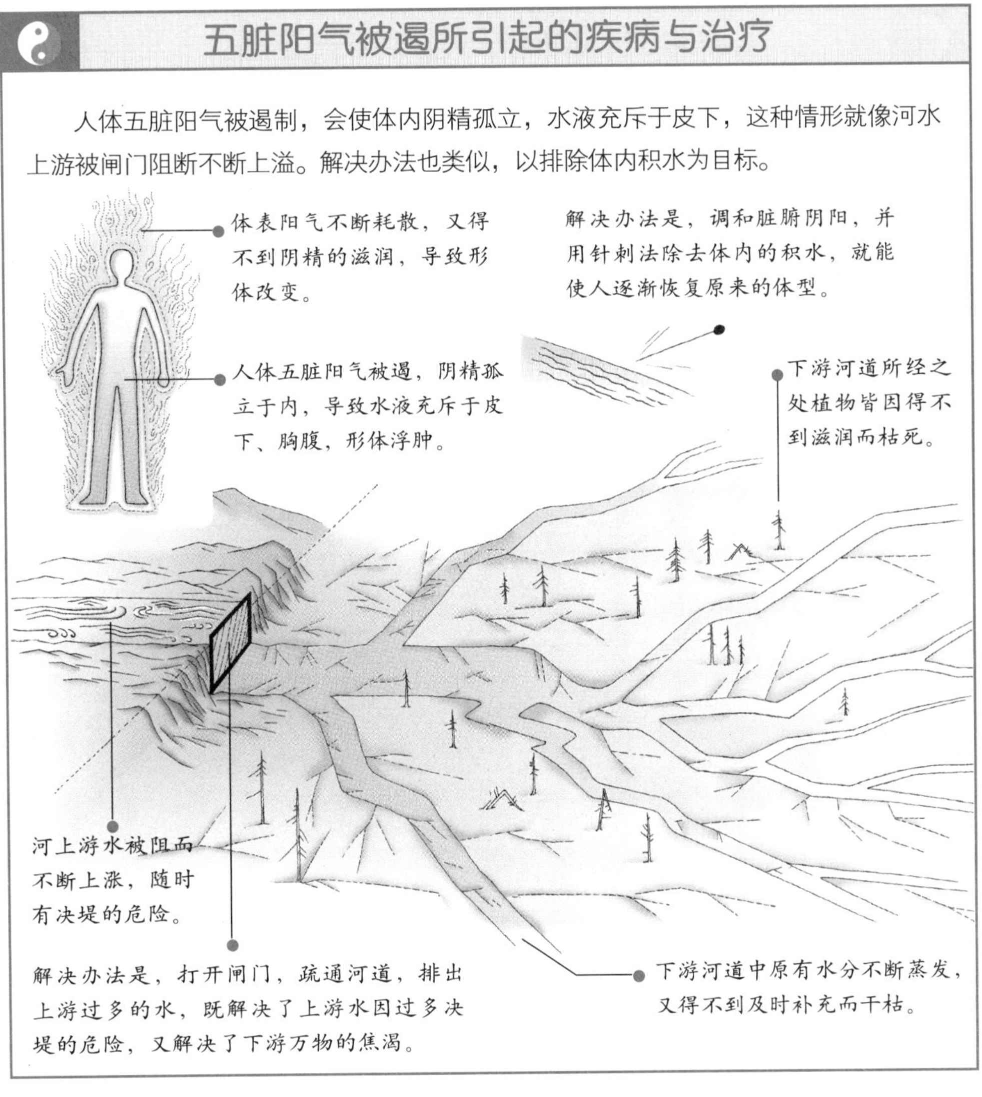

砭石治疗，才能把病治好。

黄帝说：当病情发展到形体衰败、气血枯竭的地步时，用尽各种治疗方法也不能治愈疾病，这是什么道理呢？

岐伯回答说：这是由于人体的神失去了支配的作用。

黄帝问：什么叫做人体的神失去了支配作用？

岐伯回答说：指神气对砭石、针刺、药物等治疗方法不能作出反应，病人精神衰败，意志散乱，所以疾病难以治愈。

黄帝问：为什么现在的人会严重到精神败坏，神气涣散，营、卫之气散而不能再收的地步？

岐伯回答说：这是因为人们不重视调养精神，却有着无穷无尽的欲望和嗜好，有着无休无止的忧虑与苦闷，以至于使精气衰败，营血枯涩，卫气消亡，神气全部丧失，所

欲望使人的养生观念发生变化

欲望的变化影响了不同时期人们的养生观念，这不仅给医生带来了困难，也给自身健康造成了很大的伤害。

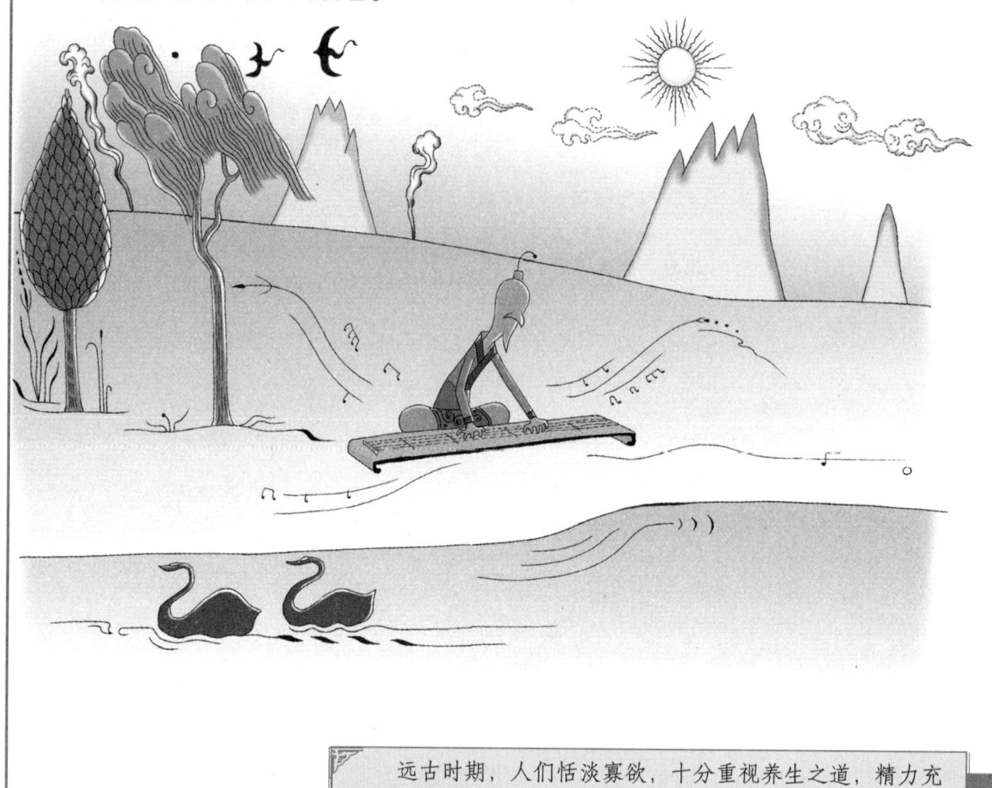

远古时期，人们恬淡寡欲，十分重视养生之道，精力充沛，身体康泰，很少得病，即使有汤药也很少用到。

以虽经治疗，也没有效果。

黄帝问：当疾病初起的时候，病情多轻微而又单一，那是因为大凡病邪侵袭人体，必先侵袭于皮肤等体表部位。可是现在常有这种情况，医生看到病人的时候，说疾病已经很严重了，即使用针刺、砭石也不能治愈，再好的药物也无济于事了。按理说，现在的医生大多掌握了治病的原则，能遵循医治的规律，病人的亲朋好友每天都与病人接触，天天都能听到病人的声音，看到病人的气色，但却不能及早治疗，这是为何？

岐伯说：疾病的性质以及病人的精神心理是“本”，而医生的技术与药物是“标”。如果病人讳疾忌医，或不与医生配合，那疾病就难以治愈。

五脏阳气被遏所引起的疾病与治疗

黄帝问道：有的疾病不是由邪气从外侵袭体表所产生的，而是五脏阳气被阻遏所致

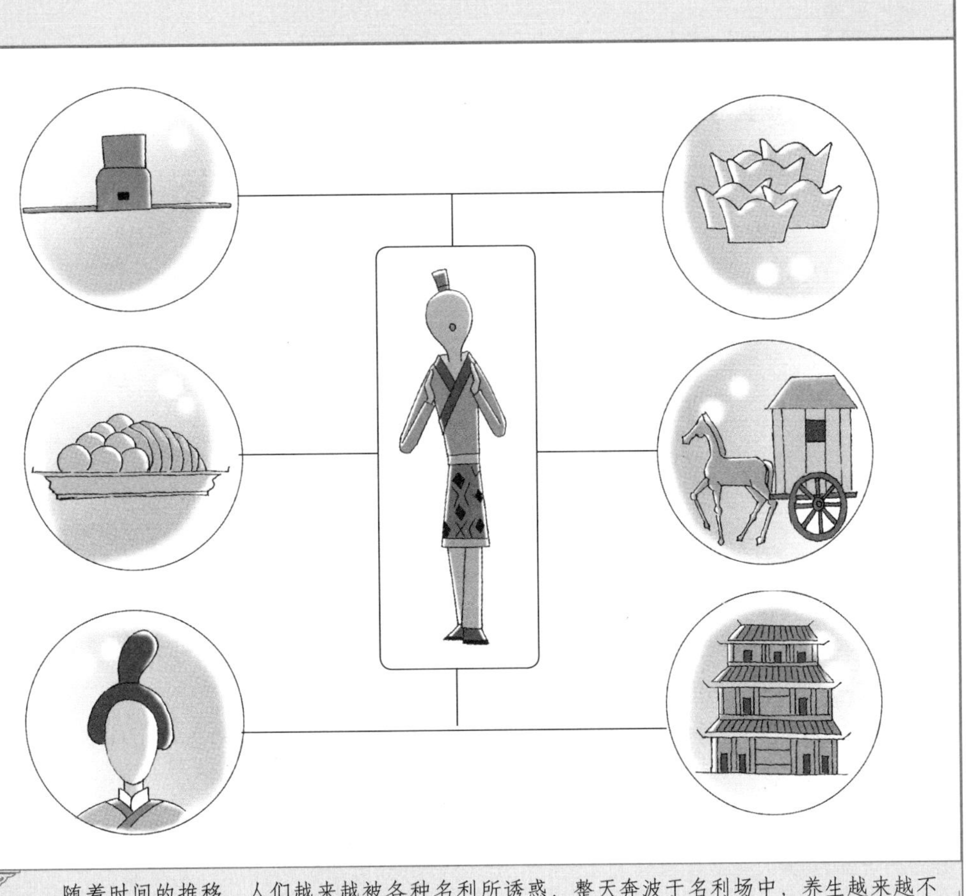

随着时间的推移，人们越来越被各种名利所诱惑，整天奔波于名利场中，养生越来越不被重视。人们的身体也越来越衰弱，受到各种邪气侵袭而生病。用药治疗他们疾病的效果越来越弱。

的。五脏阳气被遏，阳不化津，以致水液充斥于皮下、胸腹，肺失去正常功能，阴精孤立于内，正气耗散于外，形体浮肿，使得原来的衣服不合身，四肢肿胀，喘息心悸，水气阻隔于内，形体改变于外。应当如何治疗呢？

岐伯回答说：治疗时要权衡病情的轻重缓急，调和脏腑阴阳，除去体内的积水，还要让病人轻微地运动肢体，以促进体内阳气的运行。同时要注意保暖，帮助体内阳气恢复。然后用缪刺法，放出体内的水，使其恢复原来的形体；用发汗和利小便的方法驱逐水邪。水邪既除，就利于津液的产生与布散；五脏阳气的恢复，又会涤除瘀积在体内的水液。像这样治疗，精气自然会生成，形体自然会强壮，筋骨肌肉也会保持正常状态，人体的正气也就平和顺畅了。

黄帝说：很好。

第十五

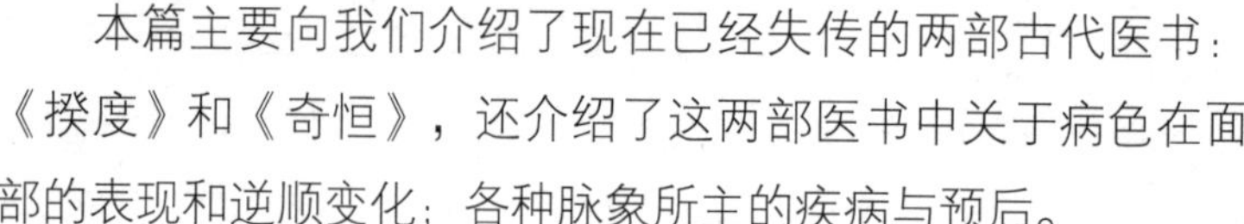

玉版论要篇

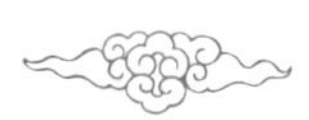

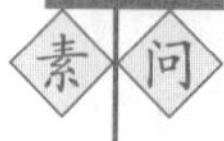

素问

本篇主要向我们介绍了现在已经失传的两部古代医书：《揆度》和《奇恒》，还介绍了这两部医书中关于病色在面部的表现和逆顺变化；各种脉象所主的疾病与预后。

《揆度》和《奇恒》

黄帝问道：我听说《揆度》和《奇恒》中诊察疾病的方法不完全相同，所指的内容也各不相同，那么该如何运用它们呢？

岐伯回答说：《揆度》记载的是判断疾病深浅的内容，《奇恒》讲的是异乎寻常的疾病的鉴别。诊断疾病的重要原则是要把握住五色和脉象的变化。而《揆度》和《奇恒》的关键都在于色脉之间有无神气。人身血气总是顺着一定方向循环往复而不逆行，因为如果逆行就不能正常运转而失去了生机。五色的变化比较浅显且易于掌握，而神的变化却是微妙的。所以把这些内容镌刻在玉版上，可以与《玉机真脏论》合参。

病色在面部的表现

病色在面部的表现，呈现在上下左右不同的部位，应注意观察部位的不同和颜色的深浅。颜色浅的，说明病情比较轻，可用五谷汤液调理，十天就能好；颜色深的，说明病情重些，要服用汤剂来治疗，约二十一天可以治好；颜色特别深的，病情已经很严重了，必须要用药酒来治疗，一百天左右能治好；颜色枯槁没有光泽，且面部肌肉消瘦的，就治不好了，一百天就会死亡。如果病人脉搏微弱，真气将绝则必死；温热病，阴血特别虚的也必死。

病色在面部的上下左右不同部位呈现，应当注意观察。病色向上移的，说明病情日益严重，为逆；病色向下移的，说明病情逐渐减轻，为顺。女子病色表现在面部右方的为逆，表现在面部左方的为顺；男子病色表现在面部左方的为逆，表现在面部右方的为顺。如果病色变更，倒顺为逆，那就是重阳、重阴，为死亡的征兆。如果阴阳反常，应当权衡虚实轻重，使之恢复平衡，这就是《奇恒》《揆度》的诊病方法。

天气、地气、人气与养生要点

时间	天地之气	人气与养生要点
一月、二月	天气生发，地气萌发	气在肝，要保持心情舒畅
三月、四月	天气转盛，地气上升	气在脾，饮食以清淡为主
五月、六月	天气生发，地气萌发	气在头，饮食要清淡
七月、八月	阴气上升	气在肺，少食燥热食物
九月、十月	阴气转盛，地气避藏	气在心，注意保暖
十一月、十二月	阴气盛极，阳气伏藏，地气闭合	气在肾，注意节欲

脉象与疾病

脉有力搏击指下，是邪气过盛而正气不足的表现，或是痹病，或是痿躄病，是由寒热邪气交合侵犯人体所引起的；脉象有阳无阴，洪大至极，为孤阳脉，是阳气太盛而阴气受到损耗的表现；脉象有阴无阳，极为微弱，为孤阴脉，是阴寒太盛而阳气受到削弱的表现。孤阳脉与孤阴脉的出现，说明阴精与阳气受到了严重的消耗，为逆，是死亡的征兆。如果说仅仅是脉象虚弱，正气不足，还可以用补法来治疗，称为“从”。

诊断脉搏时用《奇恒》的方法，应当从切手太阴肺经的寸口脉开始。如脉搏相对四时、五行来说，受到制约，属于“所不胜”的，为逆，预后不佳；脉搏不受制约，属于“所胜”的，为从，预后良好。自然界八方之风，四时之气相生，像圆环一样没有端末，周而复始。如果八方之风失宜，四时之气失常，就不能按常理推论。到此《揆度》《奇恒》的主要内容就讲完了。

第十六 诊要经终论篇

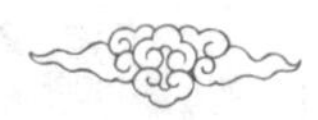

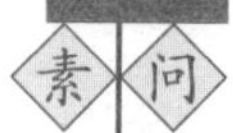

本篇论述了诊断和治疗疾病时要掌握天、地、人之间的相互关系。外界环境的变化会导致人体内阴阳之气的变化，导致人体气血的变化。所以治疗疾病时，要根据季节的不同，选用不同的针刺方法。本篇着重讲述四季误刺不同部位所导致的后果，以及导致这种后果的原因，并向我们介绍了十二经脉气败竭的症状。

诊断疾病的关键

黄帝问道：诊断疾病的关键是什么？

岐伯回答说：关键在于掌握天、地、人三者的相互关系。正月、二月的天气开始生发，地气开始萌发，这时与之相应的是肝脏之气。三月、四月的天气正盛，地气上升，这时与之相应的是脾脏之气。五月、六月阳气旺盛，地气上升到极点，这时与之相应的是头脑之气。七月、八月阴气开始上升，呈现肃杀的现象，这时与之相应的是肺脏之气。九月、十月阴气慢慢转盛，地气闭藏，这时与之相应的是心脏之气。十一月、十二月的阴气盛极，阳气伏藏，地气闭合，这时与之相应的是肾脏之气。

因为人体之气与天地之气的升降相应，所以在进行针刺治疗的时候，春季应针刺散布在各经的腧穴，需深达肌肉腠理，出血后停针。病情较重的话，留针的时间应当久些，等到经气传布后，再将针拔出。病情较轻的话，针刺之后留针时间相对较短，经气在体内循环一周就可拔针。夏季应针刺各络脉的腧穴，看到有血渗出就拔针，等到邪气散尽后用手按压住腧穴的针孔处，等到经气循环一周后，病痛也就消失了。秋季应当用浅刺，针刺皮肤，顺着肌肉的纹理针刺，手、足经都采用这样的方法，等到病人的神色有变化就应停止。冬季刺腧穴应深达肌肉腠理。病重的，可以深刺直入，病较轻的，可向上、下、左、右散刺，且进针要稍缓慢些。

四季误刺导致的后果

春、夏、秋、冬四个季节各有相应的针刺方法，也各有一定的针刺部位。春季误刺了夏季应刺的部位，损伤了心气，就会引起脉象混乱而使心气微弱，邪气反而进一步深入骨髓，疾病便不能痊愈。同时，心为火脏，脾为土脏，心火微弱，火不生土，还会导致脾

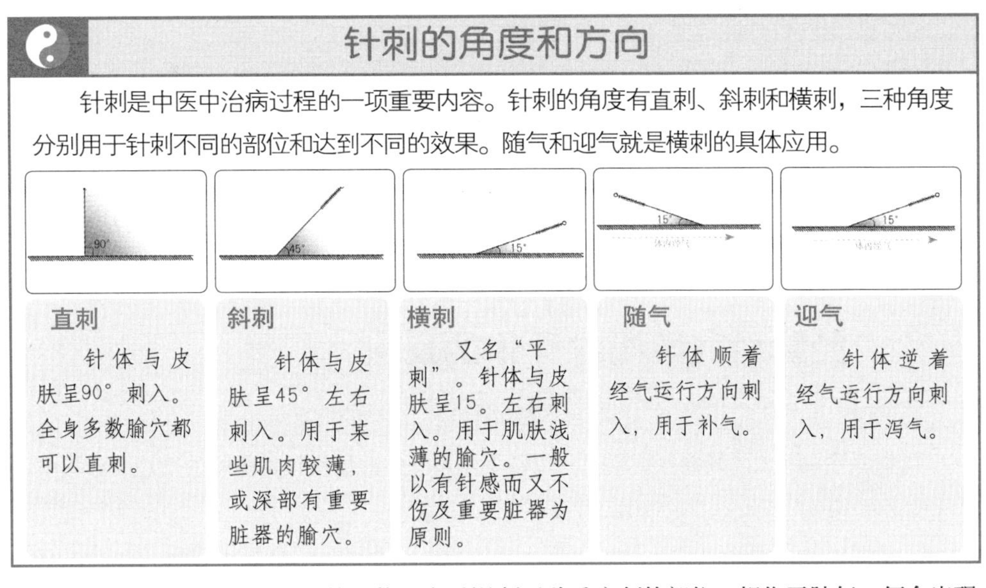

虚，出现不想吃饭、气少无力的症状。春季误刺了秋季应刺的部位，损伤了肺气，便会出现筋脉挛急，气逆环周于肺，则引起咳嗽，原先的疾病不但不能痊愈，反而会出现惊骇、哭泣的症状。春季误刺了冬季应刺的部位，损伤了肾气，邪气深藏于肾，会出现肿胀的症状，疾病不但不能痊愈，还因肾脏受伤，水不涵木，肝木失养，会出现喜欢多说话的症状。

夏季误刺了春季应刺的部位，损伤了肝气，疾病非但不愈，反而使人全身倦怠无力。夏季误刺了秋季应刺的部位，损伤了肺气，原先的疾病没有治愈，反而使人肺气伤而不想说话，又因金不生水，肾脏得不到肺母的滋养，使人惊恐不安，总像是有人要抓他一样。夏季误刺了冬季应刺的部位，损伤了肾气，不但原先的疾病不能治愈，反而使人气少无力，又因水不滋木，肝木得不到滋养，使人常想发脾气。

秋季误刺了春季应刺的部位，损伤了肝气，原先疾病非但不愈，还使人惕厉不安，又因木不生火，心得不到肝木的滋养，使人健忘。秋季误刺了夏季应刺的部位，损伤了心气，原先的疾病不但不能痊愈，反而使人嗜睡，并且多梦。秋季误刺了冬季应刺的部位，损伤了肾气，不仅原有的疾病不能痊愈，还因肾不闭藏而使人时时发冷。

冬季误刺了春季应刺的部位，损伤了肝气，不但原先的疾病没能痊愈，反而使人困倦但又不得安睡，即便入睡，也会梦见奇怪、可怕的事物。冬季误刺了夏季应刺的部位，损伤了心气，不但原先的疾病没能痊愈，反而因正气外泄，邪气侵入经脉，而引发各种痹病。冬季误刺了秋季应刺的部位，损伤了肺气，不但原先的疾病没能痊愈，反而因为肺不能宣化津液而常常口渴。

针刺的一般原则

凡是针刺胸、腹部位的穴位，一定要避开五脏。如果误刺心脏，很快就会死亡；误刺脾脏，五天会死亡；误刺肾脏，七天会死亡；误刺肺脏，五天会死亡；误刺膈膜，叫做伤中，即使病情暂时好转，但是不到一年必会死亡。

针刺要避开五脏，一定要知道逆从。所谓从，就是了解膈膜、脾、肾等内脏的位置，在针刺时避开。如果不了解膈膜、脾、肾等内脏的位置，不能避开，难免会刺伤内脏，那就是逆。为避免刺伤内脏，用针刺胸、腹时，要先用布缠裹胸、腹部位，然后再从布上刺针，如果针刺一次疾病不能痊愈，再刺一次。针刺时必须要肃静。针刺痈肿时可以摇动针柄，以出邪气；刺经脉时不要摇针，以免伤及经脉之气，这是针刺的原则。

十二经脉经气败竭时身体的反应

黄帝说：希望听您讲讲十二经脉经气败竭时是什么样的情况。

岐伯回答说：太阳经经气败竭时会两眼上翻，身体向后反折，四肢抽搐，面色苍白，汗珠暴出而不流，如果看到这样出汗便是要死亡。

少阳经脉经气败竭时会耳聋，全身许多关节纵弛不收，双眼直视睁大，如受惊的样子，眼珠不转，一天半就会死亡，死前脸上出现青色，变白后就会死。

阳明经脉经气败竭时会出现口、眼颤动的症状，多呈惊愕状，胡言乱语，面色发黄。上部的人迎脉和下部的跗阳脉都躁动盛大，由盛躁发展到肌肉不知疼痛的时候，就要死亡了。

少阴经脉经气败竭时，病人面色发黑，牙齿仿佛变长且满是牙垢，腹部肿胀闭塞，上下不畅通，就死亡了。

太阴经脉经气败竭时，病人腹部肿胀闭塞，呼吸不顺畅，嗳气，想呕吐，呕吐后气上逆而面色发红，如果气不上逆，那么就是上下不通，上下不通则面色发黑，皮肤和毛发焦枯，就死了。

厥阴经脉败竭时，病人胸中发热，咽喉干燥，小便多，心烦躁，如出现舌头卷曲睾丸上缩的现象，那就要死了。以上就是手足十二经脉经气败竭时的症状。

第十七 脉要精微论篇

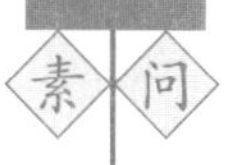

本篇主要是对脉诊的论述。诊脉时要注意时间的选择，注意与察色相结合。脉象与天体运转相适应，所以四时阴阳变化会在脉象上表现出来，人体内阴阳之气的变化也会反映到梦境中。本篇还讲述了疾病的形成与演变、对于疾病新旧的判断、诊脉的方法，以及各种脉象与所主疾病。

诊脉的要点

黄帝问道：怎样进行脉诊呢？

岐伯回答说：在早晨进行脉诊最好。因为在早晨，人还没有活动，阴气还没有被扰动，阳气也没有耗散，也还没有进食，经脉中气血还不盛，脉络的气血调和均匀，全身的气血没有被扰乱，因此才容易诊断出病脉。诊脉时，不但要观察脉搏的动静变化，还要观察病人眼中神气的盛衰，面部五色的变化，五脏之气是有余还是不足，六腑功能是强还是弱，形体是强壮还是衰败。综合考察这几个方面，以此来判断病情是轻还是重，以及预后的好坏。

经脉是血液汇聚的地方。脉长表明气血调和，气的活动正常；脉短表明有病，气不足。脉快为体内有热邪。脉大表明邪气盛，病情正在发展。身体上部脉盛，表明邪气壅滞于上部，可见喘息的症状；身体下部脉盛，表明邪气壅滞于下部，可见腹胀等症状。代脉表明正气衰弱；细脉表明气血虚少；涩脉表明气滞血瘀，出现心痛。脉来时汹涌而急速如涌泉，表明病情在加重，并且很危险，气色不好；脉似有似无，或去如断弦一般摸不到，必死。

从神色与面色看五脏精气

眼睛的神采和面部的五色，是五脏的精气在外部所表现出来的光华。面部的五色，赤色应像用白色缎子裹着朱砂一样鲜艳明润，而不应像赭石那样虽然色红，但却枯槁；白色应像白而有光泽的鹅毛，而不应像白而灰暗的食盐；青色应像青而莹润的碧玉，而不应像青而沉暗的靛青；黄色应像用丝绸包裹的雄黄那样黄而明润，而不应像黄而焦枯无华的黄土；黑色应像黑而光润的重漆，不应像黑而枯暗的炭。如果五脏真色暴露于

诊脉的要点

诊脉是中医治疗疾病过程中一项重要内容。古人对诊脉的时间选择很重视，并且诊脉要与望色、观察人的外在形体等结合起来综合考察，以确保对疾病做出正确的判断。

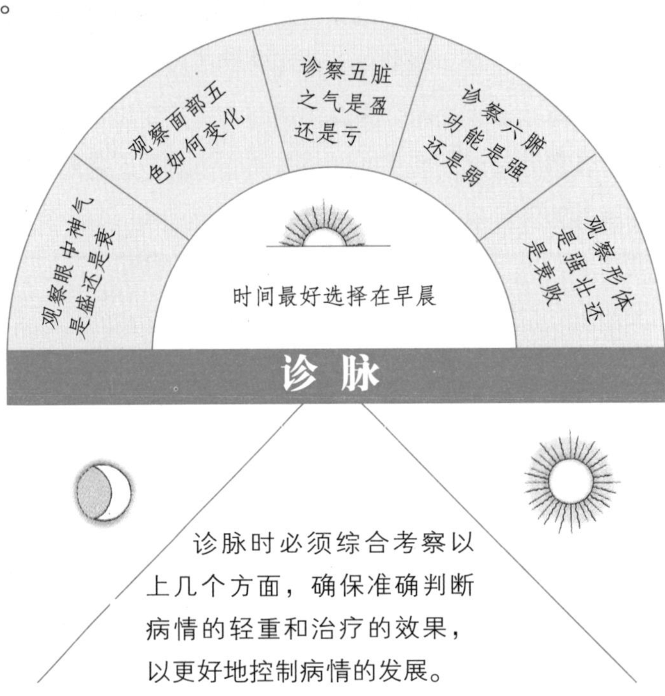

外，且无光泽，那是五脏真气外脱的表现，人的寿命也就不长了。人的眼睛是用来观看万事万物、辨别各种颜色、审察物体长短的。如果长短不分、黑白颠倒，这就表明五脏精气已经完全衰败了。

五脏的功能是藏精守内，使精气不外泄。出现腹脘胀满、气胜而喘、容易恐惧、说话声音重而混浊，就像从密室中发出的一样，这是由于脾胃中有湿邪之气滞留。说话声音微弱，总是重复，或说话断断续续，这是中气虚弱的表现，说明肺脏的功能失常。不知收拾衣被，言语不分好坏，不避亲疏远近的，是心神错乱的表现，说明心脏的功能失常。脾胃不能贮藏水谷，腹泻不止，是肛门不能约束之故，说明肾脏的功能失常。小便失禁，是由于膀胱不能藏津液，失去了约束。总之，五脏精气强盛并能内守的为生；五脏精气衰弱而不能内守的则死。

名词解释

代脉

是一种间歇脉，其停止有一定规律。“止有常数，不能自还，良久乃动”（《诊家正眼》），为心气失和，多见于心脏疾患、惊恐、跌打重症。

五脏精气充足，是身体强健的根本。头是精气神明会聚的地方，如果低垂着头不能抬举，两眼凹陷无光，就说明精神即将衰败。背，称为胸中之腑，一旦背弯曲，两肩下垂，则表明胸中脏气将要衰败。肾脏附于腰部，一旦腰部不能随意左右转动，则说明肾脏的精气将要衰败。膝部是筋会聚的地方，一旦膝关节不能屈伸自如，行走时又躬腰俯身，还要拄着拐杖行走，则表明筋将要衰败了。骨藏髓，为髓之府，一旦不能长久站立，行走时摇摇晃晃，则表明骨骼将要衰败。五脏的精气没有衰败，则疾病预后良好；五脏的精气如果衰败，就会死亡。

阴阳变化在脉象上的表现

岐伯说：见到脉象变化与四时阴阳的变化是相反的，如脉象原本应不足，却表现得有余，就是邪气过盛；如脉象原本应盛大，却表现得不足，就是正气虚损。本该表现出

阴阳变化在脉象上的表现

阴阳之气随四时而上下，人的脉象也与之相应，呈现春规、夏矩、秋衡、冬权的浮沉变化，如图所示：

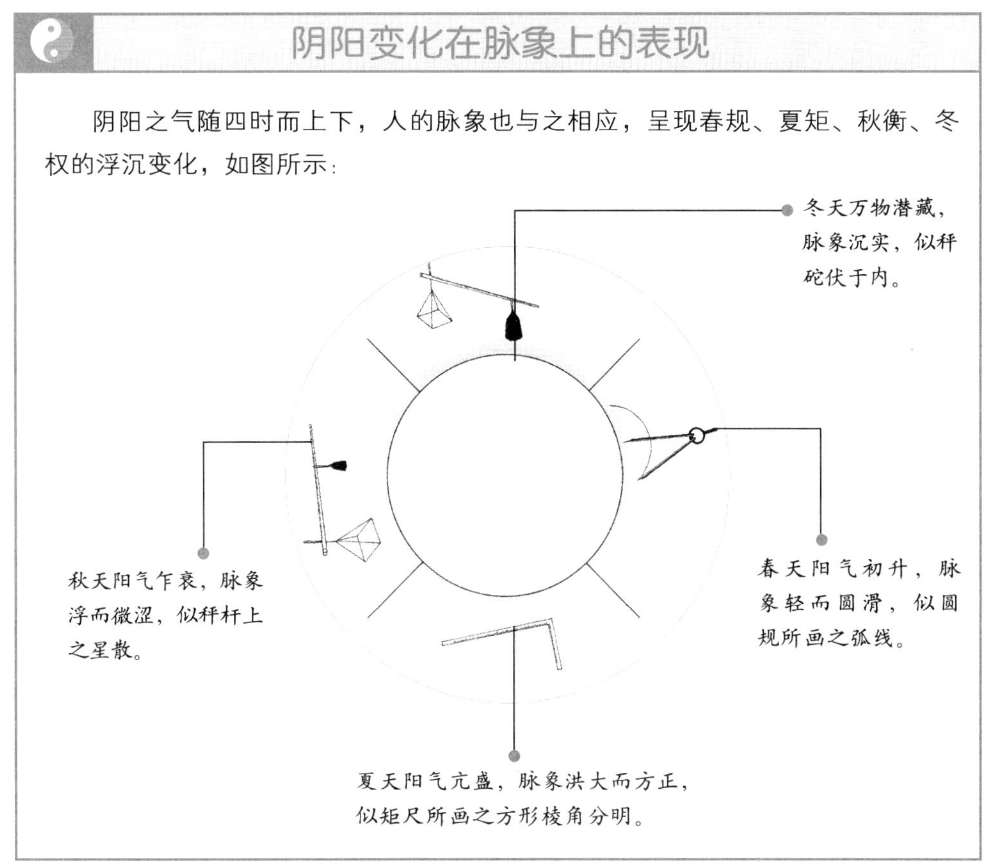

名词解释

滑数

既有滑脉的表现，又有数脉的表现。滑脉指脉象圆滑，如盘中走珠；数脉指脉象急促，每分钟90次以上，是热病的主脉。可见于孕妇脉象。

梦与阴阳

中医认为，人体阴阳之气的变化会在梦境中有所体现，通过分析梦境可以了解自己的身体状况。下图所示为身体的不同变化导致的不同梦境。

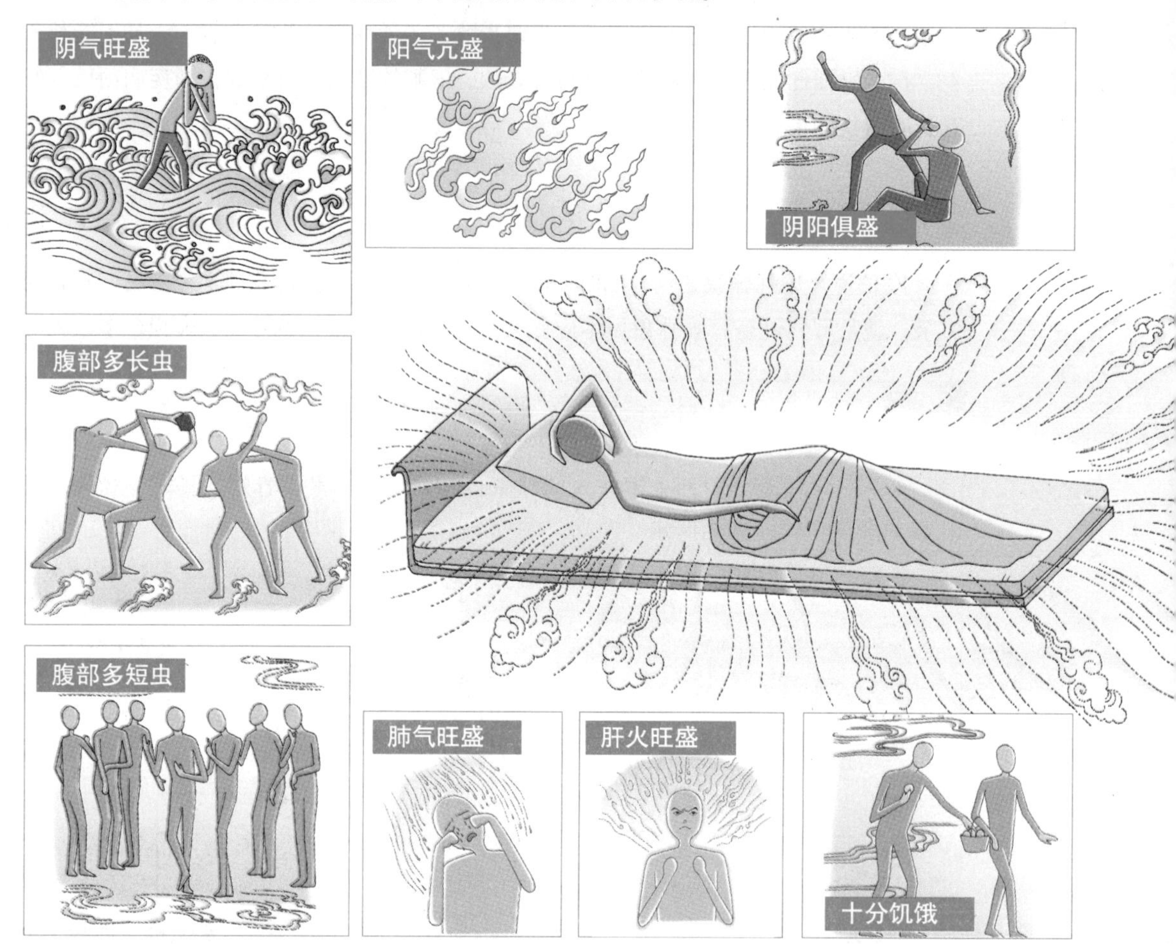

洪大的脉象却出现不足的，是由于阳邪极盛，闭阻了气血；本该表现出微弱沉细的脉象却出现洪大的，是由于正气虚损而浮散于外。这种脉象与四时阴阳相反，脉象与病证相反，邪正不相适应的疾病，叫做“关格”。

黄帝问道：依四时的变化，脉搏有怎样的变动？怎样从脉象上判断疾病所在的部位？怎样从脉象上判断病情的变化？怎样从脉象上判断疾病发生在内？怎样从脉象上判断疾病发生在外？请你谈谈这五个问题。

岐伯回答说：我先说说脉象变化与天体运转相适应的情况吧！世界上的万事万物，四方上下六合以内，天地之间所有的变化，都是与阴阳的变化相适应的。比如一年之内，从春的温暖到夏的炎热，从秋的凉风劲疾到冬的寒风呼啸，这种四时阴阳的变化，使得脉搏也随之发生变化。例如在春季，脉象轻而圆滑，就像用圆规所画的弧线那样；在夏季，脉象显得洪大而滑数，就像用矩所画的有棱角的方形那样；在秋季，脉象浮而微涩兼散；在冬季，脉象就沉而兼滑。

因此到了冬至四十五日，阳气稍稍有所上升，阴气就会稍稍有所下降；而到了夏至四十五日，阴气会稍稍有所上升，阳气就稍稍有所下降。阴阳变化是有一定规律的，这与脉搏的变化也相一致。如果脉搏的变化与四时阴阳的变化不相一致，便可从脉象上推断是哪一脏发生了病变，由此可判断出病人死亡的时间。四时阴阳的变化微妙地反映在脉象上，因此要认真地审察脉象，审察脉象是有规律的。阴阳的升降是有源头的，是按照五行相生的顺序产生的，五行相生也有规律，并与四时的变化相适应，对补法和泻法的应用应当正确，并与自然界阴阳变化相统一，掌握了人身阴阳盛衰与自然界阴阳相互统一的关系，就可以了解死与生了。因为，人的声音与宫、商、角、徵、羽这五个音相应和，青、黄、赤、白、黑这五种颜色与五行相应和，而脉搏的变化与四时阴阳的变化相应和。

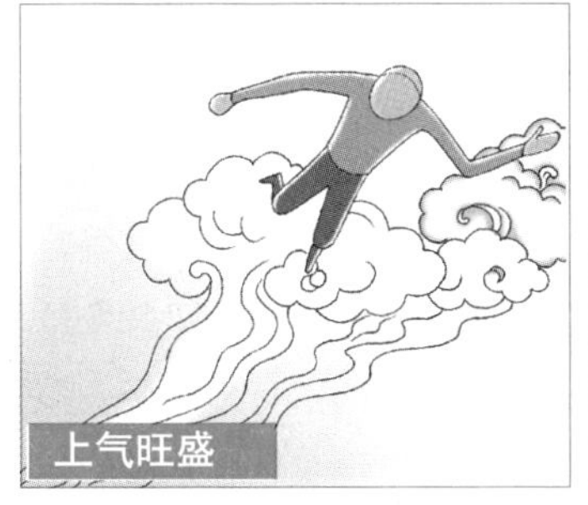
上气旺盛

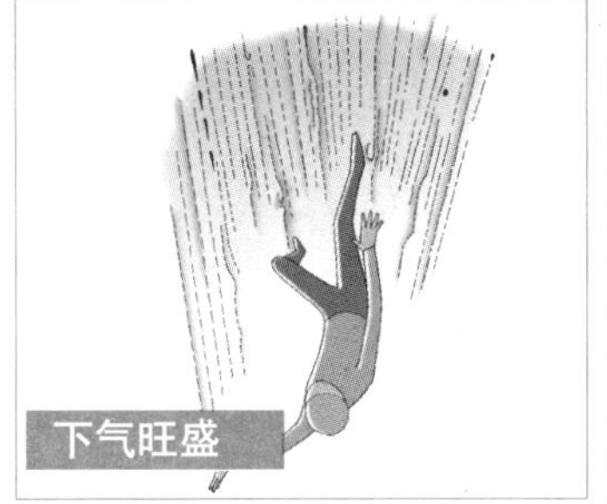
下气旺盛

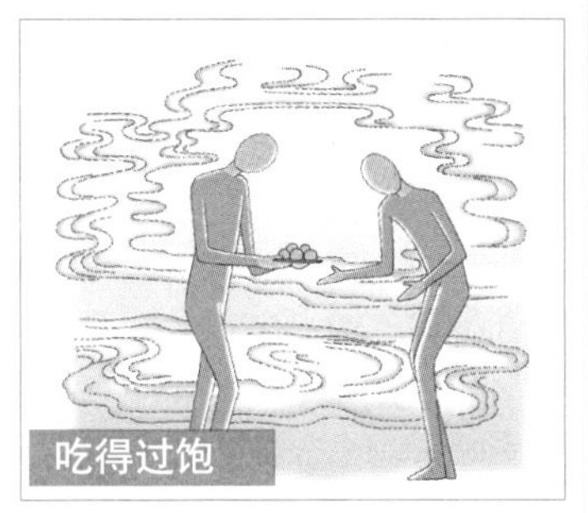
吃得过饱

从梦看人阴阳之气的变化

人的阴气旺盛，就有梦涉大水的恐惧；阳气亢盛，就会梦见大火焚烧；阴阳都旺盛，就会梦见斗殴杀伤；上气旺盛，就会梦到飞行；下气旺盛，就会梦到坠落；吃得过饱，就会梦到给别人东西吃；而十分饥饿，就会梦到拿别人的东西吃；肝火旺盛，就会梦见发怒；肺气旺盛，就会梦见哭泣；腹部若有很多短虫，就会梦见很多人聚集在一起；腹部若有很多长虫，就会梦见相互斗殴致伤。

诊脉的原理

诊脉有一诀窍，那就是作为医生首先应心平气和。春季的脉象应浮一些，犹如鱼游在水面；而在夏季，脉象充盈在皮下，浮泛而大，犹如万事万物有余；在秋天，脉象沉于皮肤之下，犹如蛰虫即将潜伏；在冬季，脉象沉于骨下，犹如蛰虫潜藏得很深，或像人们居于密室之中。因此说，想要了解内脏精气是旺是衰，必须通过切脉得其要领；要想了解外界气象的演变，就必须掌握四时阴阳之始终。这正是春、夏、秋、冬、内、外六点的诊脉大法。

心脉搏击有力而长，会出现舌上卷、不能说话等症状；如果心脉软弱散漫，会出现正气消散，当经气再循环一周，病就会自己好了。肺脉搏击有力而长，会出现咳唾血液等症状；如果肺脉软弱散漫，会出现出汗较多、身体不容易恢复等症状。肝脉搏击有力而长，面部颜色当青而不青，属于坠伤或击伤，瘀血积在胁下，会使人出现咳喘气逆等症状；如果肝脉软弱散漫，颜色鲜明亮泽，这是溢饮病，此病是由于突然饮水过多，水液泛溢于肠胃之外和肌肤之中所引起的。胃脉搏击有力而长，颜色鲜红，大腿就像被折断了一样；胃脉软弱散漫，会出现食后腹部胀满不通的症状。脾脉搏击有力而长，颜色是黄的，会出现少气的症状；脾脉软弱散漫，颜色就不润泽，并出现双足胫水肿的症状。肾脉搏击有力而长，颜色黄中透着红色，腰部就会像被折断一样；肾脉软弱散漫，会出现血少的症状，而不容易恢复原状。

黄帝问：如果诊出心脉急促，是什么病？会有什么样的临床表现？

岐伯回答说：这病名叫“心疝”，小腹部会出现有形的肿块。

黄帝说道：怎么会这样？

岐伯回答说：心脏为阳脏，小肠与心为表里，小肠位于小腹部，因此小腹会出现有形的肿块。

黄帝问道：如果诊得胃脉有病，会有一些什么症状？

岐伯回答说：如果胃脉实就会出现脘腹胀满，如果胃脉虚就会出现腹泻。

疾病的形成与演变

黄帝问道：疾病的病因及其演变是怎样的？

岐伯回答说：风邪形成寒热病；脾胃湿热形成消中病；气厥逆而上会产生头顶部的疾病；肝风久留，就会成为飧泄；如果诊断出风邪过盛，就会是麻风病。疾病的变化多

新病旧病辨别法

通过观察面色的变化和感受脉象的变化可以辨别病人所患疾病是新病还是旧病。具体方法为：

诊断要点	状态			
脉象	变	不变	变	不变
面色	不变	变	变	不变
病程	新病	旧病	旧病	新病

种多样，是数不胜数的。

黄帝问道：痈肿、筋挛、骨痛这三种病是由什么引起的？

岐伯回答说：是寒邪的聚集、八方风邪伤害人体所导致的。

黄帝说道：该怎样治疗呢？

岐伯回答说：这是四时邪气伤害人体所致，按照五行相生的规律治疗就能治好。

旧病和新病的判断

黄帝问道：人有旧疾，五脏变动，触动了新的邪气，影响了色脉，那么怎样从颜色、脉象的变化上来判断旧病和新病呢？

岐伯回答说：您问得好详细啊！如果只是诊察到脉象小，而颜色没有发生变化，就是新病；但是诊察到脉象没有发生变化，而颜色发生了变化，就是久病；同时诊察到脉象与颜色都发生了变化，这也是久病；如果诊察到脉象和五色均没有发生变化，这就是新病。如果肝脏和肾脏的弦脉、沉脉同时出现，并出现青红的颜色，这是由于击伤但没有出血，如果已出血，就会像湿邪之气引起的水肿一样。

六部定位脉诊法

《黄帝内经》中将腕至肘的皮肤分为三部分，内侧和外侧，左手和右手，共六部分。这六部分分别对应体内不同的位置，通过切这六部分的脉可以诊断疾病所在的部位。

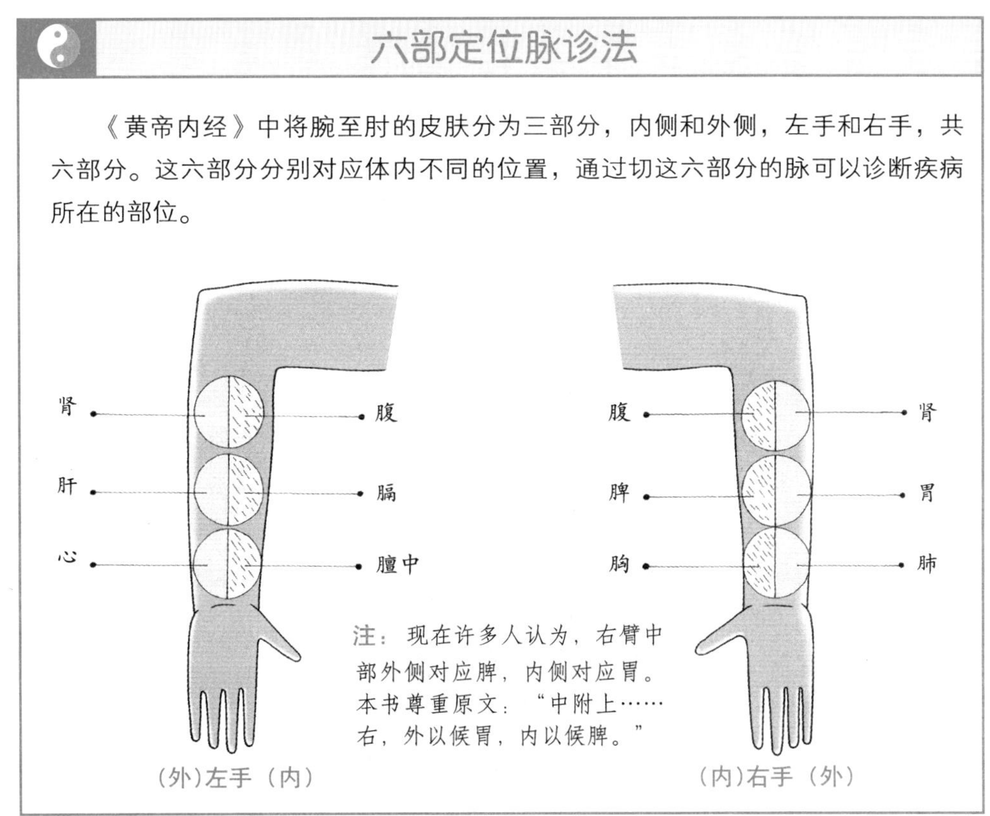

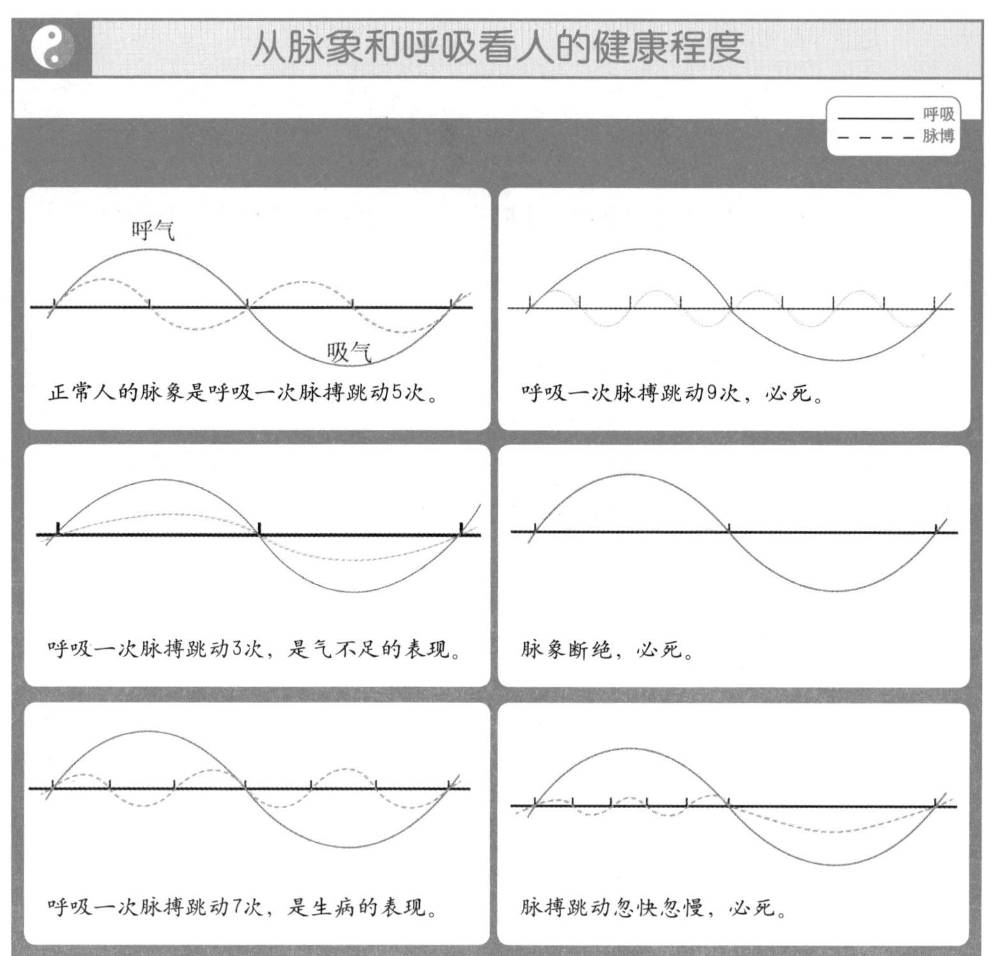

尺肤诊脉法

前臂从腕至肘这段皮肤叫尺肤。尺肤分为三段，且有左、右手的不同，还分为外侧和内侧。在接近肘部的下段，主要是掌管两侧胁肋部，外侧是诊断肾脏疾病，内侧是诊断腹部疾病的。尺肤的中段，左手外侧是诊断肝脏疾病，内侧是诊断膈肌疾病的；右手外侧是诊断胃部疾病，内侧是诊断脾脏疾病的。接近腕部的上段，右手外侧是诊断肺脏疾病，内侧是诊断胸部疾病的；左手寸脉的外侧是诊断心脏疾病，内侧是诊断膻中疾病的。总体上，尺肤部的前面，是诊断身体前面疾病的；尺肤部的后面，是诊断身体后面疾病的；上部超过腕横纹接近鱼际的部位，是诊断胸部和咽喉疾病的；下部接近肘横纹的部位，是诊断小腹、腰股及膝胫部疾病的。

脉象与疾病

脉象洪大的，大部分是由于阴精不足而阳气有余，是内里有热。脉象来时迅疾，去时徐缓，大部分是由于上部邪实，下部正虚，容易得癫仆一类的疾病。脉象来时徐缓，去时迅疾，大部分是由于上部正虚，下部邪实，容易得恶风一类的疾病。因此感染风邪，伤害的是人身的阳气。

脉象都表现为沉细而数的，大部分是因为肾脏中虚火上逆；脉象表现为沉细而散漫的，大部分是寒热的病变；脉象表现为浮而散漫的，大部分会出现眩晕而仆倒。各种浮脉的主病在阳分。如果脉象浮但是不躁动，那么病因在足三阳经，常常会表现出发热的症状；如果脉象表现为浮而躁动的，那么病因在手三阳经。如果脉象沉而且细，那么病因在阴分，常常出现骨头痛。如果脉象沉细而躁动，那么病因在手三阴经；如果脉象沉细而且静，那么病因在足三阴经。如果脉数停止一次又重复出现，那么病因在阳脉，常常会出现腹泻和便脓血的症状。诊察脉涩是阳气过盛，脉滑是阴气过盛。阳气过盛时身体常常会出现发热或是无汗等症状；阴气过盛时常常会出现汗多、身凉等症状；阴阳都过盛时常常会出现无汗、身寒等症状。

推求浮脉时，脉象不浮却沉，是因为腹中有积滞；推求沉脉时，脉象不沉却浮，是因为身体发热；推求寸部脉时，寸部脉大而尺部脉弱，是因为腰脚清冷；推求尺部脉时，尺部脉大而寸部脉弱，是因为头和后颈疼痛。如果脉重，按到骨头上时脉象弱而小，是因为腰脊疼痛并且得了痹病。

第十八

平人气象论篇

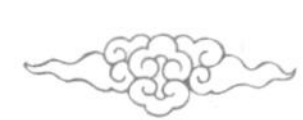

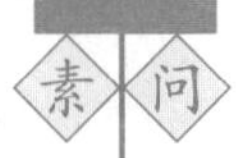

本篇主要从脉象的角度论述了一般人的表现。讲述了如何通过脉象与呼吸的对比，判断人的健康程度；如何从四季脉象中了解胃气的变化；如何从寸口脉的表现判断疾病；五脏出现真脏脉时的死亡日期规律；与四时相逆脉象的表现；五脏常脉、病脉和死脉的表现。

从脉象和呼吸看人的健康程度

黄帝问道：正常人的脉象是什么样的？

岐伯回答说：人呼气时脉搏跳动两次，吸气时脉搏跳动两次，呼气与吸气之间脉搏跳动一次，这样呼吸时脉搏一共跳动五次，这就叫正常人。正常人是指没有疾病的人。常常调匀没病的人的呼吸去测病人的脉搏，因此，没病的医生调匀自己的呼吸，去测病人的脉搏。

人呼气时，脉搏跳动一次，吸气时，脉搏也跳动一次，是因为气不足。人呼气时，脉搏跳动三次，吸气时脉搏也跳动三次，并且躁动、上肢的内侧发热，这种是温热性疾病。如果上肢的内侧不发热，脉象滑是风病，脉象涩是痹病。人呼气时，如果脉搏跳动四次以上就会死亡，如果脉象断绝并没有了迹象也会死亡，如果脉搏忽快忽慢也会死亡。

脉象与胃气的关系

健康人的脉气来自于胃。如果胃气的功能表现正常，这是人体健康的根本。如果人没有了胃气就叫做不顺，同时就会导致死亡。

春季时，脉搏应当从容、柔和、滑利中又有弦象，这是胃气正常的脉象；如果弦象比较突出，从容、柔和、滑利之象不充足，是因为肝脏发生了病变；如果弦象强劲、急促，并且没有从容、滑利、柔和的现象，就是“没有胃气的脉象”，这样就会死亡。春季的脉搏从容、柔和、滑利，并且微弦中又有轻浮之象，到了秋季就容易生病；如果轻

名词解释

胃气

脉学名词。指脾胃功能在脉象上的反映，即和缓流利的脉象。

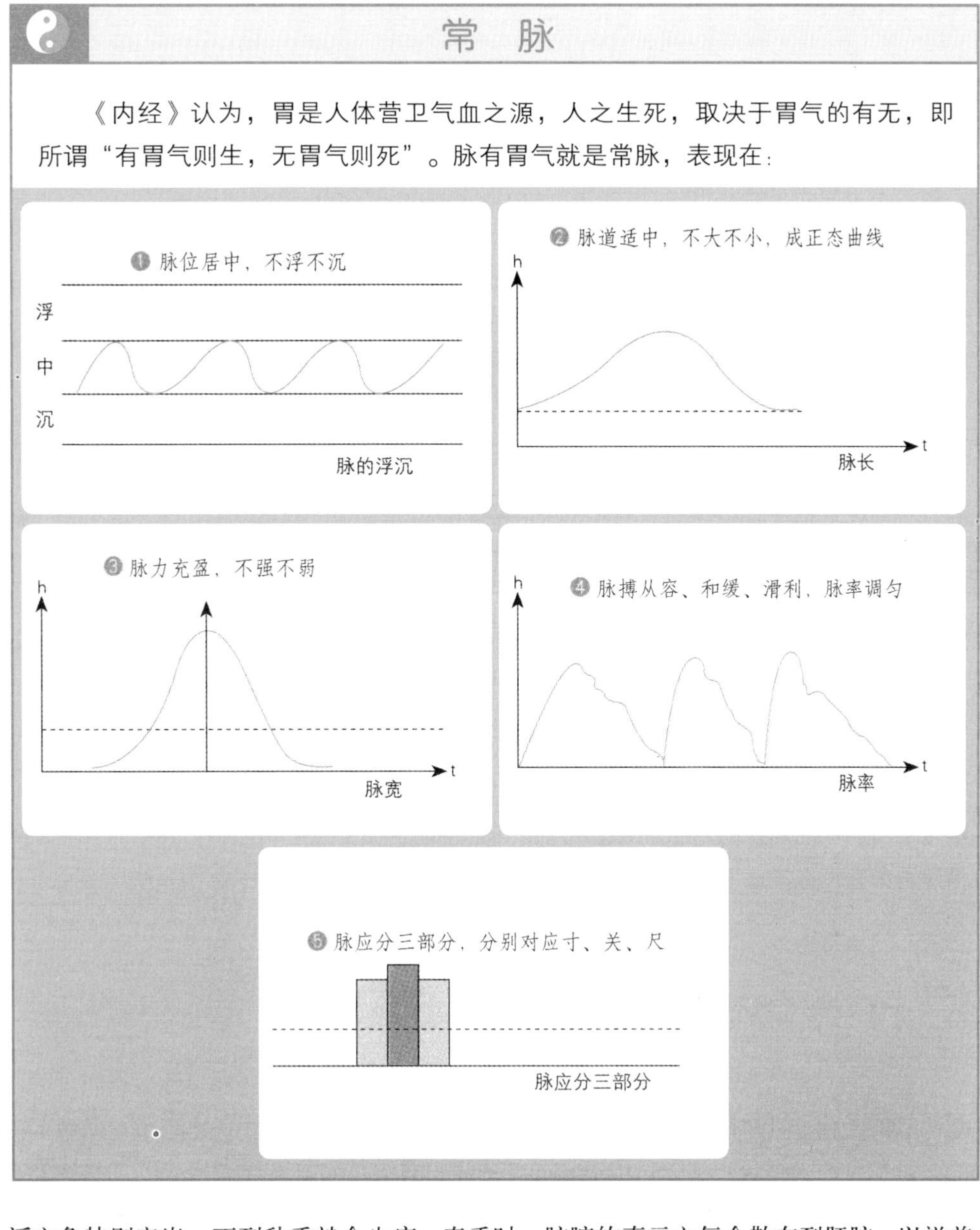

浮之象特别突出，不到秋季就会生病。春季时，脏腑的真元之气会散布到肝脏，以滋养肝脏所主管的筋膜。

夏季时，脉搏应当从容、柔和、滑利中又有洪象，这是有胃气的正常脉象；如果洪象比较突出，而从容、柔和、滑利之象不明显，是心脏有病变；如果洪而急促，却失去从容、柔和、滑利之象，就是“没有胃气的脉象”，这样就会死亡。夏季时，脉搏从容、柔和、滑利，同时洪中又有沉象，到了冬季时就很容易生病，如果沉象特别突出，不到冬季就会生病。夏季时，脏腑的真元之气通达到心脏，以滋养心脏所主管的血脉。

长夏季节时，脉搏应当从容、柔和、滑利而又平缓，这是有胃气的正常脉象；如果软弱之象比较突出，而从容、柔和、滑利之象不明显，是脾脏有病变；如果特别软弱甚至失去了从容、柔和、滑利之象，就是“没有胃气的脉象”，这样就会死亡。长夏季节时，脉搏从容、柔和、滑利，并且软弱中又有沉象，到了冬季时就容易生病，如果沉象特别突出，不到冬季时就会生病。长夏季节时，脏腑的真元之气润养脾脏，同时也滋养了脾脏所主管的肌肉。

秋季时，脉搏应当从容、柔和、滑利中又有轻浮之象，这是有胃气的正常脉象；如果轻浮之象比较突出，而从容、柔和、滑利不足，是肺脏有病变；如果只是轻浮而失去从容、柔和、滑利之象，就叫做“没有胃气的脉象”，这样就会死亡。秋季时，脉搏从容、柔和、滑利，且轻浮中又有弦象，到了春季时就容易生病；如果弦象特别突出，不到春季时就会发病。脏腑的真元之气在肺脏时位置最高，因为肺脏能运行营卫阴阳之气。

冬季时，脉搏应当从容、柔和、滑利中又有沉象，这是有胃气的正常脉象；如果沉象比较突出，而从容、柔和、滑利不足，是肾脏有病变；如果只见沉，但失去从容、柔和、滑利之象，就叫做“没有胃气的脉象”，这样就会死亡。冬季时，脉搏从容、柔和、滑利，且沉中又有洪象，到了夏季时就容易生病；如果洪象非常突出，不到夏季就会生病。脏腑的真元之气在肾时位置最低，以滋养肾脏所主管的骨髓。

胃的大络脉，贯穿横膈膜，络于肺脏，外出于左乳之下，叫做“虚里”。搏动时，用手微可感觉到，是用来诊断宗气盛衰的。如果搏动的好像喘一样，急促而又断绝的，是膻中有病。如果脉来时无常数，又时而停止，并横格于指下，是因为胃中有积聚；如果脉断绝并没有了迹象，宗气又败竭，就会死亡；如果脉搏鼓动了衣服，就叫做“宗气外泄”。

寸口脉与疾病

黄帝问：寸口脉太过或不及会引起什么疾病？岐伯回答说：寸口脉应指而短的，是头痛的症状；寸口脉应指而长的，是足痛、腿胫痛的症状；寸口脉应指短促而上击的，是肩背痛的症状；寸口脉沉而紧的，是体内有病；寸口脉浮而盛大的，是体表有病；寸口脉沉而软弱，是寒热、疝气、积聚、小腹疼痛等病证；寸口脉沉而横格于指下，是胁下及腹中有积聚；寸口脉沉且搏动如喘的，是寒热病；脉象盛滑而紧的，是体外有病；脉小实而紧的，是体内有病；脉小弱而涩的，是得病时间较长了；脉浮滑而快的，是刚刚得病；脉沉而紧急，是疝气、积聚、小腹疼痛等病；脉滑是风病；脉涩是脾脏有病；脉弛缓而滑，是体内有热；脉盛而紧，是腹胀。

如果脉搏变化与阴阳变化相一致，疾病容易治愈；如果脉搏变化与阴阳变化相反，疾病就难以治愈。如果脉搏变化与四季之气相一致，病就不会太重；如果脉搏变化与四

尺肤的八纲诊断法

脉象	病证	病因
尺肤缓	其征主热、气虚，多见于温热病及久病虚损。	热性开泄，气虚不能充养肌肤。
尺肤急	其征主寒、主痛，属实，多见于外感风寒及寒痹、诸痛。	寒性收引、凝涩，寒束于肌肤与经脉，则尺肤拘紧；寒凝血脉，不通则痛。
尺肤滑	其征属阳，主阳气绰泽，多见于风病，亦多为正常之象。	阳气充盛则外泽温煦肌肤，以使尺肤润泽而滑；风为阳邪，外风袭于肌表，卫气为之激荡，而可使尺肤洋溢光泽，亦显滑利。
尺肤枯	其征属阴，主阴血亏虚或气血瘀阻，多见于血痹、虚痨之病。	阴血不足，肌肤失于濡养滋润，或气血凝滞，经脉失畅，肌肤供养失调，以致尺肤部之肌肤失荣而枯涩、粗糙，严重者则出现肌肤甲错。
尺肤浮	其征主表，属实，多见于诸病初起，外感风湿、湿温病等。	邪气入侵肌腠，正气奋起抗御，正邪斗争，故为实证、表证。
尺肤沉	其征主气血亏虚，津液耗损，多见于久病、虚劳，以及大吐大泻。	肌肤失于充养及濡润，以致尺肤形损而减，肌肤不丰。
尺肤冷	其征主寒，主阳虚，多见于外感、虚劳。	风寒袭于肌表，或寒邪直中太阴，或阳气亏虚，以致肌肤为寒邪所束，阳气不能达外，或阳气不足，失于温养，则出现尺肤部发冷或触之有不温发凉之感。
尺肤热	其征主热，主阳盛阴虚，多见于外感热病、中暑、肺热咳嗽等病。	阳明实热内盛，或暑热外袭，或热邪蕴肺等，均可使肌肤炎灼，而出现尺肤部灼热烫手，或自觉温热难受。

名词解释

真脏脉

是在疾病危重期出现的无胃、无神、无根的脉象。是病邪深重、元气衰竭、胃气已败的征象，故又称“败脉”“绝脉”“死脉”“怪脉”。

季之气相违逆及相克之脏传变，疾病就很难治愈。

如果上肢内侧腕关节到肘关节的部位多青脉，是失血的征象；如果尺肤肌肉弛缓且脉涩，是肢体疲倦、少气懒言的疾病；如果喜卧，脉盛且大，是火热炽盛的征象，火热逼迫血液，导致出血；如果尺肤部皮肤粗糙滞涩且脉滑，是出汗过多津液流失；如果尺肤寒凉且脉细，是腹泻；如果尺肤粗且脉显热象，是体内有热。

真脏脉的死亡日期规律

如果肝脏真脏脉出现，到了庚日、辛日就会死亡；如果心脏真脏脉出现，到了壬日、癸日就会死亡；如果脾脏真脏脉出现，到了甲日、乙日就会死亡；如果肺脏真脏脉出现，到了丙日、丁日就会死亡；如果肾脏真脏脉出现，到了戊日、己日就会死亡。这就是常说的真脏脉出现会死亡的相关内容。

如果颈部脉搏动明显而且出现喘气、咳嗽的症状，是水肿病。如果眼睑浮肿，像蚕横卧一样，也是水肿病。如果尿液发黄且红，又嗜睡的，是黄疸病。如果吃饭后不久腹中又有饥饿感，是胃中有热。如果面部浮肿的，是风病。如果足胫肿的，是水肿病。如果眼睛黄的，是黄疸病。如果妇女手少阴心脉搏动有力的，是怀孕了。

逆四时的脉象

脉象有与四时相逆的，也就是在应当出现某种脉象的季节里，反而见不到应当出现的脉象。如春季、夏季本应出现浮大脉，却反见瘦小脉；而秋季、冬季本应出现沉细脉，却反见浮大脉，就叫做“脉逆四时”。得热病时，脉应躁却反而静；腹泻、脱血时，脉应虚却反而实。如果病在体内，脉应实却反而虚；病在体表，脉应浮滑却反而涩紧的，都是难治之症，叫做“脉反四时”。

人的生命是以饮食为根本的。所以，一个人如果不进食就会死亡，脉象表现为没有胃气，也会死亡。上面所提到的脉象无胃气，是只有真脏脉，而没有从容、柔和、滑利的脉象。如果是肝脉，就失去了弦象，肾脉，就失去了沉象。

太阳脉搏动时，脉象洪大而脉体长；少阳脉搏动时，忽快忽慢，忽短忽长；阳明脉搏动时，脉象浮大而脉体短。

五脏的常脉、病脉和死脉

正常的心脏脉象，就像一颗颗连续不断滚动的圆珠，圆滑往来，如同抚摸琅玕一样，这就说明心脏功能是正常的。夏季是以胃气为根本的，心脏的病脉，脉搏急促相连，就像喘气一样，并有微曲之象，这是心脏有病变。心脏的死脉，脉搏前曲后居，如同手持带钩一样，这是心脏死亡之象。

四时五脏脉象常异的对照

人体脉象会随着不同季节气候冷暖的变化而变化，所以，每个季节都有其对应的常脉，与之不相应的脉则是病脉或死脉。

夏季：气在心

❶ 常脉　像滚动的圆珠，圆滑往来。

❷ 病脉　脉搏急促相连，就像喘气一样，并有微曲之象。

❸ 死脉　脉搏前曲后居，如同手持带钩。

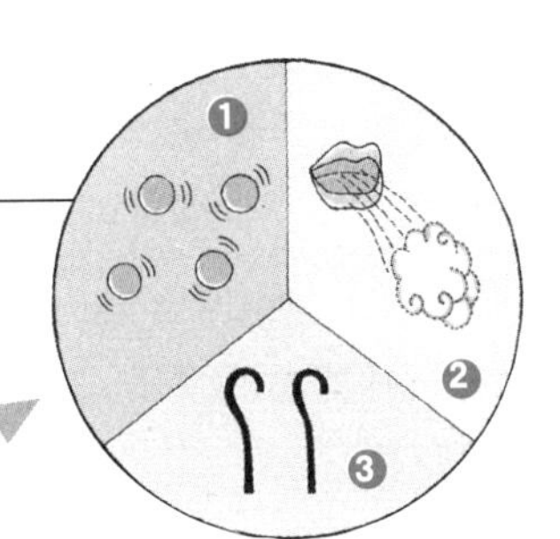

秋季：气在肺

❶ 常脉　脉搏轻虚而浮，像榆叶飘落。

❷ 病脉　脉搏不上不下，就像鸡的羽毛一样，中间空而两边是实的。

❸ 死脉　脉搏轻浮，就像风吹细毛一样。

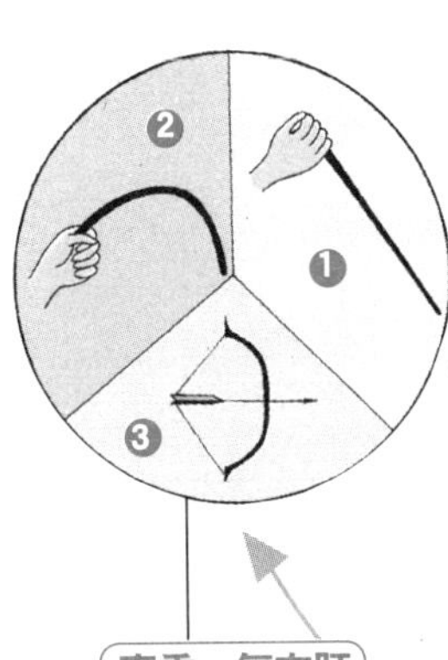

春季：气在肝

❶ 常脉　像手握长竹竿的末梢，软弱而长。

❷ 病脉　脉搏充盈滑利，就像高举一根长竹竿的末梢。

❸ 死脉　脉搏弦硬劲急，就像张开的弓弦。

长夏：气在脾

❶ 常脉　脉搏从容、和缓、均匀，像鸡脚踏地。

❷ 病脉　脉搏坚实、充实且急促，就像鸡迅速地提脚。

❸ 死脉　脉搏尖锐而硬，就像乌鸦的嘴，像鸟的爪子，像屋漏时水滴落，像水流逝。

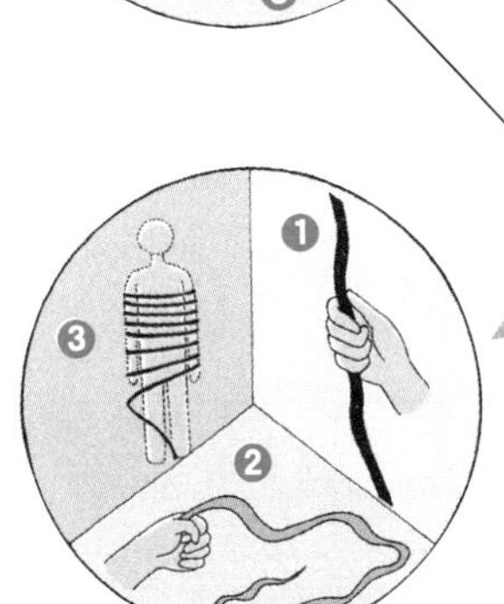

冬季：气在肾

❶ 常脉　脉搏圆滑流利又有回曲之象，按时有种坚实之感。

❷ 病脉　脉搏像牵引葛藤一样，脉体坚硬。

❸ 死脉　脉搏如绳索突然脱落或如手指弹石那样坚硬。

肺脏的正常脉象，脉搏轻虚而浮，就像榆叶飘落一样，这说明肺脏的功能是正常的。秋季是以胃气为根本的，肺脏的病脉，脉搏不上不下，就像鸡的羽毛一样，中间是空的两边是实的，这说明肺脏有病变。肺脏的死脉，脉搏轻浮，就像风吹细毛一样，这是肺脏死亡之象。

肝脏的正常脉象，就像手握长竿的末梢，软弱而长，这说明肝脏的功能很正常。春季是以胃气为根本的，肝脏的病脉，脉搏充盈滑利，就像高举一根长竹竿的末梢，这是肝脏发生病变。肝脏的死脉，脉搏弦硬劲急，就像张开的弓弦，这是肝脏死亡之象。

正常的脾脏脉象，脉搏从容、和缓、均匀，像鸡脚踏地，这说明脾脏功能很正常。长夏季节是以胃气为根本的，脾脏的病脉，脉搏坚实、充实且急促，就像鸡迅速地提脚，这是脾脏发生病变。脾脏的死脉，脉搏尖锐而硬，就像乌鸦的嘴，像鸟的爪子，像屋漏时水滴落，像水流逝，这是脾脏死亡之象。

肾脏的正常脉象，脉搏圆滑流利又有回曲之象，按时有种坚实之感，这说明肾脏的功能是正常的。冬季是以胃气为根本的，肾脏的病脉，脉搏就像牵引葛藤，脉体坚硬，这是肾脏发生了病变。肾脏的死脉，脉搏如绳索突然脱落或如手指弹石那样坚硬，这是肾脏死亡之象。

第十九 玉机真脏论篇

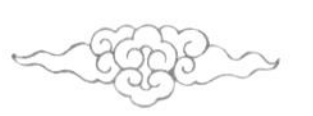

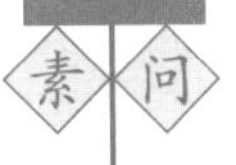

本篇主要论述了春、夏、秋、冬四季脉象的表现。病邪在五脏的传播是有规律的，治疗疾病必须了解这点。如果五脏的真脏脉出现，人就必死无疑。如果脉象与四时相逆，人体出现五实、五虚的情况，就难以治疗。

四季的脉象

黄帝问道：春季的脉象像弦一样，什么样的脉是弦脉呢？岐伯回答说：春季的脉属于肝脉，肝脏与东方木气相应，这是自然界万物发生的本源，所以肝脉来时，脉象濡润、柔弱、虚软而滑、端直而长，就称为“弦脉”。与此相反的就是“病脉”。黄帝问道：怎样算是相反呢？岐伯回答说：如果脉气来时充实、强劲、有力，这是脉气太过，是病在外；如果脉气来时，不充实且软弱无力，这是不及，是病在里。黄帝问道：春季脉象太过或脉象不及，会引起什么疾病？岐伯回答说：春季脉象太过时，人会出现健忘，眼睛看物体模糊，眩晕，出现头部疾病等病证；春季脉象不及时，人会出现胸部疼痛，疼痛直至背下，两胁胀满的症状。

黄帝问：说得真好。夏季的脉象像钩一样，什么是钩脉呢？岐伯回答说：夏季的脉属于心脉，心脏与南方火气相应，这是自然界万物繁盛成长的本源，所以心的脉气出现时很充盛，去时反衰，就称为“钩脉”。与此相反的就是“病脉”。黄帝问道：怎样算是相反呢？岐伯回答说：如果脉气来时充盛，去时也充盛，这是脉气太过，是病在外；如果脉气来时不充盛，去时反而充盛，这是不及，是病在里。黄帝问道：夏季脉象太过与脉象不及，会引起什么疾病？岐伯回答说：若夏季脉象太过，人会出现身体发热，肌肤疼痛，或患浸淫疮；夏季脉象不及，人会心烦，上部咳嗽吐痰，下部放屁。

黄帝问：说得很好。秋季的脉象就像水浮物，什么是浮脉呢？岐伯回答说：秋季的脉属于肺脉，肺脏与西方金气相应，因为秋季是自然界万物收获的季节，所以肺的脉气来时轻虚而浮，脉来时急，去时散漫，就称为“浮脉”。与此相反的就是“病脉”。黄帝问道：怎样算是相反呢？岐伯回答说：如果脉气来时轻虚而浮，中部坚实而两旁空虚，这是脉气太过，是病在外；如果脉气来时轻虚而浮且微弱，这是脉气不及，是病在里。黄帝问道：秋季脉象太过与脉象不及，会引起什么病？岐伯回答说：秋季脉象太过时，人会出现气上逆、背痛、郁闷不畅的病证；秋季脉象不及时，人会出现气喘、呼吸少气、咳嗽、咳血的症状，喘息时肺中有声。

四时脉象太过与不及的表现

正常的四季脉象应为春弦、夏钩、秋毛、冬石。但是有时候也会出现太过与不及的情况，太过会表现为体表的疾病，不及会表现为体内的疾病。

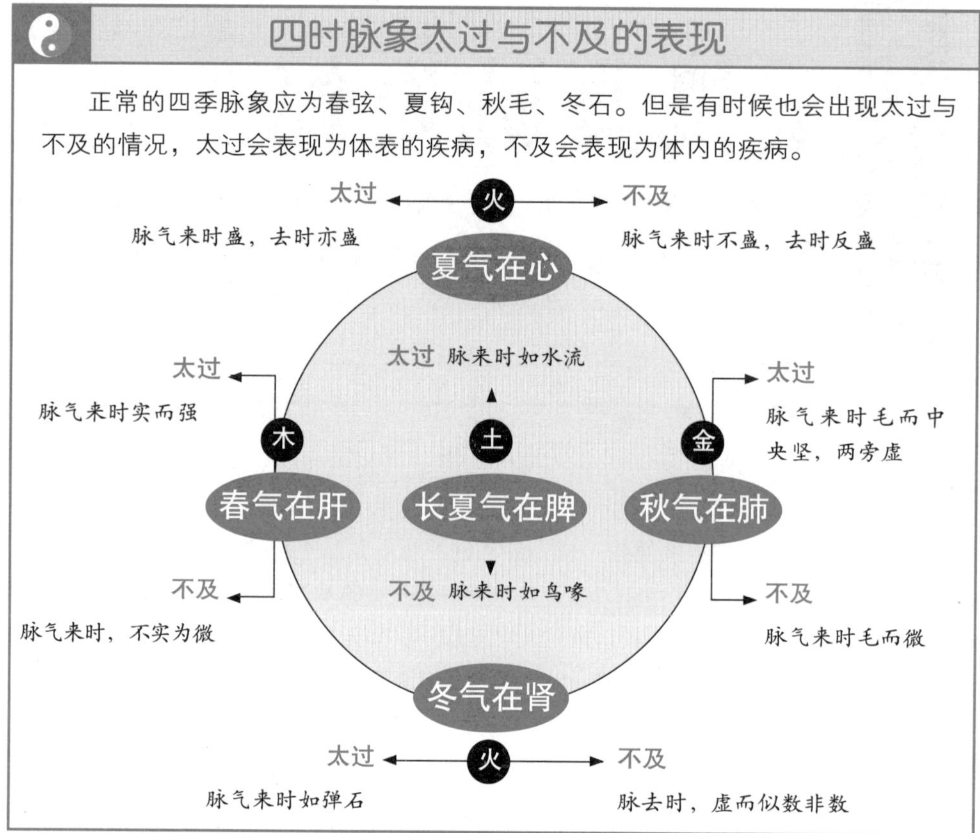

黄帝问：讲得很好。冬季的脉象就像石头沉落，什么是石脉呢？岐伯回答说：冬季的脉属于肾脉，肾脏与北方水气相应，这是自然界万物收藏的本源，所以肾的脉气来时，沉而搏指，就称为“石脉”。与此相反就是“病脉”。黄帝问道：怎样算是相反呢？岐伯回答说：如果脉气来时像用手弹石，这是脉气太过，是病在外；如果脉去时虚软，似数非数的，这是脉气不及，是病在里。黄帝问道：冬季脉象太过与脉象不及，会引起什么疾病？岐伯回答说：冬季脉象太过时，人会出现肢体倦怠、少气懒言、脊背疼痛；冬季脉象不及时，人会出现心中空悬、饥饿、季肋空软处清冷、脊中疼痛、小腹胀满、小便改变的症状。黄帝说：讲得好。

脾脉的脉象

黄帝问：四季顺序的变迁，引起脉象变异，那么脾脉与哪个季节相关？岐伯回答说：与中央的土气相应，是一个独立脏器，位于中央，转化精气灌溉四方。黄帝问道：既然这样，那么脾脏是否正常看得出来吗？岐伯回答说：脾脏正常时看不出来，但脾脏异常时可以表现出来。黄帝问道：脾脏的异常是怎样表现出来的？岐伯回答说：如果脉来时，像水流一样，这是太过，是病在外；如像鸟嘴，这是不及，是病在里。黄帝问道：先生说脾脏是独立的脏器，位于中央，属土，灌溉四方，脾脏脉象太过与脉象不及会导

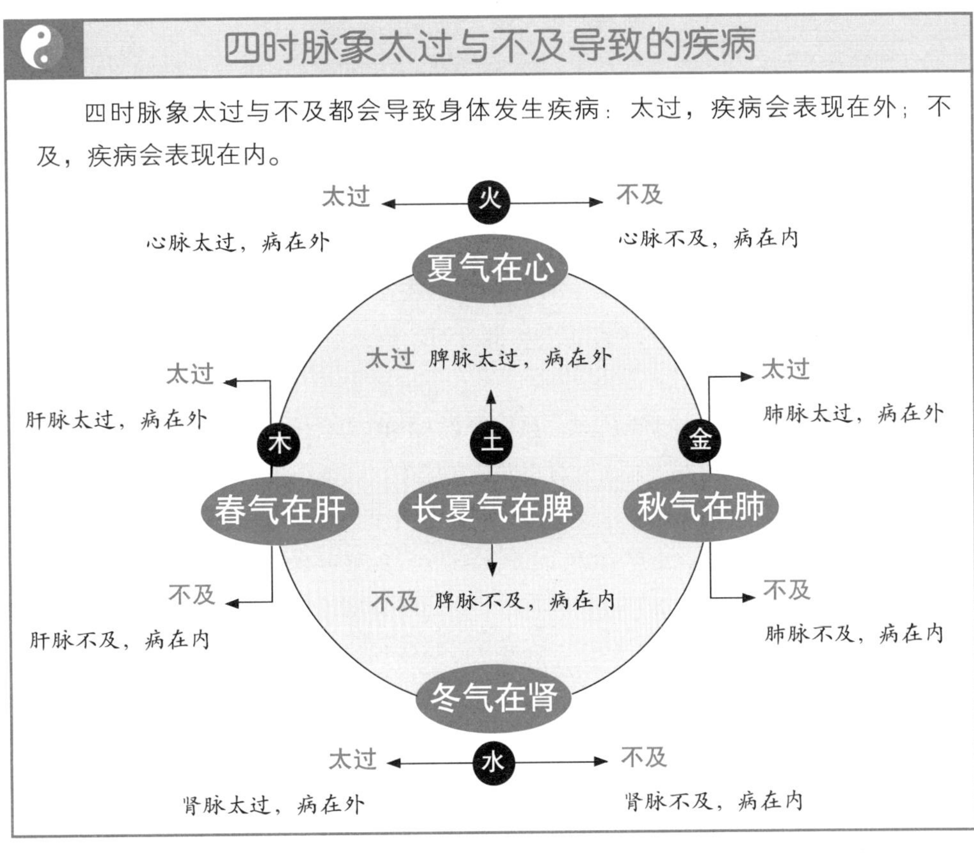

致什么疾病？岐伯回答说：脾脉太过，会使人四肢不能抬举；脾脉不及，会使人九窍不通畅，身重不能活动自如。

黄帝惊异地站了起来，接连两次跪拜叩头说：很好，我已了解诊脉的要领了，这是天下最重要的道理。推测五色、脉象的正常与变异，关键在于神的运转，总是向前而不回返。如果神回返就不向前运转了，于是就失去了生机。重要的理论，都是极微妙的，将其记录在玉版上，藏在府库里，每天早晨诵读，就叫做“玉机”！

病邪在五脏中的传播

五脏中的每一脏器，都是从其所生处接受病气，后又传给其所克的脏器，并将病邪留在生己的脏器，死于克己的脏器。当病到要死的时候，必须要等到邪气传到生其的脏器，病人才会死亡。这就是所说的病邪逆传，从而引起死亡。例如，肝脏从心脏处接受病气，又将病气传于脾脏，停留在肾脏，当邪气传到肺脏时，病人就要死亡了。心脏从脾脏处接受病气，又将邪气传于肺脏，停留在肝脏，当邪气传到肾脏时，病人就要死亡了。脾脏从肺脏处接受病气，又将病气传到肾脏，停留在心脏，当邪气传到肝脏时，病人就要死亡了。肺脏从肾脏处接受病气，又将病气传到肝脏，停留在脾脏，当邪气传到心脏时，病人就要死亡了。肾脏从肝脏处接受病气，又将病气传到心脏，停留在肺脏，当邪气传到脾脏时，病人就要死亡了。这都是病邪逆传而死的例子，如将一天一夜划分为五等份，并分别归属于一定的脏腑，就可以推测出病人死亡的大概时间了。

黄帝说：人体内的五脏之气是相互贯通的，五脏病气的转变也有一定规律，五脏病气的转变是按照五脏相克的规律进行转变的。如果不及时治疗，时间长的话或三个月内，或六个月内，短的话或三天内，或六天内，当传遍五脏时，病人就会死亡，这是病在五脏内顺传的次序。所以说，能辨别疾病在表，就能判断疾病是从哪来的；能辨别疾病在里，就能推测出病人死亡的大概时间，也就是说，到了不胜的日子时就要死了。

风是造成很多疾病最首要的邪气。风寒侵袭人体时，会使人的汗毛竖直，皮肤毛孔闭塞，阳气被阻塞而引起发热，这时可用发汗之法治疗。如出现痹证，肌肤麻木不仁，形体浮肿疼痛，这时可用热水熨、艾灸、针刺等法治疗。如果不及时治疗，病邪向里传到肺脏，就叫“肺痹”，会出现咳嗽、上气等症状；如果不及时治疗，病邪从肺脏传到肝脏，引起肝病，就叫“肝痹”或“厥病”，会出现胁痛及呕吐等症状，这时可用按摩或针刺之法治疗；如果还不及时治疗，病邪从肝脏传到脾脏，就叫“脾风”，会出现黄疸、腹中发热、心烦、小便黄等症状，这时可用按摩、药物、汤浴等法治疗；如果还不及时治疗，病邪从脾脏传到肾脏，就叫“疝瘕”，会出现小腹烦热疼痛，小便白浊等症状，这个病又叫“蛊病”，这时可用按摩或药物治疗；如果照样不及时治疗，病邪从肾脏传到心脏，出现筋脉牵引拘急，就叫“瘛症”，这时可用艾灸或药物治疗；如果继续不及时治疗，病满十天，病人就会死亡。肾脏将病邪传给心脏，心脏又将邪气传给肺脏，便会出现恶寒、发热的症状，这样三年就会死亡，这就是疾病按五脏相生规律转变的次序。

疾病的乘传

对一些突发性的疾病，就不必依照这种转变规律来治疗。有些疾病的转变也不是完全依照这种次序转变的，如由忧、恐、悲、喜、怒五种情志因素引起的疾病。由于过喜伤心，心气虚，导致肾气乘心；大怒伤肝，导致肺气乘肝；过思伤脾，导致肝气乘脾；大恐伤肾，导致脾气乘肾；过忧伤肺，导致心气乘肺，这都是疾病不按这种规律转变的例子。因此，每个脏器各有五种疾病，进而疾病的转变会有五五二十五种变化。这就是所谓“传”，即“乘”的意思。

五脏的真脏脉

大骨头枯槁，大肌肉萎缩，胸中满是胀气，呼吸不顺畅，身体颤动，这样的话，大概六个月就要死亡了。要是真脏脉出现了，就能判断出死亡的日期。大骨头枯槁，大肌肉

病邪在五脏中的传播

病邪的发生并不会马上导致人的死亡，而是先按照一定的路径传播，当传到相应的脏器时，这人也就要死了，具体传播路径如下：

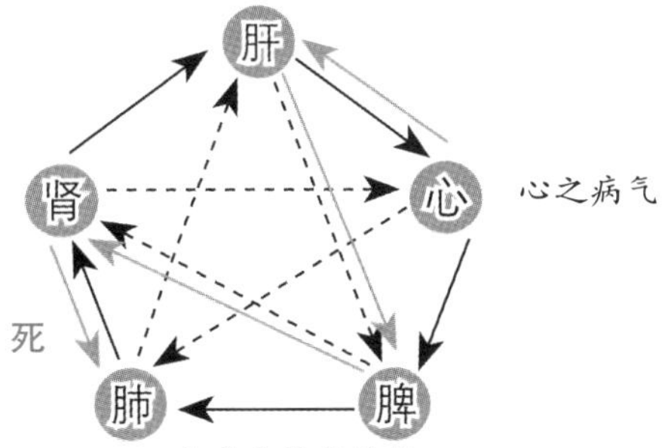

心之病气传播路径

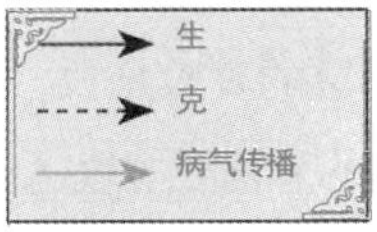

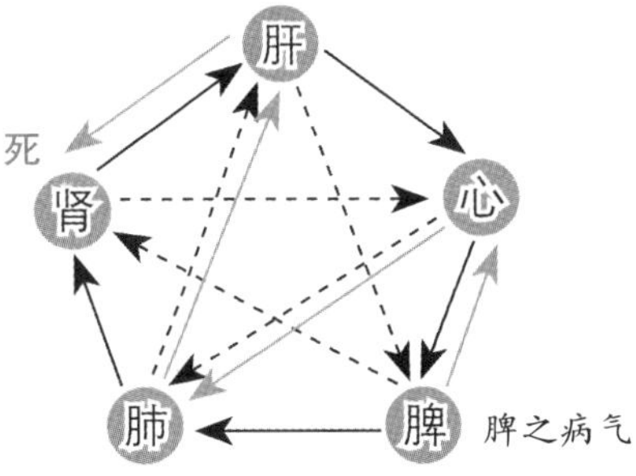

脾之病气传播路径

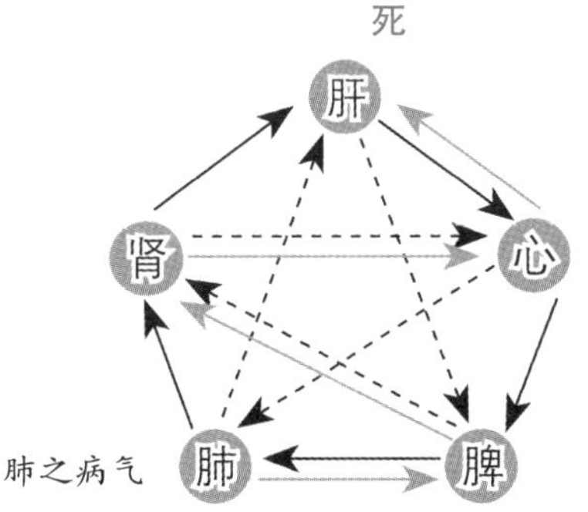

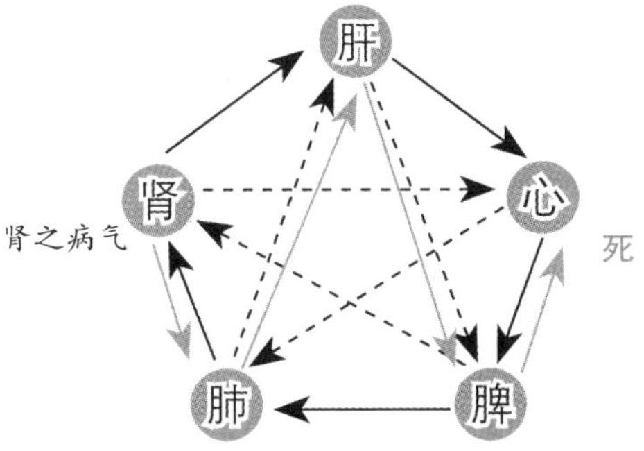

脾之病气传播路径

肾之病气传播路径

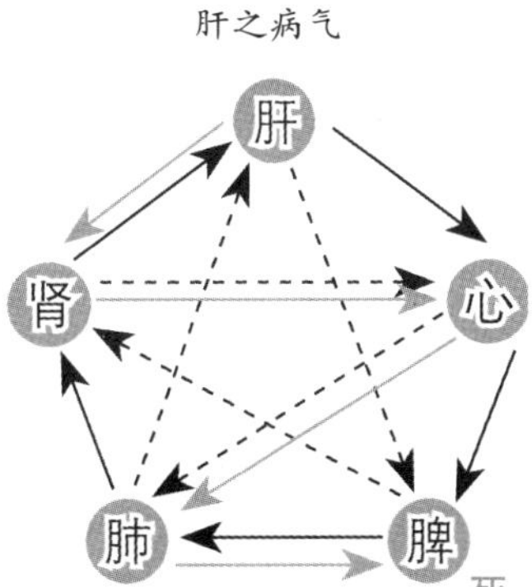

肝之病气传播路径

所以，身体有病时必须及时治疗，否则，等病气传遍五脏时，人也就没救了。

萎缩，胸中满是胀气，呼吸不顺畅，心中疼痛，疼痛牵引肩背和后颈，大概一个月就要死亡了。要是真脏脉出现了，就能判断出死亡的日期。大骨头枯槁，大肌肉萎缩，胸中满是胀气，呼吸不顺畅，心中疼痛，疼痛牵引肩背和后颈，肌肉瘦削，身体发热，肘、膝后的肌肉溃破，要是真脏脉出现了，十个月内就会死亡。大骨头枯槁，大肌肉萎缩，两肩下垂，肌肉消瘦，动作迟缓，真脏脉出现，一年内就会死亡，要是真脏脉出现了，就能判断出死亡的日期。大骨头枯槁，大肌肉萎缩，胸中满是胀气，腹中疼痛，心中不安宁，周身发热，肘、膝后肌肉溃破，全身肌肉瘦削，眼眶凹陷，要是真脏脉出现，眼睛看不见人，立刻就会死亡；既使能看见人，到了病脏所不能胜过的时日，也会死亡。

正气暴虚，又突然感受外邪，五脏气机阻闭，脉道不通，正气不能往来流行，犹如无意中掉到深渊，这种突发性疾病，不易预测死亡的日期。如果脉搏断绝不来或脉搏呼吸间搏动五六次，形体肌肉虽然不瘦脱，真脏脉也没出现，但还是会死亡的。

肝脏的真脏脉象，浮取和沉取都劲急有力，就像摸刀口一样硬而锐利可怕或像按绷得很紧的琴瑟弦，病人面色青白无光泽，须发焦枯断折，就是要死亡了。心脏的真脏脉象，坚硬而搏指有力，就像按薏苡一样圆滑，病人面色红中带暗黑且无光泽，须发枯焦断折，就是要死亡了。肺脏的真脏脉象，脉大而虚软无力，就像用羽毛轻轻地触摸人的皮肤，病人面色白中带红且无光泽，须发焦枯断折，就是要死亡了。肾脏的真脏脉象，搏击而欲断绝，像是用手弹石块一样坚硬不柔和，病人面色黑中带黄且无光泽，须发焦枯断折，就是要死亡了。脾脏的真脏脉象，软弱而忽快忽慢，病人面色黄中带青且无光泽，须发焦枯断折，就是要死亡了。一旦真脏脉出现，病人都会死亡，不容易治好。

真脏脉主死的原因

黄帝问道：出现真脏脉就要死亡，这是什么原因？岐伯回答说：人的五脏要从胃脏里获得水谷精气的滋养，因此胃脏是五脏精气衰、旺的根本。五脏的脏气自身不能到达手太阴肺经的脉口，要到达就必须依靠胃气，所以五脏之气分别于其所主的时令，在胃气的作用下，到达手太阴肺经，并呈现出相应的脉象。因此邪气胜的，脏的精气就衰

疾病的乘传

五脏中的任何一脏感受了邪气都可能会传给其他脏，根据传播的距离长短可以表现出五种疾病。除此之外，恩、恐、悲（忧）、喜、怒五种情志因素也会引起五脏气虚，其中一个脏器因为情志影响而气虚，相克的脏气会乘其虚。所以疾病的转变一共有五五二十五种变化。

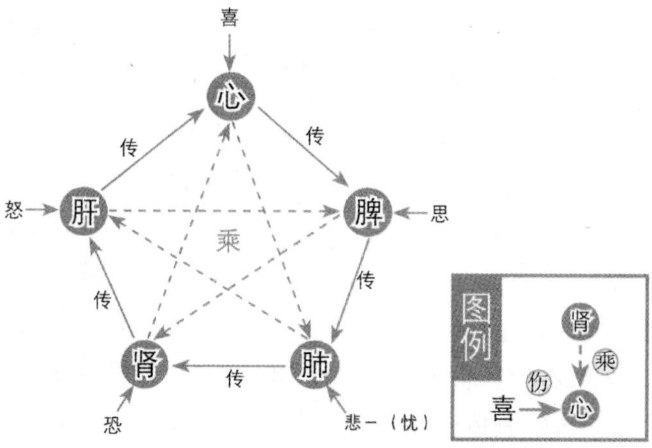

喜
心
传
传
怒
肝
脾
思
乘
传
传
肾
传
肺
恐
悲－（忧）
图例
肾
乘
伤
喜
心

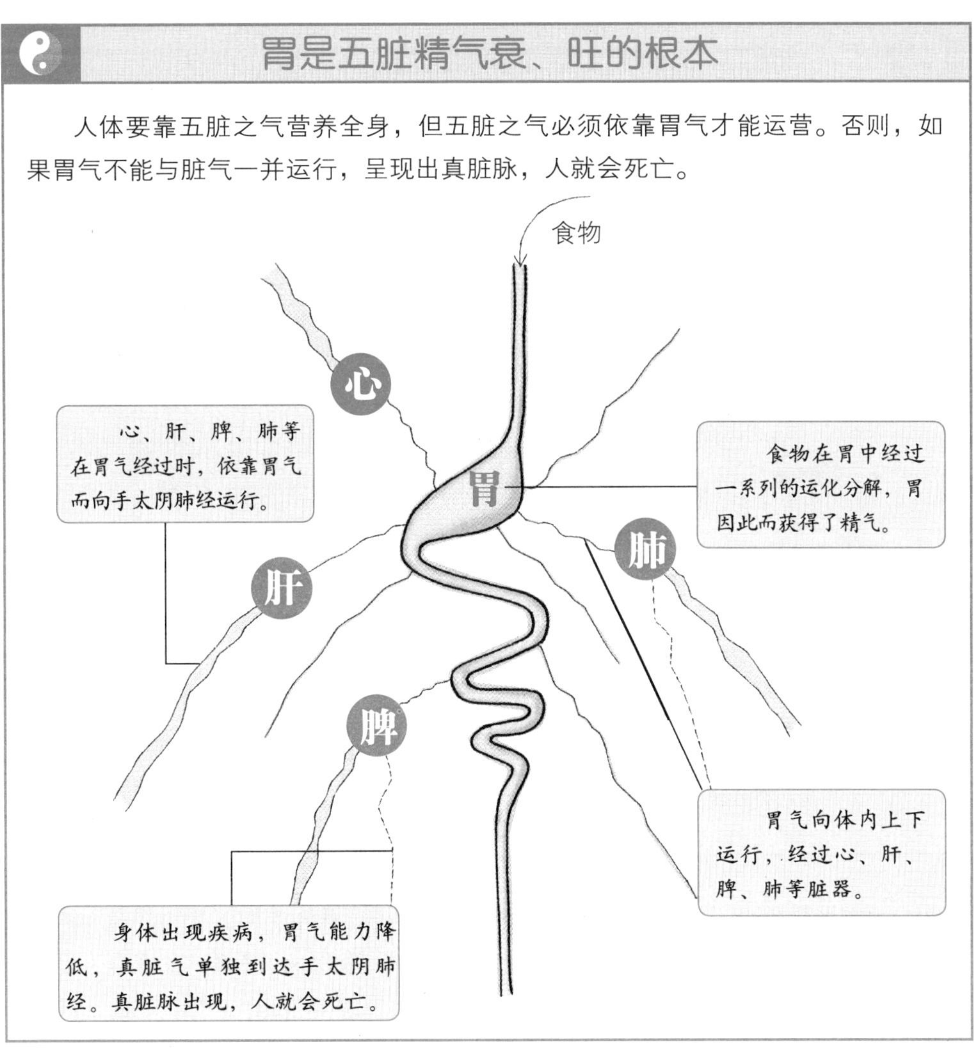

弱，在疾病严重时，胃气就不能与脏气一并到达手太阴肺经，于是真脏脉气就单独地表现出来了，真脏脉独现，是病气胜过了脏气，人就会死亡。黄帝说：很好。

脉象逆四时

黄帝说：凡是诊治疾病，必须观察病人的形体、神气、色的枯荣、脉搏的盛衰、病的新久，要及时地治疗，不要延误时机。形体与神气表现相一致时，就可治疗；颜色显润泽，就容易治好；脉搏变化与四时阴阳变化相一致，这样也能治疗；脉象从容、柔和、滑利，是脉有胃气，就容易治疗。所有这些都应及时治疗。形体与神气表现不一致时，就难治；颜色枯槁不润泽，就难治好，脉象坚硬劲急，表明病情加重；脉搏的变化与四时阴阳变化不一致时，就不好治疗。诊察疾病时，必须观察以上四种难治的情况，明确地告诉病人。脉搏变化与四时阴阳变化不一致的情况是指春季诊得

五实与五虚

五实，指的是五脏邪气实。五虚，指的是五脏正气虚。这两种情况都可导致人的死亡，但也有可以治愈的。详见下图：

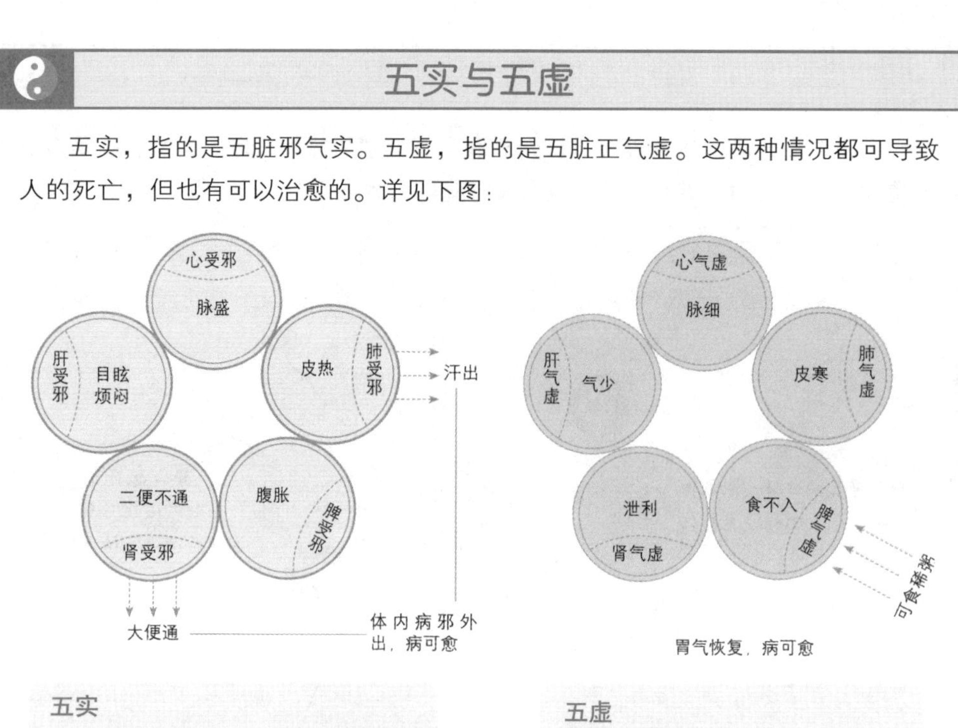

五实

五脏同时感受了邪气，可致人死亡。但是，如果出现了虚箭头所示的现象，疾病就会好转。

五虚

五脏同时气虚，可致人死亡。但是，如果出现了虚箭头所示的现象，疾病就会好转。

肺脉，夏季诊得肾脉，秋季诊得心脉，冬季诊得脾脉。且脉象均表现为浮悬而欲断绝或沉而涩，这是脉搏变化与四时阴阳变化不一致。脉搏形态没隐藏，如在春、夏季节脉象沉涩，秋、冬季节脉象浮大，这也是脉搏变化与四时阴阳变化不一致。得热性病，脉象反安静，得泄泻，脉象反大，大失血的病人脉象反坚实，病在里，脉象反坚实，病在外，脉象反而不坚实，这些脉象与证候相反的情况是难以治疗的。

五实与五虚

黄帝问道：我听说根据虚实可判别是死是生，想听听这方面的情况。岐伯回答说：有五种实情可致死，有五种虚情也可致死。黄帝说：想听听这五实五虚。岐伯说：脉象盛大，皮肤发热，腹部胀大，大小便不通，目眩烦闷，就是五实证；脉搏细弱，皮肤寒冷，少气不够喘息，大小便泄利，不能进饮食，就是五虚证。黄帝说道：五实证、五虚证能被时有治愈，这其中的道理是什么呢？岐伯回答说：如病人喝了稀粥，大小便泄泻停止了，表明胃气渐渐恢复，这就是五虚证也有痊愈的可能；如病人身上汗出，大便通利泻，表明病邪外出，所以五实证也有痊愈的可能。这是五实证和五虚证的表现。

第二十 三部九候论篇

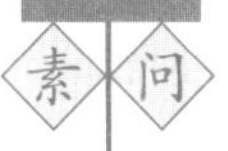

本篇再次从天、地、人相互联系的角度讲述对疾病的诊断，向我们介绍了一种诊断疾病的方法——三部九候诊断法。另外，本篇还讲述了用这种诊脉法诊断疾病时的一般原则，并阐述了脉象的冬阴夏阳以及在临床上的应用。

三部九候

黄帝说道：从先生那听到有关九候的理论，确实既多又广博，很难详细说明，我希望听您讲一讲这其中最重要的道理，以嘱咐子孙，要他们传给后世，并铭刻于骨髓，藏于心中，我发誓接受这些理论，并不随意外泄。如何使这些道理与天体运行规律相合，有始有终，上与日月星辰节气相应，下与四时变迁、五行的运转相结合，盛衰交互，冬夏阴阳变化，人怎样与其相应，希望听您讲一讲具体的方法。岐伯回答说：您这个问题问得真妙！这是天地间一种很深奥的道理。

黄帝问道：希望听您说一说天地的至数，它与人形体气血相通，以决断生死，是怎样的道理？岐伯回答说：天地间的大数，从一始到九终。一属阳为天，二属阴为地，人居天地之间，三为人。天地人合而为三，三三为九，从而与地之九野之数相应。因此人体诊脉的部位有上、中、下三部，每一部又各有天地人三候，凭借这三部九候的脉象，判断人的生死，诊断疾病，调理虚实盛衰，进而去除病邪。

黄帝问道：什么是三部呢？岐伯回答说：有上、中、下三部，并且每部又各有三候。所谓三候，是天、地、人，这些必须有老师的指导才能搞清楚。上部的天，指额两旁动脉搏动处；上部的地，指鼻孔下两旁动脉搏动处；上部的人，指两耳前凹陷中动脉搏动处。中部的天，指手太阴肺经经渠穴动脉搏动处；中部的地，指手阳明大肠经合谷穴动脉搏动处；中部的人，指手少阴心经神门穴动脉搏动处。下部的天，指足厥阴经五里穴动脉搏动处，女子取太冲穴；下部的地，指足少阴经太溪穴动脉搏动处；下部的人，指足太阴经箕门穴动脉搏动处，足背上的冲阳穴候胃气。所以，下部的天可诊断肝

> **名词解释**
>
> **九野**
>
> 天的中央和天的八方。《吕氏春秋·有始》："天有九野，地有九州。"可见，天之九野与地之九州是对应的。

脏经气的盛衰，下部的地可诊断肾脏经气的盛衰，下部的人可诊断脾胃经气的盛衰。

黄帝问道：中部之候又是怎样的？岐伯回答说：中部也有天、地、人。中部天诊断肺脏经气盛衰，中部地可诊断胸中气血旺衰，中部人可诊断心脏经气盛衰。

黄帝问道：上部拿什么来诊断？岐伯回答说：上部同样也有天、地、人。上部天可诊断头部位气血的盛衰，上部地可诊断口齿部位气血的盛衰，上部人可诊断耳目部位气血的盛衰。三部中每一部分别都有天、地、人，因而三部中分别有三个天候、地候、人候，共有九候。九候与九野相应，九野与人身九脏相合。所以人体中有藏神的脏五个，有形脏四个，一共是九个。五神脏的精气败竭，于是病人的面色必然晦暗枯槁，颜色晦暗枯槁，就一定会死亡。

三部九候的诊断方法

黄帝问道：怎么诊断呢？岐伯回答说：必须先观察病人的胖瘦，然后调理病人气的虚实，气实则泻其有余，气虚则补其不足，但必先除去血脉中的瘀滞，然后再调理，无论是什么病，目的是使脏腑达到协调。

黄帝问道：怎样判断疾病治愈后的好坏？岐伯回答说：体形充实，但脉细，气少，满足不了呼吸的病证就较危险。体形消瘦，脉反而大，胸中的气很多，这样的病证多数会死亡。形体与神气协调一致，这样愈后就较好。脉搏参差不齐地跳动，大多数是因为有病。三部九候的脉象不相协调，大多数是死证。三部九候中上下左右脉相应，鼓指明显，像舂捣谷物，说明病情较重，上下左右脉不相协调，快却数不清，大多数是死证。中部的脉象虽单独调和，但是上部、下部多脏之脉已经失调，大多数会死亡。中部脉象衰减，并与上部下部脉不相协调，大多数是死证。两眼内陷，也会死亡。

黄帝问道：如何判断患有疾病呢？岐伯回答说：诊察九候的异常，就能知道。如果九候中有一脉独小的，九候中有一脉独大的，九候中有一脉独快的，九候中有一脉独慢的，九候中有一脉独滑的，九候中有一脉独涩的，九候中有一脉独沉陷的，这些均是有病。医生用左手指轻轻按在内踝上五寸处，再用右手指轻轻弹病人内踝，如果震动超过五寸以上且震动软滑均匀，就没有病；如果震动混乱不清，就是有病；如果震动缓慢而小，也是有病；如果震动不到五寸，或弹后根本没反应，就是死证。如果全身肌肉消瘦，行动不便，也是死证。中部的脉忽慢忽快，也会死亡。上部的脉大而钩的，是络脉有病。三部九候的脉象，应相互协调、上下一致、不失和。如其中一候不相应，就是出现了病变；如果有两候不相应，就是病重；如果三候不相应，就是病危了。不相应是指上、中、下三部脉象不一致，在脏、腑审察疾病，是判断生死的。必须先了解四时五脏的正常脉象，才能分辨出病脉。真脏脉出现了，而且病证很重，就会死亡。足太阳经脉经气败竭，病人下肢屈伸不利，就接近死亡了，这时两眼向上翻，眼珠不能转动。

三部九候诊脉法

三部九候是中国古代最早的一种全身遍诊法，它把人体分为天、地、人三部，每部又各分为天、地、人三候，合为九候，并以此来诊察全身疾病。

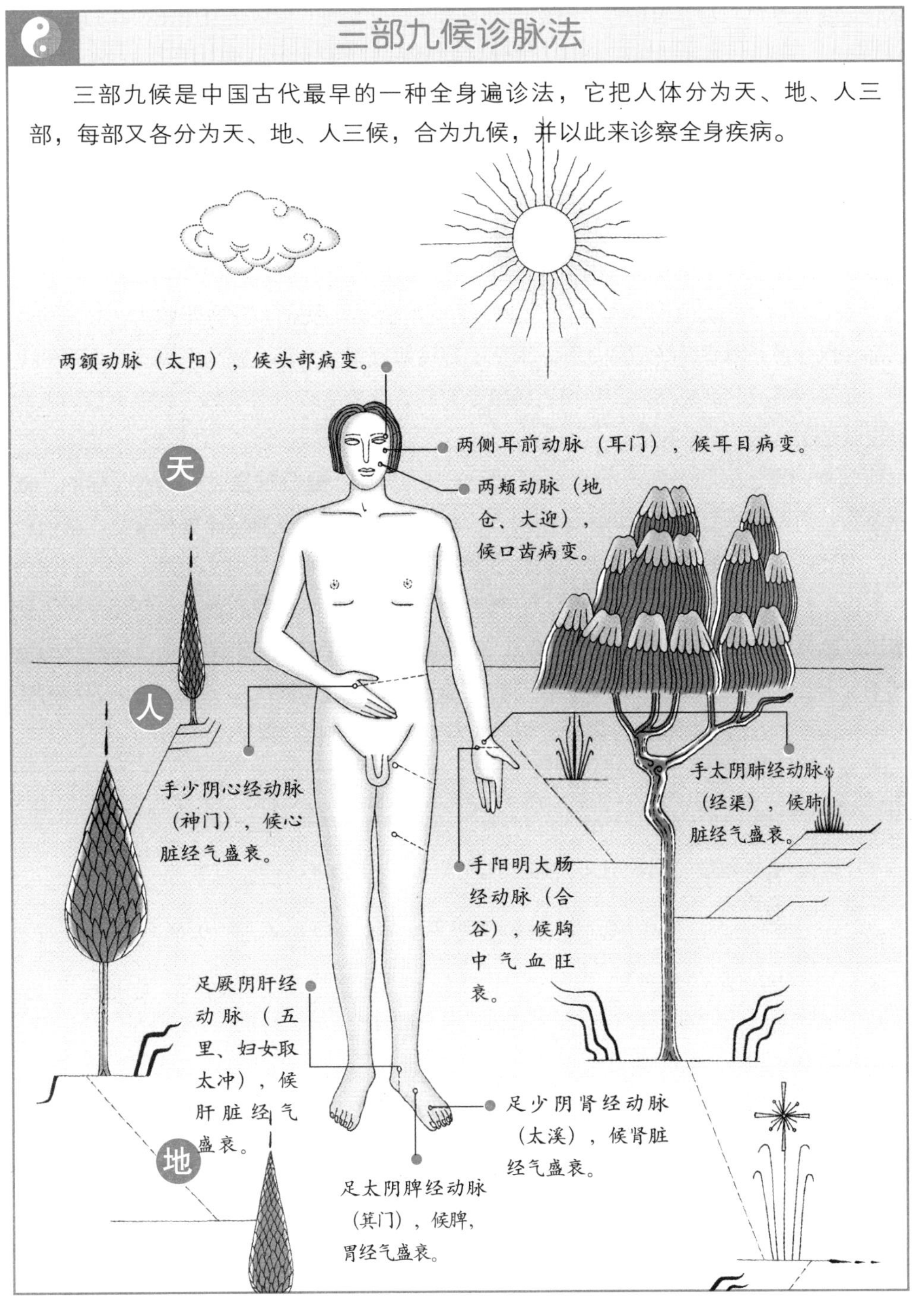

脉象的冬阴夏阳

黄帝问道：冬阴夏阳从脉象上怎样区分？岐伯回答说：三部九候的脉象都表现为沉细弦绝，属阴，与冬季相应，因此病人大多在夜半死亡；如果三部九候的脉象，躁动如喘且疾数，属阳，与夏季相应，因而病人大多在日中死亡。因此，如果病人表现为既恶寒又发热，大多在早晨死亡。体内有热或得了热性病，大多在中午死亡。风病大多在晚上死亡。水病大多在半夜死亡。如果脉搏忽疏忽密或忽快忽慢，大多在辰、戌、丑、未四个时辰内死亡。形肉已经瘦脱，虽三部九候的脉象是调和的，也仍然会死亡。虽然七诊脉象出现，但九候脉象与四时阴阳变化一致，一般不会死。提到的不死疾病是指风病和妇女的月经病，虽然脉搏与七诊之脉类似，但实质上并不是，所以也不会死亡。如果有七诊病的脉象，九候脉象也败坏了，这是死亡的征兆，且病人必然会呃逆。

在诊断时，一定要详细地审问疾病刚起时的情况，现在又有哪些症状，然后切按三部九候脉搏，观察经络是浮是沉，或从上部逐渐切循到下部，或从下部逐渐切循到上部。如果脉搏流利就是没病，脉搏迟缓就是有病，脉断绝而不往来的，就是死证，久病时皮肤是干枯的，也是死证。

黄帝问道：对于那些可治的疾病，又该怎样治疗？岐伯回答说：病在经脉的，就治经脉；病在孙脉的，就针刺孙脉至出血；血的病变，且出现身体疼痛的症状，就治经络；病邪停留在大的络脉，就采用病在右刺左，病在左刺右的缪刺法治疗；邪气在体内久留后，形体消瘦，病证没有变化，应该节量针刺；上实下虚的病证，当切循其脉，诊察出经脉郁结的地方，用针刺直至出血，使气血通畅。两眼往上看的，是太阳经脉的经气不足所致，两眼上看且眼珠不能转动的，是太阳经脉的经气败竭所致。这都是判断病人生死的重要方法，应当留心观察。刺手指及手外踝上五指，留针。

《内经》天地门户图

这是《易经》中的一幅图，用在这里是想说明阴阳之间的关系：夜为阴，昼为阳；冬为阴，夏为阳。脉象的变化与昼夜冬夏时间的变化相对应，所以有阴脉的人常在夜半时死亡，有阳脉的人常在日中时死亡。《内经》中的“冬阴夏阳”即是此意，中医大夫常由此根据病人的脉象来推断病人的死亡时间。

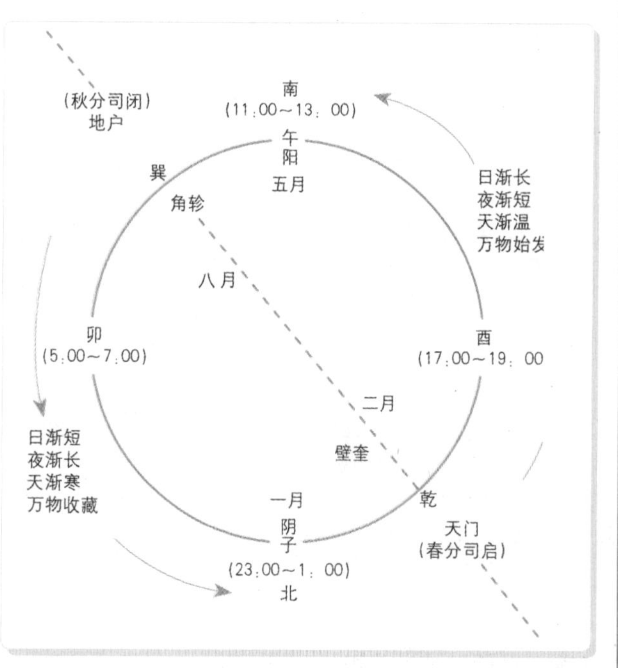

第二十一 经脉别论篇

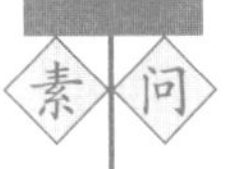

本篇论述了居住环境、情绪变化、饮食等因素在疾病形成过程中的影响。讲述了食物在体内的运化规律，这种规律与自然界和五脏的运行规律一致，是经脉的正常现象。三阴三阳经脉如果气逆，就会产生一些病证，必须采取相应的治疗方法。

各种因素对疾病形成的影响

黄帝问道：人因居住环境、劳累程度、勇敢或怯弱等因素的不同，其经脉中的血气也会随着发生变化吗？岐伯回答说：多数情况下，人在惊恐、恼怒、劳累或安逸过度等情况下，其经脉中的血气是会发生变化的。因此夜晚行走时，喘息发自肾脏，淫乱之气侵及肺脏而引起肺病。坠堕恐惧时，喘息发自肝脏，淫乱之气会伤及脾脏。大惊猝恐时，喘息发自肺脏，淫乱之气会伤害心脏。涉水跌倒时，喘息发自肾脏与骨髓。这些情况下，神气壮盛的人，一般气血通顺，病邪就能除去并不会产生疾病；神气怯弱的人，病邪就会停留在人体而产生疾病。所以说，原则上诊察疾病，应观察病人的勇怯、骨骼、肌肉以及皮肤的有关情况，以掌握病情。这些都是诊断疾病的方法。

饮食过饱时，汗液自胃中发出；大惊会伤损心精，使汗液从心脏发出；负着重物，长途跋涉时，汗液会从肾脏发出；快速行走又感恐惧时，汗液会从肝脏发出；过度劳累时，身体不断摇动，汗液会从脾脏发出。春夏秋冬四时阴阳变化都有常度，人在这些变化会形成疾病，就是因为身体劳损过度，这是常理。

食物在体内的运化

饮食进入胃中，经过消化，将一部分营养物质散布到肝脏，然后再将精气扩散到筋。食物进入胃中，经过消化，部分营养物质转输到心脏，后又将精气输入脉中。精气沿着经脉运行，归于肺脏中，这时百脉汇聚于肺脏，脉与皮毛相应，精气就输送到皮毛。皮毛与经脉、精气相合，精气流于经脉中，经脉中精气旺盛，精神的活动正常，精气均匀地散布到心、肝、脾、肺四脏，于是精气在全身分布平衡，寸口就具备了诊断疾病的条件，凭借其可判断是生是死。

食物进入胃中，经消化后，分离其中的精气，再输送到脾脏，脾脏布散精气向上到

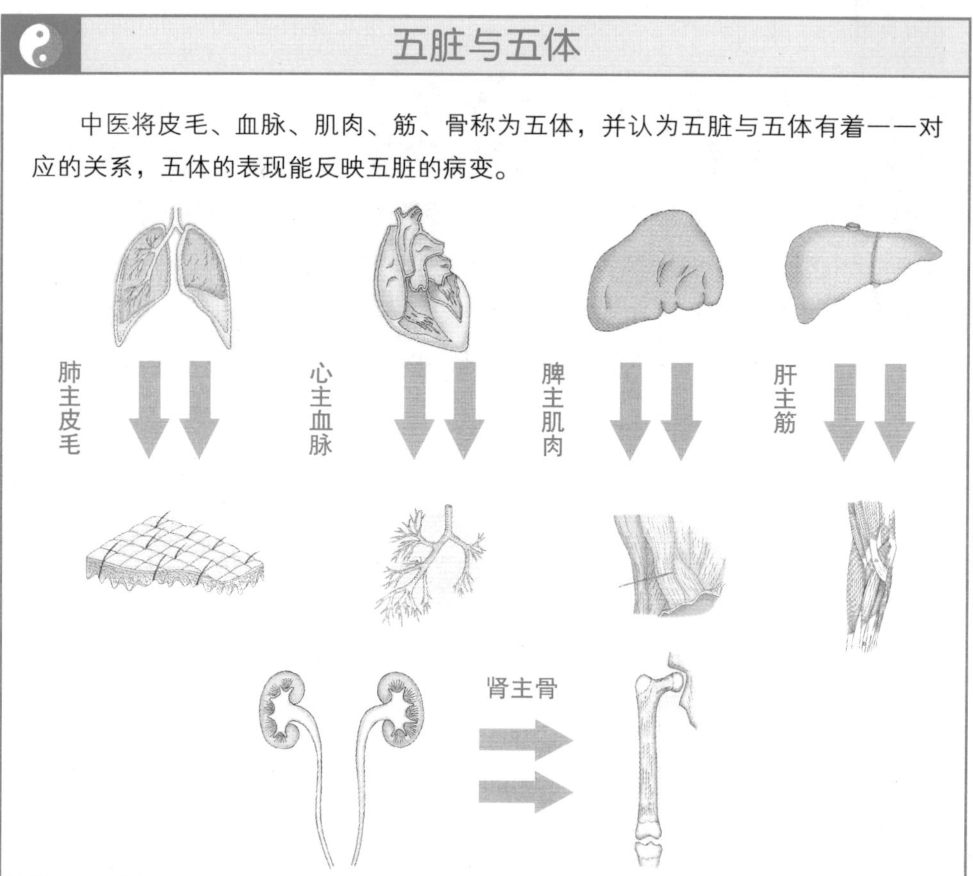

达肺脏，肺脏调通水液运行的道路，向下输送至膀胱。这样水精散布于全身，与五脏经脉并行，且运行规律与四季及五脏的阴阳变化相应。推测其中变化规律，应属于正常生理现象。

六经气逆产生的疾病与治疗方法

太阳经脉偏盛，于是出现厥逆、气喘、气上逆的症状，这是肾脏不足、膀胱腑有余所引起的，应用泻法治疗表里两经，取两经下部的腧穴。阳明经脉偏盛时，由于阳经的气合并于阳明所致，治疗时应泻阳明经，补太阴经，取两经下部的腧穴。少阳经脉偏盛时，会出现厥气上逆，外踝前的足少阳脉胀大，治疗时应取少阳经下部的腧穴。少阳经脉单独偏盛时，说明少阳经太过。太阴经脉偏盛时，应留心审察确切，五脏脉气都少时，是胃气不和，太阴经的病变，治疗时应补阳明经，泻太阴经，取两经下部的穴位。少阳经脉偏盛时，是少阳经气厥逆，肾气不足而致心脏、肝脏、脾脏、肺脏之气争张于外，且阳气并于上，治疗时，用经络腧穴，泻太阳经，补少阴经。厥阴经脉偏盛时，是厥阴经所主持，会出现真气虚，心中酸痛的症状，厥气停留，和正气相搏击，因此常常

孙思邈仰人明堂图

唐代以前，传统的明堂图主要指全身腧穴总图，一般为正人、伏人、侧人明堂图，故这一时期的明堂图也称做“偃侧图”。

和以前明堂图不同的是，孙思邈所绘的图是彩绘，而且所用色彩与相应经脉的五行属性相对应。绘图的尺寸采用正常人大小的一半高度按比例绘制。从图中可以很清楚地看出三阴三阳经脉的走行以及沿途的穴位。

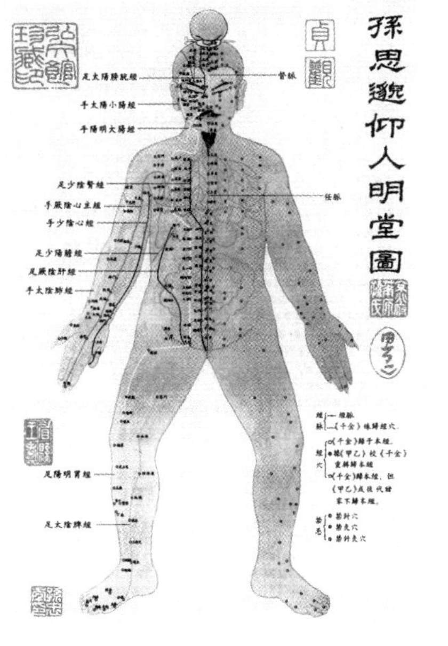

出汗。应采用饮食调养和药物治疗，在针刺的时候，取厥阴经下部的腧穴。

黄帝问道：太阳经的脉象是什么样的？岐伯回答说：好像三阳之气浮而盛大。黄帝问道：少阳经的脉象是什么样的？岐伯回答说：像一阳的初生之气，圆滑但不盛实。黄帝问道：阳明经的脉象是什么样的？岐伯回答说：像心脉一样大且浮。太阴经的脉象搏动沉伏鼓指；少阴经脉搏动，为肾脉沉且不浮的脉象。

第二十二 脏气法时论篇

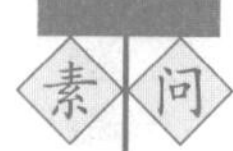

本篇主要论述了利用五脏与四时、五行的对应关系，来指导养生和对疾病的治疗。我们可以根据这种对应推测病人病情的变化，并根据五脏病变在时间上的变化选择用药。根据五脏、五色、五味之间的对应关系，根据病人的具体情况调节饮食，制定病人的用药原则。

五脏和四时、五行的关系

黄帝说道：结合人的形体并按照四时五行的变化来治疗疾病，怎样做才是顺从了自然界的规律？什么是逆？什么是得？什么是失？希望听您讲讲这方面的情况。

岐伯回答说：五行是指金、木、水、火、土。病人的生死是据根五行的旺衰推测的，并确定治疗是否成功，以确定五脏之气的盛衰、疾病减轻或加重的时间、死生的日期。

黄帝说：希望您全面地讲讲。岐伯回答说：肝脏属木，旺于春季，在经是足厥阴肝经和足少阳胆经，旺日是甲日、乙日，肝最怕拘急，当肝筋拘急时，要立刻服用甘味的药缓和拘急。心脏属火，旺于夏季，在经是手少阴心经和手太阳小肠经，旺日是丙日、丁日，心气最怕弛缓，当心气涣散时，要立刻服用酸味药收敛涣散。脾脏属土，旺于长夏季节，在经是足太阴经和足阳明经，旺日是戊日、己日，脾最怕湿气，当脾为湿困时，要立刻服用苦味药祛除湿气。肺脏属金，旺于秋季，在经是手太阴经和手阳明经，旺日是庚日、辛日，肺最怕气机上逆，当气机上逆时，要立刻服用苦味药泄其气。肾脏属水，旺于冬季，在经是足少阴经和足太阳经，旺日是壬日、癸日，肾脏最怕干燥，当肾干燥时，要立刻服用辛味药濡润，因为辛味能宣通肌肤腠理，畅达气血并能促使津液产生。

五脏病变在时间上的变化

肝脏的病变，一般到夏季就能痊愈，如果夏季不能痊愈，到了秋季就会加重，如果秋季不死，冬季疾病会处于相持阶段，到了第二年春季才有起色。肝病要防止再感受风邪。肝脏疾病遇到丙日、丁日就可痊愈，如果丙日、丁日没有痊愈，到了庚日、辛日时就会加重，如果庚日、辛日没有死亡，壬日、癸日时处于相持阶段，到了下一甲日、乙日时病情才会有起色。肝脏病变一般在早晨时轻爽，日西时加重，夜半时平静。肝气喜散，应

王叔和六甲旺脉图

王叔和，魏晋年间著名医学家，精研医学，对脉诊尤为重视。其所著的《脉经》十卷，是现存最早的脉学专书。该图就是他创作的六甲旺脉图，从这幅图可以看出，人体每个月都有一旺脉，所以，脉象的表现在每个时段也不一样，我们可以以此作为诊断和治疗疾病的依据。

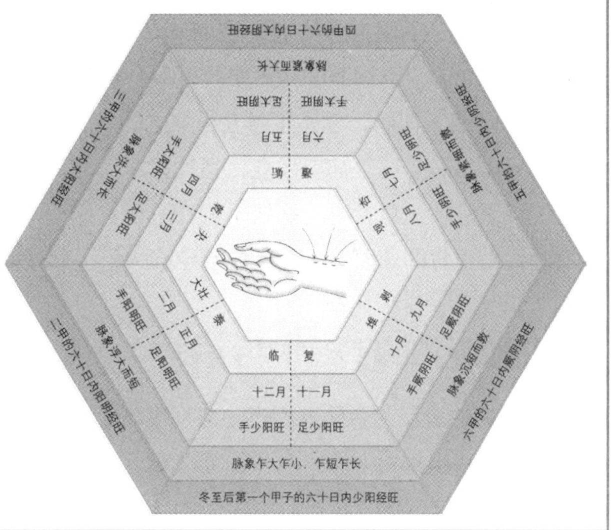

立即服用辛味药物促其散，用辛味药补，用酸味药泻。

心脏的病变，一般到长夏季节就能痊愈，如果长夏季节不能痊愈，到冬季就会加重，如果冬季不死，第二年春季时疾病会处于相持阶段，到了夏季才有起色。心病禁温热饮食和穿过厚衣服。心脏疾病一般遇到戊日、己日时就能痊愈，如果戊日、己日不愈，到壬日、癸日就会加重，倘若壬日、癸日不死，甲日、乙日就处于相持阶段，到了丙日、丁日疾病就会有起色。心病一般在中午轻爽，夜半加重，早晨平静。心适宜软，应立即服咸味药使其软，用咸味药补，用甜味药泻。

脾脏的病变，一般到秋季就能痊愈，如果秋季不能痊愈，到第二年春季就会加重，如果春季不死，到夏季便处于相持阶段，到了长夏季节才有起色。脾脏病要忌温热饮食，不能吃得过饱，也不能生活在水湿之地、穿湿衣服。脾脏病一般遇到庚日、辛日就能痊愈，如果庚日、辛日不能痊愈，到甲日、乙日就会加重，如果甲日、乙日不死，丙日、丁日会处于相持阶段，到了戊日、己日疾病就有起色。脾脏病下午轻爽，日出时加重，日西时平静。脾喜弛缓，应立即服甜味药使其缓，用苦味药泻，用甜味药补。

肺脏病变，一般到冬季就可痊愈，如果冬季不能痊愈，到第二年夏季就会加重，如果夏季不死，长夏季节疾病会处于相持阶段，到了秋季疾病才有起色。肺病忌寒冷饮食、衣服穿得过薄。肺脏病一般遇到壬日、癸日疾病可痊愈，壬日、癸日不愈，到丙日、丁日就加重，如果丙日、丁日不死，戊日、己日处于相持阶段，到了庚日、辛日疾病就有起色。肺病日西时轻爽，日中时加重，夜半平静。肺喜收敛，要立即服酸味药使其收。用酸味药补，用辛味药泻。

肾脏病变，一般到春季能痊愈，如果春季不能痊愈，到长夏季节就会加重，倘若长夏季节不死，秋季就处于相持阶段，到了冬季疾病才有起色。肾脏病忌吃煎炸的热食物、穿过暖的衣服。肾脏病一般遇到甲日、乙日疾病就能痊愈，如果甲日、乙日不愈，到戊日、己日就加重，如果戊日、己日不死，庚日、辛日就处于相持阶段，到壬日、癸日疾病有起色。肾脏病半夜轻，一日中辰、戌、丑、未四个时辰病情加重，日西时平静。肾喜坚实，应立刻服苦味药使其坚实，用苦味药补，用咸味药泻。

邪气侵袭人体时，总是按照五行相克的规律伤害人体。每脏的疾病，当遇到其所生的那一脏所主时日时，病就痊愈，遇到其所不胜的那一脏所主时日时，病就加重；遇到生己的那一脏所主时日时，病处于相持阶段；遇到本脏所主时日时，病就有起色。必须先熟悉五脏正常的脉象，才可能根据异常脉象，判断疾病加重、减轻、生或死的日期。

五脏病变的症状与治疗

肝脏病的表现为两胁下疼痛，甚至疼痛牵引小腹部，病人常常易发脾气，这是肝实证。肝虚：两眼视物不清，两耳听觉失聪，非常害怕，总是疑心有人要抓他，取足厥阴肝经或足少阳胆经的穴位进行治疗。如气机上逆，出现头痛，耳聋听不清声音，两颊部肿大，针刺厥阴经和少阳经的穴位出血。

心脏病的表现为胸中疼痛，两胁下支撑胀满、疼痛，胸背部、肩胛间、两臂内侧疼

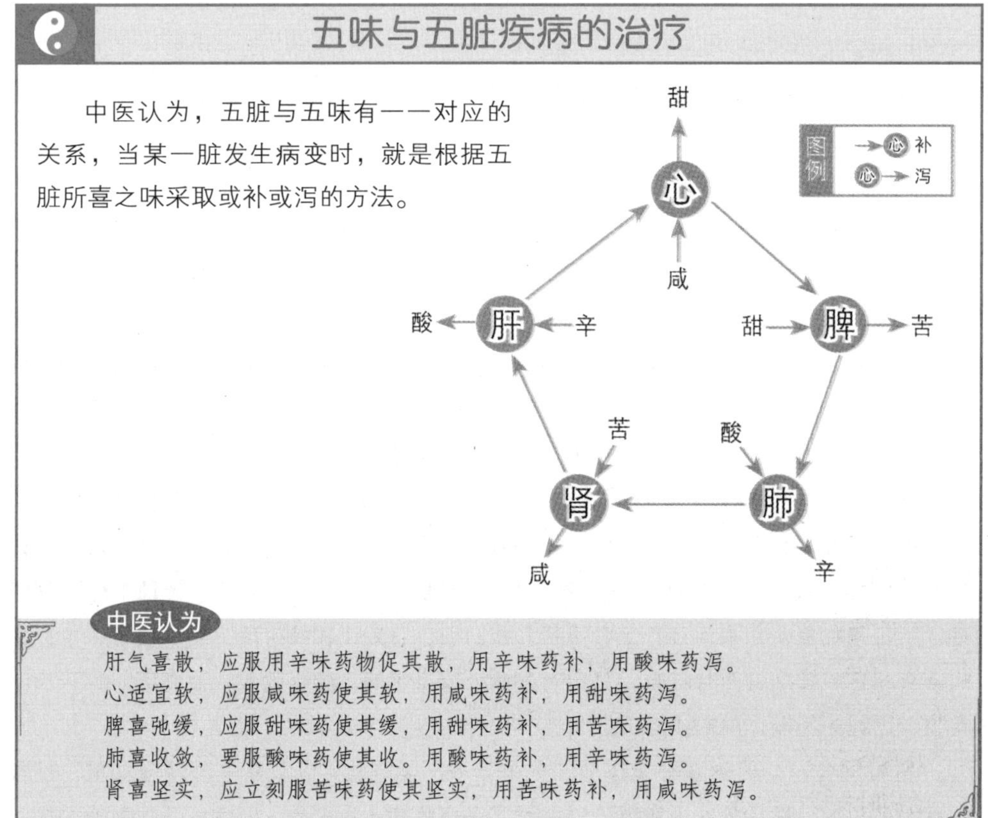

五脏与五味、经脉的对应关系

五脏	肝	心	脾	肺	肾
对应季节	春	夏	长夏	秋	冬
对应经脉	足厥阴、足少阳经	手少阴、手太阳经	足太阳、足阳明经	手太阴、手阳明经	足少阴、足太阳经
对应五味	甜	酸	咸	苦	辛
适宜食物	粳米、牛肉、大枣	赤小豆、狗肉、李子	大豆、猪肉、栗子	小麦、羊肉、杏、薤	鸡肉、桃子、黄黍

痛，这是心实证。虚证：胸腹胀大，胁下与腰部牵引疼痛。取手少阴心经及手太阳小肠经穴位针刺，并针刺舌下出血；如疾病发生变化，取委中穴针刺出血。

脾脏病的表现为身体沉重，常感饥饿，肌肉萎缩，两足弛缓不收，走路时脚抽筋，脚底疼痛，这是脾实证。虚证：腹部胀满，肠鸣，不容易消化，腹泻，夹有未消化食物。取足太阴脾经及足阳明胃经穴位针刺，刺足少阴肾经的穴位出血。

肺脏病的表现为喘息，咳嗽，气上逆，肩背疼痛，出汗，尾椎部、大腿内侧、大腿外侧上部、膝、小腿前后、脚等处痛，这是肺实证。虚证：气少不够喘，耳聋，咽喉干燥。取手太阴肺经的穴位针刺，刺足太阳经外侧，足厥阴经内侧即少阴经穴位出血。

肾脏病的表现为腹部胀大，足胫肿，喘息，咳嗽，身体沉重，睡眠出汗，怕风，这是肾实证。虚证：胸中疼痛，小腹部疼痛，脚冷，心中不乐。取足少阴经和足太阳经穴位针刺出血。

五脏、五色、五味

肝与青色相合，肝病宜吃甜食，粳米、牛肉、大枣、葵菜都是甜的。心与红色相合，心病宜吃酸物，赤小豆、狗肉、李子、韭菜都是酸的。肺与白色相合，肺病宜吃苦食，小麦、羊肉、杏、薤都是苦味的。脾与黄色相合，脾病宜吃咸食，大豆、猪肉、板栗、藿都是咸味的。肾与黑色相合，肾病宜吃辛食，黄黍、鸡肉、桃子、葱都是辛味的。

辛味有发散作用，酸味有收敛作用，甘味有弛缓作用，苦味有坚燥作用，咸味有软坚作用。用毒药攻伐邪气，以五谷为滋养，五果为辅助，五畜肉为补益，五菜为补充。用谷肉果菜气味调和服食，可以补益精气。五谷、五肉、五果、五菜，都有辛酸甘苦咸味，五味各有作用，有的可发散，有的可收敛，有的可松缓，有的可坚燥，有的可软坚，治病时根据四时五脏的具体情况，适当选用五味。

第二十三 宣明五气论篇

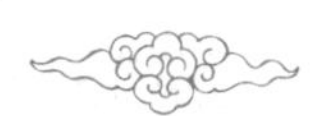

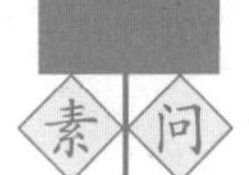

本篇是对五行的归纳小结，讲述了五行之气对人的影响，其影响包括：五味所入、五气所病、五精所并、五脏所恶、五脏化液、五味所禁、五劳所伤，以及五脏脉象等。

五气对人的影响

五味入胃后，先入所喜脏腑，酸味入肝脏，辛味入肺脏，苦味入心脏，咸味入肾脏，甜味入脾脏，这就是五味所入。

五脏气的病证，心气失常会嗳气，肺气失常会咳嗽，肝气失常会多言，脾气失常会吞酸，肾气失常会打哈欠、喷嚏，胃气失常时气机上逆会呕吐或恐惧，大肠、小肠功能失常会泄泻，下焦水气泛溢会形成水肿病，膀胱气化不利会小便不通，膀胱失去约束会遗尿，胆气失常会使人发火，这些就是五病。

五脏精气相并所形成的疾病是：精气并于心就喜，精气并于肺就悲，精气并于肝就忧，精气并于脾就畏惧，精气并于肾就恐，这些就是五并。脏气乘虚就相并。

五脏各有厌恶：心恶热，肺恶寒，肝恶风，脾恶湿，肾恶燥，这是五恶。

五脏化生五液：心脏津液为汗，肺脏津液为涕，肝脏津液为泪，脾脏津液为涎，肾脏津液为唾，这是五液。

五味各有所禁：辛味走气，不要多吃辛味食物；咸味走血，不要多吃过咸的食物；苦味走骨，不要多吃苦味药物；甜味走肉，不要多吃甜味食物；酸味走筋，不要多吃酸味食物，这些是五禁，让病人不要吃得过多。

五种疾病发生：阴病发于骨，阳病发于血，阴病发于肉，阳病发于冬，阴病发于夏，这些是五病所发。

五邪伤人的病证是：邪气入于阳分出现狂证，邪气入于阴分出现痹证，邪气内搏阳分出现巅顶疾病，邪气内搏阴分则声音嘶哑，邪气由阳分进入阴分，病人安静，邪气由阴分出于阳分，病人多怒，这些是五乱。

五邪所见的脉象分别是：春季见秋季脉象，夏季见冬季脉象，长夏见春季脉象，秋季见夏季脉象，冬季见长夏季节脉象，这些是五邪脉，都是不治之症。

五行合身图

中国古代医学先驱一开始就将五行学说引入了医学领域，并以此与人体的五脏、人的五神、社会的五常、自然界的五声等一一对应，并以此来解释医学中的一些现象，并根据五行相生相克的原理来寻找治疗疾病的方法。

水金土火木
智义信礼仁
精魄意神魂
声味形色臭
肾肺脾心肝
骨 皮 合内 脉 筋
发 毛 荣唇 色 爪
唾 涕 液涎 汗 泪
耳 鼻 窍口 舌 目
呻 哭 声歌 言 呼
腐 腥 臭香 焦 臊
咸 辛 味甘 苦 酸
恐 忧 志思 喜 怒

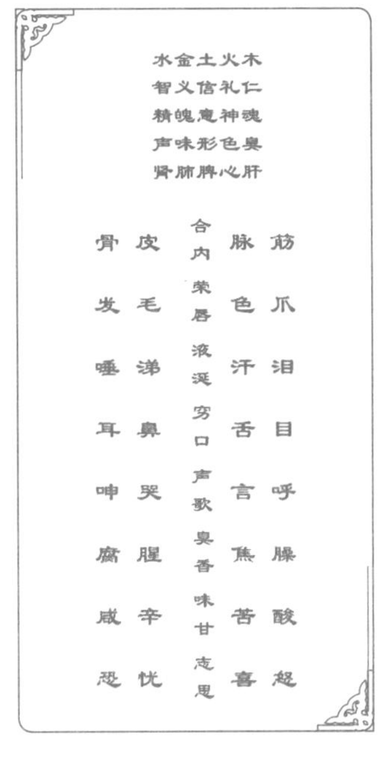

五脏各有所藏：心藏神，肺藏魄，肝藏魂，脾藏意，肾藏志，这是五脏所藏。

五脏各有主宰：心主血脉，肺主皮毛，肝主筋膜，脾主肌肉，肾主骨髓，这些是五脏所主。

五种过度劳累有所伤：过久视物伤血，过久躺卧伤气，过久坐伤肉，过久站立伤骨，过久行走伤筋，这些是五劳所伤。

五脏脉与四时的对应关系：肝脉与春季相应是弦脉，心脉与夏季相应是钩脉，脾脉与长夏相应是代脉，肺脉与秋季相应是毛脉，肾脉与冬季相应是石脉。这些是五脏正常的脉象。

第二十四 血气形志论篇

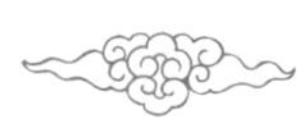

素问

本篇主要讲述了三阴三阳经脉中的气血分布，经脉的表里关系，介绍了五脏腧穴的位置与取穴方法，形志疾病的治疗方法与注意事项。

三阴三阳经脉的气血分布和表里关系

人体各经脉气血多少，是有定数的。太阳经脉常是多血少气，少阳经脉常是少血多气，阳明经脉常是多气多血，少阴经脉常是少血多气，厥阴经脉常是多血少气，太阴经脉常是多气少血，这是人体中的自然常数。

足三阴经与三阳经的表里关系是：足太阳膀胱经和足少阴肾经是表里，足少阳胆经和足厥阴肝经是表里，足阳明胃经和足太阴脾经是表里。手三阴经与三阳经的表里关系是：手太阳小肠经和手少阴心经是表里，手少阳三焦经和手厥阴心包经是表里，手阳明大肠经和手太阴肺经是表里。治疗疾病要先在病变经脉上气血壅滞的地方针刺出血，才能除去病人痛苦。再根据疾病虚实泻其有余，补其不足。

五脏腧穴的位置

想弄清背部五脏腧穴的具体位置，先找根草，取与两乳房之间距离相等的一段，从正中折弯，再取与前草四分之一相等长的草，来支撑前草的两端，形成一等腰三角形，作为量具。将顶角与大椎穴放齐，下边两个角所在位置是肺俞穴，做记号；再将三角形平行下移，使顶角置于两肺俞穴连线的中点，三角形两下角位置是心俞穴，做记号；和前面的方法一样继续向下移量，三角形两下角中右角的位置是脾俞穴，左角位置是肝俞穴；和前面的方法一样再向下移量，三角形两下角位置是肾俞穴。这就是五脏俞穴，也是灸刺取穴的准则。

形志疾病与针刺

形体安逸但精神苦闷的人，易产生经络病变，采用艾灸或针刺的方法治疗；形体安

五脏腧穴

脏腑腧穴的取穴方法可以按照文中的方法用稻草做量具，也可以采用数胸椎的方法，如肺俞在背部第三胸椎棘突下旁开1.5寸。

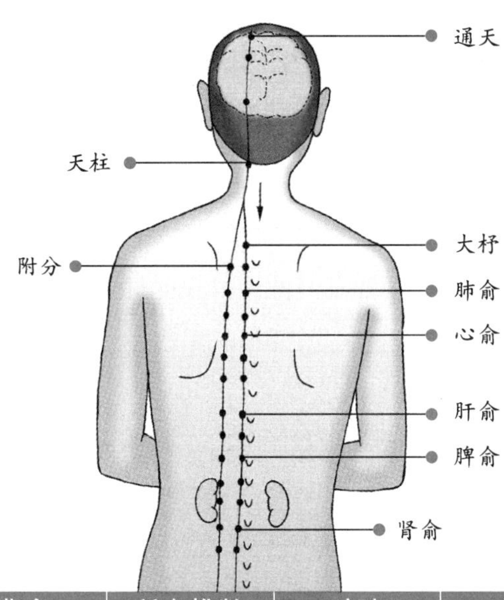

脏腑	背俞	所在椎数	脏腑	背俞	所在椎数
肺	肺俞	第3胸椎	胃	胃俞	第12胸椎
心包	厥阴俞	第4胸椎	三焦	三焦俞	第1腰椎
心	心俞	第5胸椎	肾	肾俞	第2腰椎
肝	肝俞	第9胸椎	大肠	大肠俞	第4腰椎
胆	胆俞	第10胸椎	小肠	小肠俞	第1骶后孔
脾	脾俞	第11胸椎	膀胱	膀胱俞	第2骶后孔

逸精神舒畅的人，易产生肌肉病变，采用针刺或砭石治疗；形体劳累但心情舒畅的人，易产生筋的病变，采用熨法或传统功法；形体劳累心情也苦闷的人，易产生咽喉疾病，采用甜味的药物治疗；身形经常受到惊恐，经脉气血不通，易产生肌肉麻痹的病变，采用按摩或药酒治疗。这些就是五种形志方面的疾病。

针刺阳明经既出血又伤气，针刺太阳经只宜出血不宜伤气，针刺少阳经伤气不宜出血，针刺太阴经伤气不宜出血，针刺少阴经伤气但不宜出血，针刺厥阴经宜出血但不宜伤气。

第二十五 宝命全形论篇

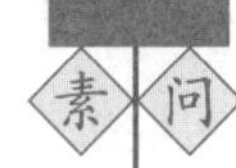

本篇阐述了治病之道在于，适应四时阴阳变化，使天人相应。本篇论述了利用针刺治病时的五个要领和针刺在虚实补泻中的运用，说明了医生在治疗中精神专注、根据疾病辨证治疗的重要性。

治病之道

黄帝问道：自然界，天盖于上，地载于下，万物都很齐全，但没什么比人更宝贵的。人凭借天空中的清气与地上的五谷生存，顺应四时、阴阳、寒暑，有规律地生活。上至君王，下到百姓都想身体健康，但往往已患疾病，还没觉察到，日积月累，最后病邪深藏于骨髓中。我对这件事深感忧虑，并希望运用针刺除掉疾病，该怎样去做呢？岐伯回答说：例如咸味的食盐装在容器里，由于咸味的长期作用，汁液会从容器里泄漏出来；弹琴时，琴弦要断绝时，会发出嘶哑的声音；内部的树木腐败，树叶就枯萎飘落；疾病深重时，病人会呃逆。人类似这些情况，表明脏腑已败坏，用药治不好，用针刺也治不好，这些都是由皮肤损伤、肌肉败坏、血气交争造成的。

黄帝问道：我很同情病人，但心里很矛盾，如治疗不好，反会使病人病情加重，又不能代替病人受痛苦，百姓听了，可能认为我很残忍，那么怎样做才好？岐伯回答说：人的身形虽得地气而生，但性命必须靠天气维系，天地相合，维持生命活动。如果人能适应四时阴阳变化，那么自然界的一切就是他生命的源泉。如果能掌握自然万物的本性，人们就称他是上天之子。天有阴阳，人身有十二骨节；天有寒暑变迁，人有虚实病变。人能顺应天地阴阳的变化，就违背不了四时；人能了解十二骨节的生理，即使是大圣大智之人也超越不了他。人能掌握八方之风的变动，五行之气的旺衰，明达虚实变化规律，能独立自主分析、处理各种问题，哪怕是像秋毫那样极其细微的病情变化，也逃不过他的眼睛。

针刺的五个要领

黄帝问道：人生有形体，但离不开阴阳两个方面。天气、地气相合，在地面上分别是九野，气候分为春、夏、秋、冬四季，月份有大月、小月，白天有短有长，万物同

脏腑明堂图

“明堂图”是古代绘制的用于针灸取穴的挂图。传说雷公问人之经络血脉，黄帝坐明堂以授之，故后世医家称表明人体经络、针灸穴位之图称为明堂图。这幅脏腑明堂图就是传统明堂图中关于五脏六腑针灸穴位的图。

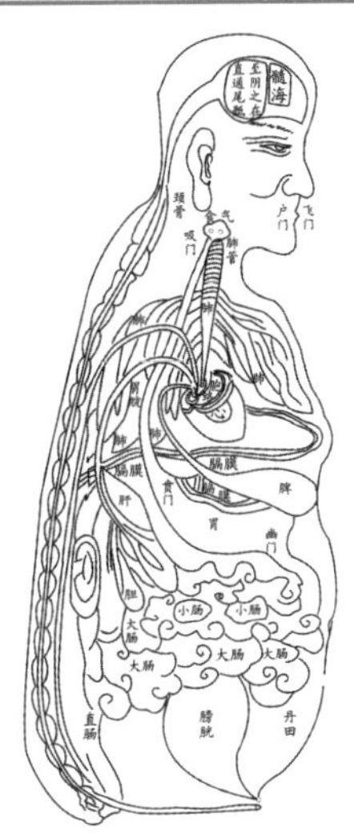

时形成，真是数不尽。对于微小的病情变化，用什么方法治疗？岐伯回答说：木遇金属伤伐，火遇水熄灭，土遇木损伤，金遇火熔化，水遇土就能遏止。世间万物的变化都是这个样，也是不可胜举。因此针刺的五大原则早已公布天下，但百姓只知饱食终日，对此一概不知。所谓针刺的五大原则是：第一，针刺时，医生必须精神专注，不妄动；第二，要修养形体；第三，要掌握药物的性味功能；第四，依据病情准备好大小适宜的砭石；第五，要掌握脏腑气血的诊断方法。这五项都具备后再根据病人的具体情况加以选用。现在的针刺方法：虚征用补法，实征用泻法，这是所有医生都知道的。如果依照天地阴阳的道理，随其变化进行针刺，就能达到如响应声、立竿见影的治疗效果。实质上并没有鬼神帮助，掌握这些道理，就能运用自如了。

黄帝说：我希望您谈谈针刺的理论。岐伯回答说：针刺的关键，首先一定要聚精会神，待弄清五脏虚实，九候脉诊已明，再针刺。虽有众人在旁，但视而不见；虽有众人喧哗，但充耳不闻。要内外协调一致，不能只凭病人的外在表现做出诊断。熟练掌握针刺技巧，才能对人施针。人的疾病，有虚证有实证，对五虚证，不要随便用泻法，而对五实证，不要轻易放弃针刺，要抓住针刺时机，不可错过瞬息变化的机会。选针具时，针体要光亮匀称，运针时，心专一，平心静气观察呼吸变化，针刺得气后形体改变，这些无形的变化，几乎是没有迹象的，好像众鸟鸣叫飞来飞去，分辨不清谁是谁，就像张开的弓箭待射一样，也像启动机钮一样，快捷迅速。

黄帝问道：怎么治疗虚证、实证？岐伯回答说：针刺虚证要用补法，针刺实证要用泻法，针刺得气后要谨慎守持，不可以随便改变手法。针刺的深浅，取穴的远近，道理都一样。就像站在深潭的旁边那样小心谨慎，像手抓老虎那样专心致志，集中精神，不受外界事物干扰。

第二十六

八正神明论篇

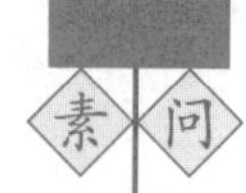

本篇论述了天地日月、四时八风八正之气对人体气血的影响，提出了针刺时必须遵循天地阴阳变化的规律，讲述了针刺补泻的原则和方法，指出对于疾病要早诊断，早发现，及早治疗。

针刺的方法和原则

黄帝问道：用针刺治病，必然有一定的方法和原则，是什么样的方法和原则呢？岐伯回答说：以天地阴阳变化、日月星辰运行规律为准则。黄帝说：希望您详尽地谈一谈。岐伯回答说：针刺的方法，必须观察日月星辰的运行、四时八正之气的变化，只有当人体血气安定时，才能进行针刺。正是这样，所以当气候温和、日光明朗时，人身血气像潮水一样上涨，卫气浮动，血液运行通畅；当天气寒冷，日光阴暗时，人身血气凝涩而流行不畅，卫气沉潜；月亮初生时，人身血气开始充盈，卫气也随之畅行；月亮圆时，人身血气旺盛，肌肉坚实；月亮完全无光时，人身肌肉衰减，经络空虚，卫气也空虚，唯有形体独存。所以，要顺应天时的变化调养血气。天气太寒冷，不要进行针刺；天气太热，不要运用灸法。月亮初生时，不要用泻法；月亮圆时，不要用补法；月亮完全无光时，要停止治疗。这就是顺应天时调治。依照天序演变和人体血气盛衰，随时间推移，聚精会神地等待治疗时机。月亮初生时用泻法，这是重虚；月圆时用补法，血气充溢，滞留于经络，这是重实；月亮完全无光时用针刺治疗，这是扰乱经气。阴阳错乱，正气邪气分辨不清，邪气停留在体内，络脉虚于外，经脉乱于内，于是病邪便随之而起。

黄帝问道：用星辰、八正来考察什么？岐伯回答说：根据各种星辰所在的位置，可考察日月运行规律；根据八正之气强弱，可考察来自八方的邪气；根据四时之气的变迁，可考察春、秋、冬、夏四季之气的存在。按照不同的时序，调治来自八方的邪气，避开邪气免于受侵犯。身体虚弱，自然界致病的虚邪之风侵入身体，这两虚相互感应，邪气到达骨髓，内入则伤及五脏。如果医生能挽救，就不会伤及内脏。所以说，人应该知道避开自然界的恶劣气候。

黄帝说：讲得很好！关于效法星辰的问题我已知道。希望谈谈怎样效法前人。

岐伯回答说：想要效法前人，就必须要先懂得《针经》；想要使古人的经验在今天得到验证，先要知道太阳的寒温、月亮的盈亏，以此来判断人体卫气的浮沉，再适当地调理身体，观察效果。所谓的“观于冥冥”，就是说人体血气荣卫变化虽然不露于外，但医生却能知道。这就是根据太阳的寒温、月亮的盈亏，以及四时之气的浮沉，综合分析所得出的结果，因而病情虽然未完全显露于外，但医生却能先觉察到。医生能够通晓无穷的变化，他的经验就可传于后世，这是医生不同于一般人的原因。病形没有显露于外，所以不能被发现，看起来没什么形象，尝起来没什么味道，因而叫做“冥冥”，就仿佛虚幻的一样。

阴阳与针刺

人体内阴阳之气的盛衰会影响到针刺时的效果，所以有的时候适合针刺，有的时候忌讳针刺，如图所示：

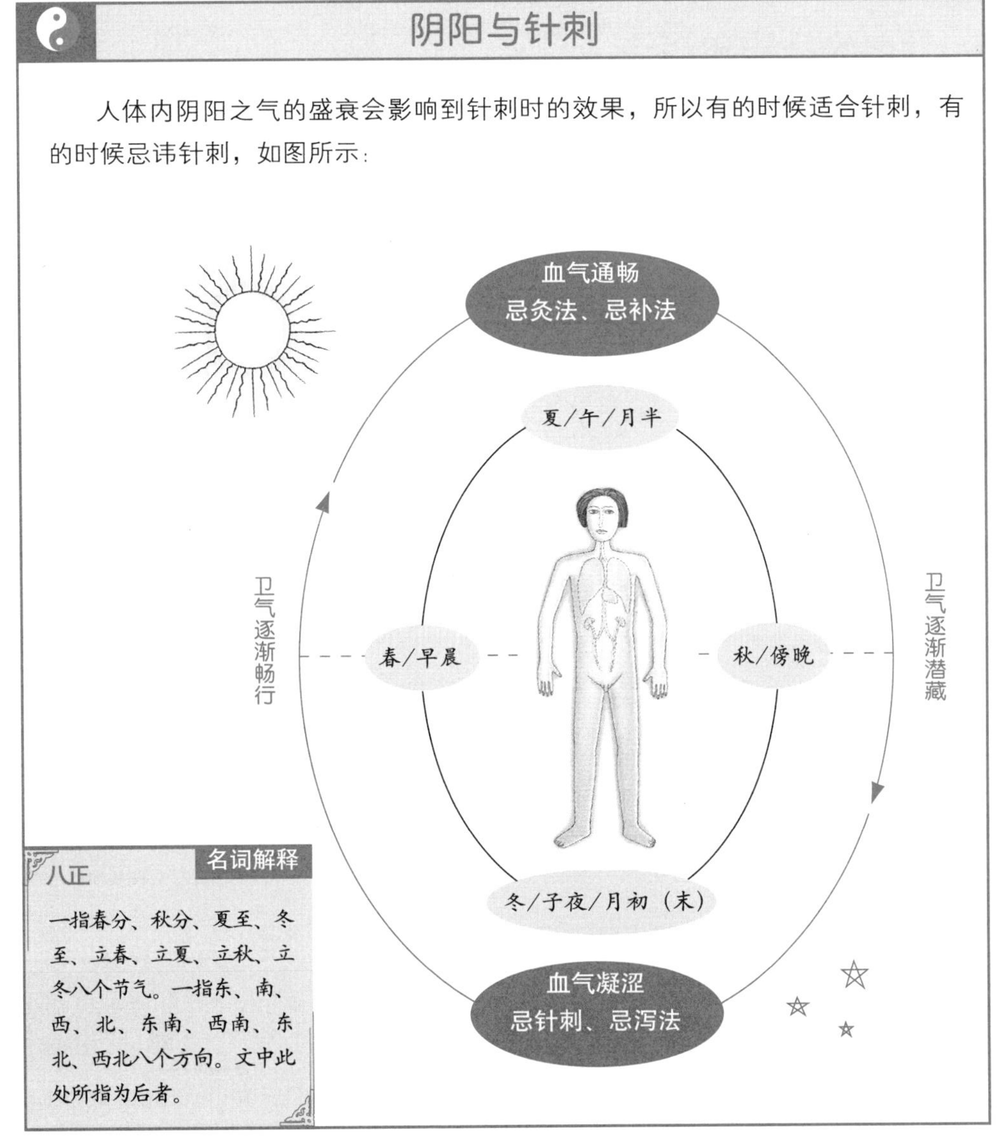

名词解释

八正

一指春分、秋分、夏至、冬至、立春、立夏、立秋、立冬八个节气。一指东、南、西、北、东南、西南、东北、西北八个方向。文中此处所指为后者。

虚邪和正邪

所谓虚邪是指来自八方的致病邪气；所谓正邪是指人体在用力时出汗，肌肤腠理张开，这样就会遭到虚邪之风的侵袭。

正邪伤人轻微，所以一般的医生不知道病情，也观察不到疾病的现象。好的医生在疾病初生的时候就给予治疗，当三部九候之气还正常，没出现败象时进行调治，就容易治好疾病，这才叫做高明的医生。而医术差的医生，疾病已形成后才进行治疗，甚至已出现败象才治疗。所说的“救其已成”是指医生不了解三部九候脉象的败乱是由疾病所造成的。他所谓知道疾病的所在，是指知道三部九候病脉的所在部位，并根据病脉进行调治而已。所以说这是“守其门户”，就是说只见到邪气伤人，而不知其病情。

针刺的补法和泻法

黄帝说：我听说针刺有补有泻，但不了解其深刻含义。岐伯说：泻法必用方。所

五输穴的补泻法

对于五脏六腑的疾病，可以采用针刺的方法。一般对于实征，采用泻法，对于虚征，采用补法。

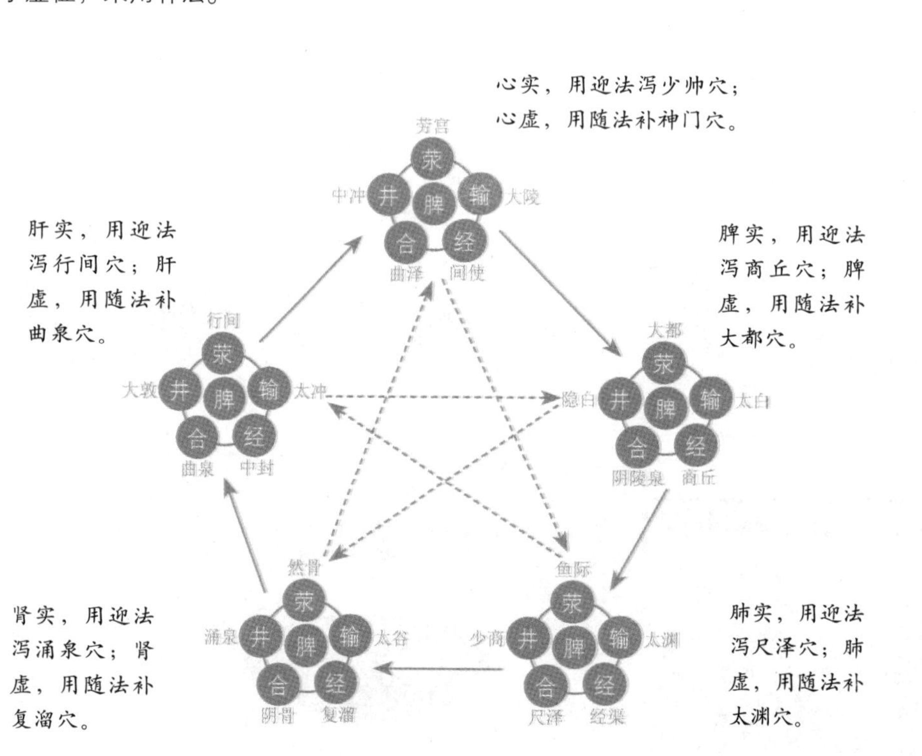

谓方，就是正的意思。具体地说，是指气正旺盛、月正圆满、日正温和、身体血气正安定，吸气时进针，等待再吸气的时候捻针，最后等到正呼气时慢慢出针，所以说泻当用方，以除邪气，促正气运行。补必用圆。所谓圆，就是行的意思。行就是引导正气移行到病位。针刺必深达营血，待病人吸气时出针。所以说“方”“圆”不是指针的形状，而是指针刺的方法。善于调养精神的人，必然首先观察病人形体的肥瘦、荣卫血气的充盛衰败情况。人体精神的物质基础是血与气，要谨慎地加以调养。

形和神

黄帝说道：您的论述真精彩！将人的形体、血气虚实与四时阴阳结合起来看问题，这些微妙得难以觉察到的变化，除了先生，无人能通晓！先生常提到形与神的问题，请问什么是形和神？希望您详尽地谈谈。岐伯回答说：我先谈形。所谓形，是说眼睛还没有看清楚疾病，但摸到疼痛的部位，再从经脉考察，但有时病情突然现于眼前，但按寻不到，又不知病情，所以叫“形”。黄帝说道：什么是神？岐伯回答说：我再来谈谈神。所谓神，是指耳朵虽未听到，眼睛也虽未看到，但内心却很清楚地领悟到了，不能用口表达出来。虽有很多人在观察，却只有我一人见到了，原来还很模糊，现在突然变得很清楚了，就好像风吹浮云一样，所以叫做“神”。以三部九候诊法为本源，能够领悟出神的妙用，《九针》的理论不必拘守。

第二十七 离合真邪论篇

素问

本篇论述了自然气候的变化会对人体经脉气血产生影响，这一理论可以用于指导针刺补泻和候气。讲述了三部九候诊法的意义。

自然气候对人体经脉气血的影响

黄帝问道：我听说过有关《九针》的九篇文章，先生根据这九篇文章的内容，推演而成九九八十一篇，我已全面掌握了其中的内容。经中所说气有盛有衰，左右偏移不同。取上部穴位以调整下部病变，取左部穴位以调整右部病变。取荥穴、输穴补不足，泻有余，这些道理我都知道。这是营卫之气的盛衰，或血气的虚实所造成的，而不是邪气从外界侵袭经络所造成的。我想了解邪气从外界侵入经脉时，病人的情况是什么样的？又该怎样治疗？

岐伯回答说：圣人所制定的法则，一定是与自然相应和的。所以天有二十八宿、三百六十五度，地有十二经水，人有十二经脉。天地温和时，十二经水就安静；天寒地冻时，十二经水就冻结；天暑地热时，十二经水就满溢；狂风暴起时，十二经水如波涛汹涌。当邪气进入经脉时，如果是寒邪，血气就会凝滞不畅；是暑热邪气，血气就润泽流畅；风邪入于经脉，就像经水受到暴风的袭击，经脉搏动明显，血气隆起。血气在经脉中流动，也有一定次序，到达寸口时，鼓指的感觉有时大有时小，大表示邪气充盛，小表示邪气平静。邪气在体内流行，无固定的停留之处，有时在阳，有时在阴，不易猜测，必须依据三部九候诊法进行考察，一旦抓住了病邪，就应当阻止其发展。当病人吸气时进针，不要让气机逆乱，稍微留针长久一点，静静地观察，不要让邪气扩散。吸气的时候捻针，以得气为准则。等到病人呼气时出针，呼气终了针应当完全取出来，这样邪气就被完全排出，所以叫“泻法”。

针刺补泻和候气

黄帝问道：正气不足的病证，怎样运用补法？**岐伯回答说：医生应用手沿着经脉按摩穴位，使经气舒缓；再用手指按压穴位，使经脉宣散；然后用手指揉按穴位周围的**

自然气候对人体经脉气血的影响

古人非常重视人体与自然界的对应，并且很早就总结出，人体的经脉气血变化与自然气候的变化有一定的关系；入侵人体的邪气性质也影响气血的变化。

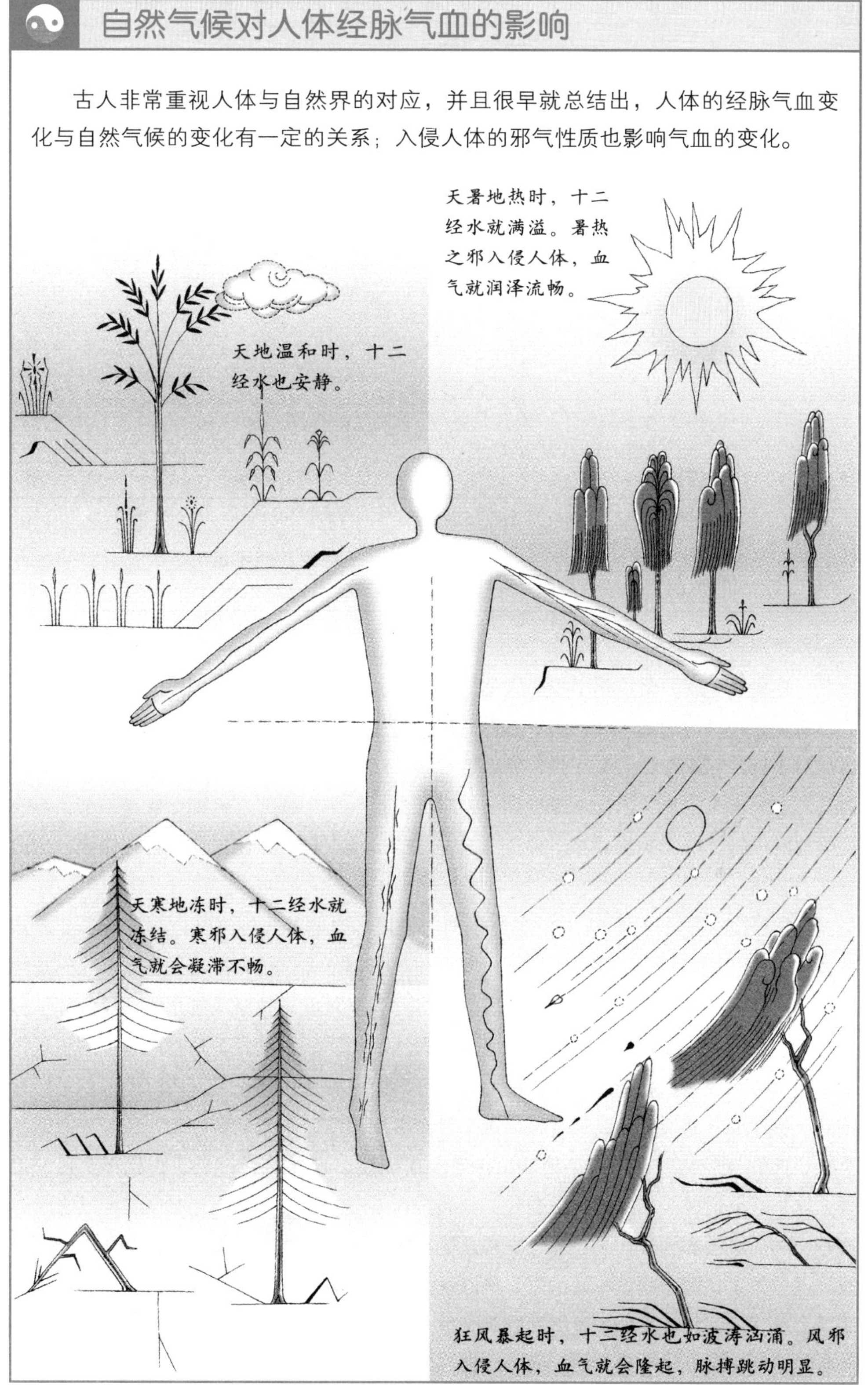

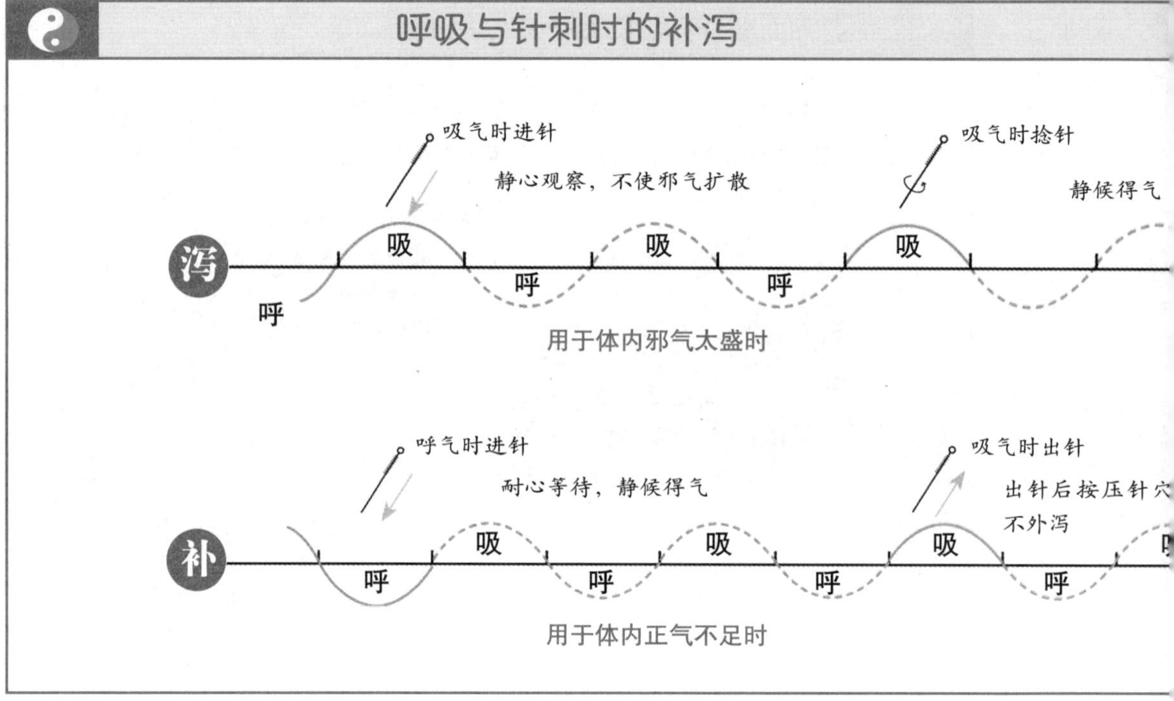

皮肤，使皮肤弛缓，最后用手指弹穴位，使气血充盈。在这些准备工作的基础上，看准穴位进针，经气通顺后出针，出针后迅速用手指按压针孔，不让正气外泄。在病人呼气将尽时进针，稍微留针长久一点，静静地观察，以得气为准则，一定要精神专注，就像对待尊贵的客人一样，不知不觉就到傍晚了。当得气后，就要谨慎地守候在一旁。待病人吸气时出针，这样正气就不会外泄，出针以后，按压针穴，使正气存留在体内，所以就叫“补法”。

黄帝问道：进针后该怎样候气？岐伯回答说：当邪气离开络脉进入经脉，而停留在血脉中，经脉中的寒温之气不协调，邪气与正气相争斗，犹如波涛涌起，邪气不是停留在身体的某一处，而是时来时去。所以说当邪气来时就应按摩以制止它，等到邪气稍微衰退，再针刺治疗，不要在邪气旺盛时用泻法治疗。所谓真气，是指经脉中的正气，如果经气特别虚弱，就不该采用泻法治疗，否则会进一步伤损正气。所以说，如果诊察病邪不够仔细，邪气已随经气过去，这个时候再用泻法，正气就会外散，正气外散就不再来，而邪气就会重新凝聚，使病情加重。所以说，邪气已经过去了，就不要再去追赶，就是这个道理。病邪的细微变化，其间容不下一根头发，因此，必须在邪气来时，施行针刺，泄去邪气。如果在邪气到来之前，或在邪气已去之后再施行针刺，这个时候血气已经虚了，因而病就不易治好。所以说，抓准针刺的时机，就如拨动机关一样，针刺就会有反应；相反，如果没抓准针刺时机，就像敲打木椎一样，毫无反应。所以说，针刺的关键时机必须慎重掌握，间不容发。掌握不住针刺的关键时刻，即使拨动机关也

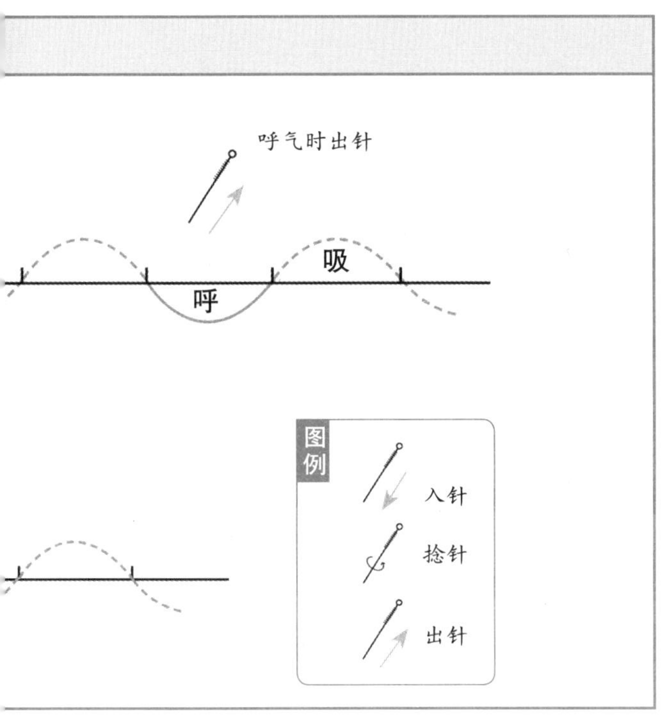

不发，讲的就是这个道理。

黄帝问道：如何施行补泻之法？岐伯回答说：首先应当攻泻邪气，迅速放出过盛血气，使正气正常运行，邪气刚刚进入人体，还没有固定地停留于某一处，推之邪气向前，引之邪气向后。迎经气针刺，泻出温邪，针刺后出血，疾病就会好。

三部九候诊察疾病

黄帝说：很好！如果邪气与真气已相合，但还没出现剧烈的病情变化，那么怎样进行诊察呢？岐伯回答说：这时要认真地审察，按三部九候的脉象，根据虚实情况进行调理。认真地审察三部九候中左、右、上、下各部脉象，考察有没有不协调或减弱的情况，来判断病变的脏腑。不了解三部九候的诊脉方法，就不能辨别阴阳，不能分辨天地。以地候下部病变、天候上部病变、人候中部病变，并根据胃气盛衰，来判断病变的具体部位。所以说，针刺时不知道三部九候病脉的部位，虽有大病邪将至，医生也不能阻止。治疗时不明病情，会伤了没病的部位，这叫“大惑”，反而使脏腑经脉之气逆乱，正气不能恢复。如将实证误判为虚证，把邪气当正气，那么针刺就没准则，反会助长邪气，伤人体正气。如果把顺证当做逆证，

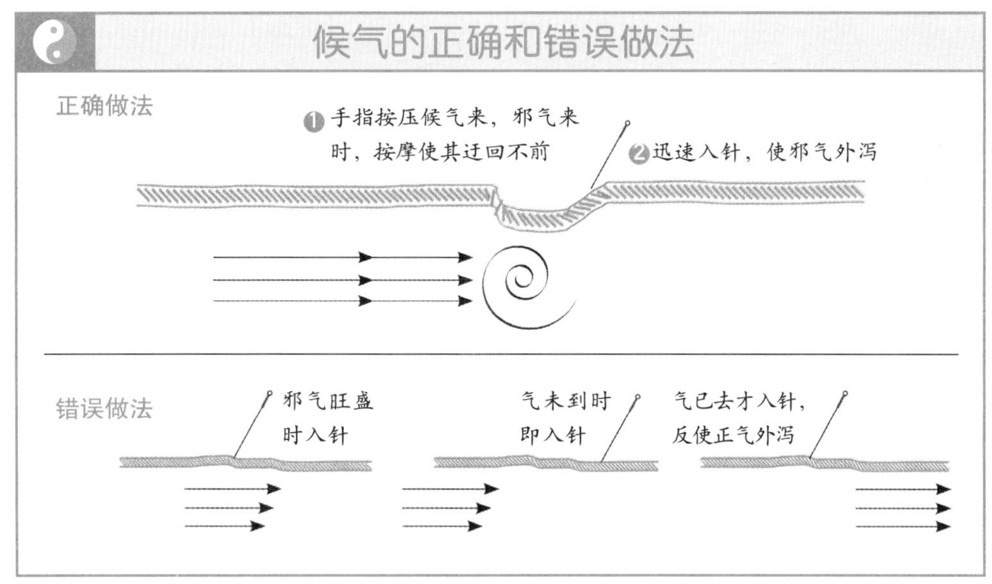

经脉别论篇 脏气法时论篇 宣明五气论篇 血气形志论篇 宝命全形论篇 八正神明论篇 离合真邪论篇 通评虚实论篇 太阴阳明论篇 阳明脉解篇

先天八卦与针刺补泻

阳经手左部为乾，左旋随经徐进为补，反之为泻。
阴经手左部为兑，右旋随经徐进为补，反之为泻。
阳经足左部为离，右旋随经徐进为补，反之为泻。
阴经足左部为震，左旋随经徐进为补，反之为泻。
阳经手右部为巽，右旋随经徐进为补，反之为泻。
阴经手右部为坎，左旋随经徐进为补，反之为泻。
阳经足右部为艮，左旋随经徐进为补，反之为泻。
阴经足右部为坤，右旋随经徐进为补，反之为泻。

会使营卫之气散乱，正气耗伤，邪气独留于体内，这样会断送人的性命，给病人带来祸害。不知道三部九候的庸医，是不能长期做医生的，因为他不知道人体疾病与四时五行相生相克盛衰的道理，不理会邪气，反去攻伐人体正气而导致病人寿命的损折。病邪刚刚侵袭人体时，没有固定的停留部位，推时向前，引时则停止，迎经气而泻，疾病就会立即痊愈。

第二十八 通评虚实论篇

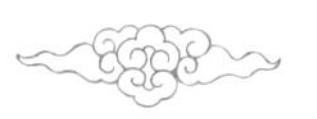

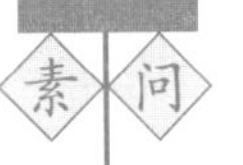

本篇主要是概述疾病的虚实，阐述了虚、实、重实、重虚的含义，介绍了判断疾病预后好坏的原则："从则生，逆则死。"治疗疾病时，要根据四时阴阳变化选取相应的穴位。

气的虚实

黄帝问道：什么是虚实？

岐伯回答说：邪气盛为实，正气不足为虚。黄帝问道：虚和实各有怎样的特点？

岐伯回答说：一身之气由肺主，所以气虚就是肺虚，气机上逆，足寒。如果不出现在相克的季节，预后就好，出现在相克的季节，预后就差，其余各脏都和这一样。

黄帝问道：什么是重实？岐伯回答说：所说的重实，是指大热病人，邪热亢盛，脉搏盛满，这就是重实。

黄帝问道：经脉、络脉均实又是什么样？应怎样治疗？

岐伯回答说：经脉、络脉均实的表现是，寸口脉急，尺肤弛缓，如果经脉、络脉均实应治疗。所以说，只要是滑利的就是顺，滞涩的就是逆，所有的虚实现象都和这一样，所以五脏骨肉滑利，生命就可以长久。

黄帝问道：络气不足，经气有余又是怎样的？

岐伯回答说：络气不足，经气有余的表现是，寸口脉出现热象，尺肤寒冷，这种现象如出现在秋、冬季为逆，出现在春、夏季为顺，应治疗其主要病证。

黄帝问道：经脉虚、络脉满又是怎样的？

岐伯回答说：经脉虚、络脉满的表现是，尺肤发热，寸口脉出现寒象。这种现象如出现在春、夏季，预后差，出现在秋、冬季，预后就好。

黄帝说道：这种情况该怎样治疗？岐伯回答说：络脉满、经脉虚，就灸阴部针刺阳部；经脉满、络脉虚，就灸阳部针刺阴部。

黄帝问道：什么是重虚？

岐伯回答说：脉虚、气虚、尺虚，是重虚。

黄帝说道：怎样治疗？岐伯回答说：所说的气虚，就表现出声音低微，语言不能接续的症状。尺虚的表现是行步怯弱无力；脉虚的表现是气血虚弱，阴阳不相应。像这样一类的，脉象滑利预后就好，脉象滞涩预后就差。

疾病与预后

黄帝问道：阴寒邪气突然上逆，脉气盛满而实的，会怎样？

岐伯回答说：脉气盛满、充实、滑利，为顺，预后较好；脉气盛满、充实、滞涩，为逆，预后较差。

黄帝问道：脉气充实盛满，手足寒冷，头热，预后会怎样？

岐伯回答说：如果这种情况发生在春、秋季，预后就好；如果发生在冬、夏季，预后就差。脉浮且涩滞，脉涩且身又发热，预后也差。

黄帝问道：病人形体虚浮胀满会怎么样？

伯回答说：病人形体虚浮胀满，脉急、大而且坚，但尺肤枯涩与脉象不相应。如果这种情况出现，顺则预后好，逆则预后差。

黄帝问道：什么是从则生、逆则死？

岐伯回答说：所谓从则生，是指手足温暖；所谓逆则死，是指手足寒凉。

黄帝问道：产妇患热病，脉悬而小会怎么样？

岐伯回答说：如果手脚温暖预后就好，手脚寒凉预后就差。黄帝问道：产妇患中风病，证见发热，喘息有声，张口抬肩呼吸，那么其脉象又会是什么样的？

岐伯回答说：喘息有声，呼吸张口抬肩，脉搏充实而大，兼缓者预后较好，兼急者预后较差。

四时治病的原则

季节	治疗方法	原理
春	取络脉穴	阳气渐升，取络脉，使筋度和
夏	取经脉腧穴	血气畅通，卫气浮于表，取肌腠，使脉度和
秋	取六腑穴	阳气渐收，气藏于内，取六腑，使形度和
冬	多用药而少用针石	气潜藏于内，肌腠闭塞，宜内服药物调治，使骨度和

黄帝问道：肠澼病，大便出血会怎样？

岐伯回答说：如果身体发热，那么预后就差，身体凉爽，那么预后就好。

黄帝问道：肠澼病，便中有白色泡沫会怎样？

岐伯回答说：脉如果沉，那么预后就好；脉浮，那么预后就差。

黄帝问道：肠澼病，大便中有脓血会怎样？

岐伯回答说：脉如果悬而欲绝，那么预后就差；脉滑而大，那么预后就好。

黄帝问道：患肠澼之类的疾病，身体发热，脉不悬绝会怎样？

岐伯回答说：脉如果滑而大，预后就好，脉悬而涩滞，预后就差。只要遇到相克胜的时日，就是死亡的日期。

黄帝问道：患癫疾怎样？

岐伯回答说：脉搏如果大而滑利，经过一段时间自然会痊愈，脉搏小而紧急，为不治之症。黄帝说道：癫疾的脉象虚实情况是怎样的？岐伯回答说：脉象如果虚缓就可以治愈，如果坚实则会死。

黄帝问道：消瘅病的虚实情况又是怎样的？岐伯回答说：脉搏如果大而坚实，病虽久犹可治愈，脉悬而小且紧，病程过久就难治。

疾病的治疗

黄帝说：春季应取络脉的穴位治疗。夏季应取经脉的腧穴治疗。秋季应取六腑的穴位治疗。冬季是封藏闭塞的季节，肌肤腠理闭塞，所以治疗时多用药物而少用针石。所说的少用针石，并不是指痈疽一类的病，痈疽类的病变化很快，不能犹豫不决，错过治疗时机。痈疽病初起，掌握不住病变部位，用手又按不着，时痛时不痛，疼痛处没有固定部位。治疗时可在手太阴经旁刺三次，颈部两侧各刺两次。腋下生痈，病人全身大热，治疗时应针刺足少阳五次，针刺以后热不退，再针刺手厥阴三次，同时针刺手太阴经的络穴及肩贞穴各三次。暴发痈肿，经脉拘急，随着痈肿部位肌肉出现疼痛，汗出不止，膀胱经气不足，取膀胱经的穴位治疗。

腹部突然出现胀满疼痛的症状，以手按压胀痛不减轻，治疗时取手太阳经的络穴，胃的募腧穴，并用圆利针刺肾俞外离开脊柱三寸的志室穴五次。霍乱病，治疗时针刺肾俞两旁的志室穴五次，并刺足阳明经的胃俞，足少阴肾俞两旁的胃仓穴三次。针刺惊痫

名词解释

痈疽

系发生于体表的外科疾患。痈是感染毒邪、气血壅塞不通而致的局部化脓性疾病，其特点是发病迅速、易脓、易溃、易敛。疽是毒邪阻滞而致的化脓性疾病，其特征是初起如粟，不发热胀痛，易向四周扩大。溃烂之后，状如蜂窝，多发于项后及背部。

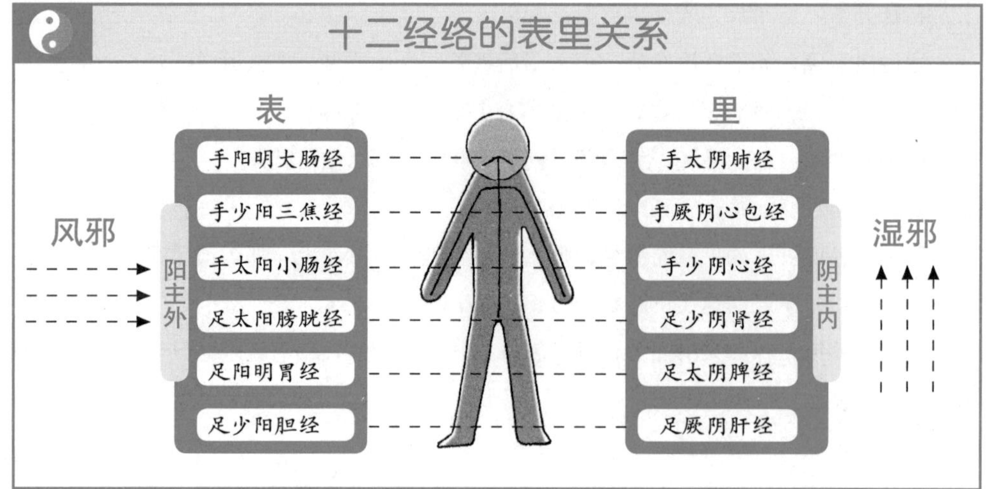

的方法有五种：一是针刺手太阳经鱼际穴五次，二是针刺足太阳经的承山穴五次，三是针刺手少阴经络旁的支正穴一次，四是针刺足阳明经解溪穴一次，五是针刺足少阳经的光明穴三次。只要是患消瘅、突然仆倒、偏枯、痿厥、气逆、中满等病的，多是富贵之人，是食多了肥腻美味所致。气机闭塞不行，上下阻隔不通，都是忧愁过度所致。突然气机上逆、耳聋、大小便不通，是内气突然上迫所致。有的疾病不从内部产生，而是外中风寒所致，邪气久留于体内，肌肉就会出现明显消瘦。走路出现偏跛，是外伤寒邪或风湿邪气所致。

黄帝说：黄疸、突发性疼痛、癫疾、狂病、气逆等，是经络气机持续上逆形成的；五脏气机不和，是六腑闭塞形成的；头痛、耳鸣、九窍不通畅，是肠胃功能障碍形成的。

第二十九 太阴阳明论篇

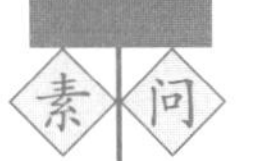

素问

本篇主要论述了太阴、阳明两条互为表里的经脉发生不同疾病的道理，根本原因在于脾、胃的不同作用。人体四肢都受胃气的影响，而脾则专司传输布达胃中的水谷精气， 所以， 脾的作用不可忽视。

太阴经和阳明经的循行路线对疾病的影响

黄帝问道：足太阴脾经与足阳明胃经互为表里，但所引起的疾病各不相同，这是什么原因？岐伯回答说：脾经属阴，胃经属阳，循行的线路不同，或虚或实，或顺或逆。其病或从内生，或从外来。因为有这些不同，所以产生的疾病也就各不相同。

黄帝说：希望听您谈一谈不同的情况。岐伯回答说：阳气相当于天气，主护卫于外，阴气相当于地气，主营养于内。阳气性刚强多实，主外；阴气性柔弱多虚，主内。所以外界邪气伤人，首先侵袭阳分；饮食不节制，起居作息无常，首先伤及阴分。阳分受伤内传六腑，阴分受伤累及五脏。邪气侵袭六腑则全身发热，不能安卧，气喘；邪气侵入五脏则腹部胀满，泄泻，病久会形成肠澼。喉主管呼吸自然界的清气，咽主管吞咽食物。所以阳经易受风邪之气，阴经易受湿邪之气。足三阴经从脚上行到头部，手三阴经从胸沿上肢下行到手指指端；手三阳经从手指指端上行到头部，足三阳经从头部下行到脚。因此，阳经的病先向上行，行到极点转向下行，阴经的病先向下行，行到极点转向上行。因此，感受风邪之气，首先伤及人体上部；感受湿邪之气，首先伤及人体下部。

脾的作用

黄帝问道：脾发生了病变，四肢功能会失常，这是什么原因？岐伯回答说：四肢功能正常必须依赖胃中水谷精气的滋养，但胃脏中水谷精气必须靠脾脏的传输才能到达四肢。现在脾脏发生了病变，不能替胃传输水谷精气，四肢得不到水谷精气的滋养，经气日渐衰弱，脉道不畅，筋骨肌肉都得不到滋养，久而久之，四肢便失去了正常的功能。

黄帝问道：脾脏不主管具体的时令，这是什么原因？岐伯回答说：进入胃中的食物被腐熟，然后由脾将胃中的水谷精气运送到五脏六腑，这是五脏六腑的营养来源。

脾脏在五行属土，位于四方的中央，分别于四时以长养四脏，即通过其他四脏来实现

脾的运化与升清

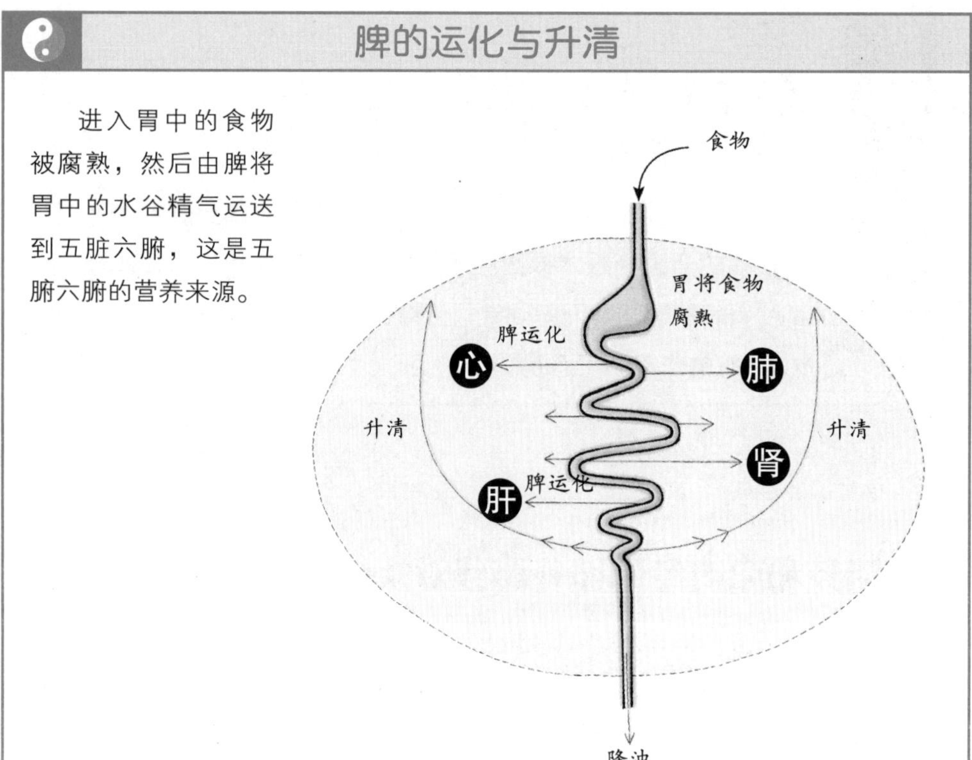

其主管时令的功能，这在每个季节的后十八天最为明显，因而脾脏不单独地主管某个具体的季节。脾脏为胃传输散布水谷精气，在身体中的作用犹如天地生养万物，转输精气到全身各处，无时不可缺少，因而不能主管某个具体时令。

黄帝问道：脾与胃仅以一膜相连，为什么脾能替胃传输散布水谷精微呢？岐伯回答说：足太阴脾经属三阴，贯穿于胃，隶属于脾，上络于咽喉，所以足太阴经能替胃将水谷精微传输到手足三阴经。足阳明胃经与足太阴脾经互为表里，是五脏六腑营养的来源，能够将脾经之气传输到手足三阳经。五脏六腑都依靠脾经的输送以获得胃的水谷精微，所以脾能替胃输送水谷精微。如果脾脏病了，四肢得不到水谷精微的滋养，经气日渐衰弱，脉道不畅，筋骨肌肉都得不到滋养，时间久了，四肢便失去了正常的功能。

第三十 阳明脉解篇

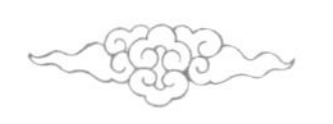

本篇主要论述了足阳明经脉发生病变时病人的各种表现，以及产生各种不同症状的原因。

素问

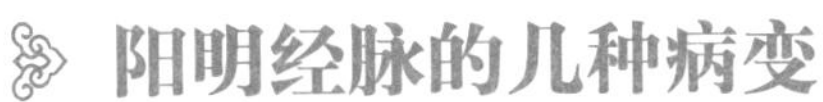

阳明经脉的几种病变

黄帝说道：足阳明经脉发生病变，病人怕见到人和火，听到木器的声音时，心里就感到紧张害怕，但对钟鼓之类的声音却不感到惊恐，这是什么原因？希望您讲讲其中的原由。**岐伯回答说：足阳明经是胃的经脉，在五行中，胃属土，因木克土，所以病人听到木器的声音，心里就会感到紧张惊恐。**

黄帝问道：讲得很好，那么病人害怕火又是为什么？**岐伯回答说：阳明经主肌肉，是多血多气的经脉，邪气侵袭阳明经则会出现发热，如热势过盛，病人就会害怕火。**

黄帝问道：病人为什么又会怕人？**岐伯回答说：阳明经的经气上逆，就会出现呼吸急促，心中烦闷，因病人心中烦闷，所以不喜欢见人。**

黄帝问道：有的病人阳明经气机厥逆，呼吸急促而死，但有的病人阳明经气机厥逆，出现呼吸急促而不死，这又是什么原因？**岐伯回答说：如果厥逆伤及内脏，则因病情严重而死亡；如果厥逆只累及经脉，病情不重则不会死亡。**

黄帝说：讲得很好。有的病人病情很重，会脱掉衣服四处奔跑，上到高处唱歌，甚至几天不吃饭，还能翻墙上屋，所到之处都是平时不能到达的，病了以后反而能够到达，这是什么原因？**岐伯回答说：四肢是阳气之根本，阳气亢盛，四肢就充实，四肢充实，就能够做到这些。**

黄帝说：脱掉衣服四处奔跑又是什么原因？**岐伯回答说：热邪充斥周身，所以脱掉衣服四处奔跑。**

黄帝说：病人胡言乱语，大声斥骂，不避亲疏，纵情歌唱，这又是为什么？**岐伯回答说：因为阳气亢盛而扰乱心神，致使病人神志失常，所以胡言乱语，斥骂别人，不避亲疏，不想进食，四处乱走。**

第三十一 热论篇

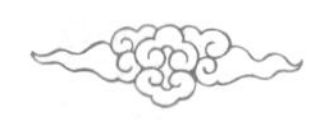

素问

本篇论述了由外邪引起热性疾病的发病形式，实际都属于伤寒。详细讲述了伤寒在六经的传变、表现与伤寒病的治疗，介绍了表里两经脉同时受寒邪所出现的症状。

黄帝说道：凡是外感发热性疾病，都属于伤寒一类疾病，但是有的可以痊愈，有的却死亡，死亡大都在起病后的六七日之内，而痊愈的多数都要到起病的十天以后。这是为什么呢？我不知道其中的缘故，希望听您谈一谈。岐伯回答说：足太阳膀胱经统属各阳经，它的经脉与风府穴相连，通过风府穴与督脉、阳维脉相会，循行于人体背部，所以统率一身的阳气。人受了寒邪后，阳气会与外邪相争，就会出现发热症状。一般情况下，热度虽然很高，但不会引起死亡。但如果是表里两条经脉同时受寒邪而发热，就容易导致死亡。

伤寒在六经的传变

黄帝说：我想听您讲一讲伤寒的临床表现。岐伯说：人体被寒邪伤害，第一天是太阳经受邪气侵袭而发病，症状为头颈部疼痛，腰背僵硬不舒服。第二天，病邪从太阳经传入阳明经，阳明经主管全身肌肉，它的经脉挟鼻，络于目。阳明经气不利，病人出现身体发热、眼睛疼痛、鼻孔干燥、不能安睡等症状。第三天病邪由阳明经传入少阳经，少阳主骨，它的经脉沿着两胁行走，向上络于耳。邪气沿着经脉向上侵袭就会出现胸胁疼痛、耳聋等症状。三阳经脉均受到病邪的侵袭，但邪气还没有内传至脏腑时，可以用发汗的方法治疗。第四天病邪由少阳经传入太阴经，太阴经脉分布在胃中，向上与咽喉部位相连。太阴经病变会出现腹中胀满、咽喉干燥等症状。第五天，病邪由太阴经传入少阴经，少阴经贯通肾脏，络于肺，向上连属舌根部。少阴经病变，病人会有口舌干燥、口渴等症状。须注意的是，如果疾病刚有好转就开始进食难消化的食物，就会在体内郁积生热，两热相交，造成余热不退的现象。第六天病邪由少阴经传入厥阴经，厥阴经脉环绕阴器，络于肝。厥阴经病变，病人会出现烦闷不安、阴囊收缩等症状。如果三阴经、三阳经以及五脏六腑均受到邪气的侵袭，致使全身营卫气血不能正常运行，五脏精气闭阻不通，便会死亡。如果不是表里两条经脉同时感受寒邪而发病，那么到第七

伤寒病的发展与治疗

寒邪在体内的传播有一定顺序和规律，如图所示。须注意的是，如果疾病刚有好转就开始进食难消化的食物，就会在体内郁积生热，两热相交，容易造成余热不退的现象。

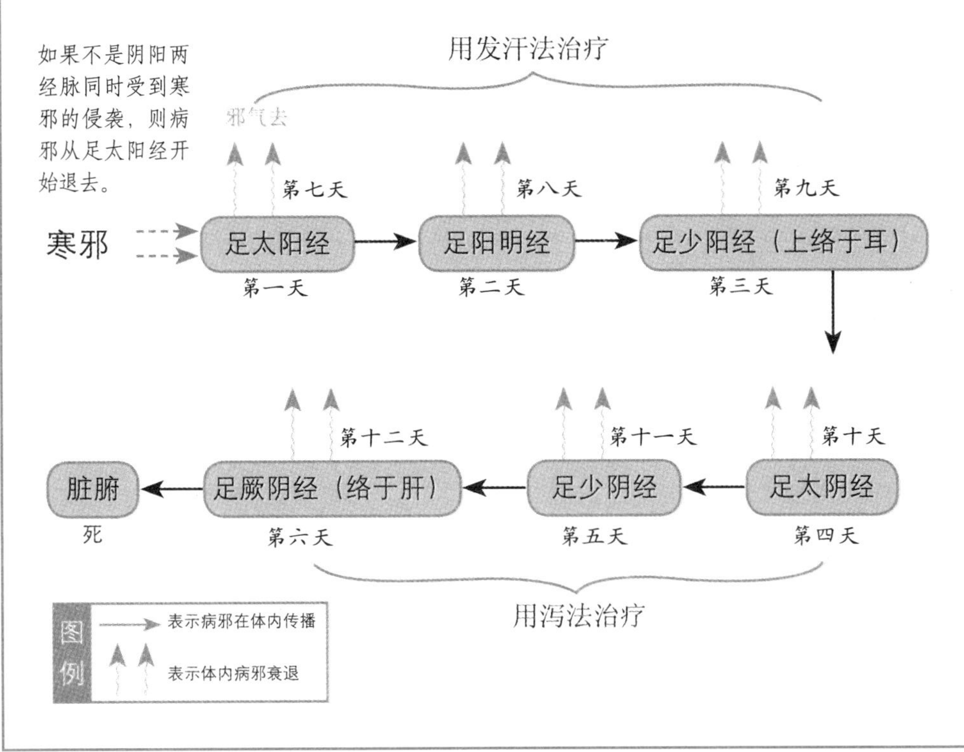

天，太阳经脉的病邪开始衰退，头痛症状就会稍微减轻。到第八天阳明经的病邪减退，身体热度逐渐退下来。到第九天，少阳经脉的病邪开始衰退，听力渐渐恢复。到第十天，太阴经脉的病邪开始衰退，腹部胀满症状逐渐减轻，食欲好转。到第十一天，少阴经的病邪开始衰退，口不渴了，舌不干了，打着喷嚏。到第十二天，厥阴经脉的病邪开始衰退，阴囊舒缓，小腹也微微弛松。邪气消退，疾病便一天天好转。

伤寒病的治疗

黄帝问道：该如何治疗呢？岐伯回答说：治疗时要根据症状判断病邪所在的经脉，分别给予治疗，疾病便会一天天衰退。一般发病不超过三天的，可以用发汗法治疗；发病时间已超过三天的，病邪已入里，可以用泻法治疗。

黄帝问：有时热病已经基本上好了，但常常有余热难退的现象，这是为什么呢？

脏腑气机的升降

气的运动称为“气机”，人体的气流行于全身各脏腑、经络等组织器官，时刻推动和激发着人体的各种生理活动。气运动的基本形式可以概括为升、降、出、入四个方面（如图所示）。气机调畅是生理活动正常的基础，气机不畅（如气滞、气逆等）是身体出现疾病时的表现。

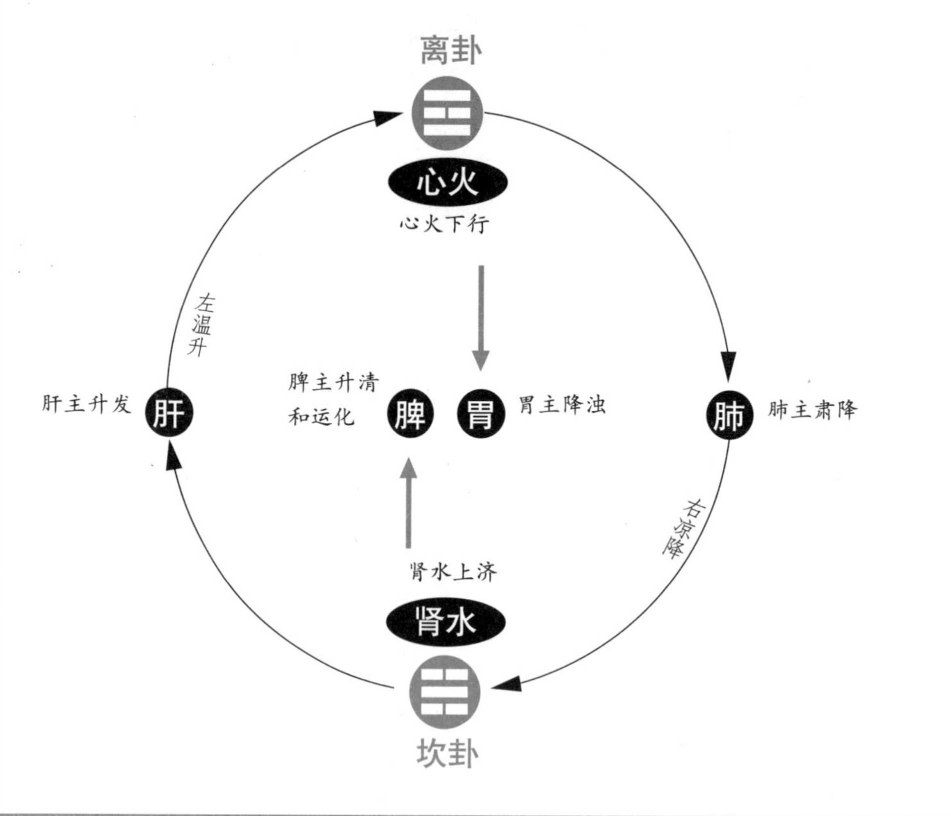

岐伯回答道：凡是余热难退的病人，大多是由于病人在发热严重时强进饮食。像这样的情况，都是由于病势虽已减轻，但余邪未尽，不消化的食物在体内郁积生热，与余邪交结，两热相合，造成余热不退。黄帝问：很好，那又该如何治疗余热不退呢？岐伯说：要观察疾病的虚实，调其顺逆，就能治愈。黄帝说道：热病有什么应当禁忌的吗？岐伯说：在热病稍有好转时，食用肉类会导致热病复发，过量饮食会造成余热难退，这些都是热病的禁忌。

表里经脉同时感受寒邪的症状

黄帝问道：如果互为表里的两条经脉同时感受寒邪而发病，又会出现什么症状呢？

岐伯说：两经同时感受寒邪，第一天是太阳和少阴两经同时发病，所以不仅有太阳病的头痛症状，还有少阴病的口干、烦闷症状。第二天是阳明经和太阴经同时发病，所以不仅有太阴病的腹部胀满、不想吃东西等症状，还有阳明病的身体发热、神志昏迷、说胡话等症状。第三天是少阳和厥阴两经同时发病，所以不仅有少阳病的耳聋症状，还有厥阴病的阴囊收缩和手足冰冷等症状。此时，病情已经很严重了。如果继续发展到水浆不能下咽、神志不清的程度，这样到第六天就会死亡。

黄帝问道：疾病发展到五脏均受到损伤、六腑气机不通、营卫血气运行不流畅的地步，像这样三天以后才死亡，这是什么原因呢？岐伯说：阳明经为十二经脉之长，气血最盛，虽然病邪已经传遍三阳三阴六经，又出现水浆不下、神志昏迷的症状，但阳明经尚存的气血还能维持一段时间，三天以后阳明经经气尽竭，所以病人便死亡。

大凡受寒邪侵袭而得的温热病，在夏至日以前发病的，称为“温病”；在夏至日以后发病的，称为“暑病”。在治疗暑病的初期，应当运用发汗的方法，使暑热邪气随同汗液一同外泄，而不应当运用收敛止汗的方法进行治疗。

第三十二 刺热篇

素问

本篇详细讲述了人体五脏出现热病时的临床表现与变化，介绍了治疗热病的原则与机理，以及治疗热病时的针刺穴位。

五脏热病的临床表现

肝脏热病的临床表现为，先是小便黄，腹部疼痛，想睡，身体发热；如果热邪亢盛，病情加重，就可能出现神志不清、语言错乱、惊恐不安、胁部发胀疼痛、手足躁动、不能安卧等症状。每逢庚辛日，病情加重，甲乙日便出大汗，如果气机逆乱，那么庚辛日病人就要死亡。治疗时应当针刺足厥阴肝经及足少阳胆经的穴位。若肝气上逆，可见头痛眩晕等症状，这是热邪沿肝经上至头部所致。

心脏热病的临床表现为，病人首先是心里不高兴，数日后才会身体发热、热邪亢盛，且心中突然疼痛、烦闷、呕吐、头痛、面部红赤、无汗。心脏在五行中属火，受水的克制，所以在壬癸日（属水）病情会加重。丙丁日出大汗，如果气机逆乱，那么壬癸日病人就要死亡。可以针刺手少阴心经和手太阳小肠经的穴位进行治疗。

脾脏热病的临床表现为，病人首先感觉头重，面颊疼痛，心烦，颜面色青，总想呕吐，身体发热。如果热邪亢盛，病情加重，可能出现腰痛不能俯仰、腹部发胀、腹泻、下颌两侧疼痛等症状。每逢甲乙日病情加重，戊己日出大汗，如果气机逆乱，那么甲乙日病人就会死亡。可以针刺足太阴脾经和足阳明胃经的穴位进行治疗。

肺脏有由热邪引起的疾病，患者首先出现感觉寒冷、须发竖起、怕风、舌苔发黄、身体发热等症状。热邪亢盛，便会气喘咳嗽，胸背部疼痛，不能深呼吸，头痛非常厉害，汗出而冷。如果病邪特别严重，病人的正气又非常虚弱，不能支持，那么在丙丁日就会死亡。治疗时应当针刺手太阴肺经和手阳明大肠经两条经脉，络脉胀起的部位放血，热势立即可退。身体发热等症状，如果气机逆乱，那么便会感觉后项疼痛，头晕心慌。每逢戊己日病情加重，壬癸日出大汗，如果气机逆乱，戊己日病人就要死亡。肾在五行中属水，受土的克制，所以在戊己日（属土）病情会加重。而在壬癸日（属水）肾脏本身的正气偏旺，身体出汗使热减退。

人体全息图

根据人体经络运行规律，体内任何一脏腑发生病变，都会在其运行经络的体表表现出来，通过观察身体不同部位的变化可以诊断身体的病变，同样，治疗时只要诊治脏腑之气所经穴位也可以治愈疾病。

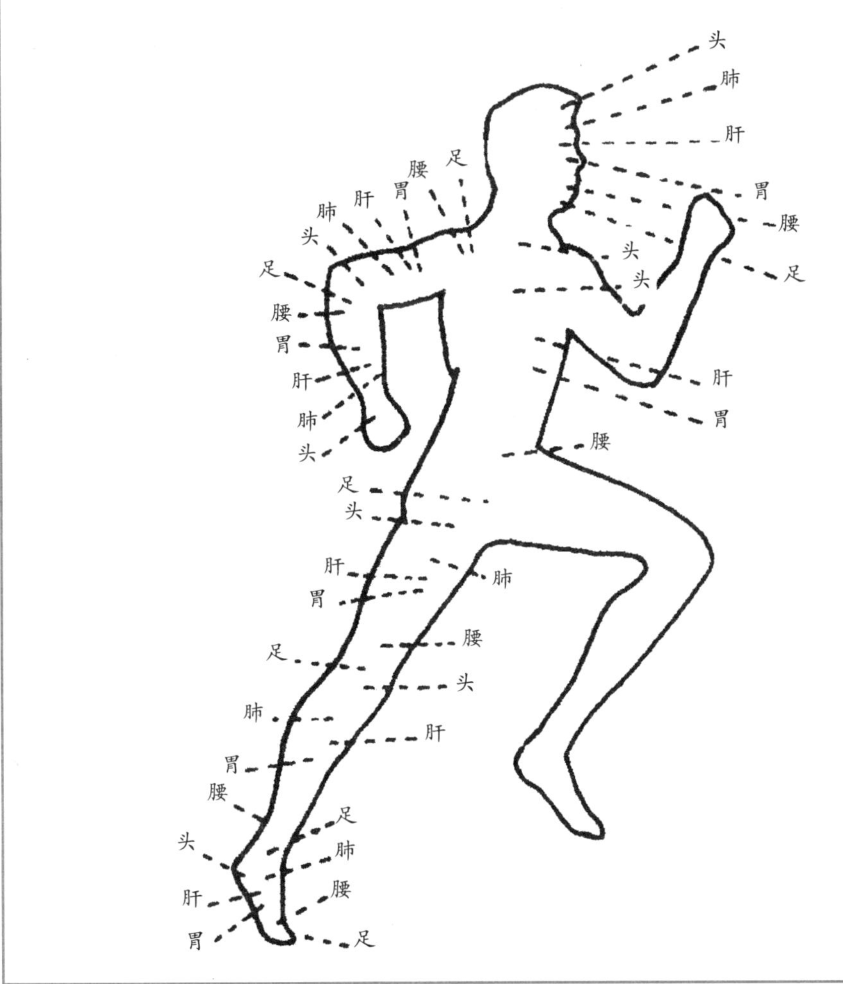

肝脏热病，左侧面颊先出现红色；心脏有热病的病人，在其额上先出现红色；脾脏热病，鼻部先出现红色；肺脏有热病的人，在其右颊部先出现红色；肾脏热病，颐部先出现红色。虽然热病还没发作，但在面部已经出现了红色，这是发病的征兆。五脏热病，在各脏相应部位出现红色时，只要及时治疗，到了本脏所旺之日，疾病就能痊愈。如果针刺治疗失误，疾病的病程就会延长，要等到生病之脏的第三个脏气旺盛的日期，病才可能治愈。各脏热病汗出，均是遇到本脏的旺日便出大汗。

热病的针刺方法

凡是治疗热病，应有适当的护理，要先给病人喝一些清凉的水，然后再进行针刺治疗。病人的衣服应当单薄一些，居处凉爽一些，身体转凉，疾病便好了。

患热病的病人，如果先出现胸胁疼痛、手足躁动不安的症状，应该针刺足少阳胆经的穴位，用泻法；如果病情特别严重，就采用五十九刺的针刺治疗方法。如果热病从手臂开始疼痛，应该针刺手阳明大肠经和手太阴肺经的穴位，使病人出汗，发热停止则病愈；热病自头部首先发病的，应当针刺足太阳膀胱经后项部位的穴位，汗出则热停止。如果热病从足和小腿部首先发病，应该针刺足阳明胃经的穴位，病人汗出热退则疾病治愈。热病先出现身体沉重、骨节疼痛、耳聋、喜睡等症状，应当针刺足少阴肾经的穴位。如果是病情严重的，可以针刺治疗热病的五十九个穴位。热病先出现头晕眼花、发热、胸胁胀满等症状的，应当针刺足少阴肾经和足少阳胆经的穴位。

足太阳经有一条分支和颧骨部位相连，所以太阳经发生热病，红色出现于两颧部位。如果颜色尚未枯槁晦暗，只要出汗，等待经气旺盛之日时，疾病便可痊愈。如果在出现太阳经症状的同时又见到少阴经的症状，这就是两条经脉同时受病邪侵袭的“两感病”。那样，不超过三天病人就会死亡。倘若厥阴经脉之气色同时出现在两颧部，病人在三天内一定死亡。由于热气内连肾脏，出现了少阳的脉色。少阳经发生热病，红色显现在两颊前的部位，如果患者面部的色泽没有败坏，说明病邪还在人体浅表部位。如果颜色尚未枯槁晦暗，只要出汗，等待经气旺盛之日，疾病便可痊愈。如果出现少阳经症状的同时又出现厥阴经的症状，说明少阳经和厥阴经两条经脉同时受病邪侵袭，也是“两感病”，不超过三天就会死亡。

治疗热病的针刺穴位：针刺第三脊椎骨的下方，可以清泻肺热；针刺第四椎的下方，可以清泻心热；针刺第五脊椎骨的下方，可以清泻肝热；针刺第六椎的下方，可以清泻脾热；针刺第七脊椎骨的下方，可以清泻肾热，应刺尾椎骨处。颈项第七椎以下凹陷的中央，是大椎穴。如果红色从面颊下部上逆连于颧部，主痢疾之类的疾病；如果红色向下到了颊车部位，是患了腹部发胀的病；如果红色出现在颧部的后方，主胁痛；如果红色出现在颊上的部位，则病变在膈上。

第三十三 评热病论篇

素问

本篇主要评述了一些热性病，阐述了热病中的阴阳交，以及风厥、劳风、肾风、风水等病的机理、临床表现与治疗方法等。

阴阳交

黄帝问道：有些患温热病的人，出汗以后又常常出现身体发热，脉搏躁动并不因为出汗而减弱，胡言乱语，不能吃东西的症状，这是什么病呢？岐伯回答说：这种病叫“阴阳交”，患这种病的人一定会死。

黄帝说：我想听您说说它的道理。岐伯说：人能够出汗的原因，是食物进入胃中以后，化为水谷精微，精气旺盛，才能出汗。热病后期人体的精气与病邪互相抗争而出汗，说明病人的精气战胜了病邪。现在出汗以后又发热，是邪气亢盛的缘故，不能吃东西，则精气得不到补充，倘若热邪长期停留于体内，病人的寿命便不会长久。而且《灵枢·热病》中已经说过，出汗后脉象仍然盛大、躁动不安的病人，难免会死。现在脉象的变化不因为出汗而平静，这是由于精气不能胜过邪气的缘故，所以病人会死，这是很明显的。语言狂乱，表明神志失常，神志失常也是死亡的征兆。现在见到三种死亡的征兆，而看不到一点生机，所以，虽然在出汗后热度稍有下降，但最后仍然难免会死。

风厥

黄帝问道：有一种疾病，病人表现为身体发热、出汗、烦闷，而且烦闷不因为出汗而减轻，这是什么病呢？岐伯说：出汗后发热不退是风邪侵犯造成的，出汗后烦闷不减则是由于下气向上逆行引起的。这种病叫“风厥”。黄帝说：希望听您详尽地谈一谈。岐伯说：太阳经主管全身的阳气，守卫在人体外表，所以，外部来的病邪侵犯人体，太阳经首先感受邪气而发病。足少阴肾经与足太阳膀胱经互为表里，足太阳膀胱经的热邪影响到足少阴肾经，于是足少阴肾经的气机逆而上冲，便成为厥。黄帝问：如何治疗呢？岐伯回答说：应当针刺足太阳膀胱经和足少阴肾经的穴位，并服用汤药。

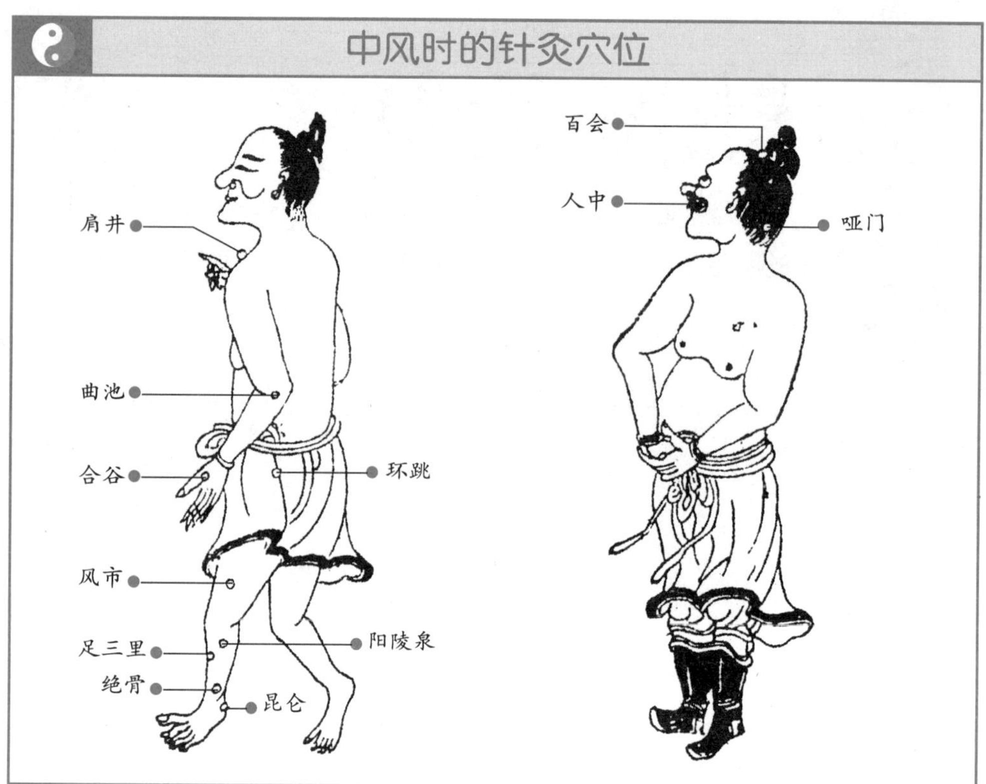

劳风

黄帝问道：劳风这种病，有哪些症状？岐伯回答说：劳风病发生在肺的下边，其临床表现为：头项强直，视物不清，吐出像鼻涕一样的黏痰，怕风，打寒战，这就称为“劳风病”。黄帝问：怎样治疗呢？岐伯回答说：首先要注意休息，通利肺气，其次针刺足太阳经以引肾之精气，一般三天即可痊愈；如果病人是中年人，精力较弱的，一般五天可以治愈；精气不足的七日即可痊愈。劳风病人咳出的痰，是青黄色的浓痰，如脓一般，质地黏稠，凝结成块，如同弹丸大小，从口腔或鼻腔排出。如果痰液不能排出，积存在肺中就会损伤肺脏，肺脏损伤会导致死亡。

肾风

黄帝问道：有一种名叫“肾风”的病，病人面部、足背浮肿，语言不流利，能够用针刺治疗吗？岐伯说：虚证就不能用刺法。如果不应针刺而误用刺法，就会使正气更加虚弱，五日后邪气就一定向内传入肾，加重病情。黄帝问道：邪气到来时是什么样子呢？岐伯说：会引起气短，时常发热，热从胸背部向上行走到头，出汗，手心发热，口干，小便颜色发黄，眼睑浮肿，肠中鸣响，感到身体沉重，行动困难，月经停闭，心烦，不能吃东西，不能仰卧，一仰卧便出现咳嗽，病名又叫“风水”。详细的论述，在《刺法篇》中。

黄帝说：我希望听您讲一讲其中的道理。岐伯说：邪气之所以能侵犯人体造成疾病，根本原因是人体的正气虚弱。由于小腹部有热邪，所以小便黄赤；由于胃气不和，所以不能仰面而卧；仰卧时咳嗽加重，是由于仰面平卧后水气向上压迫肺。大凡水气病患者，眼睛下部总是首先出现轻微浮肿。黄帝问：为什么会这样呢？岐伯回答说：水的性质属阴，眼睛的下部也属阴，腹部又是至阴之气所在的地方，所以腹中有水气，眼睛下方必然首先出现浮肿。水邪犯心，心火上逆，所以病人会感觉口苦、舌干，不能仰卧，仰卧便咳吐清水。凡是水肿病，大都不能仰卧，因为仰卧会使病人感到惊悸不安，惊悸不安会使咳嗽加重。腹中肠鸣的根本原因在胃，这是水液流入胃肠造成的。腹中鸣响，是肠胃中水气相击所致。如果食物不能正常下咽，是胃脘阻隔不通所致；身体沉重，行走艰难，是因为胃的经脉在足部。因为胞脉属于心脏，向下连胞宫，水肿病人湿邪之气向上逆行逼迫肺脏，使心气不能向下通达，因此月经不来潮。黄帝说：讲得很有道理。

人眼全息图

太极八卦可以对应人体，也可以对应人的眼睛。眼睛的不同部位按照阴阳八卦关系与身体的其他部位对应。身体其他部位发生疾病会在眼睛处有所表现，例如，根据八卦图，眼睛下部对应肾，对应水，属阴，人的腹部是阴气所聚，所以腹部有水气，眼睛下方就会出现浮肿。

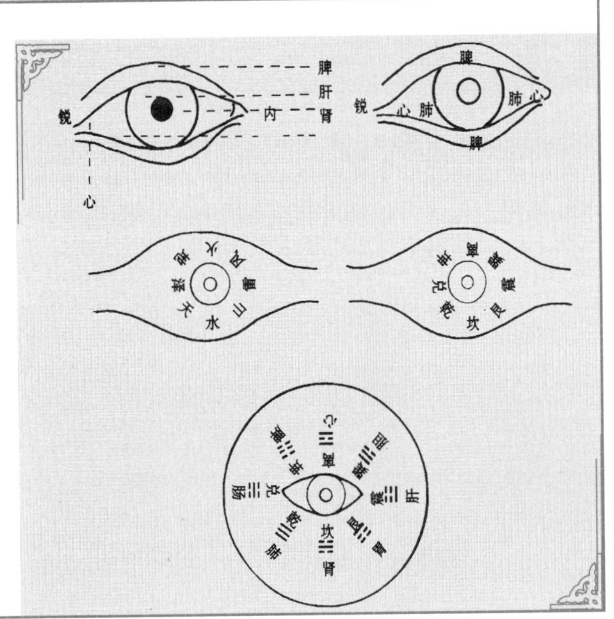

第三十四 逆调论篇

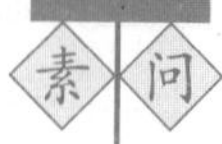

本篇主要论述了体内阴阳之气失调所引起的一些疾病，包括热病、寒病、心肾不交所致的骨痹、气逆病等，并分析了各种病证的致病机理，强调了调和阴阳在养生中的重要性。

从症状看疾病

黄帝问道：有的病人身体发热，而且感到烦闷，不是穿衣服过多造成的，这是什么原因？**岐伯回答说：这是因为人体阴气虚少而阳气偏盛，所以病人感到身体发热，烦闷。**

黄帝问道：有的病人身体发冷，不是因为衣服穿得单薄，也不是由于体内有寒邪停

心肾不交

心属火，藏神；肾属水，藏精。正常情况下，心火与肾水互相作用，互相制约，以维持正常的生理活动。肾中真阳上升，能温养心火；心火能制肾水泛滥而助真阳；肾水又能制心火而益心阴。如果肾阴不足或心火扰动，两者失去协调关系，称为心肾不交。主要表现为：心烦，失眠，多梦，怔忡，心悸，遗精等。

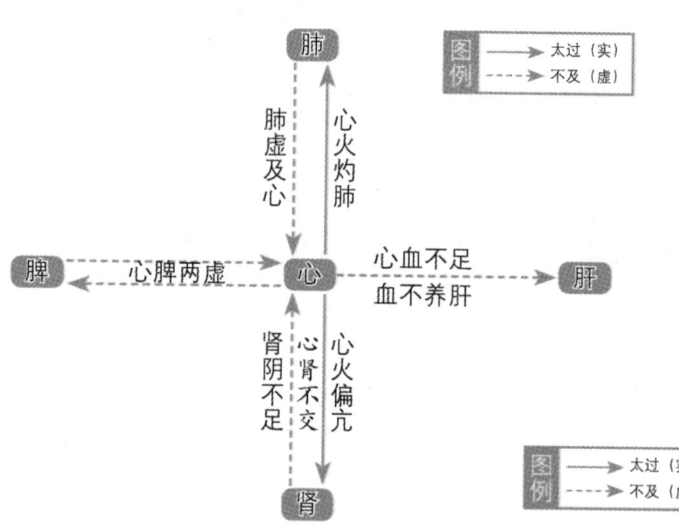

留，却感到寒冷从身体内部产生出来，这又是什么原因？

岐伯回答说：这种人体内多痹气，阳气少而阴气偏盛，所以身体像从冷水中出来一样寒冷。

黄帝问道：有人四肢发热，遇到了风寒就如同在火中烧烤一样，这是为什么呢？岐伯回答说：这类人体内阴气虚面阳气盛，四肢属阳，两阳相合，阴气愈加亏少，水少就不能灭掉亢盛的火邪，因而阳气独旺。阳气独旺，有阳无阴，生机不全，因而一遇到风，四肢就像在火中炙烤一样。这样的人，肌肉也会慢慢消瘦。

黄帝问：有的病人全身发冷，即使用热水温暖或是烤火，也不能使他感到热，穿再厚的衣服，身体也不温暖，然而病人并没有冻得战栗发抖，这是一种什么病呢？

岐伯说：这种人从体质上看是肾气偏盛，但长期接触潮湿的环境，使太阳经气虚衰，肾中的阴精得不到阳气的温暖而枯竭不长，肾为水脏，肾藏精生骨髓，肾不能生养骨髓，则骨髓空虚，寒冷深达骨髓。病人并不表现出冻得战栗发抖的原因是，肝是一阳为少阳相火，心是二阳为厥阴君火，肾是孤脏为太阳寒水，一个属水的肾脏无法制约两个属火的脏腑，所以，这种病人虽然寒冷，但不发抖。这种病叫做“骨痹”，还应见到关节拘挛的症状。

黄帝问道：有一种疾病，病人肌肤麻木，虽然穿上衣服，盖上被子，还是没有减轻症状，这是一种什么病呢？

岐伯说：这是营卫之气虚弱造成的。营气虚弱就会使皮肤麻木；卫气虚弱身体便失去正常功能活动；如果营卫都虚了，则会既表现出肌肉麻木的症状，又表现出肢体失去正常活动能力。如果病情发展到人的意识不能支配肢体活动，身体上的刺激也无法引起人的意识上的反应，身体和神志不相配合适应的情况，人就要死了。

气逆病的表现和成因

黄帝问：患气逆病的人有不同的表现，有的不能平卧，呼吸有声音；有的不能平卧而呼吸无声；有的起居正常而呼吸有声；有的能够平卧但行走即出现气喘；有的不能平卧、行走且气喘；有的不能平卧，平卧即气喘。这些表现都是哪些脏腑的病变引起的？我希望了解其中的原因。

岐伯回答说：不能平卧而呼吸有声音的，是足阳明经气上逆所致，足三阳经脉之气以下行为顺，现在反逆而上行，所以呼吸有声音。足阳明经是胃的经脉，胃是五脏六腑气血的来源，胃气下行是其正常生理功能的表现，现在病人胃气上逆，不沿着正常的通道运行，所以病人不能平卧。《下经》说，胃气不和就睡不安稳，说的就是这种情况。如果病人生活起居正常，但呼吸有声音，这是由于肺的络脉不通，络脉之气不能跟随经脉之气正常上下运行，因而留滞于经脉而不行。络脉的病变轻微，所以起居有常而呼吸有声音。如果病人不能平卧，平卧则喘，是由于水湿停留于体内，向上压迫肺造成的。水液是随着津液的流行而流行的，肾是主水的脏器，主管人身津液，又主管睡卧和气喘。

黄帝说：讲得好。

肾的功能

肾藏精纳气，主管人体内的津液，以其阴制约心火，并通过气化作用将体内多余的水分排出体表，肾阴肾阳在体内相互制约，相互依存，共同维持着人体的生理平衡。如果这一平衡状态被打破，人体就会发生疾病，如当人的肾精大虚时，就会出现气喘、不能平卧的现象。

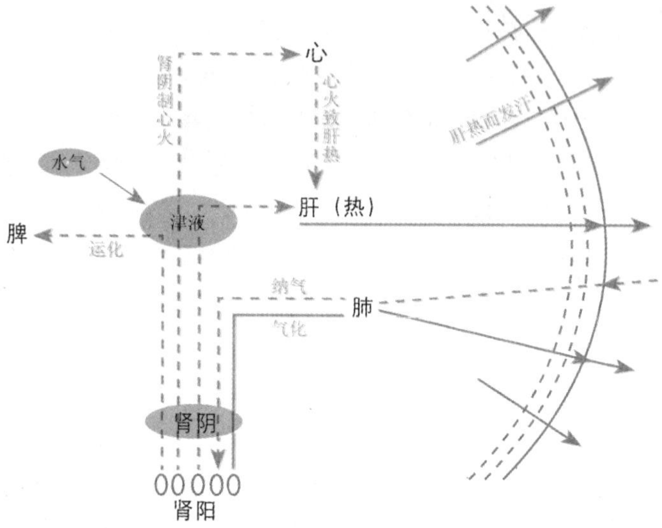

心
肾阴制心火
心火致肝热
水气
津液
肝（热）
脾
运化
肝热而发汗
纳气
肺
气化
肾阴
肾阳

第三十五 疟论篇

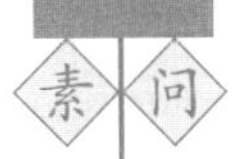

本篇主要是关于疟疾的论述。疟疾病是由风邪入侵，导致体内阴阳之气失调所致。疟疾病呈周期性发作，这是由体内阴阳之气在体内的运行规律所决定的。疟邪的发作形式有寒疟、温疟和瘅疟，对疟疾病的治疗要根据其运行周期把握针刺的时机。

疟疾病的成因

黄帝问道：疟疾都是由于受风邪引起的，病的发作和停止都有一定的时间，这是什么原因？岐伯回答说：疟疾开始发作的时候，首先是汗毛竖起，四肢伸展，频频打哈欠，恶寒战栗，两颔鼓动，上下牙相撞击，腰与脊背都疼痛。等这些怕冷的症状过去后，身体又开始发热，并出现头痛得像要裂开一样、口渴、想喝冷水等症状。

黄帝说道：这是什么邪气所引起的呢？希望听您谈一谈其中的道理。岐伯说：这是阴阳之气上下相争，互相转移合并，虚实交替造成的。阳气合并到阴中，于是阴偏实而阳偏虚，阳明气虚，便出现鼓颔、寒战等症状；太阳气虚，便出现腰背、头项疼痛等症状；如果三条阳经经气都虚，则阴气就过于亢盛。阴气过于亢盛会感到寒冷彻骨，而且疼痛。寒邪从内部产生，所以病人里外都感觉寒冷。阳气偏盛时，体表发热；阴气虚少时，体内发热。内外均热，便出现呼吸急促、口渴、总想喝冷水等症状。

这种病是因为夏天被暑气所伤，热邪伏于皮肤之内、肠胃之外，即营气停留的地方。暑热使人出汗，肌肉疏松，肌腠开。到了秋季再遇着秋凉之气，如出汗的时候受风邪侵袭，或在水中洗浴，于是风邪和水气停留于皮肤之内，与卫气相并合。人体的卫气白天在三阳经运行，夜晚在三阴经运行。风邪和水气随卫气行于阳则外出，行于阴则进于内，像这样内外相迫，以致疟疾每日发作。黄帝问道：疟疾每隔一日发作一次，这是为什么呢？岐伯回答说：这是由于疟邪停留的部位很深，内近于阴分，阳气独发于外，阴邪停留于内，阴阳相争，邪气不能外出，因此，邪疾隔日发作一次。

疟疾发作呈周期性的原因

黄帝说：讲得很好。有的疟疾发作时间一天天推迟，有的却提前，这又是为什么呢？岐伯说：这是因为人体的卫气每昼夜会于风府穴一次，每当卫气运行到风府穴时则肌肤腠理开，如果此时邪气入内，则疟病发作。邪气侵犯风府穴，顺着脊柱下移，每天下移一个骨节，卫气与邪气交会的时间也就逐渐推迟，所以疟疾的发作就会逐日晚一点。邪气从风府穴开始每天向下移动一节，经过二十五天，到达骶骨，第二十六天开始又进入脊椎沿冲脉向上，再经过九天到达缺盆。由于疟邪逐日向上行走，所以发作的时间就一天比一天早。至于隔日发作一次，是因为邪气内迫五脏，横连于膜原（皮肉与内脏间的部位），距离体表较远，邪气深入，运行缓慢，不能与卫气并行，邪气与卫气不能同时到达体表，所以隔日发作一次。

黄帝问道：先生说卫气到达风府穴的时候肌肤腠理开，肌肤腠理开，邪气便进入体内，邪气进入体内，于是疟疾便发作。可是您又说因为卫气和邪气相遇的地方每日下移一节，那么，当疾病发作的时候，邪气并不在风府穴，疾病仍然是每日发作一次，这是什么道理？岐伯回答说：上述情况是指邪气客于头项，然后沿脊柱下行。人的体质有虚实不同，邪气所伤的部位各不相同，所以虽然不在风府穴，也可以发病。例如邪气侵袭头顶，当卫气运行到头顶时邪气就与卫气相抗争而发病；邪气中于腰脊，卫气行于腰脊与邪气相合便发病；邪气侵袭背部，则卫气运行到背部时，邪气与卫气相抗争而发病；邪气中于手

邪气的运行影响疟疾发作时间

正常情况下，体内卫气白天在三阳经运行，晚上在三阴经运行。风邪和水气随卫气行于阳则外出，行于阴则进于内，这样内外相迫，以致疟疾每日发作。但是有时候疟疾的发作规律也会改变。如图所示：

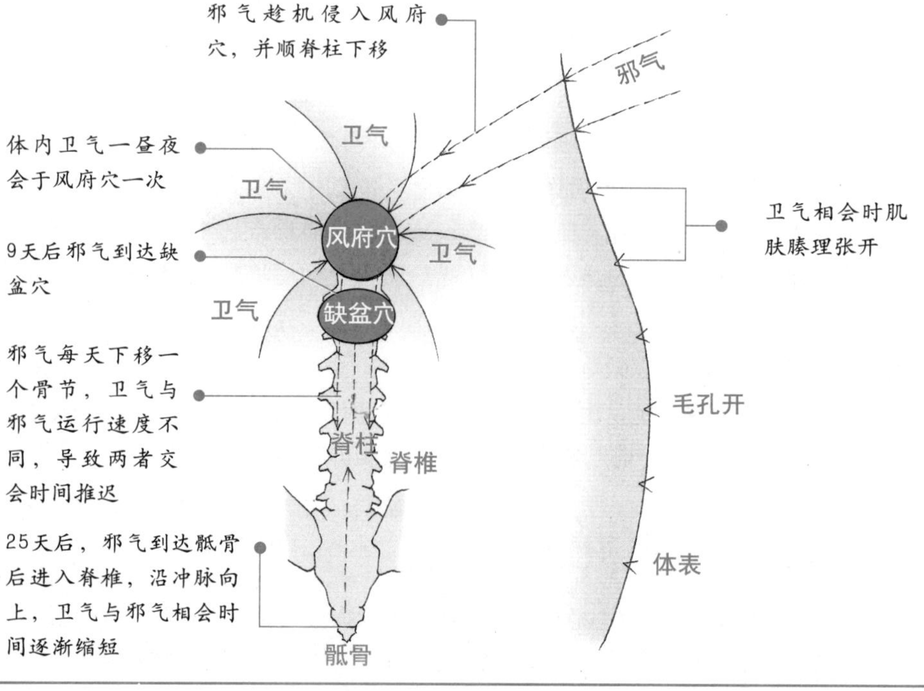

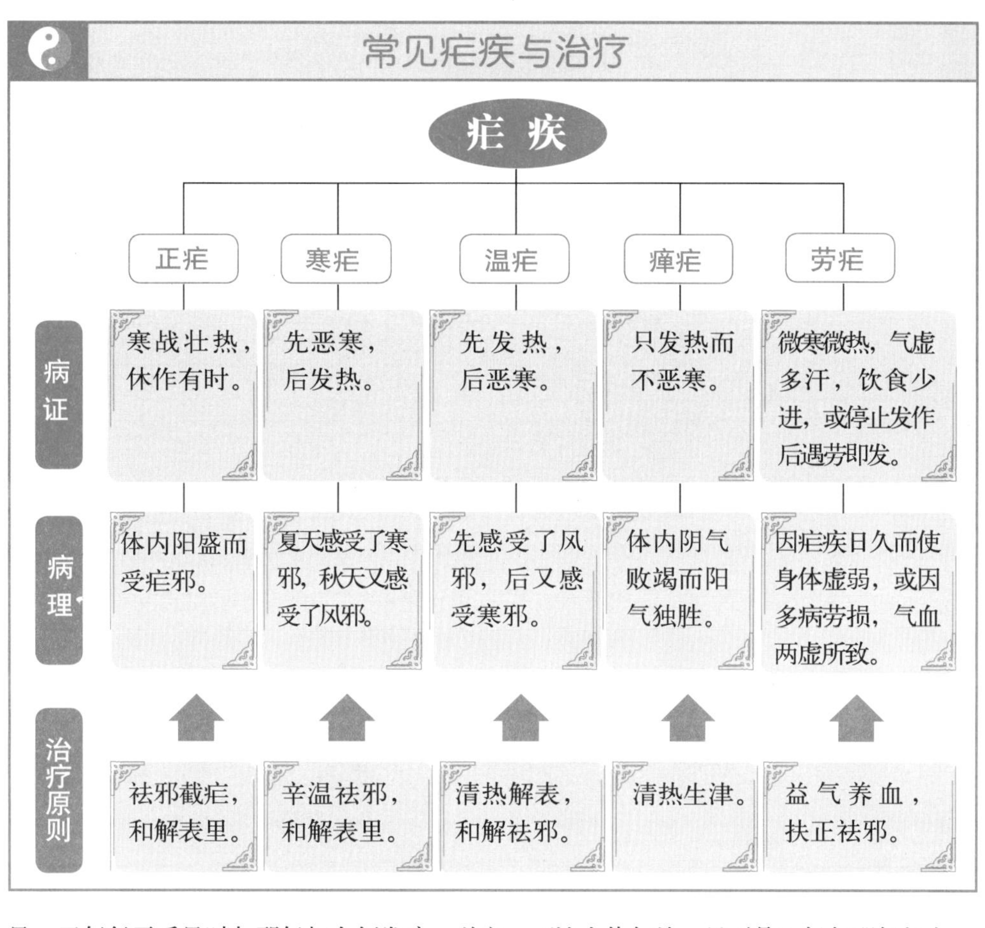

足，卫气行于手足时与邪气相合便发病。总之，不论人体何处，只要是卫气与邪气相合，互相抗争就会发病，所以风邪伤人没有一定的固定部位。卫气运行到邪气停留的地方，两者合并，互相抗争，就会使腠理开而疾病发作。

风病和疟疾

黄帝说：很好！风病和疟疾都属于同一类疾病。风病没有间歇，而疟疾的发作却时有休止，这是为什么呢？岐伯说：引起风病的病邪相对稳定地停留在侵入部位，所以症状持续存在；而引起疟疾的病邪随着经脉和络脉中的气血行走，时而深入体内，时而出于体表，必须与卫气相合，两者互相抗争时才发病。

寒疟、温疟和瘅疟

黄帝问道：疟疾的发作，先恶寒而后发热，这是为什么呢？岐伯说：夏天感受了严重的暑热，出汗多，汗孔张开，如果此时洗浴或乘凉，寒气就乘机侵入藏伏在汗孔皮肤里，到秋天再受到风邪的侵袭，就会形成疟疾。寒是属阴的邪气，风是属阳的邪气。由于

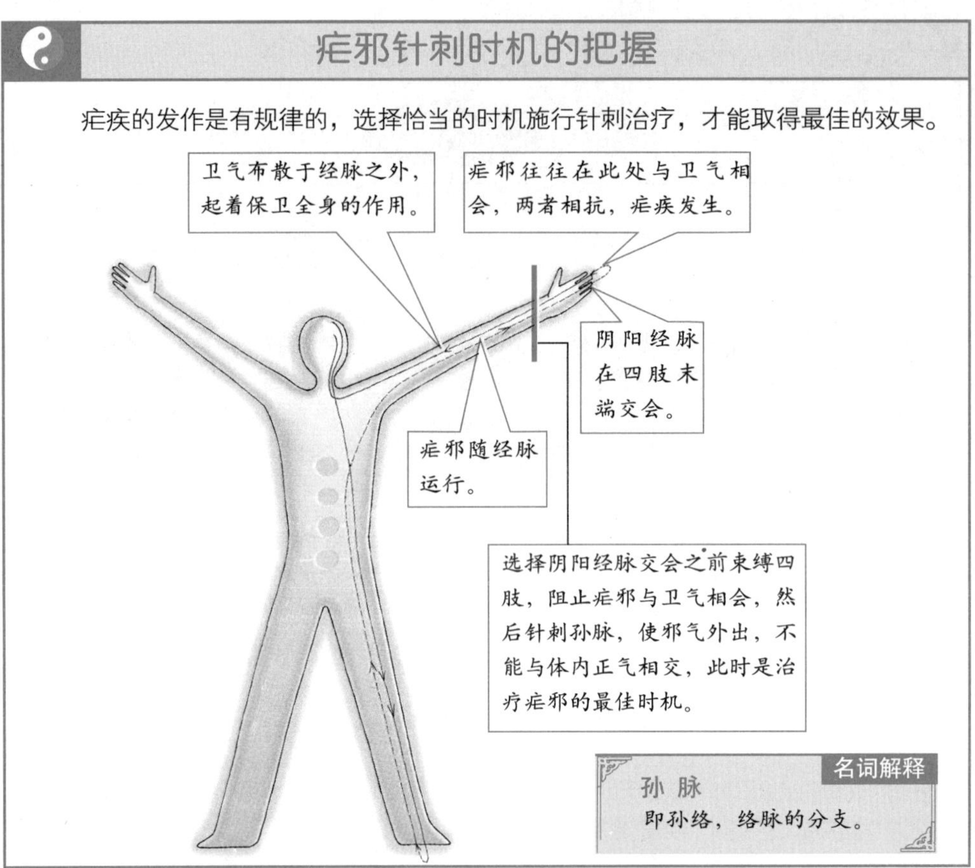

是先受了寒邪，后受了风邪，所以发作时先恶寒而后发热。这种病的发作有固定时间，病名叫“寒疟”。黄帝问道：疟疾的发作，先发热而后恶寒，这是为什么呢？岐伯说：这种病人先被风邪侵袭，而后才被寒邪侵袭，所以表现出先热后寒的症状。疾病的发作也是有一定时间的，病名叫“温疟”。只出现发热而不见恶寒的，是因为阴气先败竭，阳气独旺，病人还表现出气不足、烦闷、手脚发热、总想呕吐的症状，病名叫“瘅疟”。

疟邪针刺时机的把握

黄帝问道：经书上说，疾病表现为有余的，就用泻法治疗；疾病表现为不足的，就用补法治疗。现在病人出现了热有余而寒不足的症状，假如说疟疾发病是有余的实证，寒冷是不足的虚证，那为什么即便用热水温熨和烤火的办法也不能使病人感到温暖？当发热时，虽然用冷水洗浴，也不能使病人身体转凉。这种寒热都属于虚实一类的病。但当发冷、发热时，即使是良医也没有办法制止，而必须等到症状减轻之后，才用针刺疗法进行调整治疗，是什么缘故？想听您给我解释一下。

岐伯回答说：当病人高热的时候不要进行针刺，当脉搏跳动混乱时不要进行针刺，当病人大汗淋漓时不要进行针刺。这是因为邪气亢盛时，应避其锋芒，不能逆着病势勉强治疗。疟疾刚开始发作的时候，阳气与疟邪并居于阴分，这时在内的阴气偏盛，在表的阳气虚少，所以首先出现寒冷发抖的症状。阴气逆乱达到极点，阴气外出到达阳分，阴阳并居于外，于是阴气偏虚而阳气偏实，所以病人先出现发热、口渴等症状。疟邪与阳气并居于阳分的时候，阳气偏盛，疟邪与阴气并居于阴分的时候，阴气偏盛。引起疟疾的邪气和阳气相并则阳气盛，邪气进入体内和阴气相合则阴气盛。阳气盛就出现发热，阴气盛就产生寒冷。疟疾是风寒之气所引起的，阴寒达到了极点便产生阳气，阳热达到了极点便产生阴气。疟疾的发作往往来势汹汹，发热时像火一样热，寒冷时又冷得像急风暴雨一样猛烈无法抵挡。所以经书上说，当疟邪正旺的时候，就不要泻邪伤正。等到邪气衰退的时候，再抓住时机进行针刺，就可取得较好的治疗效果，就是这个意思。

疟疾尚未发作的时候，阴气还未同阳气并居于阳分，阳气还未同阴气并居于阴分，此时进行调理，正气得到安定，邪气才能除去。所以医生不能在疟疾发作时进行治疗，就是因为这时正气与邪气逆乱的缘故。

黄帝说：讲得很好！那么如何治疗呢？怎样掌握时间的早晚呢？岐伯回答说：疟疾

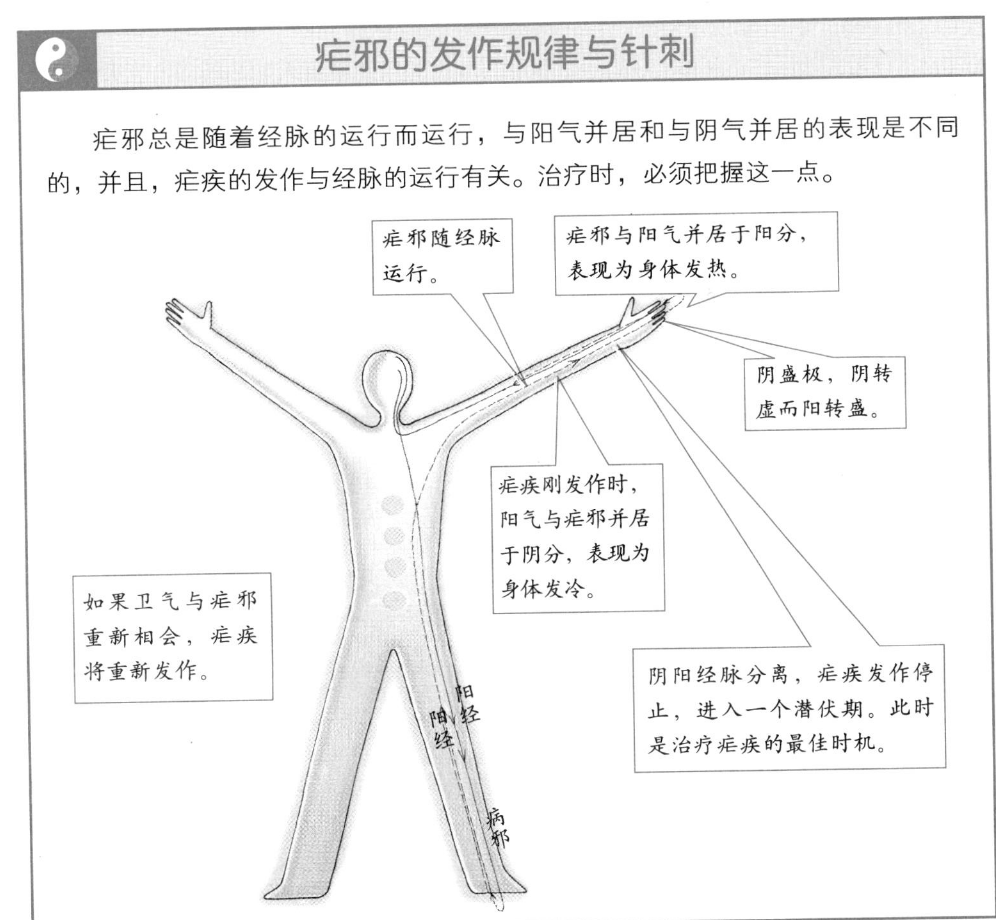

将要发作的时候，阴阳相互移并，这是从四肢的末端开始的，因为人体阴阳经的交接处在四肢末端。所以在阴阳尚未并居的时候，应当紧紧束缚四肢末端，从而使邪气不能入内，阴气不能出外，细心审察，在孙脉盛满的地方针刺出血，这样可以祛除邪气，使其不能和体内的正气相合并。

黄帝问道：疟疾不发作的时候，情况又当如何呢？岐伯说：疟疾在人体中，使人体的阴阳之气发生虚实交替的变化。当邪气在阳分的时候，身体发热，脉象躁急；当邪气在阴分的时候，病人就会发冷而脉搏平静。疟疾发展达到极点时，阴阳之气均已衰退，卫气与邪气分离，所以疟疾停止发作。如果卫气与邪气重新聚合，疟疾又重新发作。黄帝问：有的疟疾隔两天或几天才发作一次，病人有的口渴，有的不渴，是什么原因？岐伯回答说：疟邪与卫气会于风府穴，疟疾才能发作，但有时候疟邪与卫气又不能会于风府穴，所以有的间隔二日或间隔数日发作一次。疟疾发病过程中，出现阴阳虚实交替变化的情况。阳气盛而阴气衰，则出现口渴；阴气盛而阳气衰，口就不渴。

四季疟邪

黄帝问道：医经上说，夏天受了暑邪，到了秋天就一定会产生疟疾，然而有些疟疾的产生并不完全是这样，又是为什么呢？岐伯说：医经上所说夏天为暑所伤，秋天必发疟疾，这是指与四时发病规律相顺应而言的。如果疟疾的脉征不同，则是与四时发病规律相违背的。疟疾在一年四季都可发病，通常在秋天发的疟疾，寒冷的症状较严重；冬天生的

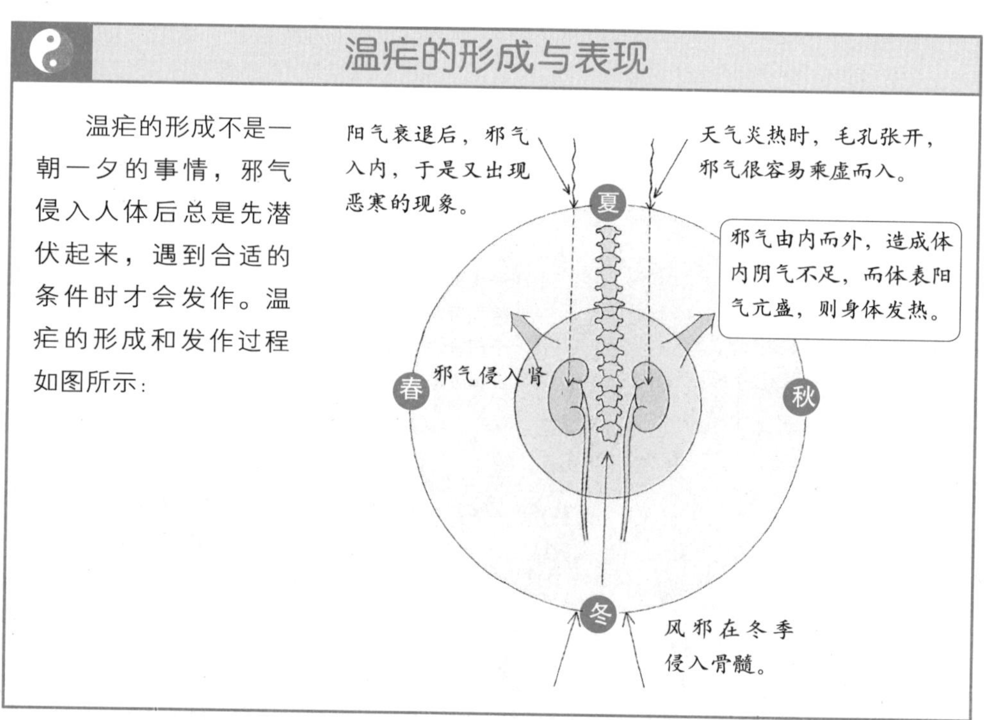

疟疾，表现为寒不重；春天发的疟疾，有怕风的症状；夏天出现的疟疾，表现为汗多。

黄帝问道：温疟与寒疟，疟邪藏于何处？是在哪一脏？岐伯回答说：温疟的形成是因为冬季受了风邪，风寒邪气藏于骨髓之中。到了第二年春天，阳气发生，邪气仍不能自行排出。到夏天暑热的时候，如果天气过于炎热，暑热熏蒸，消耗脑髓中的阴气，使人头昏脑涨，精神不振，肌肉消瘦，汗出毛孔张开，此时再劳累过度，邪气就乘虚与汗一起外出而引起疾病的发作。这种病是病邪先潜伏在肾脏，病邪从内出于外，这样就造成了体内阴气不足，而体表阳气亢盛，阳气盛则产生发热的症状。当阳气衰退的时候，邪气又进入内，邪气入内那么阳气就偏虚，阳气偏虚，于是便出现恶寒，所以病人表现出先热后寒的症状，叫“温疟”。

黄帝问道：瘅疟的情况怎么样呢？岐伯说：得了瘅疟的病人，肺脏本来就有热邪。肺气旺盛，气机逆而上冲，气充实而不外泄，加之用力过度，肌肤腠理开，风寒之邪侵袭人体，遂停留于皮肤之内，肌肉之间，于是发病。病发则阳气偏盛，阳气偏盛而不衰退，便会发热，由于病邪没有伤及阴分，所以只见发热而不出现恶寒。这种病的邪气在内藏于血脉中，在外停留于肌肉之间。由于阳气亢盛，发热严重，耗损了人体中的水液，使人肌肉消瘦，所以将这种病叫做“瘅疟”。

黄帝说：讲得很好！

第三十六 刺疟篇

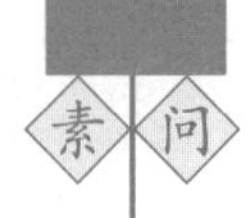

本篇论述了六经疟疾、脏腑疟疾的表现与治疗方法。疟疾在不同的发作时期应采取不同的治疗方法，或药物治疗，或针刺。并且，表现不同，所针刺的部位也不同。一般情况下，要先就疾病发作时最先有感觉之处进行针刺。

六经疟疾

足太阳经的疟疾，会使病人出现腰痛头重、背部寒冷、先寒后热、发热时热势亢盛、热退时出汗等症状。治疗时可以针刺委中穴出血。足少阳经的疟疾，使人身体困倦异常，恶寒发热都不太重，害怕见人，见到人心里就感到恐惧，发热的时间较长，出汗很厉害。可以针刺足少阳经的侠溪穴。足阳明经的疟疾，使人先寒冷，冷得很厉害，长时间地怕冷过后就出现发热，发热停止后就出汗，喜欢看见日月火光，看到了就感到心中很舒服。治疗时可以针刺脚背上的足阳明经冲阳穴。足太阴经的疟疾，病人闷闷不乐，经常叹气，没有食欲，寒冷与发热的症状都比较多，出汗也多，疾病发作时病人频繁呕吐，呕吐后症状减轻。治疗时可以针刺足太阴经的公孙穴。足少阴经的疟疾，病人呕吐得很厉害，多发寒热，热多寒少，总想关着门窗，这种病较难治愈，可以针刺足少阴经的太溪穴。足厥阴经的疟疾，使人腰部疼痛，小腹部胀满，小便不通利，很像尿闭的样子，但又不是尿闭，经常嗳气，感到害怕，气少，腹中不舒畅。可以针刺足厥阴经的太冲穴。

五脏疟疾

肺脏的疟疾，使人心中感觉寒冷，寒冷达到了极点就转为发热，发热的时候出现惊恐，像看见什么东西一样。治疗方法是，针刺手太阴经的列缺穴和手阳明经的合谷穴。心疟，使病人心烦不安，想喝凉水，因阳气热邪郁结于内，阴气被排挤于外，所以寒象多，不太发热，治疗方法是针刺手少阴经的神门穴。肝脏的疟疾，使人面色发青，常叹气，就像死人一样。治疗时可以针刺足厥阴肝经的中封穴出血。脾脏的疟疾，使人怕冷，腹中疼痛，发热时则出现肠鸣，肠鸣停止了又会出汗。治疗时可以针刺足太阴脾经的商丘穴。肾疟，病人表现出怕冷的样子，腰脊疼痛，大便困难，两眼视物不清，手足寒冷。治疗方法是，针刺足太阳的委中和足少阴的太溪两穴。胃腑的疟疾，发病的时候，病人腹中感到饥饿，但又不能吃东西，吃了东西后，病人就感到腹部胀满肿大。治疗方法是，先针刺足阳明经的厉兑、足三里、解溪三个穴位，然后再刺足太阴经的孙络脉出血。

疟疾的针刺原则

疟疾发作，身体刚发热的时候，当针刺脚背上足阳明经的穴位，并开大针孔，放出少量血液，身体立即转凉。在疟疾就要出现寒冷症状时，可以针刺手阳明经的商阳穴和三间穴、手太阴经的少商穴和太渊穴、足阳明经的厉兑穴和陷谷穴、足太阴经的隐白穴和太白穴。疟疾病脉满大时，急针刺背腧穴，用中等针，在靠胁部的五个穴位（魄户、神堂、魂门、意舍、志室）上各刺一次，根据病人的胖瘦来掌握针刺的出血量。如病人脉小实而急，可以用艾灸腿胫上足少阴肾经的复溜穴，并针刺足太阳膀胱经的井穴即至阴穴。如病人脉缓大而虚，应用药物进行治疗，而不适宜用针刺治疗。

大凡治疗疟疾，应当在疟疾发作前，约一餐饭的时间内进行治疗，错过了这段时间，便失去了治疗的时机。各种疟疾，如果病人脉象沉伏不见的，可以针刺十指间的穴位出血，放出血后病就会好了。并可先仔细观察，身上如见像赤小豆一样的红点，一并进行针刺。上述的十二种疟疾，它们发作的时间各不相同，应当仔细观察它们的各种

疟原虫的生活史

随着科学技术的发展，人们越来越认识到，疟疾的发作与按蚊携带的疟原虫有关。疟原虫的生活史是有规律的，所以人体疟疾的发作也是有规律的。下图所示为疟原虫的生活史。

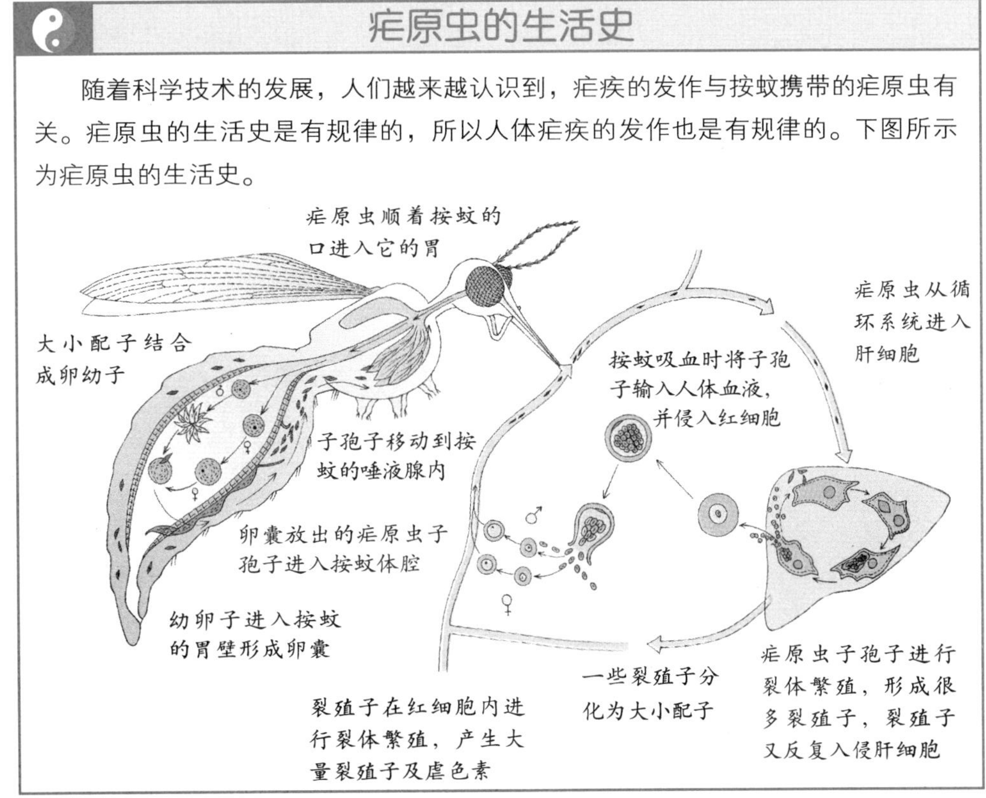

表现，从而判断是哪一经脉的病变。在它们发作前，约一餐饭的时间内进行针刺。针刺一次，病邪即会衰退；针刺二次，疾病可见明显好转；针刺三次，疾病即可痊愈。如果仍然不愈，可以针刺舌底下两条经脉出血。如还不见病愈，可取委中血盛的经络刺其出血，并刺后颈以下夹着脊柱的穴位，这样治疗，一定会治好的。舌下两脉是指廉泉穴。

针刺疟疾，必须问清病人最先感觉不舒适的部位，先进行针刺。如果病人先出现头痛头重的症状，就先刺头上的上星穴、百会穴，两额部位的悬颅穴，两眉之间的攒竹穴，要刺出血。如果先出现后项痛、背部痛的症状，就应当先直刺后项以及背部。如果先出现腰痛，当先针刺委中穴出血。先出现手臂痛的，就应当先针刺手少阴、手阳明以及十指之间的穴位。如果病人先出现足和小腿部酸痛，就应当先针刺足阳明经以及十个脚趾间的穴位出血。

风疟，发作时便出现出汗、恶风等症状，在风疟发作时，就刺太阳经在背部的腧穴，使之出血。小腿酸痛得很厉害，不能按压的，名叫“附髓病”，治疗时针刺绝骨穴出血，马上就好。如果病人身体有轻微疼痛，可以针刺各条阴经的井穴，但不要出血，隔日刺一次。疟疾而口不渴，隔日发作一次，治疗时可针刺足太阳经的穴位；如果口渴，隔日发作一次，治疗时可针刺足少阳经的穴位；如果是温疟，但病人不出汗，可以针刺治疗热病的五十九个穴位。

第三十七 气厥论篇

素问

本篇主要介绍了五脏六腑的寒邪和热邪相互转移所致的病变和表现。

寒邪在五脏的转移产生的病变

黄帝问道：五脏六腑的寒热相互转移有什么表现？岐伯回答：肾脏的寒邪转移到脾，会出现浮肿、气虚等病变。脾脏的寒邪转移到肝，会出现痈肿和筋脉挛急的病变。肝脏的寒邪转移到心，就可能出现精神错乱、脾胃阻塞而饮食不能下行等病变。心脏将寒邪转移到肺脏，就会成为肺消病。肺消病的主要症状是，饮一份的水，尿出二份的小便，这种病是治不好的。肺脏将寒邪转移到肾脏，就会成为涌水病，这种病的症状是病人腹部胀满，但按上去并不硬。由于水气停留在大肠中，所以在行走时能听到腹中肠鸣，好像皮口袋里装着水一样，这是水邪造成的。

热邪在五脏转移产生的病变

脾脏将热邪转移到肝脏，就会出现惊恐和鼻孔出血的病变。肝脏的热邪转移到心，就可能造成死亡。心脏将热邪转移到肺脏，就会成为鬲消病。肺脏的热邪转移到肾，就会转变为柔痓病。肾脏将热邪转移到脾脏，就会成为痢疾，这种病不容易治疗。

胞宫和精室的热邪转移到膀胱，则出现小便不通或尿中带血等症状。膀胱将热邪转移到小肠，就会出现大便不通和口中糜烂的症状。小肠将热邪转移到大肠，就成为伏瘕和痔疮病。大肠的热邪转移到胃，胃中有热，食欲旺盛，虽然吃得很多，但身体仍然消瘦。这种病叫做“食亦”。胃将热邪转移到胆，也会得食亦病。胆将热邪转移到脑，就成为鼻中常感辛辣的鼻渊病，鼻渊病的主要症状是常流浓浊的鼻涕。病情进一步恶化，还会出现鼻中流血、目暗不明等症状。以上各种症状，都是由于脏腑之气运行逆乱造成的。

第三十八 素问

咳论篇

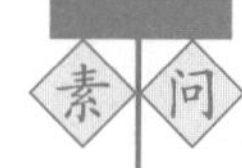

本篇主要论述五脏六腑病变引起人的咳嗽。脏腑在其各自所主的时令感受外界寒邪，又将这种邪气传给肺，引起人的咳嗽。不同的脏腑器官发病引起的咳嗽表现不同。治疗五脏咳时，要取腧穴；治疗六腑咳时，要取合穴；由咳而导致的浮肿，要取经穴。

五脏咳

黄帝问道：肺脏的病变能使人产生咳嗽，这是为什么呢？岐伯回答：五脏六腑有病都会使人产生咳嗽，不单是肺脏如此。黄帝说：希望听您谈一谈各种咳嗽的有关情况。岐伯说：人体的皮肤须发和肺脏有特殊的联系，所以肺与皮毛是内外互相配合的。如果皮毛受了外界的寒邪，便会向内传到肺部。吃了寒冷的食物，寒邪通过肺的经脉向上侵袭到肺，形成肺寒。这样内外寒邪相合，于是寒邪停留于肺脏，肺气上逆，就形成了肺咳。至于五脏的咳嗽，是由于五脏各自在所主管的季节受邪气侵袭而产生咳嗽。因此，如果不是在肺脏所主管的秋季发生咳嗽，则是其他脏腑受邪气而转移到肺部，引起咳嗽。人体与自然界息息相关，所以五脏分别在它所主的时令感受寒邪而发病，轻微的，寒邪侵入肺脏而成为咳嗽；严重的，寒邪入里而导致腹泻和疼痛。一般来说，在秋天感寒，肺先受邪；

寒邪在脏腑的传变引起的不同咳症

五脏六腑的病变都会引起咳嗽，所以对于貌似表现一致的咳嗽必须认真审察，区别对待，以免贻误病情，造成不必要的麻烦。

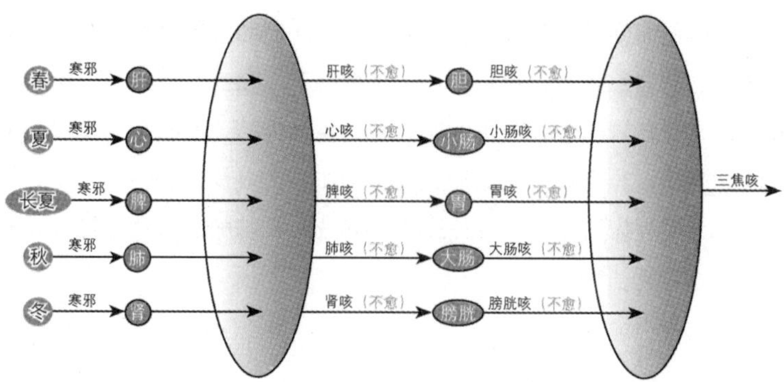

六腑合穴

六腑合穴又称“六腑下合穴”，针刺六腑的合穴，可以治疗六腑的咳。同样，针刺五脏的腧穴，可以治疗五脏的咳（具体穴位详见《刺热篇第三十二》）。

六　腑	所在经脉	下合穴
小肠	手太阳	下巨虚
三焦	手少阳	委阳
大肠	手阳明	上巨虚
膀胱	足太阳	委中
胆	足少阳	阳陵泉
胃	足阳明	足三里

在春天肝脏先感受邪气，然后再影响到肺，产生咳嗽；在夏天感寒，心先受邪；在长夏感寒，脾先受邪；在冬天肾脏先感受邪气，然后再影响到肺，会产生咳嗽。

黄帝问道：怎样区别这些咳嗽呢？岐伯说：肺咳的表现为，在咳嗽的同时气喘、呼吸有声，病情严重时还会咳血。心咳的表现为，咳嗽时心痛，咽喉中像有东西梗塞一样，严重时，咽喉肿而闭塞。肝咳的表现为，咳嗽时感到两胁疼痛，严重时痛得不能转动身体，转动则两胁下胀满。脾咳的表现为，咳嗽时右胁下疼痛，并牵引肩背隐隐作痛，严重时，不能活动，一活动咳嗽就加重。肾咳的表现为，咳嗽时腰部和背部互相牵引作痛，严重时可能咳出涎水。

六腑咳

黄帝问道：六腑的咳嗽是什么样子呢？是如何发病的？岐伯回答说：五脏咳嗽长久不愈，就要传给六腑。如果脾咳长久不愈，胃就会受到影响而发病。胃咳的表现为，咳嗽时呕吐，严重时会吐出蛔虫。肝咳长期不愈，就要传给胆，形成胆咳。胆咳的表现为，咳嗽时呕吐胆汁。肺咳长期不愈，就要传给大肠形成大肠咳。大肠咳的表现为，咳嗽时大便失禁。心咳长久不愈，小肠就会受到影响而发病。小肠咳的症状是，咳嗽时多放屁，且往往是咳嗽的同时放屁。肾咳长久不愈，膀胱就会受到影响而发病。膀胱咳的症状是，咳嗽时小便失禁。以上各种咳嗽长期不愈，就要传给三焦形成三焦咳。三焦咳的表现为咳嗽时腹部胀满，不想饮食。以上这些咳嗽，均会最终影响到脾胃，并影响到肺，出现咳嗽气逆、流鼻涕、痰液多、面部浮肿等症状。

黄帝问道：如何治疗呢？岐伯说：治疗五脏咳，多针刺各脏的腧穴；治疗六腑咳，则针刺各腑的合穴；凡咳嗽所引起的浮肿，治疗时要针刺各经的经穴。黄帝说：讲得很好。

第三十九 举痛论篇

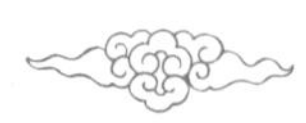

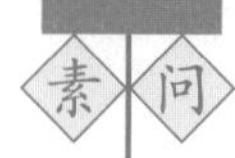

本篇主要论述各种疼痛的表现与产生原因。疼痛的产生是由于寒邪侵犯人体经脉，引起气血不畅所致。寒邪侵犯人体不同的部位、不同的经脉，会产生不同的表现，对于这些，可以通过问诊、观察面色、按摩来了解病人的病情。本篇还介绍了由于人的情绪变化导致气机逆乱而引起的疾病。

各种疼痛的区分

黄帝问道：我听说善于研究天地阴阳变化的人，他所讲的道理必须要在人身上得到验证。善于谈论古代经验理论的人，必定要结合当代的实际情况；善于谈论他人的事情，必须联系自己的实际。像这样，才算把握住了事物的运行规律而不至于迷惑，对事理了解得明白透彻，这样就称得上是明达事理的人。现在我想请教先生，您是怎样用问诊、望诊、切诊来了解和掌握病情的，让我有所体验，以便去除蒙蔽，解除疑惑，能够听您谈一谈吗？

岐伯连续两次跪拜磕头回答说：您希望我讲哪方面的道理呢？黄帝说：我想听听人的五脏突然发生疼痛，是感受了什么邪气？**岐伯回答说：经脉中的血气流行不止，往复周流不息。如果寒邪侵入经脉，经脉中血气运行迟缓，甚至凝滞不行，所以寒邪停留于经脉外时，运行于经脉中的血就减少；如果寒邪侵入到经脉中，由于寒性凝滞，会使气血阻滞不通，这两种情况都可能导致身体疼痛。**

黄帝说：有疼痛突然停止的，有疼痛剧烈而持续的，有疼痛很厉害不能按摩的，有疼痛触按后就会停止的，有疼痛按摩没有作用的，有疼痛触按时跳动应手的，有心与背相牵引而痛的，有胁肋与小腹部相牵引而痛的，有腹痛牵引大腿内侧的，有疼痛日久而成积聚的，有突然发生疼痛而昏迷不醒，过一会儿又苏醒过来的，有疼痛时伴有呕吐的，有腹痛而随之腹泻的，有疼痛而大便不通的。所有这些疼痛，症状表现不同，应该怎样区别呢？

岐伯回答说：寒邪停留于脉外，则经脉受寒，经脉受寒则引起经脉收缩而不伸展，如此则经脉拘急，经脉拘急便牵引外部的小络脉，所以突然出现疼痛。但只要得到温暖，经脉就会舒张开，气血运行通畅，疼痛就立即停止。若反复受了寒邪，则会经久不愈。寒邪停留于经脉之中，与人体热气相搏，于是经脉盛满，脉中邪气充实，所以疼痛剧烈，不可触按。寒邪停留于肠胃之间，膜原之下，血气凝聚而不散，小的络脉拘

急牵引，因而出现疼痛，用手按压时血气得以散开，所以按压时疼痛可以停止。如果寒邪处于督脉，那就按压不到。如果寒邪侵入冲脉，冲脉是从关元穴起，随腹直上，如果寒邪侵入，使冲脉中的气血运行不能畅通，由于冲脉多气血，热气郁结日久向上逆行，所以病人腹痛，按压时能感觉到跳动应手。寒邪停留于背腧经脉，血气凝塞而不畅流，血气凝塞则血虚，血虚于是感觉疼痛，背腧与心相连，所以心与背牵引而痛，用手按压时热气可以到达病所，热气到达病处，因而疼痛停止。如果寒邪侵入厥阴经脉，此脉下连阴器上连于肝，寒邪进入其中，于是血脉凝涩，经脉拘急，致使胁肋与小腹部牵引疼痛。如果寒邪停留于大腿内侧，血气上逆于小腹，血脉凝塞，上下牵引，所以腹痛向下牵引大腿内侧。如果寒邪停留于小肠膜原之间，络脉之中的血液凝塞，不能注入大的经脉，血气停留而不能畅行，时间久了就会成为积聚。如果寒邪侵入五脏，逼迫五脏阳气上逆，使阴气阻绝不通，阴阳之气不能正常衔接，会出现突然疼痛、昏迷不醒的症状。如果阳气复返即可苏醒。寒气停留于肠胃，胃气厥逆上行，所以疼痛而兼呕吐。寒邪停留于小肠，小肠功能失常，水谷不能久留，所以腹痛而兼腹泻。而热邪会耗损肠中的水液，使病人口干舌燥，大便坚硬难出，出现腹痛而且便秘的症状。

黄帝问道：以上病情，是通过问诊可以了解的。那么如何用望诊来了解病情呢？

岐伯回答说：五脏六腑在面部均有所属的部位，可通过观察五色在面部的表现来诊断疾病。例如，面部呈现黄色和红色，表示身体有热；面部呈现白色，表示有寒；青

冲脉

冲脉属于人体奇经八脉之一，起于胞中，下出会阴，并在此分为三支：一支沿腹腔前壁，挟脐上行，与足少阴经相并，散布于胸中，再向上行，经咽喉，环绕口唇；一支沿腹腔后壁，上行于脊柱内；一支出会阴，分别沿股内侧下行到足大趾间。冲脉能调节十二经气血，故称为“十二经脉之海”。与生殖机能关系密切，冲、任脉盛，月经才能正常排泄，故又称“血海”。

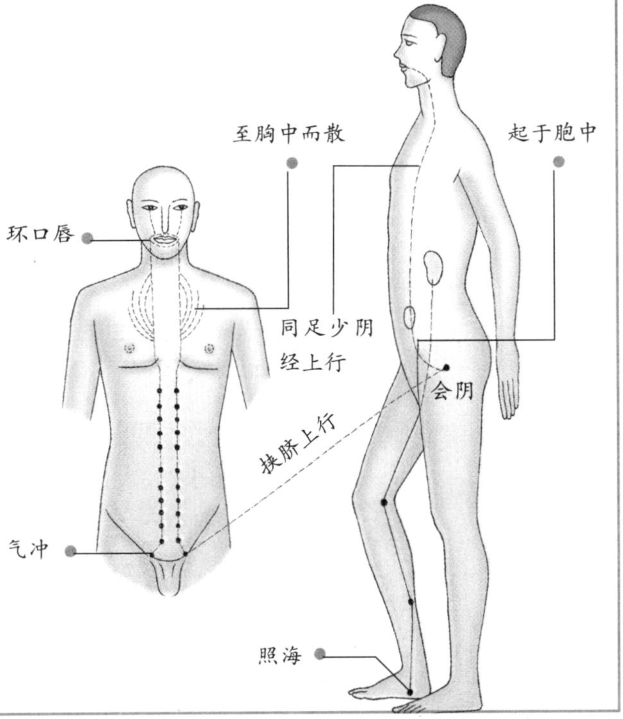

色和黑色为痛，这些是通过目视就可以见到的。黄帝问：如何通过切诊掌握病情呢？岐伯说：这要看病人主病的脉象，坚硬而实的脉象为实征。如果络脉充血隆起，表示血液停留在局部不得布散。这些是通过切诊可以掌握的。

气机变化对身体的影响

黄帝说：讲得很好。我已经知道许多疾病的发生都和气的变化有关。暴怒则气上逆，大喜则气弛缓，过悲则气消散，突然惊恐则气下陷，逢寒则气收聚，遇热则气外泄，突惊则气机紊乱，劳累过度则气耗散，久思则气郁结。这九种气的变化不同，在临床上会有什么表现呢？

岐伯回答说：暴怒则气机上逆，严重时出现呕血以及泻下没有消化的食物的症状，所以说是“气机上逆”。人在心情高兴时，营卫之气运行通畅，但过度喜悦可以使心气涣散，所以说“喜则气缓”。过悲则心系拘急，肺叶伸展上举，上焦阻塞不通，营卫之气不能布散，郁而化热，热留于内，正气耗散，所以说是“气消”。过度恐惧会损伤肾脏，肾脏所贮藏的精气也会被损伤。肾的功能受损，使人体上部闭塞不通，下部的气无法上行，停留于下，使人体下部胀满，所以说“恐则气下”。逢寒则肌肤腠理闭塞，营卫之气不能畅流，所以说是“气收”。人体遇热后汗孔舒张开，营卫之气也随着汗液被排出，所以说“热则气泄”。突惊则心无依附，心神无归宿，心中疑虑不定，所以说是“气乱”。过度疲劳使人气喘出汗，气喘耗损体内的气，出汗则损耗体表的气，所以说“劳则气耗”。久思则心气凝聚，心神归于一处，正气瘀滞而运行不畅，所以说是“气结”。

气机变化对人体的影响

气机变化	对人体的影响
气机上逆	暴怒时气机上逆，严重者会呕血及泻下没有消化的食物。
气缓	喜则营卫之气运行通畅，但过喜可使心气涣散。
气消	过悲则心系拘急，肺叶举，上焦不通，营卫之气不散，气郁而化热，热留于内而正气耗于外。
气下	大恐伤肾，肾精受损。上闭塞不通，下气无法上行，致使下部胀满。
气收、气泄	逢寒则肌肤腠理闭塞，营卫之气不能畅流，是为气收； 受热则汗孔开，营卫之气随汗液而出，是为气泄。
气乱	大惊则心无依附，心神无归宿，心中疑虑不定。
气耗	过劳则气喘出汗，耗损体内和体表之气。
气结	久思则心气凝聚，心神归于一处，正气瘀滞而运行不畅。

第四十 腹中论篇

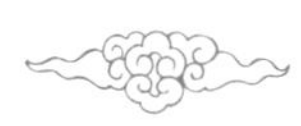

本篇主要论述腹中各种疾病的特征与治疗方法，包括鼓胀病、血枯病、伏梁病、热中、消中、厥逆病、热病等。

素问

鼓胀病及其治疗方法

黄帝问道：有的病人胸腹部肿胀发闷，早晨病情较轻还可以吃东西，但到晚上病情较重，就不能吃东西了。这是什么病？岐伯回答说：这种病叫“鼓胀”。黄帝问：怎样治疗呢？岐伯回答说：用鸡屎醴进行治疗，只要将这个药服一剂，病人就有感觉，服两剂病就会好。黄帝问道：有的病人在治愈之后，病又复发，是什么原因？岐伯回答说：这是由于病人饮食没有节制，所以有时会复发。此病经过治疗，可以取得不错的疗效，但由于病邪残留在腹中，病根未除，时间长了，病邪又聚合在腹中，再加上饮食不节制，所以病会复发。

血枯病及其治疗方法

黄帝问道：有一种胸胁部胀满的疾病，病人不能进食，疾病发作的时候先闻到一股腥臊味，流清鼻涕，先吐血，四肢清冷，头晕目眩，大小便经常出血。这是什么病？为什么会得这个病？岐伯回答说：这个病叫“血枯”。它的产生是病人小时候曾经患过大失血，或喝醉酒后行房，从而使精气衰竭，肝脏受到损伤，所以病人的月经减少，甚至闭经。黄帝说：怎样治疗呢？用什么方法恢复病人的精气呢？岐伯回答说：用四分海螵蛸一分茜草，二味合并研细，再用雀蛋调和，做成如小豆大的药丸，每次饭前取五丸，用鲍鱼汁送下，这样有利于肠道，并能补益肝脏。

伏梁病及其治疗方法

黄帝问道：有一种病，病人小腹部坚硬胀满，局部病灶较深，并与上下左右的组织有粘连，这是什么病？是否能治？岐伯回答说：这个病叫“伏梁”。黄帝问：伏梁病是

内经图

《内经图》，又名《内景图》，描绘了在人身之内，内练“精气神”的途径；以不同的人物进行各式的动作，喻示人体不同部位的奥秘及其相互之间的作用；以流水代表人体“精气”运化的渠道，以“城门、桥梁、重楼”代表精气之关窍。总之，《内经图》借鉴了《黄帝内经》关于养生方法的图示，而《内经图》之命名，可能包含着“内丹修炼”经典之意。

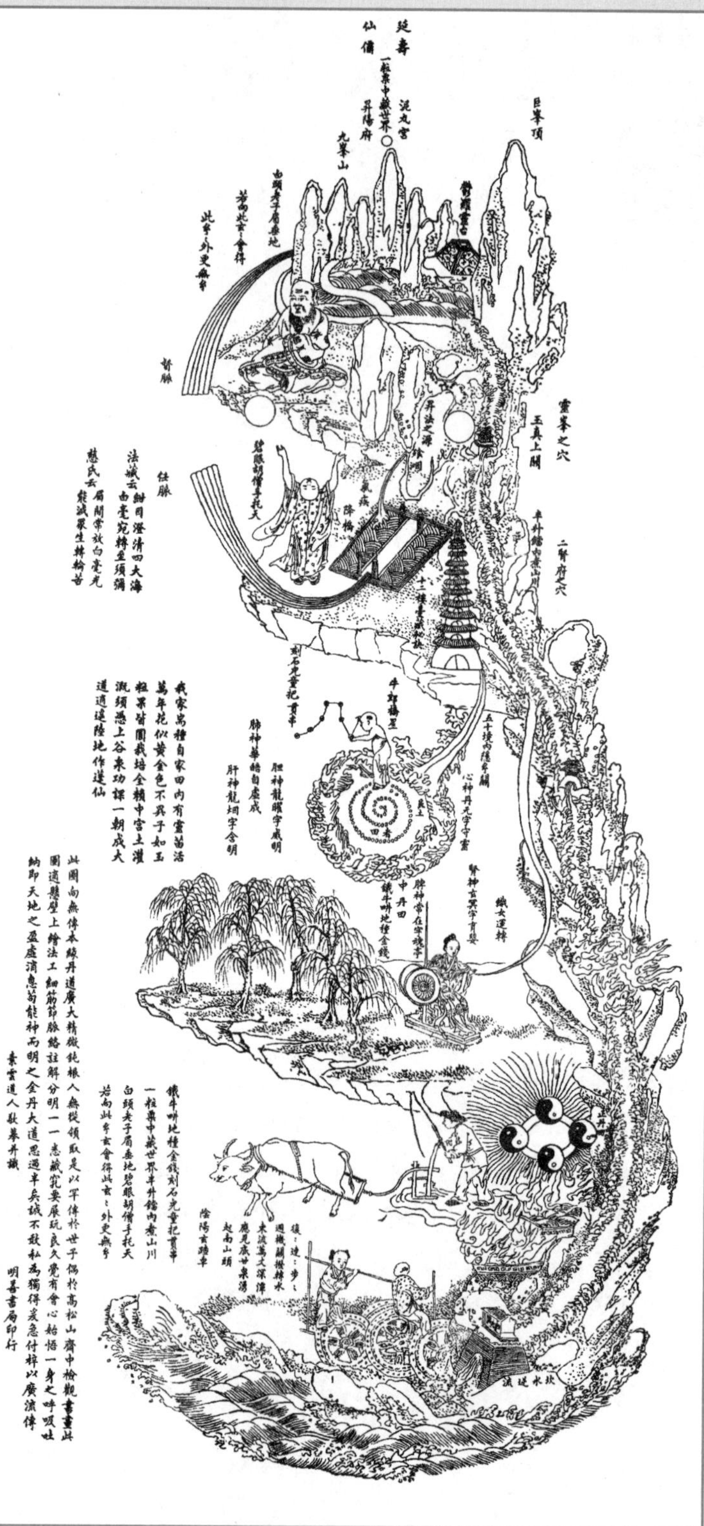

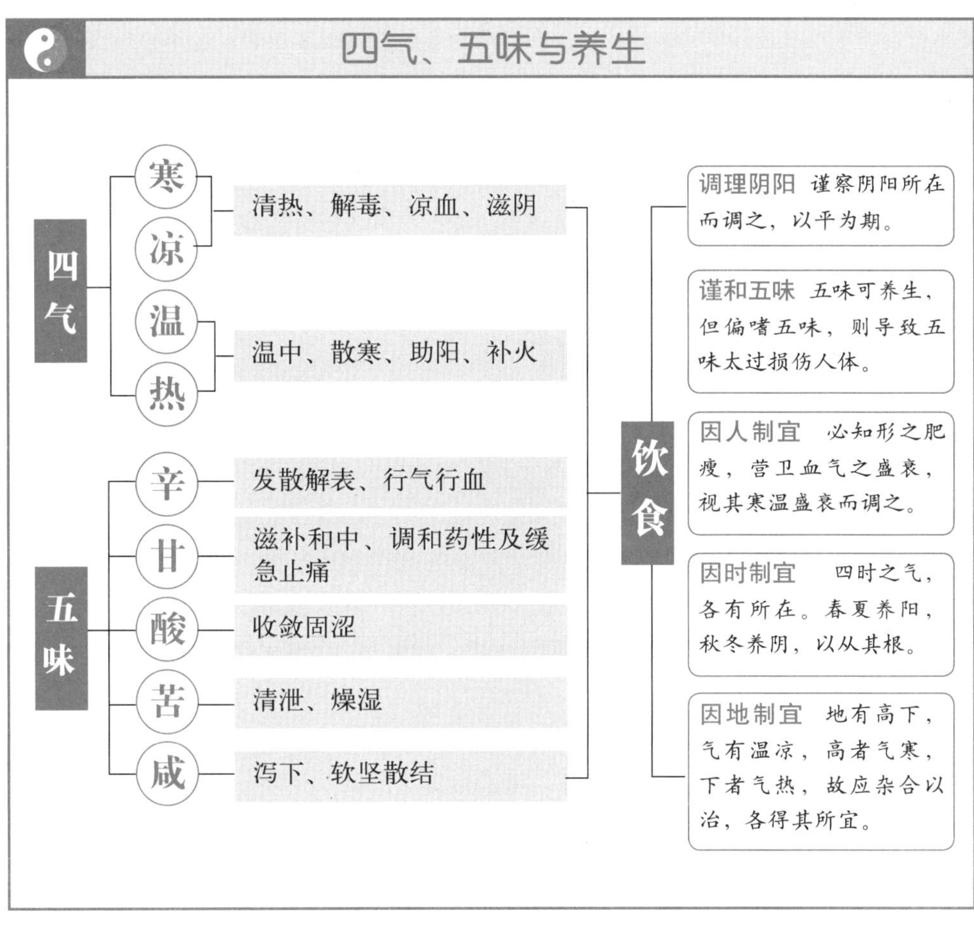

什么原因引起的？岐伯回答说：是由于小腹部包裹着大量的脓血，但处于肠胃之外，这个病不容易治疗，如果用手重按，有时甚至会造成死亡。黄帝说道：为什么会这样？岐伯说：如果这种病在下腹部，接近肛门和尿道，会出现下流脓血的症状；如果这种病在上腹部，接近胃和横膈膜，会引起胃和横膈膜之间产生内痈，这是一种根深蒂固的病，很难治疗。伏梁病部位在脐以上的严重，部位在脐以下的就稍微轻些。不要太多地用攻下的方法治疗，详细内容，记录在《刺法》这篇文章中。

黄帝问：有的病人大腿和小腿部位都发生肿痛，且有环绕脐部疼痛的症状，这是什么病？岐伯回答说：这也叫“伏梁病”，是以往感受了风寒之邪所造成的。风寒邪气充斥于大肠，停留在大肠外的脂膜上，而大肠外脂膜的根在肚脐下，所以出现绕脐而痛的症状。这种病不能重按患处，也不能用猛药泄下，否则会引起小便涩滞不畅的病变。

黄帝说：先生多次说，热中、消中这两种疾病，不适宜多食膏粱厚味，也不适宜过多服用芳草石类药物。因为矿石类药物会使人发生癫疾，芳香的草药会使人发狂。一般来说，热中、消中这两种疾病都是富贵人容易患的病，现在要他禁食膏粱厚味，这不符合他的心愿，禁用芳草石类药，又不能治愈他的病，希望听您谈一谈其中的道理。岐伯说：芳香的草药多数性质是辛热的，矿石类药物多数性质是猛烈的，这两种药物都有燥热、刚劲的性质，所以如果不是阴阳平衡、性情和缓的人，是不能服用这两类药的。黄帝说道：为什么不能服用这两类药呢？岐伯说：因为得了热中和消中的病人平常多吃膏粱厚味，体内的热气本来已经很亢盛，而芳香草药和矿石类药物多数也燥热，这两者合在一起，恐怕会使脾脏正气受损。脾脏属土而恶木，服这些药时若遇到甲日、乙日，病情就会加重。

厥逆病与其治疗方法

黄帝问道：讲得好！有一种病的表现为胸部肿，颈部疼痛，胸部闷满，腹胀，这叫什么病？是如何产生的？岐伯说：这种病是由于气上逆所引起的，叫做“厥逆”。黄帝问道：如何治疗呢？岐伯说：治疗这种病，如果用灸法，就可能会失音；如果用砭石治疗，会使病人产生发狂的症状。所以，要等病人的阴气和阳气互相合并的时候，才可以治疗。黄帝问：为什么是这样呢？岐伯回答说：阳气上逆，上部之气有余，如果用艾灸，阳气就进入阴分，阳气入阴，就会声音嘶哑；若用砭石治疗，阳气外越，阳气外越就会发狂。所以要到病人的阴阳之气相合时给予治疗，才可能治愈疾病。黄帝说：讲得好！

黄帝问道：如何才能知道妇女怀孕了而且将要生产呢？岐伯说：妇女身体不适，并见闭经、呕吐、食欲不好等症状，好像是有病，但脉象正常。

热病疼痛时用脉象定病位

黄帝问道：有的病人发热且身上有疼痛的感觉，这是为什么呢？岐伯说：发热多数是阳经的病变。根据三阳经脉搏动情况，如果人迎脉盛过寸口脉一倍，则病在少阳；人迎脉盛过寸口脉二倍，则病在太阳；人迎脉盛过寸口脉三倍，则病在阳明；如果病邪由阳经蔓延到阴经，则阳经和阴经同时有病，所以同时见到头痛和腹胀的症状。

黄帝说：讲得好！

第四十一 刺腰痛篇

素问

本篇主要论述了各种腰痛的产生与相应的针刺方法，阐述了根据症状依经脉取穴针刺的原则。足三阳经、足三阴经以及其他各经脉发生病变都会引起人的腰痛。

六经病变引起的腰痛与针刺方法

足太阳膀胱经脉发生病变后所产生的腰痛牵拉后项、脊背、尾椎等处，如同背负重物。治疗时应针刺足太阳经的委中穴，使之出血。如果在春季，就不要刺出血。足少阳胆经发生病变后所产生的腰痛，就像用针扎皮肤一样疼痛，并逐渐加重，身体不能俯仰，也不能转头看东西。治疗时应针刺足少阳经的阳陵泉穴，使之出血。如果在夏季，就不要刺出血。足阳明胃经发生病变后所产生的腰痛，疼痛时不能转头看东西，一转头就像看见怪异之物一样，时常悲伤不止。治疗时应针刺阳明经的足三里穴三次，要刺出血，使上下气血协调平和。如果是在秋季，就不要刺出血。

足少阴经的病变所引起的腰痛，疼痛牵连着脊柱。治疗时可针刺足少阴经的复溜穴两次，如果是在春季，就不要针刺出血，如果出血太多，血气就不容易恢复。足厥阴经的病变所引起的腰痛，疼痛时病人身体痉挛拘急，像弓弦张开一样。治疗时可以针刺厥阴经脉，在小腿肚与足跟之间鱼腹穴外侧，以手触摸有如串珠的地方针刺。这种病常使人沉默少语，精神不振，要针刺三次。

各脉病变引起的腰痛与针刺方法

解脉发生病变所产生的腰痛，疼痛时牵拉肩部，眼睛视物不清，经常遗尿。治疗时应针刺解脉，在膝后筋肉分间处，委中穴外侧的横脉，使之出血，待血色由紫黑变成红色时即停止。解脉发生病变所产生的腰痛，疼痛时腰部像要裂开一样，平常腰痛就像腰部要折断一样，时常有恐惧的感觉。治疗时应针刺解脉在膝弯处的委中穴，病人的委中穴处常有络脉结成像小米一样的块状物，针刺时会流出紫黑色的血液，针刺直到血变成红色时停止。

同阴脉发生病变所产生的腰痛，疼痛时像有一把小锤子在腰里一样胀闷疼痛，病位肿胀。治疗时应针刺同阴脉在足踝上端绝骨尽处的阳辅穴，要针刺三次才行。

阳维脉发生病变所产生的腰痛，疼痛的部位突然出现肿胀。阳维脉与足太阳经交合在足和小腿肚之间，大约离地面一尺的地方。

衡络脉发生病变所产生的腰痛，疼痛时身体不能俯仰，后仰时担心跌倒。这种病主要是举重物损伤了腰部，使衡络脉被瘀血阻滞不通。治疗时可针刺委阳穴和循大筋间上行数寸处的殷门穴，针刺两次出血。

会阴脉病变所引起的腰痛，疼痛时不断出汗，汗止后病人就想喝水，喝了水，病人又坐卧不安。治疗时可以针刺直阳脉三次，位置在阳跻脉上、委中穴下的承筋穴处，注意在有络脉横居、血络盛满处针刺出血。

飞阳脉病变所引起的腰痛，疼痛处经脉发生肿胀，疼痛剧烈时病人感到悲伤和恐惧。治疗时可以针刺飞阳脉，部位在内踝上五寸，足少阴经之前与阴维脉相会处。

昌阳脉病变所引起的腰痛，疼痛时牵连到胸部，两眼视物模糊不清，病情严重的，腰背向后反折，不能向前弯，舌头卷缩，不能说话。治疗时可以针刺筋内侧的复溜穴两次，穴位在内踝大筋的前面，太阴经的后面，内踝上二寸的地方。

散脉病变所引起的腰痛，疼痛时伴有发热的症状，严重时病人会烦躁不安，感觉腰的下面像有一根横木在里面，甚至出现遗尿的症状。治疗时可以针刺散脉三次，部位在膝关节前骨肉的间隙，外侧的小脉上。

肉里脉病变所引起的腰痛，疼痛时不敢咳嗽，如果咳嗽会使筋脉痉挛拘急。治疗时可以针刺肉里脉两次，部位在太阳经的外侧，少阳绝骨的后方。

有的腰痛牵连到脊背，一直疼到头顶，颈部僵硬，两眼视物不清，走路不稳，好像要跌倒。治疗时可针刺太阳经的委中穴出血。有的腰痛病，痛处发冷，治疗时应针刺足太阳经和足阳明经；如果痛处发热，应当针刺足厥阴经；如果伴有身体不能俯仰，应当针刺足少阳经；如果腰痛伴有体内有热而气喘，治疗时应针刺足少阴经，并针刺足太阳经的委中穴出血。

腰痛，上部寒冷，不能回头看东西，治疗时当针刺足阳明经；腰痛伴有燥热症状的，治疗时应针刺足太阴经；如果腰痛兼有里热而且气喘的，当针刺足少阴经；腰痛兼见便秘的，治疗时应针刺足少阴经；如果腰痛兼有小腹胀满，当针刺足厥阴经；如果腰痛剧烈，腰部就像要折断一样，身体不能俯仰屈伸，四肢举动不便，治疗时应针刺足太阳经；如果疼痛牵引脊柱内侧，当针刺足少阴经；有的腰痛牵连到小腹和胁下，病人不能伸腰，治疗时应针刺骶骨部位的下髎穴。穴位在腰下两旁胯骨上坚肉处，以月亮的圆缺决定针刺的次数，针刺后即可见效，并采用左边腰痛则针刺右边，右边腰痛则针刺左边的方法。

第四十二 风论篇

素问

本篇主要论述了风邪侵袭人体所形成的各种病证，阐述了风邪伤人的机理。介绍了人体感受风邪会出现的各种风病及临床表现，对于五脏风病，可以通过望色来诊断。

刺腰痛篇 风论篇 痹论篇 痿论篇 厥论篇 病能论篇 奇病论篇 大奇论篇 脉解篇 刺要论篇

风邪引起的疾病

黄帝说：风邪侵入人体之后，引起多种病变，或成为寒热病，或成为热中病，或成为寒中病，或成为疠风病，或成为偏枯病，或成为其他风病。它们表现出的症状各不相同，病的名称也不一样，有时甚至还向内侵入到人体五脏六腑，我不明白其中的原因，希望听您讲讲这个道理。

岐伯回答说：风邪侵入人体，潜藏于肌肤之间，阻塞毛孔，既不能通行于体内，又不能外泄于体外。但风邪善于流通又变化多端。当毛孔张开的时候，病人感觉浑身发冷，当毛孔闭合时，病人感到浑身发热且心中烦闷。当身体发冷的时候，饮食量就会减少；当身体发热时，肌肉就会消瘦，由此导致病人毫无食欲，不想吃东西，这种病叫做“寒热”。风邪通过阳明经侵入胃中，沿着足阳明胃经上窜至眼睛内侧。如果病人体形较胖，风邪不能外泄于体外，即为热中病，使人眼睛发黄；如果病人体形较瘦，阳气易于外泄而体内发寒，即为寒中病，使人易流眼泪。风邪通过太阳经侵入人体，窜行于体内各经的腧穴，散布于肌肉之间，与卫气相抗争，使经脉阻滞不通，导致肌肉肿胀，以致形成疮疡。卫气受阻凝滞，无法运行，致使肌肉麻木而无知觉。疠风病的发生，是由于风邪入侵，邪气与营气互相抗争而使血气不清，甚至会出现鼻梁损伤，气色败坏，肌肤发生溃烂的状况。此病是由于风寒邪气长期滞留于经脉之中而形成的，叫做“疠风”，或者又称为“寒热”。

在春季或甲乙日受风邪，所得的病叫做“肝风”；在夏季或丙丁日受风邪，所得的病叫做“心风”；在长夏或戊己日受风邪，所得的病叫做“脾风”；在秋季或庚辛日受风邪，所得的病叫做“肺风”；在冬季或壬癸日受风邪，所得的病叫做“肾风”。

风邪侵袭体内五脏六腑的腧穴，传入内部，形成五脏的风病。腧穴是机体与外界相通的门户，如果风邪侵袭了身体一侧脏腑的腧穴，造成一侧身体无法正常活动，为“偏风”；若风邪通过风府穴侵入至人体脑部，为“脑风”；若风邪侵至人体头部，出

风邪对人体的伤害

风邪对人体的伤害是六淫之中最厉害的，它们侵入人体，阻塞毛孔，在身体中上下窜行，导致人体经脉不通，使人发冷或发热。

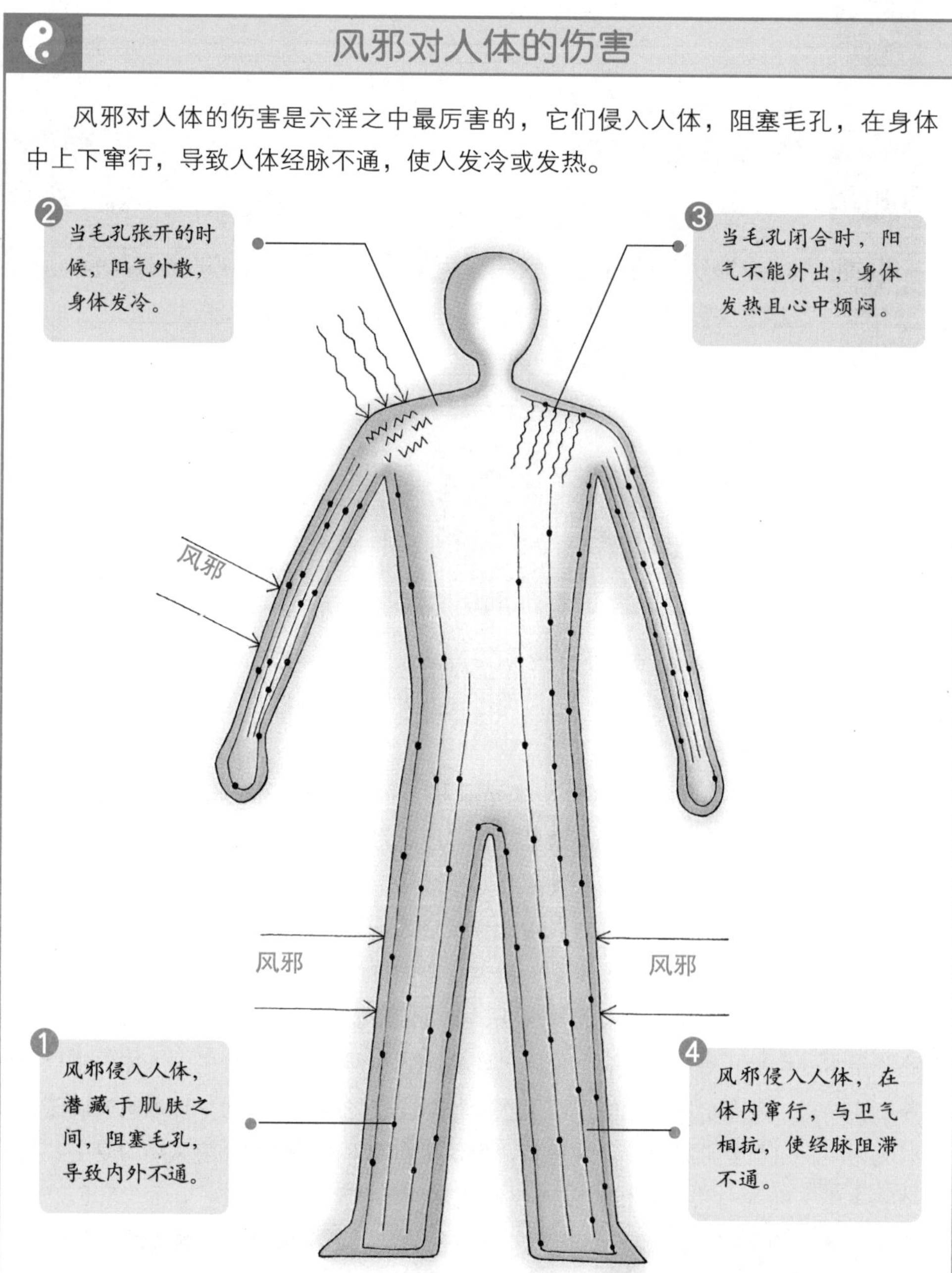

现眼睛疼痛、怕冷等症状，为“目风”；若饮酒之后，风邪趁毛孔舒张侵入人体，为“漏风”；若行房事时出汗而受风邪，为“内风”；若因刚洗完头而受了风邪，为“首风”；若风邪侵入体内滞留时间过久，进入肠中则形成“肠风、飧泄”；风邪停留于肌肤腠理之间，为“泄风”。所以说，风邪是引发诸多疾病的首要因素，当风邪侵入人体之后发生各种变化，转化为其他疾病，这些变化没有固定规律可循，但引发疾病的根源都是由于风邪的侵入。

面诊图

面部色泽、斑点等的变化都是五脏六腑健康状况的外在表现。通过观察自己面部不同部位的变化，可以把握自身的健康状况，做到对疾病的早发现、早治疗。

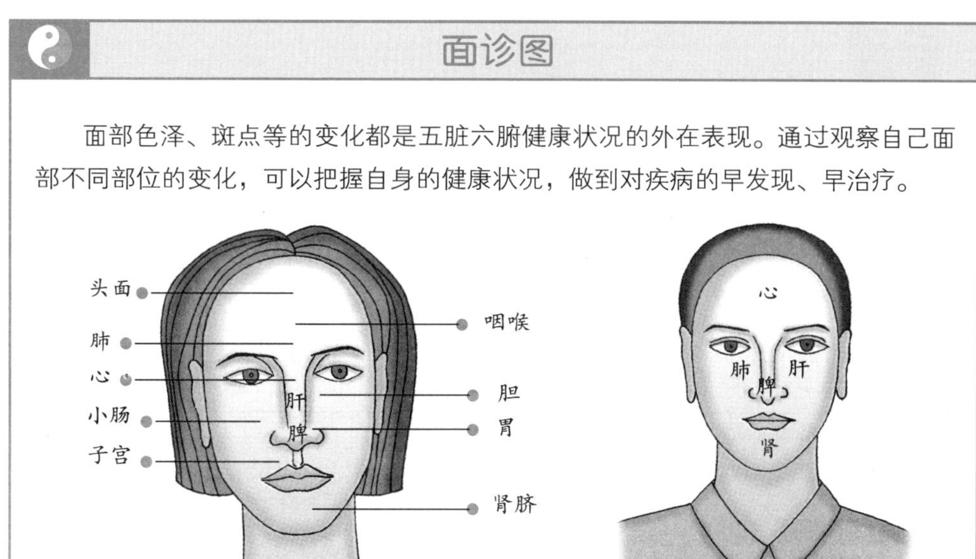

风病的诊断

黄帝说道：五脏之风病的症状表现为什么都不相同呢？很想听您讲讲五脏风病如何诊断以及临床表现。岐伯回答说：肺风的症状是多汗怕风，面色苍白，时常咳嗽且气短，白天稍有好转，到傍晚就会加重。诊断的重点是留意观察两眉之间的上部，出现白色即为“肺风”。心风的症状是多汗且怕风，唇舌发干，易发怒，面色红赤，病情严重的会出现说话不流利。诊断的重点是留心观察病人的口舌，颜色发红的即为“心风”。肝风的症状是多汗怕风，容易悲伤，面色微青，咽喉干燥且易怒，时常对女子产生反感。诊断的重点是留心观察病人的眼睛下方，出现青色即为“肝风”。脾风的症状是多汗且怕风，身体倦怠，四肢无力而不想动弹，面色微微发黄，厌食。诊断的重点是留心观察病人的鼻子，出现黄色即为“脾风”。肾风的症状是多汗且怕风，面部浮肿，脊背疼痛以至于不能直立，面色灰黑，小便不通畅。诊断的重点是留心观察病人的面颊，出现黑色即为“肾风”。胃风的症状是颈部多汗且怕风，吃东西吞咽困难，膈下阻塞不通畅，腹部容易发胀，衣服穿得少时腹胀尤甚，吃了寒凉的食物就会出现腹泻。诊断的重点是留心观察病人的腹部，腹部胀大且形体消瘦的即为“胃风”。

首风的症状是头面多汗怕风，在起风的前一天，头痛加重至不能到室外活动的程度，起风后，病情反而会稍微有所减轻。漏风的症状是多汗，衣服不能穿得太少，吃饭时出汗，严重时自汗，气喘怕风，衣服经常被汗浸湿，口舌发干而易渴，体质下降，不耐劳累。泄风的症状是多汗，致使衣服浸湿，口舌发干，上半身汗多。泄风病人的体质下降，不耐劳累且周身疼痛怕冷。黄帝说：讲得真好。

痹论篇

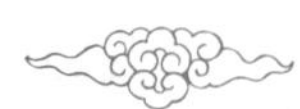

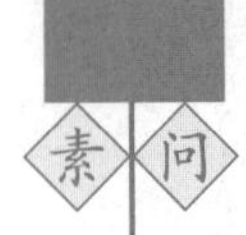

本篇主要是论述痹病的，包括痹病的产生、痹病的各种表现、五脏六腑痹病的产生与临床表现，以及痹病在脏腑的传播。讲述了营卫之气的运行对痹病形成的影响、痹病的各种表现与成因。

痹病的产生和分类

黄帝问道：痹病是怎样产生的呢？岐伯回答说：风邪、寒邪、湿邪三种邪气错杂在一起同时侵袭人体就会形成痹病。这当中，风邪占主导地位的就形成行痹，寒邪占主导地位的就形成痛痹，湿邪占主导地位的就形成著痹。

黄帝问道：痹病为何又分为五种呢？岐伯回答说：在冬季受了风、寒、湿三种邪气所形成的痹病叫做“骨痹”，在春季受了风、寒、湿三种邪气所形成的痹病叫做“筋痹”，在夏季受了风、寒、湿三种邪气所形成的痹病叫做“脉痹”，在长夏季节受了风、寒、湿三种邪气所形成的痹病叫做“肌痹”，在秋季受了风、寒、湿三种邪气所形成的痹病叫做“皮痹”。

五脏六腑的痹病

黄帝问道：痹病侵入内部潜藏于人体的五脏六腑，这是为什么呢？岐伯回答说：人体五脏与皮、肉、筋、骨、脉是表里相合的，如果病邪长期滞留在体表而不离去，就会内传侵入相应的脏腑。所以说患骨痹长久而不愈，再次感受病邪，邪气就会内藏于肾；筋痹长久而不愈，再次感受病邪，邪气就会内藏于肝；脉痹长久而不愈，再次感受病邪，邪气就会内藏于心；肌痹长久而不愈，再次感受病邪，邪气就会内藏于脾；皮痹长久而不愈，再次感受病邪，邪气就会内藏于肺。所谓五脏痹病，是五脏在各自所主的季节里，再次被风、寒、湿三种邪气侵入所形成的。

痹病侵入五脏，其症状各异。肺痹表现为烦闷，气喘，呕吐。心痹表现为血脉不通畅，心烦时，心跳如敲鼓一般，喘息上气，咽喉发干，容易嗳气，气逆上冲时，病人会产生恐惧之感。肝痹表现为晚上睡觉时容易惊醒，饮水多，小便次数频繁，腹部胀满，如怀孕一般。肾痹表现为腹胀，身体软弱无力不能行走，以尾骶骨代脚而行，身体蜷曲，脊背

四时痹病的发生

痹病是由于外邪入侵所致，它们在不同季节侵入人体的皮毛、血脉、肉、筋、骨等不同部位，引起不同部位发生痹病。

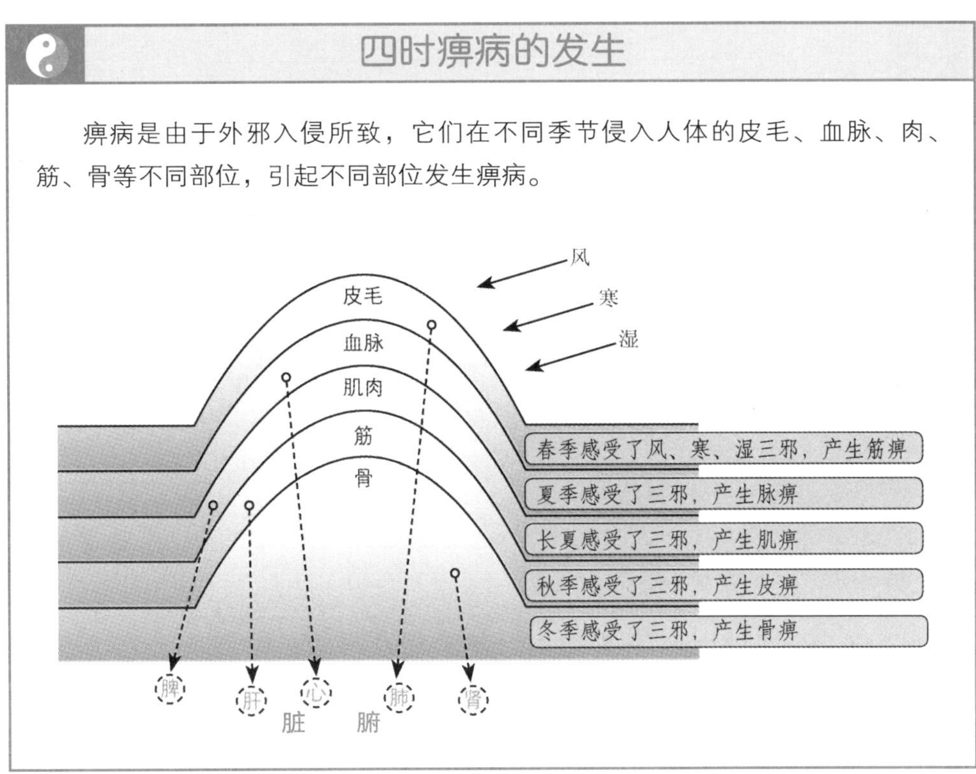

比头还高。脾痹表现为四肢无力，咳嗽，呕吐清水，胸部胀满而闭塞。肠痹表现为经常喝水但小便不畅，腹中肠鸣，经常会泻下未消化的食物。膀胱痹表现为以手指按压小腹有疼痛感，小腹有灼热感，就像用热水浇灌一样，小便阻塞不畅，且流清鼻涕。

五脏之气，平静则精神安定，躁动则精神耗散。若经常吃得太饱，肠胃就容易受到损伤。邪气侵袭导致呼吸喘促，是因为痹气聚集在肺；邪气侵袭导致忧愁思虑，是因为痹气聚集在心；邪气侵袭导致遗尿，是因为痹气聚集在肾；邪气侵袭导致疲乏口渴，是因为痹气聚集在肝；邪气侵袭导致肌肉萎缩，是因为痹气聚集在脾。各种痹病长期不愈，便逐渐加重而侵犯身体内部。如果是风邪占主导地位的痹病就比较容易治疗。

黄帝问道：痹病有时会使人死亡，有时会使人长期疼痛，有时又容易治好，这是什么原因呢？岐伯回答说：如果痹病侵入人体内脏，就会导致死亡；痹病长期滞留在人体筋骨之间，则疼痛长期不愈；痹病滞留于人体皮肤，则容易治愈。黄帝问道：痹病的邪气侵袭至人体六腑，情况又是怎样的呢？岐伯回答说：饮食无规律，住处失宜，为六腑发生痹病的根本原因。六腑在背部各有腧穴，若风、寒、湿三气侵入六腑相应腧穴，加上饮食不调，邪气顺着腧穴进入并停留于人体相应的腑中。黄帝问道：怎样用针刺进行治疗呢？岐伯回答说：五脏各有相应的腧穴，六腑各有相应的合穴，依据五脏六腑经脉的分布，找出发病部位，分别针刺与其相关的腧穴或合穴，痹病就可治愈了。

疾病的发展与治疗

痹病的发展都是由体表向体内扩展，发现越早越容易治疗。如果等到疾病发展到骨髓再求医，即使神仙也无能为力了。

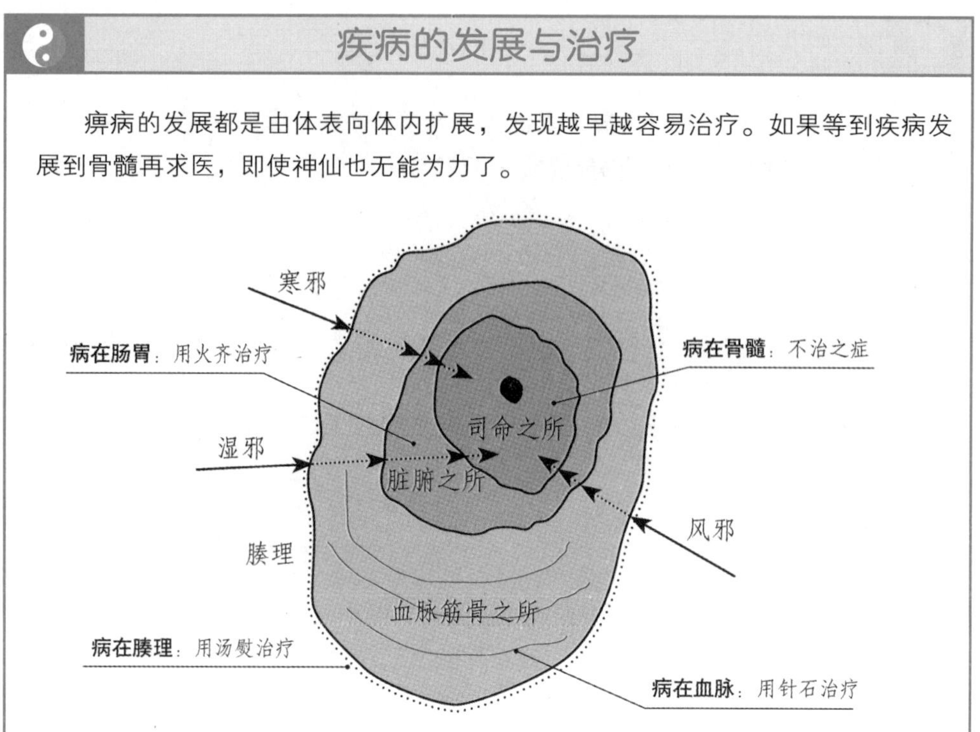

营气、卫气与痹病

黄帝问道：营气和卫气与痹病的形成也有关系吗？岐伯回答说：营气是水谷的精气，它调和散布于五脏六腑中，然后才运行至血脉之中，再沿着经脉运行至身体上下，贯穿五脏，联络着六腑。卫气是水谷的剽悍之气，它运行迅疾，不能进入到人体经脉之中，只能运行于皮肤表层、肌肉之间，熏蒸于人体筋膜之间，布散于人体胸腹之内。如果营气和卫气运行失常，人体就会产生疾病，营气和卫气运行正常，人体就不会产生疾病。营气和卫气运行正常，人体经气不与风、寒、湿三种邪气相纠结，就不会形成痹病。

黄帝说：讲得好。

痹病的各种表现及成因

黄帝问道：人产生痹病，有的疼痛，有的不痛，有的麻木无感觉，有的发寒，有的发热，有的表现为皮肤干燥，有的表现为皮肤潮湿，这是什么原因呢？岐伯回答说：痹病觉得疼痛是受寒邪偏多，因为寒邪使气血运行缓慢，经络阻滞，所以表现为疼痛。痹病麻木无感觉是因为患病太久，病邪内侵较深，营气和卫气运行滞涩不畅，使经络血气空虚，所以无疼痛感，肌肤失去血气的滋养，所以表现为麻木无感觉。痹病觉得寒冷是

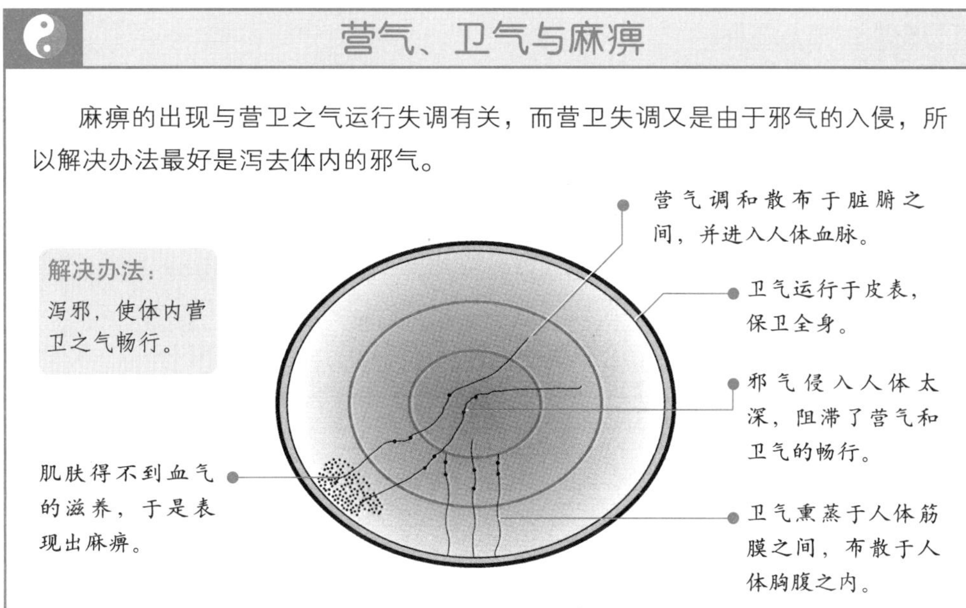

因为病人平常阳气虚而阴气盛，风、寒、湿三种邪气与阴邪相增益，所以感到寒冷。痹病发热是因为病人平常阳气有余而阴气不足，风、寒、湿三种邪气与阳气相合，虚弱的阴气抵挡不了亢盛的阳热，所以病人感觉发热。痹病多汗而皮肤湿润则是由于人体受的湿邪过多，阳气弱而阴气盛，阴气与湿邪相结合，所以表现为汗多且皮肤湿润。

黄帝问道：人患痹病，有时并不感到疼痛，这是什么原因呢？岐伯回答说：痹病发生在骨，表现为身体沉重；痹病发生在脉，表现为血脉滞塞，运行不畅；痹病发生在筋，表现为人体关节不能屈伸自如；痹病发生在肌肉，表现为肌肉麻木无知觉；痹病发生在皮肤，表现为身体寒冷。凡是具有这五种症状的，都不会出现疼痛。凡是痹病，遇到寒气，病情就会加重，遇到热气，病情就会减轻。

黄帝说：讲得很好。

第四十四 痿论篇

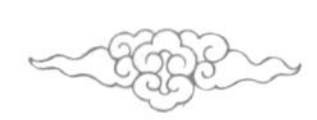

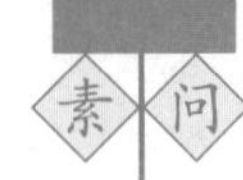

本篇主要分三部分论述痿病：第一，痿病的形成是由于五脏感受热邪，表现在与五脏对应的外在部位；第二，通过外在表现辨别各种痿病；第三，治疗痿病的原则是“独取阳明”，并阐述了这样做的道理。

五脏与痿病的形成

黄帝问道：五脏的病变都能使人得痿病，这是什么原因呢？岐伯回答说：肺主全身皮毛，心主全身血脉，肝主全身筋膜，脾主全身肌肉，肾主骨髓。所以肺脏感染热邪，就会使肺叶焦枯，皮毛变得虚弱、干枯而不润，严重的就形成痿躄。心脏感染热邪，下肢经脉的血气向上逆行，会使下肢经脉的血气空虚，便形成了脉痿，关节如同被折断，脚和小腿的肌肉软弱无力而不能行走。肝脏感染热邪，则胆气外泄而使口中发苦，筋脉受损干燥，筋脉拘急，从而形成筋痿。脾脏感染热邪，则胃中津液干枯而且口渴，肌肉麻痹没有知觉，形成肉痿。肾脏感染热邪，肾精耗竭，骨髓减少，腰脊不能屈伸，形成骨痿。

黄帝问道：痿病是如何形成的呢？岐伯回答说：肺脏在五脏之中的作用最重要，位置在心脏之上，是各脏之长。若精神空虚，欲望又得不到满足，就会使肺脏之中的气血运行不畅而演化成其他疾病，进而产生肺热使肺叶焦枯，所以说，五脏均是由于肺脏感染热邪，肺叶焦枯而产生痿躄的。悲哀过甚，胞络经脉受损，阳气不能发泄而迫使血液从下部溢出脉外，于是心气下崩，经常尿血。所以《本病》篇说，大的经脉空虚，会使人发生肌痹，进而发展为脉痿。心中欲望过多，而实现的太少，就会情绪不定，或行房事的次数过于频繁，导致宗筋弛纵，逐渐成为筋痿，以致遗精或白带。所以《下经》篇说，筋痿发生在肝脏，是由于行房事过度。经常被水浸湿，例如长期从事水上作业，水湿长期停留于体内，或居住在潮湿的环境中，水湿浸渍肌肉，导致肌肉麻痹没有感觉，就会形成肉痿。所以《下经》篇说，肉痿是长期居于潮湿的环境中所造成的。长途远行疲劳，又遇上气候炎热，热则口舌发干，口渴则阴气耗损，阳气盛，阳盛则热邪生，热邪停留于肾脏，肾脏本为五脏中的主水之脏，但是现在肾水不能胜火，就会导致骨枯，骨髓空虚，双脚无法支撑身体，形成骨痿。所以《下经》篇说，骨痿是热邪亢盛所形成的。

肺对脏腑的影响

肺在人体中具有重要作用，全身气血都由它来分配，所以，如果肺感受邪气，不仅自身会发生病变，其所主的皮毛也会发生病变，还会将这种邪气传到身体其他脏腑。

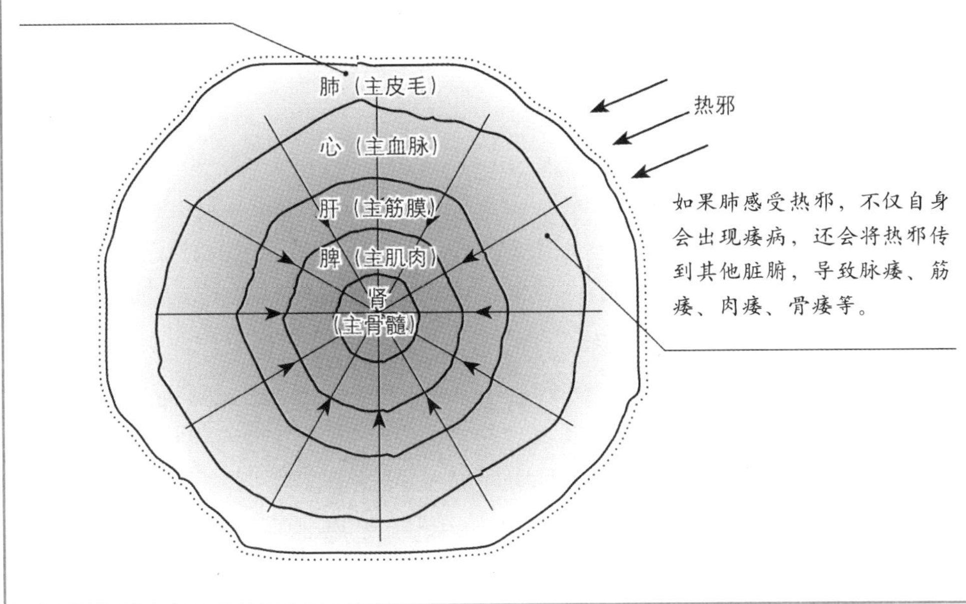

各种痿病的辨别

黄帝问道：如何区别各种痿病呢？岐伯回答说：肺脏感染热邪，则面色发白，皮毛焦枯；心脏感染热邪，则面色发红，络脉充血；肝脏感染热邪，则面色发青，指甲或趾甲枯槁；脾脏感染热邪，则面色发黄，肌肉软弱；肾脏感染热邪，则面色发黑，牙齿枯槁松动。

治疗痿病应“独取阳明”

黄帝说：先生所讲述的关于痿病的内容已经很全面了，但是在古代医论上说，治疗痿病应“独取阳明”，这是什么原因呢？岐伯回答说：阳明经，是人体五脏六腑营养的源泉，其中的营养物质又滋养着主管约束骨骼、使关节运动自如的宗筋。冲脉为人体十二经脉之海，能够将营养物质渗透至全身的肌肉腠理之间，并与阳明经在宗筋中会合。阴阳经脉都会合于宗筋，又会合于气街处，阳明经是体内所有经脉的统领，诸经又连属于带脉，

带脉

带脉是人体奇经八脉之一。约束纵行之脉以加强经脉之间的联系，如足之三阴、三阳以及阴阳二跻脉。带脉还有固护胎儿和主司妇女带下的作用。带脉循行起于季胁，斜向下行到带脉穴，绕身一周，并于带脉穴处再向前下方沿髋骨上缘斜行到少腹。本经脉交会穴为带脉、五枢、维道（足少阳经）共3穴，左右合6穴。

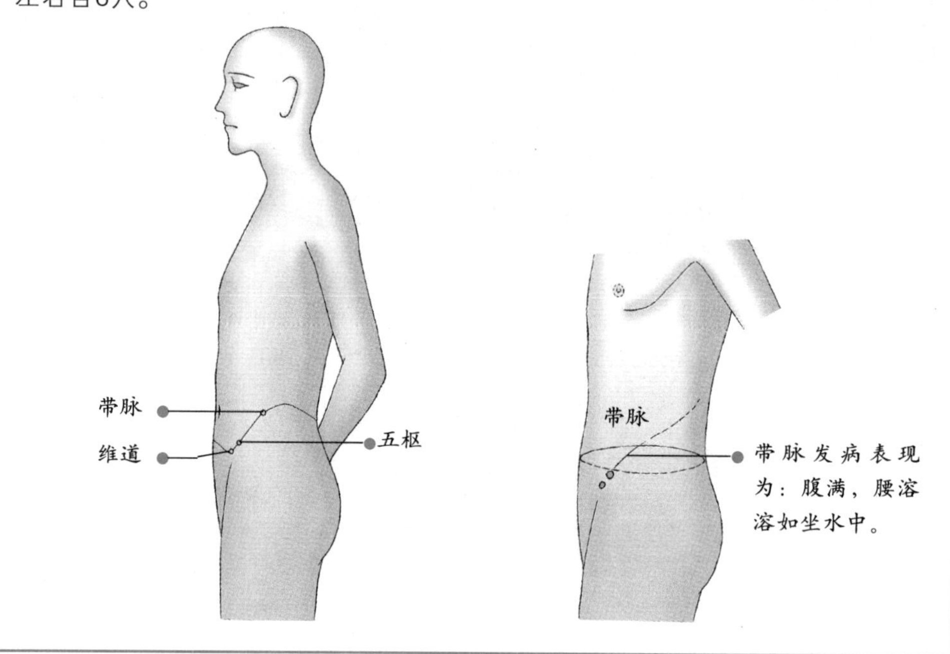

还联络着督脉。如果阳明经虚弱，宗筋就会因得不到营养而松弛，同时带脉不能收引，所以导致肢体痿弱无力，失去正常的运动功能。黄帝问道：如何治疗痿病呢？岐伯回答说：针刺病变的经脉，调补发病经脉的荥穴，疏通各经的腧穴，调整虚实以及病情的逆顺。无论是筋、脉、骨、肉病中的哪一种，根据相应的脏腑之气偏旺的月份进行针刺，病就容易治愈。

黄帝说：讲得好。

第四十五 厥论篇

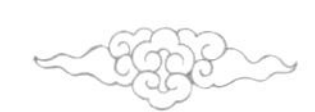

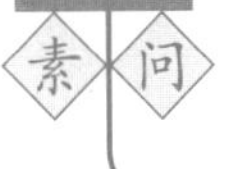

本篇主要是对厥病的论述，厥病有寒厥、热厥之分，并分析了寒厥病、热厥病的形成过程。人体内阴阳之气的逆乱会产生厥病。本篇还介绍了六经厥病的临床表现与治疗、取穴原则。

寒厥、热厥

黄帝问道：厥病又分为寒厥、热厥，这是为什么呢？岐伯回答说：下部的阳气不足，就会形成寒厥病；下部的阴气不足，就会形成热厥病。黄帝问道：热厥病的发热，一定从脚下先开始，这是什么原因呢？岐伯回答说：阳经之气起始于脚五趾的外侧，脚的阴经之气聚集于脚心，若阳经之气偏盛，阴经之气不足，阳经之气占据阴经之气的位置，因而脚底发热。黄帝问道：寒厥病的发冷，一定从脚五趾开始，再上升到膝关节，这是什么原因呢？岐伯回答说：阴经之气起始于脚五趾的里侧，集中于膝下而聚集于膝上。阴经之气偏盛，阳经之气不足时，寒冷从脚五趾开始，上升至膝关节。这种寒冷不是由于外邪入侵所致，而是由于体内阳气空虚所形成的。

黄帝问道：寒厥病是怎样形成的呢？岐伯回答说：前阴是宗筋聚合之处，也是足太阴经与足阳明经会合之地。在春季和夏季，人体中的阳气多而阴气少，而在秋季和冬季，人体中的阴气盛而阳气虚。如果有人自恃体质强壮，在秋季和冬季仍然过度劳累，纵欲无度，则会导致肾阳伤损，即使求助于脾胃的补给，肾阳仍不能恢复到正常状态。精气下泄，阴寒之气向上逆行，停留在中部脾胃，脾胃阳气受损，无法将营养物质渗透灌注到全身经络，阳气衰弱。阳气逐日受损，阴气偏盛，四肢得不到阳气的温煦，所以形成了手脚寒冷的寒厥病。

黄帝问道：热厥病是如何形成的呢？岐伯回答说：所饮之酒进入胃中以后，由于酒气性热，致使体表络脉充满而经脉空虚，损伤了帮助胃输送津液至全身的脾脏，于是阴气虚弱，阳气乘虚而入，阳气侵入则导致胃不平和，胃气不和则进一步引起水谷精气衰竭，精气衰竭则人体四肢便得不到足够的营养。这样的人，一定是经常醉酒，或是吃饱后行房事，所以才造成酒和食物停留在胃中无法消化，郁结成热。中焦热邪过盛，热布散于全身，就会出现小便黄赤等症状。酒性热而剽悍，肾阴必定受损而衰弱，阳气亢

厥病的发生

厥病有寒厥和热厥之分，寒厥病总是起于脚趾，热厥病总是起于脚底，这与阴阳之气在脚部的运行和交汇有关。

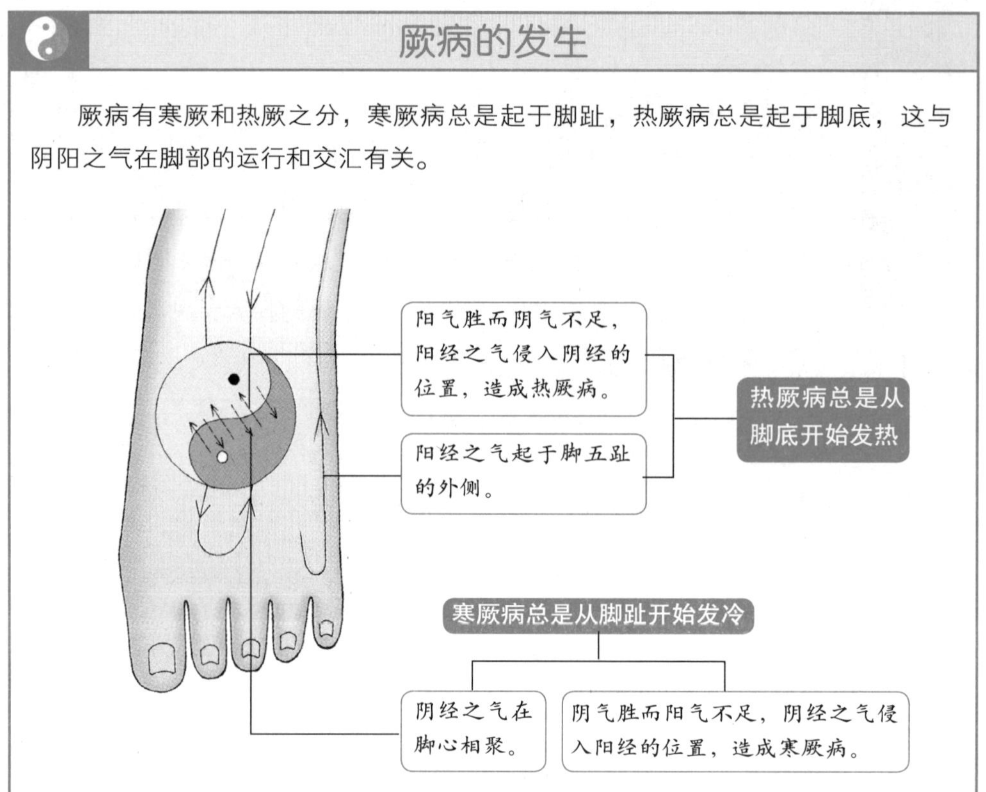

盛，所以形成了手脚发热的热厥病。

黄帝问道：厥病，有的使人腹部发胀，有的使人突然不省人事，要过半天或一天才能慢慢清醒过来，这是什么原因呢？岐伯回答说：人体上部的阴气偏盛，下部就偏虚，于是造成腹部胀满；人体上部阳气偏盛，那么下部之气向上逆行，逆行之气如邪气一般扰乱阳气，阳气也随之逆乱，所以出现突然昏倒、不省人事的情况。

六经厥病

黄帝说：讲得好。希望再听您讲讲六经发生厥病时出现的症状。岐伯回答说：足太阳经发生厥病，表现为头脚沉重，双脚不能前行，伴有眩晕仆倒的症状。足阳明经发生厥病，会出现癫狂症状，表现为奔跑呼叫，腹部发胀，睡卧困难，面部红赤发热，精神失常，胡言乱语。足少阳经发生厥病，表现为突然耳聋，面颊发肿、发热，胁肋疼痛，下肢不能运动。足太阴经发生厥病，表现为腹部胀满，便秘，厌食，一吃东西就会呕吐，不能安卧。足少阴经发生厥病，表现为口干舌燥，小便红赤，腹部胀满，心痛。足厥阴经发生厥病，表现为小腹肿痛，腹部胀满，小便不畅，喜欢屈膝而睡，并有阴囊收缩、下肢内侧发热的症状。对这些厥病的治疗，邪气盛的就用泻法，正气虚的就用补法。对于不实不虚的，就在病变的经脉上取穴治疗。

阑尾

肠痈是一种发生在肠的痈肿，即急性阑尾炎及其并发症，有大肠痈和小肠痈。古人认为，肠痈很难治疗，会致人死亡。但是随着现代医学的发展，阑尾炎早就有了解决的办法，可以通过手术将阑尾切除以达到预防和治疗疾病的效果。

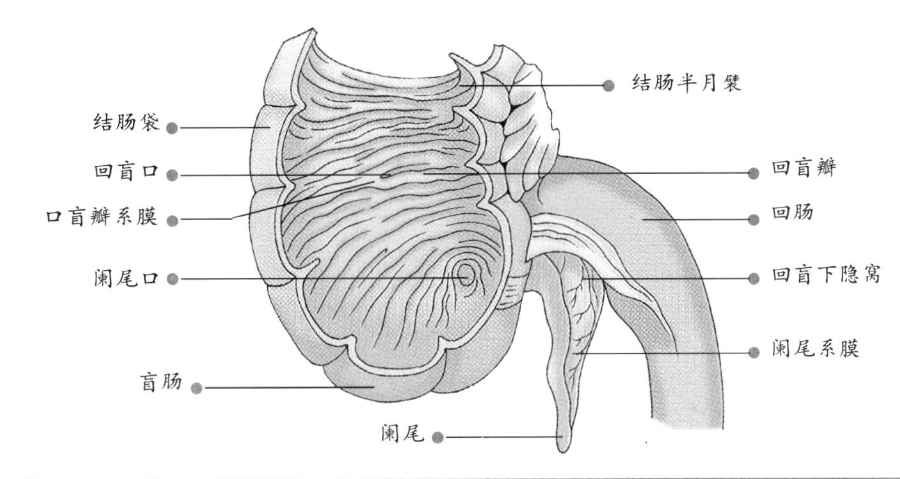

足太阴经发生厥逆，伴有小腿蜷曲不能伸开，心痛牵连腹部的症状，应当在患病经脉上取穴治疗。足少阴经发生厥逆，有腹部虚胀、呕吐、下泻清水的症状，应当在患病的经脉上取穴治疗。足厥阴经发生厥逆，则筋脉拘急，腰痛，腹部虚胀，小便不通，胡言乱语，应当在患病的经脉上取穴治疗。足太阴、足少阴、足厥阴三阴经脉都发生厥逆，病人则大小便不通，手脚寒冷，病情持续三天就会死亡。足太阳经发生厥逆，病人则身体僵硬仆倒、呕吐带血、鼻孔出血，应当在患病的经脉上取穴治疗。足少阳经发生厥逆，关节屈伸不自如，腰部不能活动，颈项发僵不能后顾。如果在这种情况下，又发生肠痈就不能治疗，病人出现惊惧的情绪就可能死亡。足阳明经的厥逆，表现为喘气、咳嗽、身体发热、容易受惊、常流鼻血或呕吐出血等。

手太阴经的厥逆，会出现胸部虚胀、咳嗽、呕吐白沫的症状，应当在患病的经脉上取穴治疗。手厥阴经和手少阴经的厥逆，会出现胸部疼痛牵连喉部、身体发热的症状，很难治愈，可能会死亡。手太阳经的厥逆，会出现耳聋、流眼泪、颈部发僵不能回顾、腰部活动不便的症状，应当在患病的经脉上取穴治疗。手阳明经和手少阳经的厥逆，会出现喉痹、咽部发肿、颈项强直的症状，应当在患病的经脉上取穴治疗。

第四十六 病能论篇

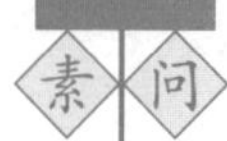

本篇主要论述了几种疾病的诊断与病机，包括胃脘痈、睡卧不安、腰痛、阳厥、酒风等，分析了其症状，指出了治疗的方法，并介绍了几种脉象的特点和几本古医书的基本内容。

黄帝问道：人患了胃脘痈这种病，应当如何诊断呢？岐伯回答说：诊断这个病，应首先切诊胃脉，胃脉应当沉且细，胃脉沉且细表明胃气上逆，胃气上逆，则人迎脉跳动尤其旺盛，人迎脉跳动旺盛表明体内有热邪，人迎是胃脉经过的地方，胃气上逆，人迎脉跳动过于旺盛，热邪聚集于胃口而不散，所以胃脘部会出现痈肿的现象。

黄帝问道：有的人睡卧不安，这是什么原因呢？岐伯回答说：这是由于人体五脏有所损伤，或是人心中挂念着某件事情。如果这两方面的因素不解除，是不能安宁入睡的。所以很难猜测其得的是什么病。

黄帝说道：有的人不能仰卧，这是什么原因呢？岐伯回答说：肺在五脏中居于最高的位置，就如同脏腑的盖，若肺脏中邪气充盛，那么络脉就会胀大，络脉胀大便不能仰卧。在《奇恒》《阴阳》中，这方面的论述比较清楚。

黄帝问道：患厥病的病人，诊察其右手经脉，脉象沉且紧，左手脉象浮且迟，不知病变在哪里？岐伯回答说：在冬天切脉时，右手脉象本来就应当沉且紧，这表明脉象的变化是与四时阴阳变化是相应合的。如果左手的脉象浮且迟，这表明脉象的变化是与四时阴阳变化相违背的。浮且迟的脉象出现在左手，那么病变的部位应当在肾，并与肺脏有很大关系，病人腰部会出现疼痛。黄帝问道：为什么这样说呢？岐伯回答说：足少阴肾经向下贯穿肾脏，向上连于肺脏中，现在诊得浮且迟的肺脉，说明肾气不足，是肾脏发生了病变，腰为肾腑，所以有腰痛之症。

黄帝说：讲得好。患颈痈病的人，有的医生采用砭石方法治疗，有的医生采用针灸方法治疗，皆能治愈，这是什么道理呢？岐伯回答说：这些病的名称虽然相同，但证型却不同。如果颈痈因气郁停滞而致，则适宜采用针灸方法治疗，以清除其病邪；如果颈痈因邪气亢盛，血液停聚于局部而致，则适宜采用砭石方法治疗，以除其邪气。这就是所谓的同病异治。

黄帝问道：有的病人会出现发怒狂躁的症状，此病是如何产生的呢？岐伯回答说：

脉变

脉象有轻重之别，有阴阳虚实之异。医生在诊脉时必须学会辨证治疗，脉象的不同，预示病变的部位也不一样。

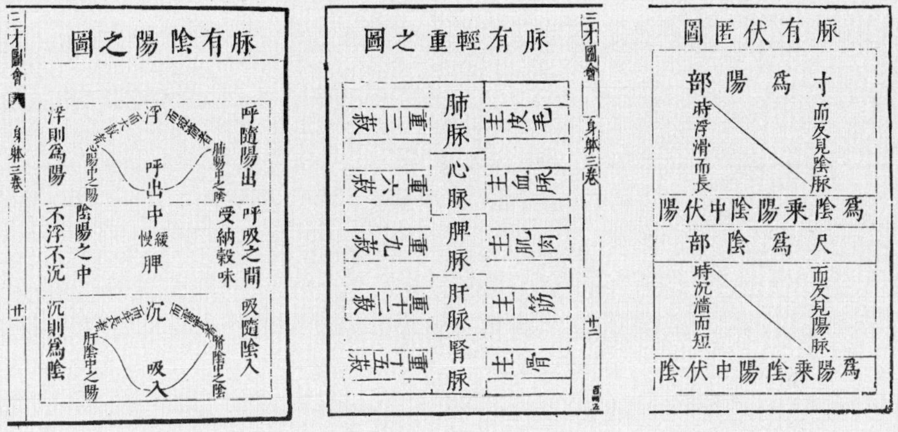

此病是由于阳气逆乱而造成的。黄帝说道：阳气逆乱为什么会使人狂怒呢？岐伯回答说：病人突然受到严重的刺激，而不能宣泄，所以容易发怒，病名叫做“阳厥”。黄帝问道：怎样才能知道要发生阳厥病呢？岐伯回答说：在正常情况下，阳明经上某些部位跳动明显，而太阳、少阳经脉跳动不明显，应该跳动不明显的经脉，突然跳动得特别厉害，这就是阳厥病即将发生的征兆。黄帝又问道：这种病应如何治疗呢？岐伯回答说：减少病人的饮食量，狂怒就会停止，因为饮食进入胃中，经消化吸收，就会助长人身之阳气，因此减少病人的饮食量，就会痊愈。另外再给病人服用“生铁洛”，因为“生铁洛”具有降气的作用。

黄帝说：讲得好。有的病人全身发热，困倦，出汗多，如刚洗过一样，怕风且呼吸微弱短促、言语无力，这是什么病呢？岐伯回答说：此病名叫酒风。黄帝又问道：该如何进行治疗呢？岐伯回答说：可以用泽泻和白术各十分、麋衔五分，混合之后研成细末，每次在饭前服三指撮。

所谓深按得到细且小的脉象，就指脉搏在指下细小如针。如果使用按摩和推拿的手法，脉气仍聚集而不散，就叫“坚脉”，脉象搏动有力的为“大脉”。《上经》这部

名词解释

生铁洛

“洛”同“落”。即炉冶间锤落之铁屑，有降气的作用。

阳厥病的发生

阳厥即由于体内阳气逆乱而表现出的厥病，其形成和表现为：

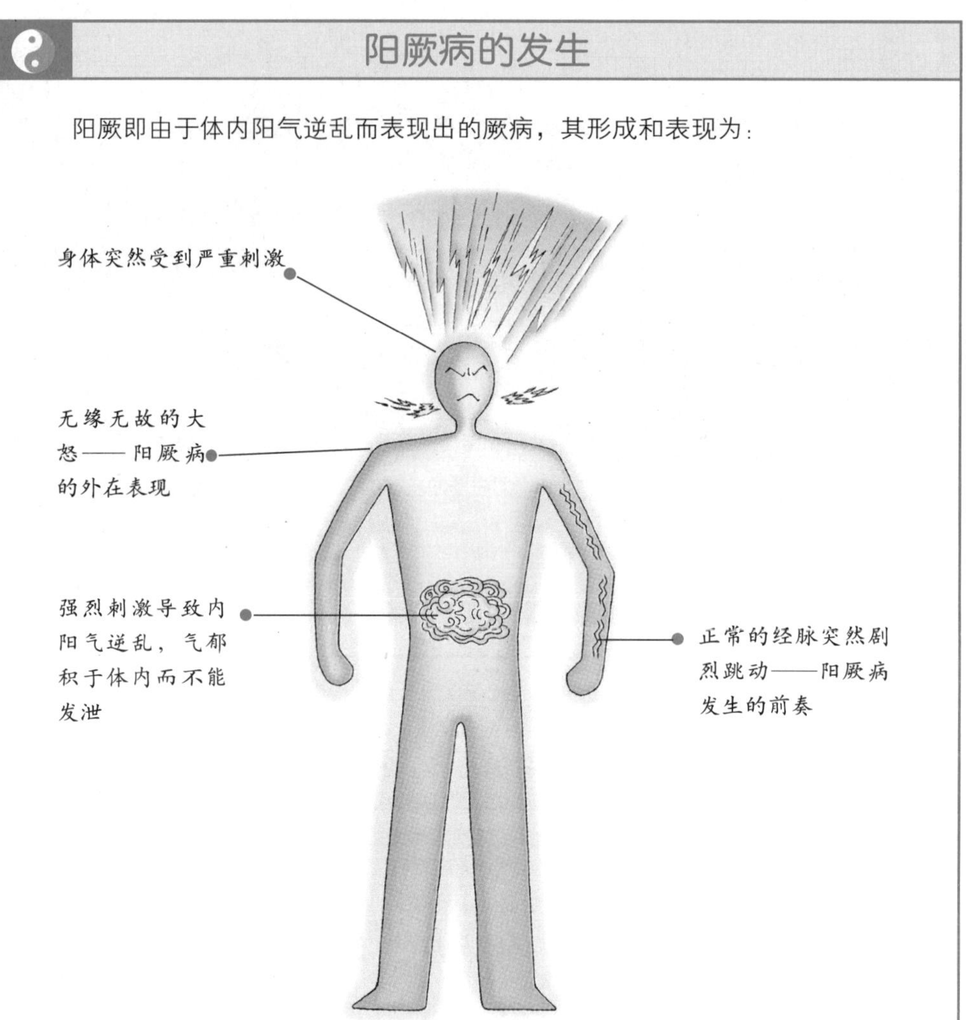

书是论述人体生理与自然界关系的。《下经》这部书是论述疾病发展变化的。《金匮》这部书是论述如何诊断疾病，判断生死的。《揆度》这部书是论述切脉以推断病情的。《奇恒》这部书是论述奇病的。所谓“奇病”，是指不受四时变化的影响而死亡的；所谓“恒病”，是指依照四时变化而死亡的。所谓“揆”，是指切按脉搏，以推求病变部位；所谓“度”，是指根据脉象推测病位，再结合四时气候对人体的影响来判断病情的轻重。

第四十七 奇病论篇

素问

本篇主要论述了一些与众不同的疾病，包括孕妇不能发出声音、息积、伏梁病、疹筋、脾瘅、胆瘅等。分析了其病因、病机和症状，并指出了治疗的方法。

黄帝问道：有的孕妇到第九个月时，说话发不出声音，这是什么原因呢？

岐伯回答说：这是由于子宫中的络脉被胎儿压迫，气血受到阻塞所引起的。

黄帝说道：为什么这样说呢？

岐伯回答说：子宫中的络脉连着肾脏，足少阴肾脉内贯通肾脏，上连到舌根部，而子宫中络脉受阻，使肾脏的气血无法通行至舌根，所以说话发不出声音。黄帝问道：如何对此进行治疗呢？

岐伯回答说：不用治疗，等到第十个月分娩后，自然就可以恢复正常。《刺法》这部医书上说，不要损伤不足的，不要补益有余的，不要因误治造成新的疾病，然后再治疗。所谓不要损伤不足的，是指在妊娠的第九个月，孕妇身体消瘦，不应用针刺、砭石方法进行治疗；所谓不要补益有余的，是说邪气滞留腹中造成肿块，不能用补益方法进行治疗，补益后虽然精神有所好转，但却使肿块牢靠地停聚在腹中，所以说盲目采取治疗方法会导致其他疾病的产生。

黄帝问道：有的病人胁下胀满，气机上逆，两三年不愈，这是什么病呢？

岐伯回答说：此病名叫“息积”，这种病不妨碍病人的饮食，不能用艾灸或针刺方法进行治疗，应当长期运用导引法再结合药物进行治疗，仅靠单纯服药是治疗不好的。

黄帝问道：有的病人身体的大腿、股部、小腿部位都肿胀，并有绕肚脐疼痛的症状，这是什么病呢？

岐伯回答说：这种病叫做“伏梁病”，是因受了风寒之邪所造成的。风寒邪气充斥于大肠内外，停留于盲膜，而大肠外盲膜的根在肚脐下，所以出现绕肚脐而痛的症状。治疗此病，不能采用按摩的方法进行治疗，否则会出现小便滞涩。

黄帝问道：有的病人，尺脉跳动得特别快，筋脉拘急明显可见，这是什么病呢？

岐伯回答说：这种病叫做“疹筋”，病人的腹部肌肉一定拘急，如果其面部呈现出白色或黑色，那么就说明病情很严重了。

黄帝问道：有的病人患头痛多年不愈，这是怎么得的？又叫什么病呢？

岐伯回答说：病人一定是感染了强烈的寒邪，寒邪之气向内侵入骨髓，脑又为骨髓之海，寒邪向上逆行于头部，所以使病人头痛，牙齿也跟着疼痛，此病名叫

孕妇行为对胎儿的影响

孕妇的行为会影响到胎儿出生后的状况，这是有的人患有先天性疾病最主要的原因。下图所示为孕妇在孕期的不同行为可能会对胎儿造成的不同影响。

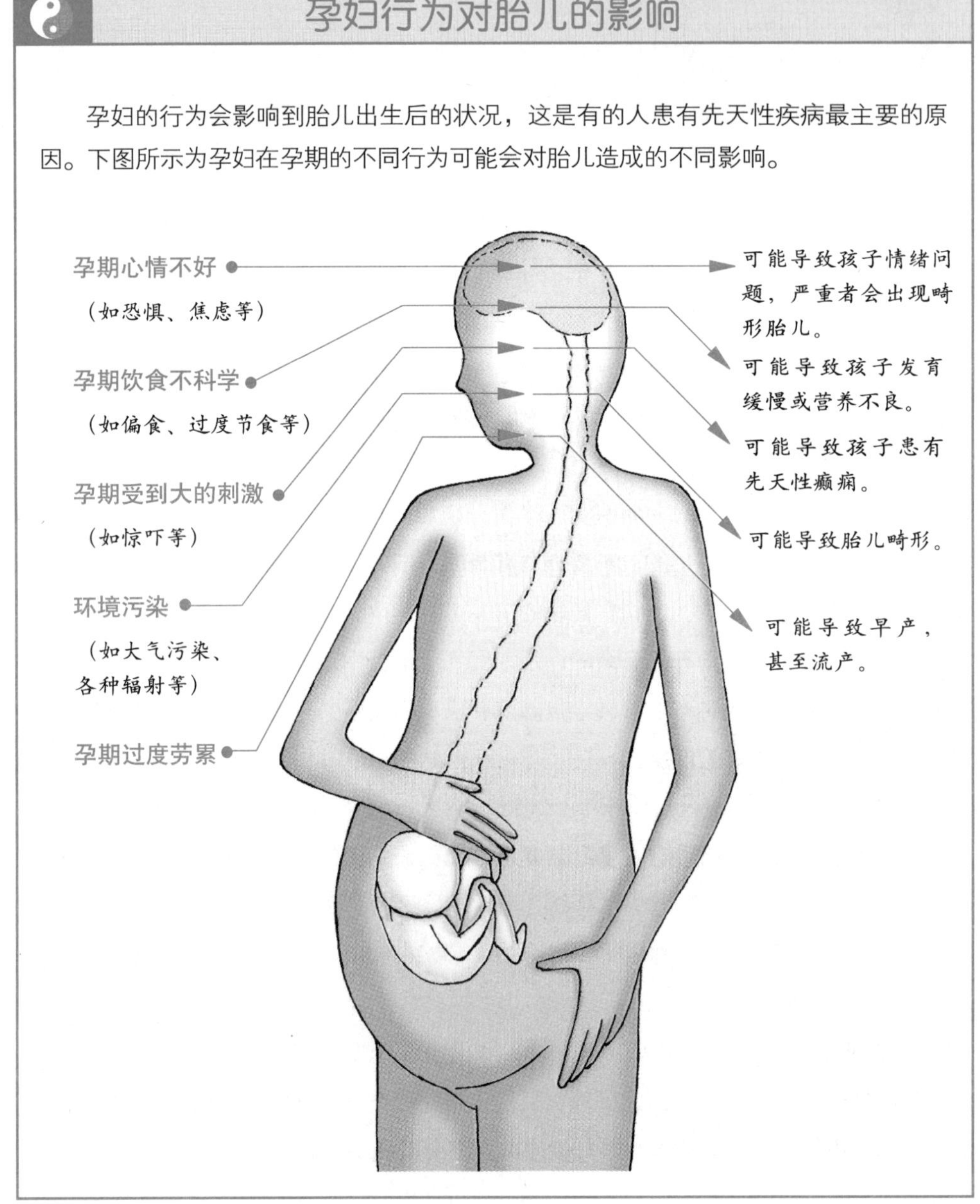

"厥逆"。

黄帝问道：有的病人口中发甜，这是什么病呢？是因何而染的？

岐伯回答说：这是由于水谷的精气上溢而形成的，病名叫做"脾瘅"。水谷精气进入口中，藏于胃中，脾脏为胃输送水谷精气，水谷精气如果停留于脾脏之中，就会向上泛溢于口，所以病人出现口中发甜的症状。得这个病，往往是由于受了肥甘美味的诱惑，病人一定是经常食用甜美、肥腻的食物。食用过多的肥腻食物使人身体产生大量内热。过多的甜美食物使人腹部闷胀，体内的水谷精气上溢而使人感到口中发甜，长久如此就会进一步转化为消渴病。治疗此病可用兰草类药物，因为其气味芳香，可以排除体内积聚的陈腐之气。

黄帝问道：有的病人口中发苦，这是什么病呢？又是怎么得的呢？

岐伯回答说：这种病名叫"胆瘅"。人的肝脏为人体之将军，主管谋划，但必须在胆那里作出决断，咽部为肝脏的外使，得这种病的人一定是经常多筹划而少决断，造成胆气虚弱，胆汁上溢于口而出现口中发苦之症状。治疗时，应针刺胆经的募穴和俞穴。具体治疗方法可参照《阴阳十二官相使》这部医书。

黄帝问道：有的病人患小便不利之病，一天中小便的次数可达数十次之多，这是正气不足的表现。身体发热如炭火烧一样，颈项与胸部之间阻塞不通，如隔断一样，人迎脉跳动躁盛，气喘，气机上逆，这都是邪气有余的表现。寸口脉细如发丝，这同样也是人体正气不足的征象。这种病的发病部位在哪里？病名又叫什么呢？

岐伯回答说：这种病的发病部位在太阴，由于胃热过于旺盛，影响到肺，所以部分症状都偏重于肺，病名叫做"厥"，这是一种不容易治疗的疾病，会导致多数病人死亡。这就是所谓的"五有余、二不足"的病证。

黄帝问道：什么叫做"五有余、二不足"呢？

岐伯回答说：所谓"五有余"，是指身体发热如炭火烧、颈与胸如隔断一样、人迎脉躁盛、气喘、气机上逆这五种病气有余的情况；所谓"二不足"，是指一日数十次小便、脉细如发丝这两种正气不足的情况。现在病人同时兼具外部"五有余"的症状和内部"二不足"的症状，既不能因为有余而用泻法，也不能因为不足而用补法，补泻难施，很难治疗，必死无疑。

黄帝问道：有的人一生下来就患癫痫，这是什么病呢？是因何而得的？

岐伯回答说：这种病的名称叫做"胎病"。这个病是由于胎儿在母体内时，孕妇经常受到很大的惊吓，使气血运行逆乱，所以胎儿一生下来就患有癫痫病。

黄帝问道：有的病人面部突然肿大，像有水的样子，其脉搏大且紧，但身体不痛，形体也不消瘦，不能进食，或者吃的东西很少，这叫什么病呢？

岐伯回答说：这是肾的病变，这种病的名称叫做“肾风”。得肾风病者，不能吃东西，容易受到惊吓，惊惧不止，待心气衰竭之后就会死亡。

黄帝说：讲得好。

第四十八 大奇论篇

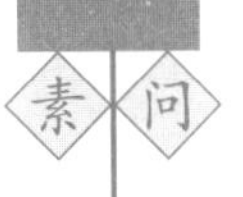

本篇在前一篇的基础上，论述了几种特别少见的疾病，包括偏枯病、瘕病、石水病、风水病、疝气病等。这些疾病出现时，五脏脉象也会发生相应的变化，可以根据脉象诊断出来。人体十二经气不足时，也会在脉象上表现出来，通过切按脉搏，可以推测病人的死亡日期。

五脏脉象与疾病

肝脏、肾脏、肺脏之脉气被邪气阻塞而满实，即为肿病。肺脉壅滞表现为气喘，两胁胀满；肝脉壅滞表现为两胁胀满，睡卧不宁易受惊，小便不畅；肾脉壅滞表现为从脚下到小腹胀满，两腿粗细不同，有时大腿和小腿都发生肿胀，活动不方便，时间久了就会发展成为偏枯病。

心脉满而大，就会出现癫痫、手足抽搐、筋脉拘急的症状；肝脉小而急，也会出现癫痫、手足抽搐、筋脉拘急的症状；肝脉跳动快而急如马在奔跑，是突然受到惊骇所引起的；肝脉在指下一时切按不到，突然又失音，一般情况下不用治疗，过一段时间自己就会好的。肾脉、肝脉、心脉均小而急，跳动无力，均可能会发展成为瘕病。

肝脉、肾脉均见到沉脉，将会产生石水病。肝脉、肾脉均见到浮脉，将会产生风水病；肝脉、肾脉皆出现虚象，是死亡的脉象；肝脉、肾脉皆细小而弦，将会发生惊病。肾脉大急而沉，或者肝脉大急而沉，都表明将会产生疝气病。心脉跳动滑利而且急促的是心疝病；肺脉搏动为沉象的是肺疝病。膀胱脉和小肠脉搏动紧急的，表明将会产生瘕病；脾脉和肺脉搏动紧急的，表明将会产生疝病；心脉和肾脉搏动紧急的，表明将会产生痫厥病；胃脉和大肠脉搏动紧急的，表明将会产生惊病。

脾脉搏动有向外鼓动的趋势，而且兼有沉象的是肠澼病，时间久了自己就会恢复；肝脉搏动细小而缓的，也是肠澼病，这个病比较容易治疗；肾脉搏动小而沉，是痢疾便血，若血液大量外溢且身体发热，是死证；得了痢疾病且大便出血，心脏和肝脏两脏同时发病的就可以治疗；心脉和肝脉搏动小而沉涩的为肠澼病，若同时身体发热的，就有死亡的危险，发热严重的，七天之内即会死亡。

胃脉搏动沉而涩，或跳动部位外移而且脉大，以及心脉搏动细小而紧急，均由血气阻塞不通而造成，将会进一步发展为偏枯病。一般患偏枯病的人，男子多发病在左侧，女

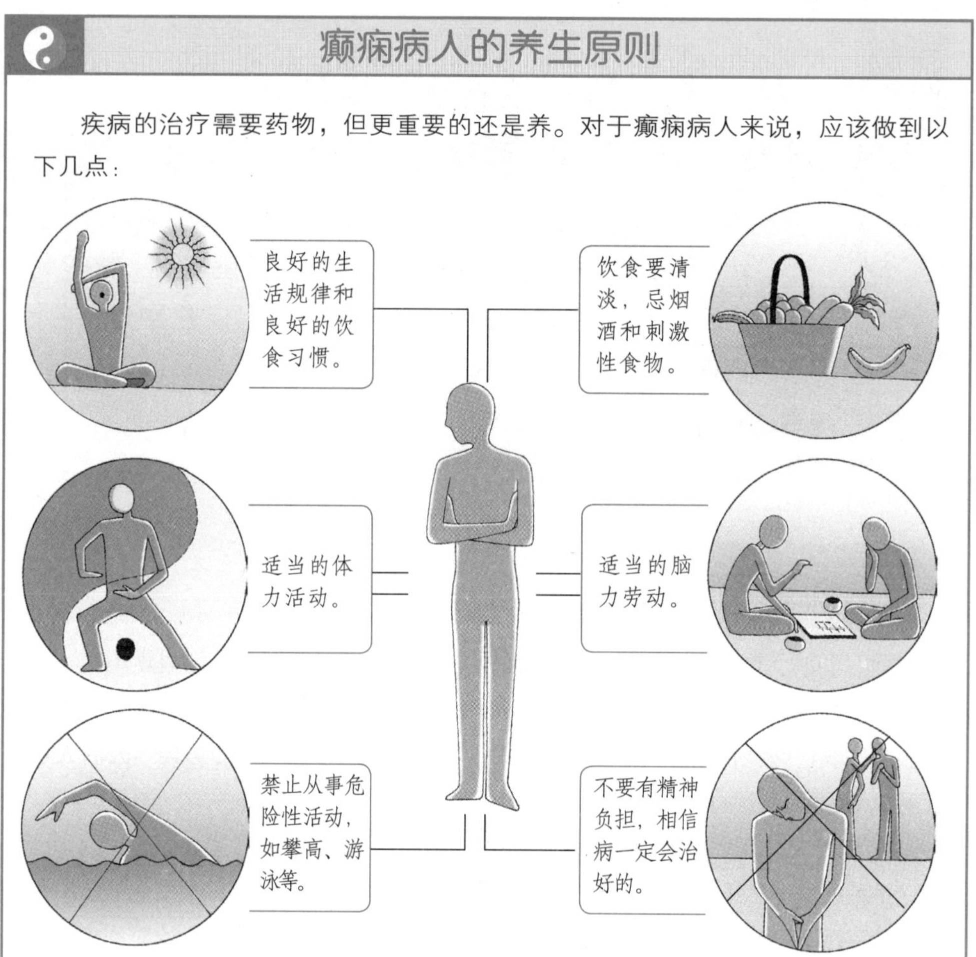

子多发病在右侧。若病人声音不哑，口舌转动灵活，就可以治疗，治疗三十天就可有好转；若病人说话发不出声音，需治疗三年才会有好转；如果病人的年龄不满二十岁，大约在三年之内就会死亡。脉象搏动有力，鼻子出血且身体发热的，多数有死亡的危险；若脉象浮而悬空，浮滑如钩的，为出血后应有的脉象；脉象在指下如水流般湍急，这种病的名称叫做“暴厥病”，暴厥病是指人突然昏厥，不省人事，不能言语；使人突然惊惧，脉搏跳动频，三四天后自己就可恢复正常。

经气不足的死亡日期

脉象切按时如水波一样，变化迅速，人一呼一吸，脉搏要跳动十次以上，这是人体之十二经气皆不足的脉象。从开始出现这种脉象起，大约再过九十天，病人就会死亡。脉象切按时如燃烧的烈火一样旺盛，是心脏精气已经虚损的征象，大约到深秋草干枯的时候，病人就会死亡。脉象切按如散落的树叶一样轻浮不定，是肝脏精气虚弱衰竭的征象，大约到秋天树叶飘落的时候，病人就会死亡。脉象切按如来访之客一样忽来忽去，脉搏阻塞欲绝而忽又弹指，是肾脏精气衰败的征象，大约在枣树开花或落花的时候，病人就会死亡。脉象切按如泥丸一般，虽圆但不滑利，是胃腑精气不足的征象，大约在榆荚枯落的春末夏初，病人就会死亡。脉象切按如有木横阻在指下，长而坚硬，是胆腑的精气已经不足的征象，大约在谷类成熟的秋季，病人就会死亡。脉象切按紧急如弦，缓细如缕，是胞络的精气已经不足的征象，病人若言语过多，大约到下霜的时候就会死亡，若安静而言语不多，则可以治疗。脉象切按如交棘一样左右旁至，缠绵不清，从出现这种脉象开始算起，大约三十天，病人就会死亡。脉象切按如泉涌，浮而鼓动于肌肉中，是太阳经的经气不足的征象，气喘，大约到韭菜开花的时候，病人就会死亡。脉象切按如颓败的土一样，虚大不坚，是脾脏的精气已经不足的征象，如果面色发黑，白瘤生发的时候，病人就会死亡。脉象切按如悬瓶，轻按脉小，重按觉得脉象又大，是十二经的腧穴精气不足的征象，大约到冬季水结冰的时候，病人就会死亡。脉象切按如半月形，轻按脉小而急，重按脉大而坚，这是五脏中有郁热，寒热相合并存于肾脏之中，这样的病人不能坐起，大约到立春的时候，病人就会死亡。脉象切按如弹丸，滑利细小而不著手，不容易切按到，是大肠精气不足的征象，大约到枣树生叶的时候，病人就会死亡。脉象切按如草木之花，轻浮软弱，易生恐惧，坐卧不安，行走和站立时常有幻觉出现，好像听见异常的声音，是小肠精气已经虚损的征象，大约到深秋季节的时候，病人就会死亡。

《察病指南》中的脉象图

《察病指南》是我国现存较早而系统的一部诊断学专著。作者是宋朝的施发，他在书中首创图像示意法来表述各种脉象。右图中所示33种脉象图就是该书所载，该图对脉象的描述形象生动而全面。

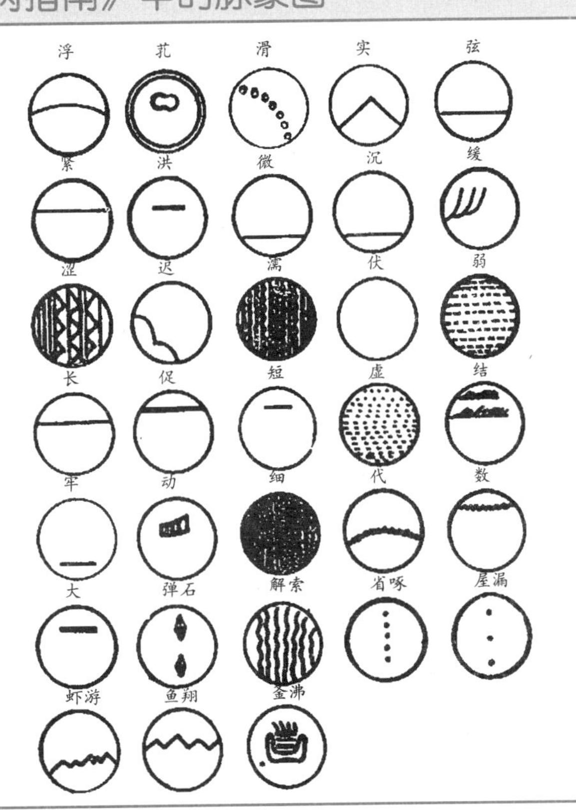

第四十九 脉解篇

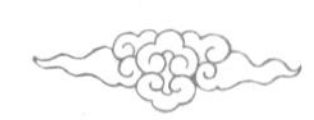

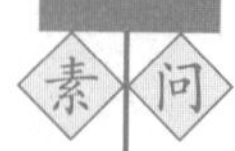

本篇主要论述人体十二经脉所出现的病变与病变的成因。从自然界的阴阳变化和人体阴阳变化相一致的角度，分析了人体内阴阳变化逆乱导致的经脉病变。人体经脉都有其所属的月，在某一个月，都有其容易出现的病变。所以，人体经脉出现病变都是有规律的。

六经病变与成因

太阳经病变之所以出现腰肿和臀部疼痛的症状，是因为正月建寅，属太阳，正月虽是阳气生发的季节，但阴寒之气尚盛，阳气还未发挥其应有的作用，所以出现腰肿和臀部疼痛。有的病人阳气偏虚而发生足跛，是因为正月阳气上升，地气从下而出，所说的偏虚，是由于寒冬的影响仍然存在，人体内的阳气不足，所以发生跛足。有的病人颈项部僵硬强直，甚至牵引到背部，是因为阳气上升互相争扰所形成的。有的病人出现耳鸣，是由于阳气过盛而上升，好像万物生长一样，盛阳循经而逆，所以出现耳鸣的症状。患病严重的病人，阳气过盛甚至发生狂癫症，是因为阳气都浮于上部，阴气都停留于下部，阴阳之气不相协调，上部阳盛，下部阴虚，所以出现狂癫病。有的病人因阳浮而致耳聋，是因为气分失调。有的病人发生失音的症状，是因为阳气盛到极点，然后由盛转衰，所以出现不能言语的情况。行房事过度，导致精气内伤而厥逆，进一步发展就会形成喑俳病，这种病是因为肾虚，少阴肾精内脱所形成的厥逆。

少阳经病变之所以出现心和胁肋部位疼痛的症状，是因为九月建戌，属少阳，戌为少阳木，心火为其标，九月为阳气将尽，阴气方盛的时候，所以心和胁肋部位出现疼痛。有的病人不能侧身转动，是因为九月阴气渐盛，阴主闭藏不动，所以身体不能转侧。有的病人病重时常常跌倒，是由于九月万物开始衰败，草木凋落，人身之气从阳到阴，阴气旺盛于身体上部，阳气过盛于身体下部，所以行走时常常跌倒。

阳明经病变之所以出现怕冷、全身颤抖的症状，是因为五月建午，属阳明。五月是阳气旺盛而阴气开始初生的时候，在人的身体内，阴气加在盛阳之上，抑制了阳气的功能，所以出现怕冷、全身颤抖之状。有的病人出现足胫浮肿且两大腿软弱无力，是因为五月阳气盛极而转衰弱，阴气始生，阴气与阳气相争，阳明经气不利，所以出现足胫浮肿且两大腿不能活动自如的症状。有的病人上气喘息，成为水肿病，是因为五月里阳

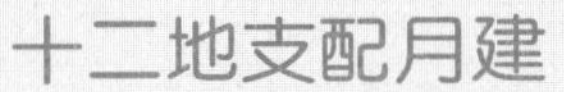

古人确立了十二方位图，根据斗柄所指的位置又划分了十二个月，十二个月又与十二地支相配。一个地支与一个月份相对，称为月建，如图所示：

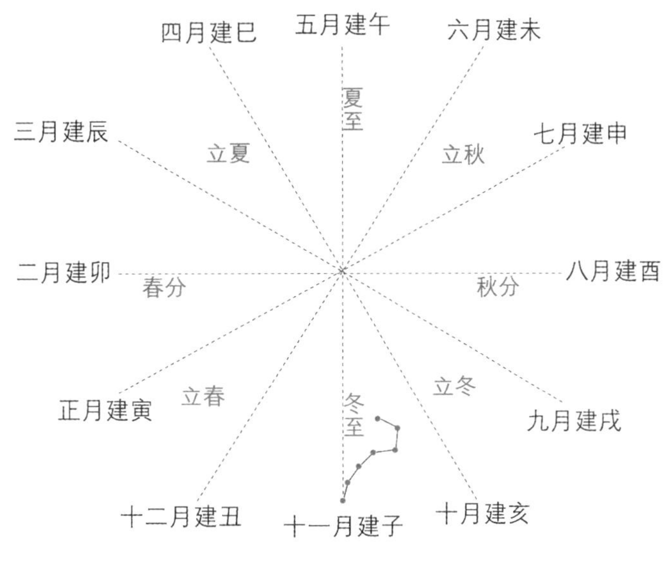

气升至极点后开始衰弱，阴气开始上升，上行则藏于脾脏与胃之间，水气不化而成为水肿。有的病人出现胸部疼痛、少气的症状，是因为水气滞留在脏腑之间，水液属阴，阴气内留，阳气受阻，就会出现胸部疼痛、少气之证。有的病人因病重而出现厥逆，怕见到人与火的光亮，听到木击之声便惊恐不安，是因为五月阴气与阳气相争，水火不相容，所以听到木击之声便惊惧不安。有的病人想关闭门窗，独处于一室，是由于阳气与阴气相迫，结果阴胜阳负，阴气喜静，所以病人欲关闭门窗，喜欢独处。有的病人病发时想登上高处歌唱，脱去衣服，到处奔跑，是因为阴气和阳气反复相争，结果阳气胜，则邪气并于阳经，阳气盛则产生热，使病人脱掉衣服而奔跑。有的病人邪气留于孙脉，出现头痛、鼻塞、流涕及腹部肿胀的症状，这是因为阳明经中的邪气上逆，逆于阳明孙络，所以出现头痛、鼻塞、流涕的症状；逆于太阴孙络，就会出现腹部肿胀的症状。

太阴经病变之所以出现腹胀的症状，是因为十一月建子，属太阴。十一月是万物潜藏的季节，人身的阳气也闭藏在体内，阴独用事，所以出现腹胀。有的病人由于阴气上逆于心而产生嗳气，是因为阴气亢盛而上犯足阳明胃经，而足阳明胃经之脉相连于心，所以出现阴气上走于心而产生嗳气的症状。有的病人进食后就呕吐，是因为脾经功能减弱，脾运失常，食物过多，不能消化，胃中盛满而上溢，所以出现呕吐。有的病人腹满，大便一通利或放屁后，就感觉非常爽快，胀满也减轻了许多，是因为十二月阴气盛极而转衰，阳气初出，所以大便一通利或放屁后，病人就感到非常爽快，胀满也减轻了许多。

少阴经的病变之所以出现腰部疼痛的症状，是指足少阴肾经有病，就如十月间天地万物的阳气被抑制而衰弱一样，所以出现腰部疼痛。有的病人出现呕吐、咳嗽、气喘等证，是因为阴气盛于下，阳气浮于上而无所依附，所以出现呕吐、咳嗽、气喘等症状。有的病人心神不安，不能长久站立，坐久了突然起立则眼花，视物不清，是因为天地万物生长和阴阳交替尚未安定，万物未有所生，秋凉之气已经降临，微霜开始下降，万物因感受肃杀之气而衰落，人体阴阳二气伤损于内，与自然界相一致，所以出现眼花，视物不清。有的病人少气而易怒，是因为少阳之气瘀滞而失去了作用，阳气不能通达于体外，肝气郁结不舒，所以使人易怒，这种病名叫做煎厥。有的病人恐惧不安的症状，就像有人将要逮捕他一样，是因为秋天初到，万物尚未尽衰，阴气还较少，阳气刚开始下降，阴阳之气在体内互相交争，所以出现恐惧不安。有的病人厌恶闻到食物的气味，是因为胃气衰弱，所以不愿闻到食物的气味。有的病人面色发黑如泥土的颜色，是因为秋

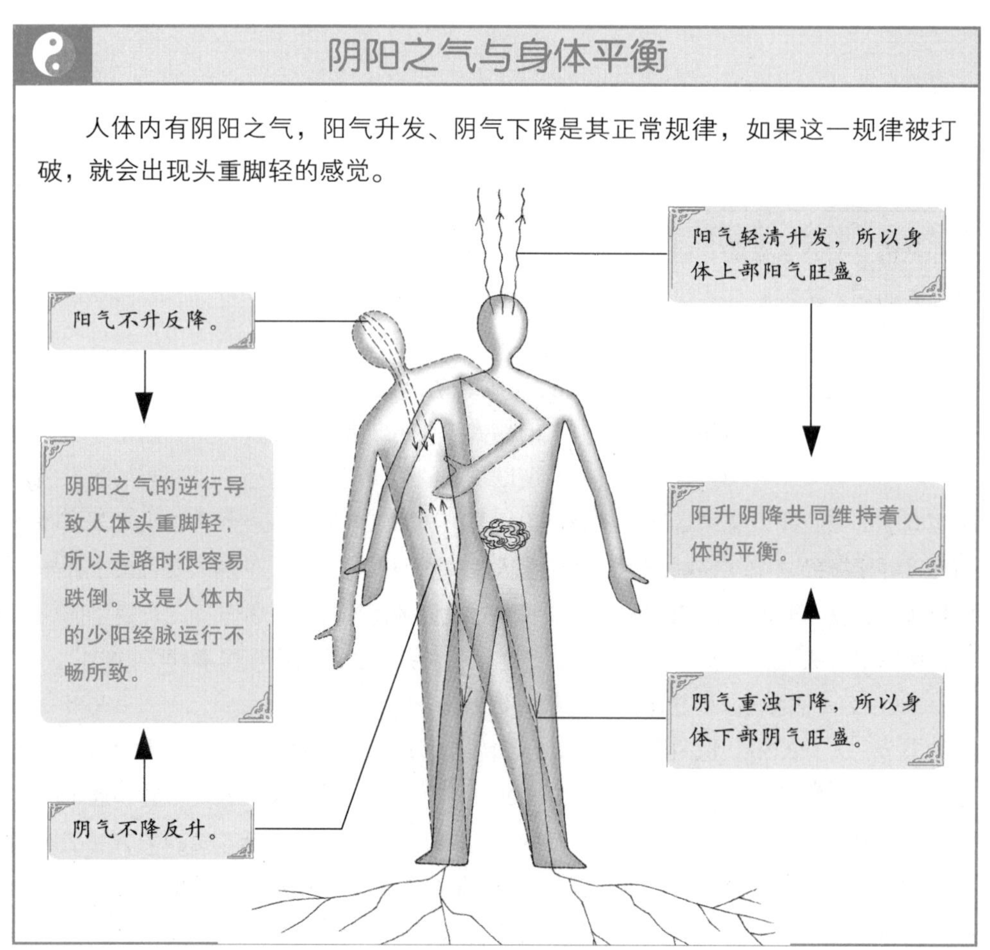

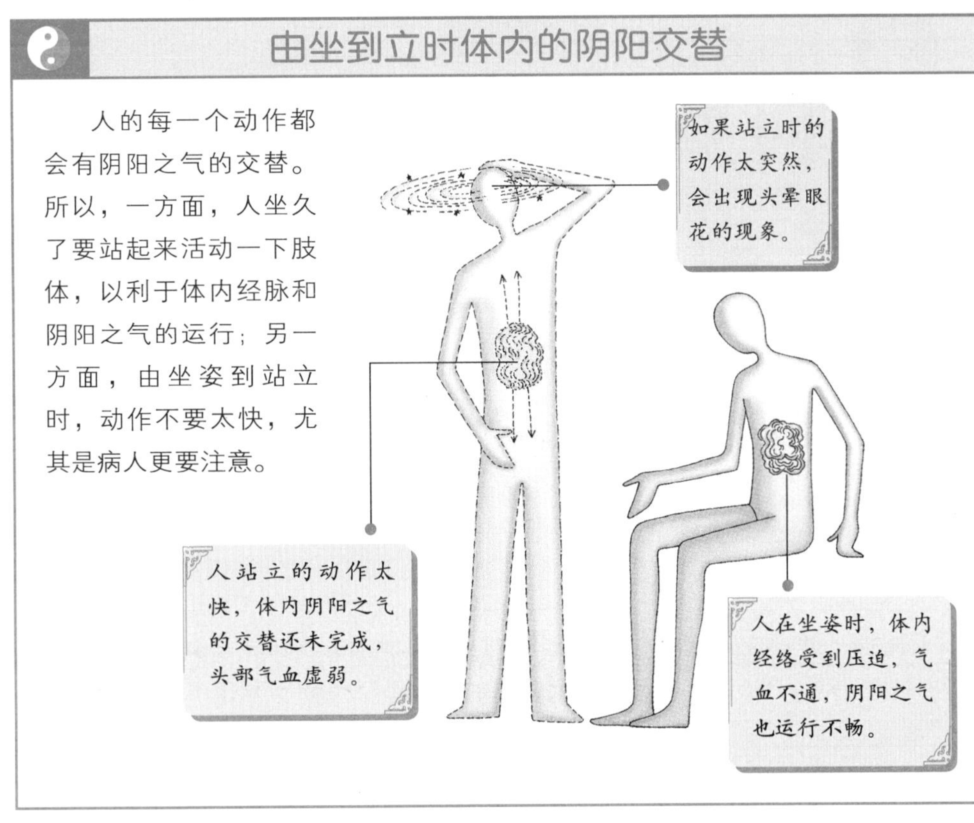

季精气内伤，肾脏之气被损伤而衰竭，所以出现面黑如泥土的症状。有的病人咳嗽带血，是因为上部的络脉受伤，并非阳气充盛于上，而是络脉充满血液，所以出现咳嗽和鼻孔出血的症状。

厥阴经的病变之所以出现颓疝以及妇人小腹肿胀的病证，是因为三月建辰，属厥阴。三月阳气方盛阴气将尽，阴邪内积于小腹内，所以会出现颓疝和小腹肿胀之证。有的病人腰痛，身体不能俯仰，是因为三月阳气刚刚旺盛，自然万物繁茂，但余寒未尽，人体阳气仍然受到抑制，所以腰痛而身体不能俯仰。有的病人出现颓疝、癃闭、腹胀的症状，是因为阴气未尽，阴邪滞留于肝脉，厥阴经脉闭气不通，所以出现颓疝、癃闭、腹胀的症状。有的病人病情严重到咽喉干燥及身体发热，是因为阴气将尽，阳气方盛，阴阳相争而产生内热，所以身体发热；内热伤及津液，所以出现咽喉干燥的症状。

第五十 刺要论篇

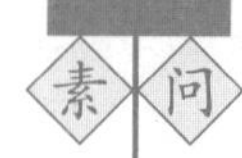

本篇主要论述针刺时必须遵循的一般规律和法则。人体疾病有表有里，针刺时也要有深有浅：针刺太深，会伤及五脏；针刺太浅，不仅达不到治病的效果，还会使体表的血气受到扰乱，为邪气入侵埋下隐患。

针刺的要领

黄帝道：希望听您讲讲关于针刺的要领。岐伯回答说：人体内疾病发生的部位有表里的区别，针刺时相应的就有深浅的不同。针刺时的浅深程度应当视疾病的发病部位而定。在体表应浅刺，在体内应深刺。要根据病情的需要，不要超过应刺的深度，如果超过了就会伤及人体五脏；如果针刺浅而达不到应有的深度，在体表的血气受到扰乱而壅滞，邪气随之侵袭人体。针刺的浅深程度不适当，就会对人体健康造成极大的危害，内伤五脏而引发严重的疾病。所以说，疾病的发病部位，有的在须发或腠理之间，有的在皮肤内，有的在肌肉里，有的在筋上，有的在骨头，有的在髓中。

正因为是这样，所以应针刺至须发腠理的就不要损伤到皮肤，皮肤深层损伤了，就会影响到肺脏的功能，肺脏受到了损伤，到了秋季就容易患温疟，而出现战栗怕冷的症状。应针刺至皮肤的就不要损伤到肌肉，肌肉损伤了，就会影响到脾脏的功能，脾脏受到了损伤，那么在春、夏、秋、冬四季的最后十八天内就会出现腹胀、烦乱、厌食等病证。应针刺至肌肉的就不要伤及脉，脉受到了损伤，就会影响到心脏的功能，心脏功能受到影响，到了夏季就会出现心痛的病证。应针刺至脉的就不要损伤到筋，筋损伤了，就会影响到肝脏的功能，肝脏功能受到影响，到了春季就会出现热性病和筋脉弛纵的症状。应针刺至筋脉的就不要损伤到骨头，骨头损伤了，就会影响到肾脏的功能，肾脏功能受到影响，到了冬季就会出现腹胀、腰痛的病症。应针刺至骨的就不要损伤到髓，髓受到了损伤就会日渐消枯，髓少就不能充养骨骼，会导致腿胫酸软、身体倦怠无力、不愿活动等症状。

第五十一 刺齐论篇

素
问

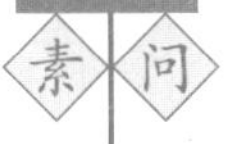

本篇主要论述根据发病部位的不同，针刺时要有深浅程度的变化。疾病发生的部位有骨、筋、肌肉、血脉、皮肤，由深到浅。针刺时，要根据疾病所在的部位进行针刺，不可过深或过浅。

针刺深浅程度的掌握

黄帝说：我很想听您讲讲如何掌握针刺的深浅程度的情况。

岐伯回答说：应针刺至骨头的，就不要伤害到筋；应针刺至筋的，就不要伤害到肌

针刺的深度

针刺治疗疾病时，要把握好深度，太深或太浅都起不到预期的效果，甚至可能会造成意想不到的后果。

针刺太浅，体表的血气受到扰乱而壅滞，邪气随之侵袭人体。
人体血脉发生疾病，需要针刺。
针刺的深度要看疾病发生在哪里。
针刺太深，会伤及主管这些部位的脏腑器官。
脏腑
骨
筋
肌肉
血脉
皮毛
人体由表到里分别受不同脏腑器官的主管，疾病随处都可能发生。

肉；应针刺至肌肉的，就不要伤害到血脉；应针刺至血脉的，就不要伤害到皮肤；应针刺至皮肤的，就不要伤害到肌肉；应针刺至肌肉的，就不要伤害到筋；应针刺至筋的，就不要伤害到骨头。

黄帝说：我还是不能完全明白您所讲的，希望听您再详细地解说一下。

岐伯回答说：所谓针刺至骨头就不要伤害到筋的，是说疾病在骨头，针刺的深度就应当到骨头，而不要只浅刺到筋就停针或出针。所谓针刺至筋就不要伤害到肌肉的，是说疾病在筋，针刺的深度就应当到筋，而不要只浅刺到肌肉就停针或出针。所谓针刺至肌肉就不要伤害到血脉的，是说疾病在肌肉，针刺的深度就应当到肌肉，而不要只浅刺到血脉就停针或出针。所谓针刺至血脉就不要伤害皮肤的，是说疾病在血脉，针刺的深度就应当到血脉，而不要只浅刺到皮肤就停针或出针。所谓针刺至皮肤的就不要伤害到肌肉，是说疾病发生在皮肤之中，针刺至皮肤即可，就不要再深刺而伤害到肌肉。所谓针刺至肌肉的就不要伤害到筋，是说疾病发生在肌肉中，针刺至肌肉即可，就不要再深刺而伤害到筋。所谓针刺至筋的就不要伤害到骨头，是说疾病发生在筋，针刺到筋即可，就不要再深刺而伤害到骨头。总之，在针刺的深浅程度把握上，超过或不及应达到的程度都是违反正常的针刺原则的。

第五十二 刺禁论篇

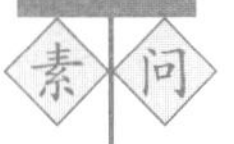

本篇主要论述人体禁忌针刺的部位以及误刺后所出现的不良后果。人体五脏之气都有其所藏的部位，针刺时要避开这些部位，误刺五脏后人的死亡日期是有规律的。针刺人体其他部位时，也不能误刺；人在有些情况下也要禁行针刺。不管何种情况，误刺后都会出现难以预料的后果。

人体的禁刺部位

黄帝说：我希望听您谈谈人体禁刺的部位有多少。岐伯回答说：人体五脏各有其要害之处，不可以不仔细观察。肝气生于左侧，肺气藏于右侧，心气布散于体表，肾气主持人体之里，脾脏运化转输水谷精华和津液，胃容纳水谷和消化饮食，有协助五脏气机通畅的作用。心脏和肺脏皆位居膈膜之上，在第七椎旁，里面有心胞络。这些部位都是人体禁刺之处，针刺时避开这些部位，就不会发生危险；若误刺了这些部位，就会发生灾祸。

误刺的后果

针刺时若误刺了心脏，大概一天就会死亡，死亡的征兆为嗳气；针刺时若误刺了肝脏，大概五天就会死亡，死亡的征兆为病人自言自语；针刺时误刺了肾脏，大概六天就会死亡，死亡的征兆为病人有打喷嚏的症状出现；针刺时若误刺了肺脏，大概三天就会死亡，死亡的征兆是有咳嗽的症状出现；针刺时若误刺了脾脏，大概十天就会死亡，死亡的征兆是病人有吞咽困难的症状出现；针刺时若误刺了胆，大概一天半就会死亡，死亡的征兆是病人有胆汁外泄且呕吐不止的症状出现。

针刺脚背时，若误刺了大动脉，就会使病人流血不止而死亡；针刺面部时，若误刺了与眼睛相通的经脉，就会使病人双目失明；针刺头部时，若误刺了脑户穴且针刺深入骨髓，会使病人立即死亡；针刺舌下时，若刺入脉中过深，就会流血不止，导致病人失音；针刺脚下时，若误刺了足下布散的络脉，就会使血无法流出而形成肿胀。针刺委中穴时，若针刺太深而误刺了大的血脉，就会使病人昏倒，脸色苍白；针刺气街穴时，若

人体禁刺要害

人体的五脏各有其要害所在，针刺时要避开这些地方，否则，就会发生危险。

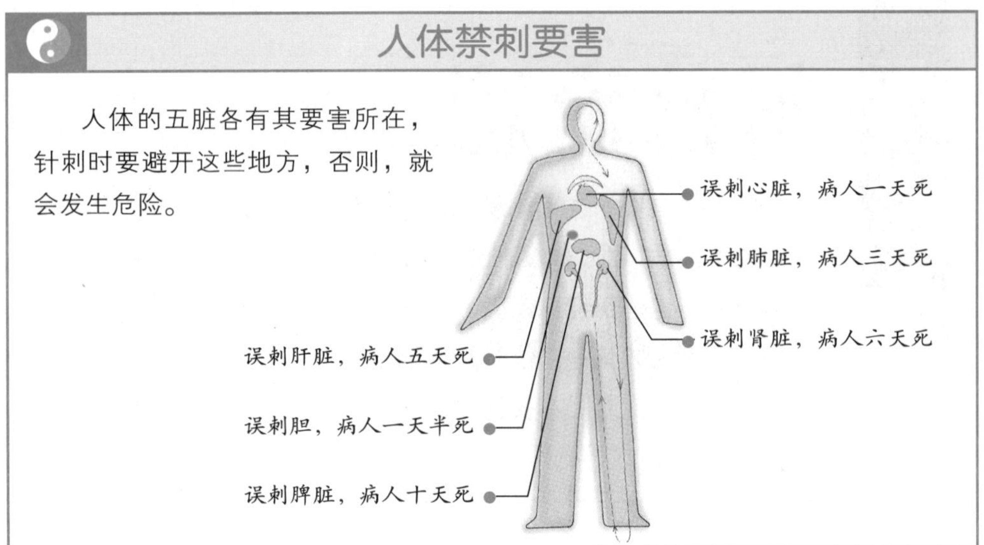

误刺了血脉，血液留滞于内而不得外出，鼠蹊部位就会瘀结而肿。针刺脊柱间时，若误刺了脊髓，就会使病人出现背弯曲的病变；针刺乳中穴时，若误刺了乳房，就会使病人出现乳房肿胀甚至腐败为疮的危险；针刺缺盆时，若误刺太深而伤及肺脏，肺气外泄，就会使病人出现喘息、咳嗽、气上逆的症状。针刺手上鱼际穴时，若刺入太深，就会使病人局部发生肿胀。

不要针刺醉酒的病人，否则会使人气血紊乱；不要针刺大怒的病人，否则会使人出现气机逆乱的症状。不要针刺劳累过度的病人，不要针刺吃得过饱的病人，不要针刺腹中过饥的病人，不要针刺极度口渴的病人，不要针刺惊恐不安的病人。

针刺大腿内侧穴位时，若误刺了大的血脉，就会使病人流血不止而致死亡；针刺客主人穴时，若刺入过深，误刺了血脉，就会使病人耳底出脓甚至耳聋；针刺膝关节时，若流出液体，就会导致跛脚；针刺手太阴经脉时，若出血过多，就会使病人立即死亡；针刺足少阴经脉时，若病人肾脏本来就虚弱，再有误伤出血，就会使肾气更虚，导致病人舌头不灵活，说话困难；针刺胸部时，若针刺过深而伤及肺脏，就会使气凝聚于局部而不能运行，形成气喘、气逆、身体随呼吸而前后俯仰的病证；针刺肘弯部位时，若针刺过深，就会使气聚集在一起而使手臂不能屈伸；针刺大腿内侧下三寸的部位时，若针刺过深，就会使病人出现遗尿的症状；针刺腋下胁肋之间时，若针刺过深，就会使病人出现咳嗽；针刺腹部时，若误伤了膀胱，就会使病人尿液外溢，小腹胀满；针刺小腿肚时，若针刺过深，就会出现局部肿胀；针刺眼眶时，若深刺至骨，中伤血脉，就会使病人流泪不止，甚至失明；针刺关节时若误伤，就会使关节腔中的体液外流，就会造成关节不能自如屈伸的状况出现。

第五十三 刺志论篇

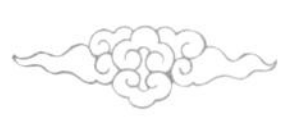

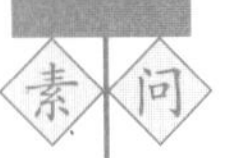

本篇主要论述人体气血的虚与实。人体气血虚实与形体的关系是：脉搏强弱与血气的旺衰一致就属正常，否则，就是异常。根据人体的气血和身体表现可以判断所感受的邪气，对虚实不同的人体进行针刺补泻时，针刺方法不同。

身体的虚与实

黄帝说：我很想听您讲讲虚实的要领有哪些。岐伯回答说：人体的气是充实的，其形体也就壮实；人体的气是虚弱的，其形体也就虚弱，这是一种正常的现象，与此相反的，就是一种反常的病态。饮食量大的人，其血气也相应旺盛；饮食量小的人，其血气也相应衰弱，这是一种正常的现象，与此相反的，就是一种反常的病态。脉搏跳动充实的人，其血液也相应充实；脉搏跳动虚弱的人，其血液也就相应不足，这是一种正常的现象，与此相反的，就是一种反常的病态。黄帝问道：反常的病态是怎样的呢？岐伯回答说：正气虚弱但身体发热，这叫“反常”。饮食量大但血气不足，这叫“反常”。饮食量小但是血气旺盛，这叫“反常”。脉搏跳动盛实但血液不足，这叫“反常”。脉搏跳动虚弱但血液充盛，这叫“反常”。

人体的气旺盛，但身上怕冷，是感受了风寒邪气所致。人体的气虚弱，但身上发热，是感受了暑热邪气所致。饮食量大，但血气不足，是由于失血过多，或是湿邪滞留于身体下部所致。饮食量小，但血气充盛，是因为邪气滞留于胃并上逆至肺脏所致。脉搏跳动缓但血液多，是饮酒过多，中焦郁热所致。脉搏跳动急但血液少，是风邪入侵于脉中和饮食不进所致。这就是造成反常现象的机理。实证是邪气入侵人体后的亢盛状态，虚证是人体正气外泄后的虚弱状态。邪气实，表现为身体发热；正气虚，表现为身体寒冷。对实证进行针刺时，出针时应左手开大针孔以泄邪气，对虚证进行针刺时，出针时应左手闭合针孔以存正气。

身体的虚与实

体虚或体实的人，以下几方面的表现必然是一致的，如果有其中一项与其他任何一项不一致，必定是身体病态的反常表现。

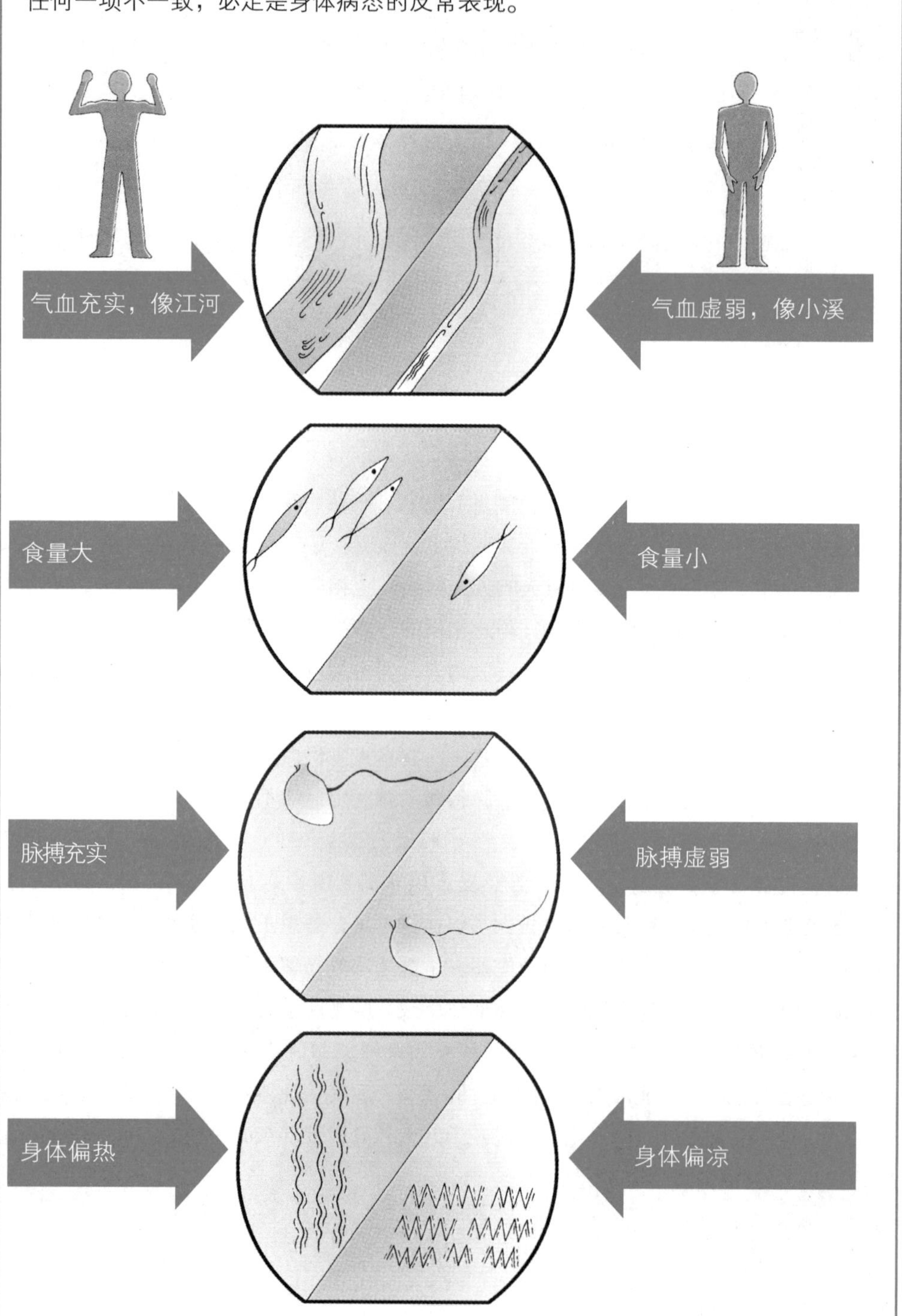

第五十四 针解篇

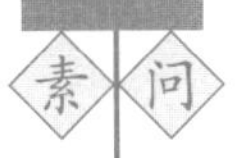

本篇主要讲述了针刺时的虚实补泻原理、针刺手法、针刺取得效果时的判断方法，并讲述了医生在进行针刺时的注意事项。九针与天地、四时、阴阳对应，人身体的各部分也和天地、四时、阴阳有一定的对应关系，这是针刺时的依据所在，九针各自的功用也由此而来。

针刺的虚实补泻

黄帝说道：我很想听您讲讲关于九针的内容，以及补泻疗法的运用。岐伯回答说：针刺治疗虚证时，应当采用补法。当病人感觉到针下有发热感时，就表明针刺取得了效果，只有正气充实了，人体才可能有发热感。针刺治疗实证时，应当采用泻法。当病人感觉到针下有发凉感时，就表明针刺取得了效果，只有邪气祛除了，人体才可能有发凉感。血液中有郁积陈久的血气，应当针刺以泄出陈积的死血，祛除邪气。针刺邪气亢盛的病人，出针后不要立即按闭针孔，以外泄邪气。徐而疾地针刺正气不足的病人，慢慢地出针，出针后迅速按闭针孔，以保存正气。“疾而徐则虚”是使邪气衰退的针刺手法，其手法是迅速出针，出针后不要立即按闭针孔。所谓的实证和虚证，指的是经气来时病人对针下寒温感觉的多少，对寒温的感觉不十分显著的病人，那么疾病的虚实情况就不容易辨识了。审察疾病的先后病程，分辨疾病的表象和本质，正确采用虚实补泻的手法，医生不要误用了针刺手法。针刺效果时好时差，说明运用了与病情不适当的补泻手法，虚证误用了泻法，实证误用了补法，违背了正确的虚补实泻的针刺方法。对于虚实补泻的治疗要领，关键在于灵活地运用九针，九针大小不同，分别有各自的适应证。医生实施针刺进行补泻时，应当与人体经气的开阖来去相对应。九针名称不同，形状各异，这是根据各种病证不同的补泻需要而研制出来的。

针刺实证应采用泻法，针刺后要留针以待经气充分来临，当病人感觉针下有寒凉感时再出针。针刺虚证应采用补法，针刺后要留针以待阳气充分来临，当病人感觉针下有发热感时再出针。针刺得气后，应谨慎守护已来的经气，不要随意改变针刺手法。根据发病部位在内或在外来决定针刺的深浅，将应当针刺的深浅程度牢牢地记在心里。所谓留针时间长短一样，是指虽然发病部位的深浅不同，但候气的方法是一样。所谓如临深渊，是指医生行针时必须时时谨慎小心，不要有丝毫的懈怠。所谓手

九针的功用

九针指包括镵针、圆针、鍉针、锋针、铍针、圆利针、毫针、长针、大针。它们与天地、阴阳、四时对应，分别用于治疗不同的疾病。

第一针镵针对应天——刺皮肤病
第七针毫针对应七星——补益精气
第八针长针对应八风——祛除风邪
第六针圆利针对应六律——刺脏腑病
第五针铍针对应五音——刺骨病
第四针锋针对应四时——刺筋病
第三针鍉针对应人——刺络脉病
第九针大针对应九野——疏通九窍
第二针圆针对应地——刺肌肉病

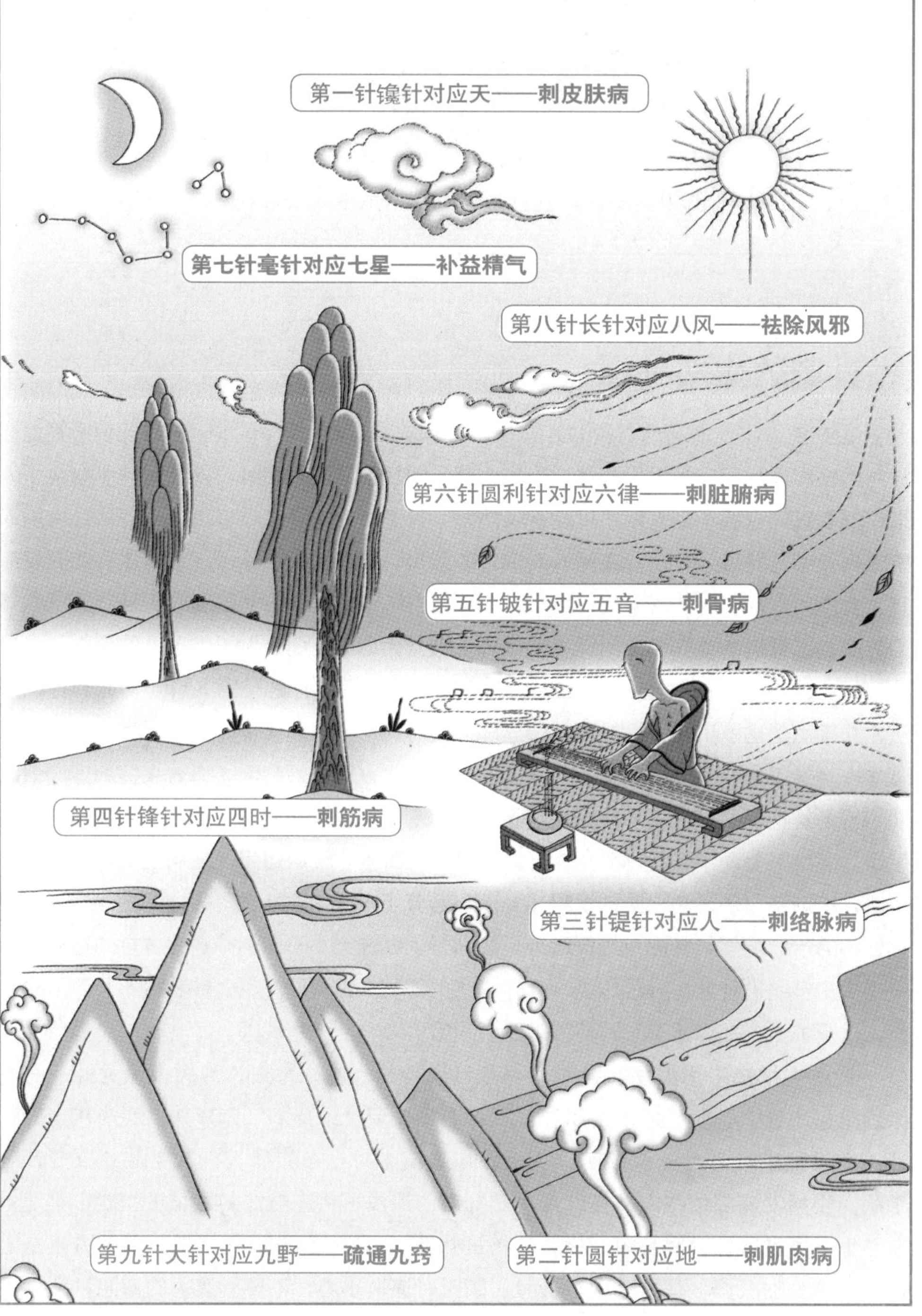

如握虎，是说医生持针应当坚定有力，不可有丝毫的放松。所谓精神集中，不要为外物所干扰，是要求医生必须专心致志地观察病人针刺后的反应，眼睛不要左右张望。所谓不要斜下针，是说医生下针时必须保持针端正垂直，不能歪斜。让病人精神集中的方法是，医生注视着病人的双目，以控制住病人的情绪，使经气易于运行。所谓三里，是指膝关节外侧三寸处的三里穴。所谓跗之，是指足背上的冲阳穴，抬举起膝关节，就很容易看清了。巨虚上廉穴，举脚时胫骨外侧的凹陷就是此穴。巨虚下廉穴，在上廉穴凹陷处的下部就是此穴。

九针的原理

黄帝说道：我听说九针针刺时，是与天地、四时、阴阳相互对应的，很想听您讲讲其中的道理，以使之流传于后世，作为治疗疾病的法则。岐伯回答说：第一为天，第二为地，第三为人，第四为四时，第五为五音，第六为六律，第七为七星，第八为八风，第九为九野。人身体各部分都是与此相对应的，每一种针具都有特定的形状和特定的适应证，因而叫做“九针”。人的皮肤与天相对应，人的肌肉与地相对应，人的脉搏与人相对应，人的筋与四时相对应，人的发声与自然界五音相对应，人的脏腑阴阳之气与六律相对应，人的面部七窍和牙齿的分布与天上的七星排列相对应，人身之气的运行与天地间的八风相对应，人的九窍及三百六十五络脉与大地上九野的分布相对应。所以在九针中，第一种针用来针刺皮肤的病变，第二种针用来针刺肌肉的病变，第三种针用来针刺络脉的病变，第四种针用来针刺筋的病变，第五种针用来针刺骨的病变，第六种针用来针刺脏腑经脉阴阳失调的病变，第七种针用以补益精气，第八种针用以祛除风邪，第九种针用以疏通九窍，清除三百六十五个骨节之间的邪气。这就是九针各有的功能和用途。人的思想意识变化多样，与自然界飘浮不定的八风相对应，人体之正气与天相对应，人体的牙齿、头发、耳目、声音与自然界五音、六律相对应，人的阴阳血气的运行与地相对应，人的肝脏之气通于目，与九数相对应。

第五十五

长刺节论篇

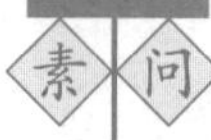

素问

本篇主要论述各种疾病，包括头痛、寒热病、痈肿、疝气、痹病、麻风等疾病的表现、针刺原则与方法；讲述了如何根据疾病的发病部位确定针刺的部位，并分析了针刺一定部位的原理。

精通医道的针灸医生，在诊断疾病时，除了依照所切按的脉象外，还听取病人自诉病情，病人说病在头部，且头痛厉害，于是便对头部穴位进行针刺，当针刺至骨时，头痛病就可治愈了。注意针刺的深浅要适度，不要伤及骨肉和皮肤，因为皮肤是进针和出针的通道。

阴刺，其方法是中间垂直刺一针，再在其上、下、左、右四边各刺一针，这种针刺方法可用以治疗寒热病。若寒热邪气向体内深入至五脏，就应当针刺背部的五脏俞穴。邪气侵进五脏而针刺背部的理由是，背部是内脏之气的会聚之所，针刺背部的五脏俞穴可清除迫近五脏的邪气，直到腹中的寒热之邪消除为止。针刺的要点是，出针时针孔稍微出点血，让邪气随血流出为好。

针刺治疗痈肿病时，应直接在痈肿的腐软部位上进针。根据痈肿的大小来决定针刺的深浅，大的痈肿脓血较多，部位较浅，所以浅刺使其出尽脓血即可。小的痈肿，一般部位较深，应当针刺深一些，但都以垂直进针和深度适可为准则。

病人小腹有积聚的疾病，应当针刺从上腹部至小腹部皮肉较厚处的穴位，再针刺夹着第四椎两旁的穴位，还可针刺两髂骨旁的居髎穴和季胁间的京门穴，引导腹部中的热气向下行，则积聚的疾病就会痊愈。

疾病发生在小腹部，表现为腹部疼痛，大小便不利，这种病名叫做“疝气”，是受到寒邪侵袭所形成的。治疗时应针刺小腹两侧和大腿内侧的穴位，再在腰及踝骨之间取穴针刺，要针刺多个穴位，待小腹部有发热感时，病就会痊愈了。

病变发生在筋，其表现为筋痉挛拘急，关节疼痛，无法行走，此病名叫“筋痹”。治疗时，应针刺发病部位的筋，因为筋是肌肉相接之处，同时筋又与骨相连，因此针刺时应注意不要刺伤到骨。针刺后发病部位的筋有发热感时，即表明此病已有好转，直到病痊愈就可停止针刺。

病变发生在肌肤之间，致使肌肉和皮肤都产生疼痛感，此病名叫“肌痹”。此病是

内经中的十二刺法

十二刺	针刺方法	主治
1.偶刺	前后配刺（一刺前胸腹，一刺后背，直对病所）	心痹
2.报刺	刺而再刺（刺后不即拔针，以左手按病痛处，再刺）	痛无常处
3.恢刺	多向刺（刺筋旁，或向前，向后，以恢筋急）	筋痹
4.齐刺	三针同用（正入一针，傍入二针）	寒痹小深者
5.扬刺	五针同用（正入一针，傍入四针）	寒痹广大者
6.直针刺	沿皮刺（提起皮肤乃刺入）	寒痹之浅者
7.输刺	提插深刺（直入直出，慢退针而深入针）	气盛而热者
8.短刺	近骨刺（稍摇而深入）	骨痹
9.浮刺	肌肉斜刺（傍入其针而浮之）	肌肤急而寒
10.阴刺	左右同用（左右同时并刺）	寒厥
11.傍针刺	两针同用（正入一针，傍入一针）	留痹久居者
12.赞刺	多针浅羁出血（直入直出，多针而浅，出血）	痈肿

由于身体感染了寒湿邪气所形成的。治疗这种病时，应当针刺大、小分肉之间的穴位，且多刺几针，针刺也要深一些，以穴位局部有发热感为准则，但注意不要伤到附近的筋骨，假若伤及筋骨，寒邪发作，就会产生痈肿并引发其他病变，待分肉之间有发热感时，就表明此病已有好转，待到病痛痊愈即可停止针刺。

病变发生在骨，其表现为骨骼沉重不能举动。若病人感到骨髓中有酸痛感，是由于寒湿之气深达到骨所引起的，这种病名叫“骨痹”。治疗时应当深刺，以不伤及脉和肌肉为准则。针刺取穴的部位应在人体大小肌肉之间，待骨有发热感时，就表明病已痊愈，应停止针刺。

病变发生在人体各个阳经内，全身就会有时寒时热的感觉，大小肌肉也出现时寒时热之症状，此病名叫“狂”。针刺治疗时应用泻法以泻其病邪。仔细观察，若病人大小肌肉之间有发热感时，就表明病即将痊愈，应停止针刺。有一种病在刚产生时，每一年会发作一次，若不及时进行治疗，就将发展为每个月发作一次，若此时仍未进行治疗，就将进一步发展为每个月发作四次到五次，这种病名叫“癫病”。治疗时，应针刺人体大、小分肉和全身各个经脉上的穴位。倘若身体没有出现寒冷感，就应当用针刺调补其气血，直到病痊愈时方停止针刺。

风邪之气侵入人体而引发的疾病，表现为身体时而感觉寒冷，时而感觉发热，感觉发热时浑身出汗，在一天之内可发作数次。治疗时，应先针刺分肉间和皮肤上的络脉，若仍然汗出不止，且伴有时寒时热的症状，应该三天针刺一次，针刺一百天，疾病就可痊愈。若是大风侵入人体而造成骨节沉重，胡子眉毛脱落，这种病名叫“麻风”。治疗时，应以针刺肌肉使病人出汗为主，连续针刺一百天后，再针刺其骨髓，也使病人出汗，连续治疗百日。一共治疗二百天，待胡子和眉毛重新生长出来时，即停止针刺。

第五十六 皮部论篇

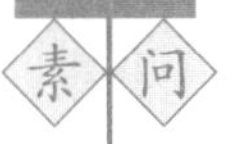

本篇主要论述人体十二经脉上的络脉在皮肤表面的分布。疾病的发生都是从皮表开始的，进而侵入到人体的络脉、经脉、脏腑。病邪停留的部位不同，身体表现出来的症状也不一样。我们可以根据皮表络脉的颜色判断身体发生的病变。

十二经脉上的络脉在皮肤的分布

黄帝说道：我听说人体皮肤上有十二经脉分属的部位，经脉的分布有纵向也有横向，筋也有一定的聚结与络属，骨骼也有长短大小之分。所以它们所产生的疾病各异，互不相同，可根据皮肤上经脉所分属的部位来判断发病部位的上下左右、阴阳属性以及疾病产生的原因和演化过程。很想听您讲讲其中的道理。

阳明经上的阳络，叫做“害蜚”，手阳明经和足阳明经的诊视方法是一样的，即观察它们在皮肤上所属的分部，浮现在其所属分部体表上的小血脉，都是阳明经的络脉。若这些小血脉的颜色大多都是青色，则为痛证；若黑色占多数，则为痹证；若小血脉的颜色为黄红色，则为热证；若白色占多数，则为寒证；假若青、黑、黄、红和白色五种颜色一起出现，则为寒热兼杂的病证。若体表络脉中的邪气盛满了，就会向体内侵犯至其所属的经脉，因为络脉属阳，居于人体外部，经脉属阴，居人体的内部。

少阳经上的阳络，叫做“枢持”，手少阳经和足少阳经的诊视方法是一样的，即观察它们在皮肤上所属的分部，浮现在其所属分部体表上的小血脉，都是少阳经的络脉。若体表络脉中的邪气盛满了，就会向体内侵犯至其所属的经脉。所以说，体表络脉中的邪气不驱除，就会向内侵犯体内的经脉，经脉中的邪气不驱除，则会侵犯至人体的内脏中。所有的经脉都是这样的。

太阳经上的阳络，叫做“关枢”，手太阳经和足太阳经的诊视方法是一样的，即观察它们在皮肤上所属的分部，浮现在其所属分部体表上的小血脉，都是太阳经的络脉。若体表络脉中的邪气盛满了，就会向体内侵犯至其所属的经脉。

少阴经上的阴络，叫做“枢儒”，手少阴经和足少阴经的诊视方法是一样的，即观察它们在皮肤上所属的分部，浮现在其所属分部体表上的小血脉，都是少阴经的络脉。

若体表络脉中的邪气盛满了，就会向体内侵犯至其所属的经脉。病邪是从阳络侵入到经脉的，再从经脉中出来，从阴络侵入到骨髓中。

厥阴经上的阴络，叫做“害肩”，手厥阴经和足厥阴经的诊视方法是一样的，即观察它们在皮肤上所属的分部，浮现在其所属分部体表上的小血脉，都是厥阴经的络脉。若体表络脉中的邪气盛满了，就会向体内侵犯至其所属的经脉。

太阴经上的阴络，叫做“关蛰”，手太阴经和足太阴经的诊视方法是一样的，即观察它们在皮肤上所属的分部，浮现在其所属分部体表上的小血脉，都是太阴经的络脉。若体表络脉中的邪气盛满了，就会向体内侵犯至其所属的经脉。人体十二经脉的络脉，都分属于皮肤的各个部位，是十二经脉的皮部。

病邪在人体的传变

诸多疾病的产生，必定是先从人体皮肤和须发开始的，病邪侵犯了人体皮毛后，会使肌肤腠理张开，肌肤腠理一张开，病邪就趁机侵入到人体体表的络脉，病邪气内留于络脉而不去，进一步侵入至体内的经脉；病邪气内留于经脉而不去，便会将邪气内传于脏腑，将病邪积留于肠胃中。在病邪刚刚伤及皮肤时，就会出现寒冷战栗、须发竖起、腠理开泄的症状；当病邪侵入到络脉时，则会出现络脉中邪气盛满、颜色改变的症状；当病邪侵入到经脉时，表现为经脉之气空虚，导致邪气内陷；当病邪滞留于人体筋骨之间时，若寒气充盛，便会产生筋脉痉挛拘急、骨髓疼痛的症状；若热气充盛，就会出现

病邪在人体的传变

由外邪导致的疾病，总是先侵入人的体表，然后逐渐向体内入侵。根据身体的表现，我们很容易知道病邪所在的部位，从而及时遏制疾病的发展。

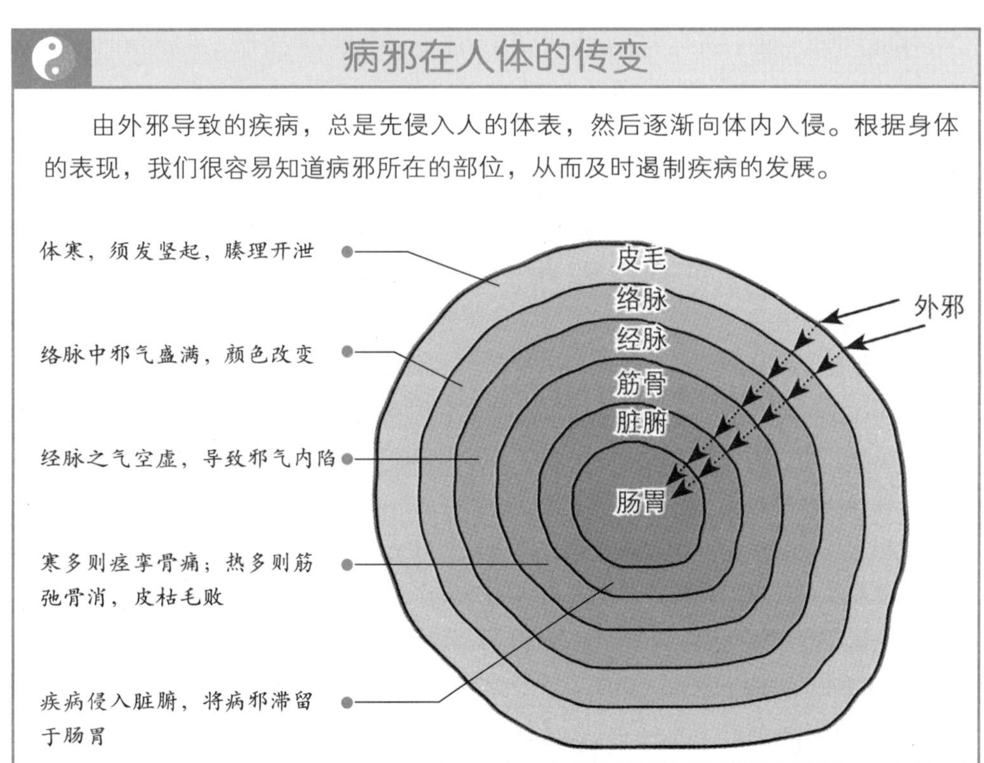

筋弛缓、骨消减、肌肉消瘦破裂、皮毛枯槁败落的症状。

黄帝问道：先生所说的人体皮肤上的十二经脉分属的部位，它们产生病变后的情况各是什么样的呢？

岐伯回答说：皮是络脉分布的部位，是按照经脉在体表的循行分布来划分的。当病邪侵袭到皮肤须发时，则肌肤腠理开泄，肌肤腠理一开泄，病邪就会趁机侵入体表的络脉，若络脉中的邪气盛满了，就会传入经脉，当经脉中的邪气盛满了，就会侵入到相关脏腑。所以说，人体皮肤皆分属于十二经脉，病邪在刚侵入皮肤时若不及时进行治疗，则病邪一步步内侵，会使人体产生严重的疾病。

黄帝说：讲得好。

第五十七 经络论篇

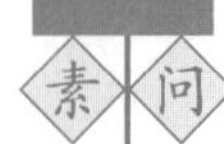

本篇主要论述如何根据经脉的颜色变化诊断身体病变。人体经脉都有固定颜色，络脉与经脉的颜色相对应。当人体经脉运行发生病变的时候，络脉的颜色就会发生变化。根据这一点，我们可以通过观察络脉的颜色，诊断脏腑的病变。

经络的色诊

黄帝问道：人体络脉所浮现于体表的五种颜色各不相同，有青色，有赤色，有黄色，有白色，有黑色，这是什么原因呢？**岐伯回答说：人体经脉的颜色是固定不变的，而络脉的颜色却不固定，经常发生变化。**黄帝问道：那么人体经脉的固定颜色各是什么呢？**岐伯回答说：心为赤色，肺为白色，肝为青色，脾为黄色，肾为黑色，这些颜色都分别与其所属人体经脉的颜色相对应。**黄帝问道：阴络和阳络的颜色也与经脉的颜色相对应吗？**岐伯回答说：阴络的颜色与经脉的颜色相对应，而阳络的颜色却变化无常，是随着四时阴阳的推移而发生变化的。寒气充盛的时候，人体络脉中的血气运行滞涩，络脉就表现为青黑色；热气充盛的时候，人体络脉中的血气运行滑利，络脉就表现为黄赤色，这都是正常的颜色变化规律。若五色均显露于体表，就是患有寒热病的症状。**

黄帝说：讲得好。

针灸铜人

北宋针灸铜人是最著名的针灸铜人之一，是宋仁宗时所造，其高度与正常成年人相近，胸背前后两面可以开合，体内雕有脏腑器官，铜人表面镂有365个人体穴位，穴旁刻题穴名。同时以黄蜡封涂铜人外表的孔穴，其内注水。若取穴准确，针入而水流出；若取穴不准，针不能刺入。后来由于战乱和朝代的更迭，宋代针灸铜人竟不知所终。图中所示为明代针灸铜人。

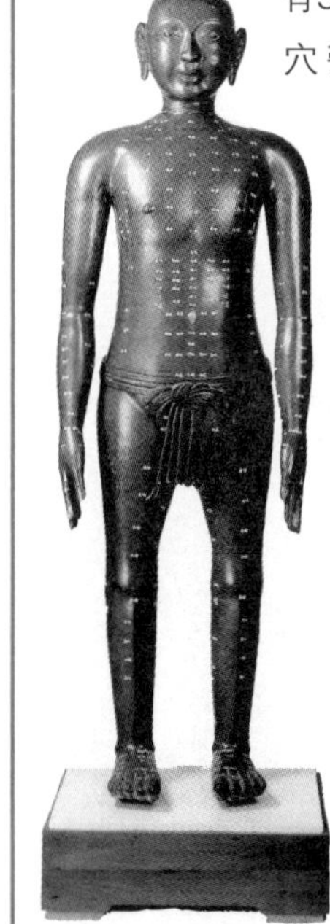

第五十八 气穴论篇

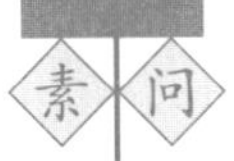

本篇主要论述了三百六十五个气穴在人体的分布情况，以及这些穴位所对应的病证与针刺原理。孙络与三百六十五穴相会合，可以排泄邪气，使人体营卫之气畅行无阻；谿谷是人体营卫之气的通道，是邪气滞留的地方。发病时，治疗方法与三百六十五穴相同。

人体的365个气穴

黄帝说道：我听说人身体有三百六十五个气穴，与一年的天数恰好相对应，但是我却不知道这些气穴所在的部位，很想听您详细地讲一讲。岐伯叩头连拜了两次后回答说：您这个问题真使我为难啊，如果不是圣帝，谁还肯去深究其中的道理啊！那就让我详尽地描述一下这些穴位的分布部位吧。黄帝拱手谦逊地说：先生将要讲的一定会使我深受启发的。眼睛虽然没有看到您所讲的穴位的所在部位，耳朵也还没有听到您所讲的其中的道理，然而好像已使我耳聪目明了。岐伯回答说：这大概就是人们常说的，圣人容易理解，好马容易驾驭吧。黄帝说：我并不是您所讲的容易理解，一听就明了的圣人。世人常说如果懂得了三百六十五个穴位的数理，就能够开拓人的思维，我现在所请教的就是关于气穴的数理，就是想启发我的蒙昧，解除我的疑惑，还不能说是掌握其中的深奥精细的道理。然而我希望听先生详尽地讲讲这些气穴的分布部位，使我了解其中的意义，我一定将所听到的道理珍藏于金匮之中，决不随便泄漏给别人。

岐伯又连跪拜两次，站起来说：那就让我讲一讲吧。背部与胸部互相牵拉而疼痛，对此症针刺治疗时，应当取任脉的天突穴、督脉的中枢穴，以及上纪和下纪。上纪乃为胃脘部的中脘穴，下纪是指关元穴。由于胸背部的经脉斜系着阴阳左右，所以得此病会出现胸背部涩痛，胸胁疼痛以致使人无法正常呼吸，不能平躺，气上逆且气短，或一侧胸背疼痛。这是由于经脉内邪气盛满就斜溢于尾骶部，再侵入到胸胁部，胸胁部的分支脉入心而连贯到膈，又上出达到天突，向下斜行经过肩而交会于背部十椎之下而使得胸背部疼痛。

脏俞有五十个穴位；腑俞有七十二个穴位；治疗热病的穴位有五十九个；治疗水病的穴位有五十七个；头上有五行，每行各有五个穴位，共计五五二十五个穴位；五脏的背俞在脊椎两旁各有五个，共计十个穴位；大椎上面两旁各有一个，共计两个穴位；

头部穴位图

头穴共有25个，头针就是用针刺这些穴位的方法来达到治疗疾病的效果。主治脑源性疾病，如中风偏瘫、肢体麻木、失语、癫痫、脑瘫、小儿弱智、震颤麻痹等，也可治疗头痛、脱发、精神病、失眠、各种疼痛性疾病等常见病和多发病。针刺头部的针一般选用28～30号长1.5～3寸的毫针。

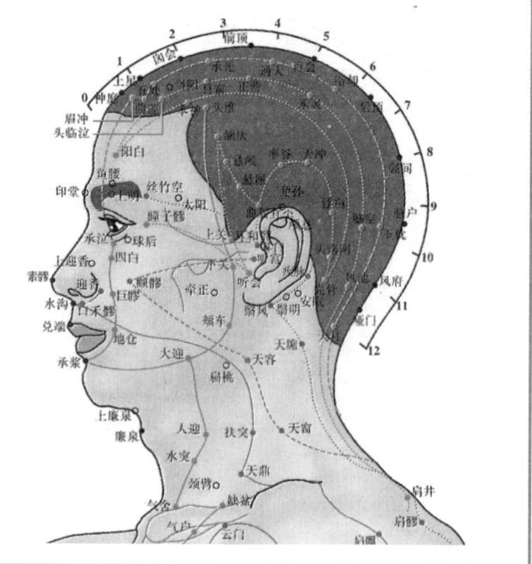

眼睛旁边的瞳子髎和耳朵旁边的浮白，左右两侧共计四个穴位；两侧髀厌中有环跳穴二穴；膝关节两侧犊鼻穴左右二穴；耳朵中的听宫穴左右二穴；眉根部的攒竹穴左右二穴，完骨左右二穴；项部中间有风府一个穴位；枕骨处的窍阴穴左右二穴；上关穴左右二穴；大迎穴左右二穴；下关穴左右共计两个穴位；天柱穴左右共计两个穴位；上巨虚左右共计两个穴位；下巨虚左右共计两个穴位；颊车左右共计两个穴位；天突一个穴位；天府左右共计两个穴位；天牖左右共计两个穴位；扶突左右共计两个穴位；天窗左右共计两个穴位；肩解左右共计两个穴位；关元一个穴位；委阳左右共计两个穴位；肩贞左右共计两个穴位；哑门一个穴位；脐中央有神阙一个穴位；胸部有十二个穴位；背部的膈俞穴左右共计两个穴位；胸两旁的膺部有十二个穴位；足外踝上有分肉（即阳辅穴），左右共计两个穴位；踝上横纹处的解谿穴左右共计两个穴位；阴跻穴和阳跻穴左右共计四个穴位；治疗水病的五十七穴都在各条经脉的分肉之间；治疗热病的五十九穴都在各条经脉的阳气会聚的地方；治疗寒热病的穴位在左右两侧髌厌中有两个；大禁穴是五里穴，禁二十五刺，在天府下五寸处，左右共计两个穴位。以上所说的共三百六十五个穴位，都是针刺的部位。

孙络和谿谷

黄帝说：我已经知道了气穴的针刺部位及用针的道理。还想听您谈一谈孙络和谿谷的情况，它们是否也和什么穴位相对应呢？岐伯回答说：孙络与三百六十五穴相会合，也与一年三百六十五天相对应。孙络有排泄邪气的作用，可使营气和卫气通行无阻。如果邪气侵入人体，致使营卫之气稽滞而无法通行，造成卫气消散，营气外溢，正气衰竭，血行停滞，出现外面发热、里面少气的症状，此时应当马上针刺，采用泻法以泄其邪气，以此来使营卫之气通行，只要见到有血液停留而局部络脉颜色改变的地方，就应采用泻法进行针刺，不要过多地考虑穴位部位。

黄帝说：讲得好。我还想听您讲讲有关谿谷会合时的情况。岐伯回答说：人体肌肉大的会合之处叫做“谷”，肌肉小的会合之处叫做“谿”。人体的分肉之间就是肌肉的会合之处，既是营卫之气通行之道，也是邪气停留的地方。若邪气在分肉之间满溢，就会导致营卫之气壅滞，久郁化热，肌肉腐烂败坏。营气和卫气运行不畅，最终也会形成痈脓，向内深入侵蚀骨髓，向外蔓延使肌肉破溃。若邪气久留于关节肌腠，必将造成筋骨败坏等更严重的病变。假若寒邪久留于人体而不去，则使营气和卫气不能正常运行，会造成肌肉筋脉蜷缩，四肢和肋部不能伸展，于是在身体内部形成骨痹，在身体外部表现为肌肉麻痹、无知觉。这是由于阳气不足，寒邪之气久居于谿谷所造成的。谿谷与三百六十五穴相会，也与一年三百六十五天相对应。如果是小的寒邪久积所造成的小痹，邪气随脉气运行往来不定，可用微针进行治疗，与一般的针刺方法相同。

黄帝遣退左右之人，起来连拜两次后说：今天听您一席话语，启发了我的蒙昧，解除了我的疑惑。我将把这些道理珍藏于金匮之中，决不随便外泄给别人，并将金匮藏于金兰之室，命名为“气穴所在”。岐伯说：孙络是经脉分出来的别支，若孙脉血盛，也应当采用泻法进行针刺，与三百六十五脉的治疗方法相同。病邪之气侵入孙脉，并传入络脉，再注于十二脉络，虽不是与十四脉络（十二脉络再加上任脉、督脉）相通，但已经包括在其中了。即使是病邪深入于骨节中的络脉，也可以内传于五脏经脉之中。

谿和谷

谿和谷是中医中的一对重要概念，它们是肌肉的会合处，也是人体营卫之气的通行之路，是邪气常常停留的地方，也是人体穴位划分的依据。

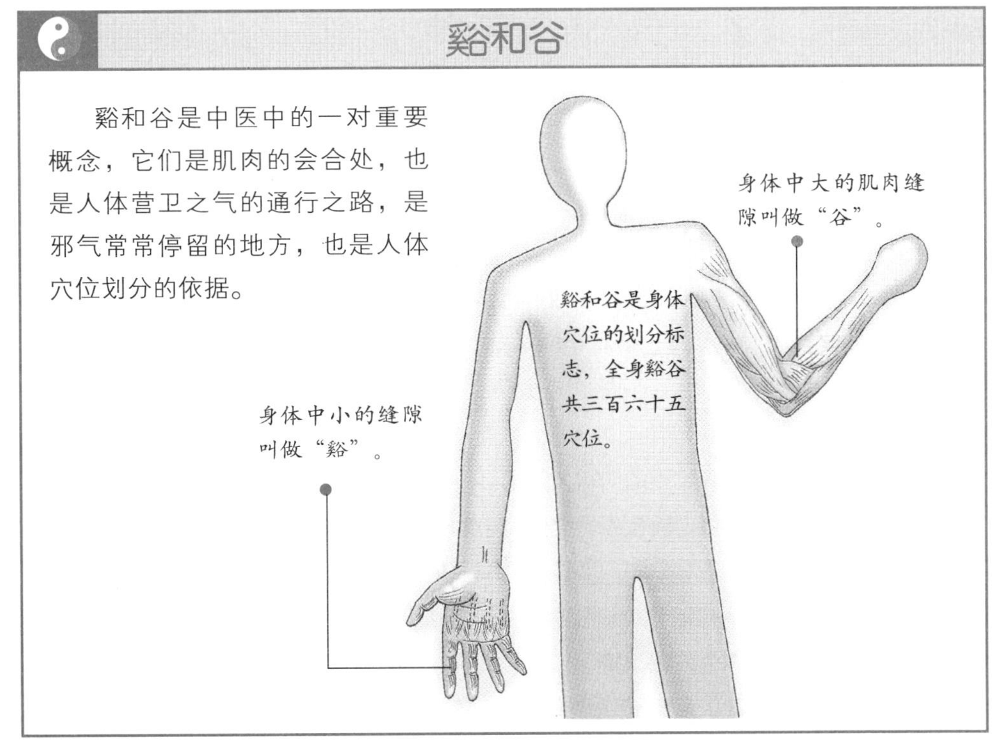

第五十九 气府论篇

素问

本篇主要介绍了人体经脉穴位的分布情况，包括足三阳经、手三阳经、督脉、任脉、冲脉各条经脉的穴位数目、大体分布位置，并介绍了其中一些主要穴位。

足三阳经穴位分布

足太阳经脉之气通达、灌注于七十八个穴位当中。两眉头间的攒竹穴左右各一穴。从攒竹穴上行至头发中的前顶穴，共长三寸半，前顶穴居于中间一行，其左右各有两行，共计五行，从中间一行到左右外行的距离均为三寸。足太阳经脉之气浮于头部皮肤中，运行于头皮之中，共计五行，每行各有五个穴位，共五五二十五个穴位。后项中大筋两侧的天柱穴，左右各一。风府两侧的风池穴，左右各一。从风池穴向下行至脊背两旁，从大椎至尾骨共有二十一节，其中有十五个脊椎骨间两旁各有一个穴位。五脏俞穴左右各有五个穴位，六腑俞穴左右各有六个穴位。从委中向下到脚小趾旁，左右各有六个穴位。

足少阳经脉之气通达、灌注于六十二个穴位当中。两头角左右各二穴，共计四个穴位。从瞳孔到发际内左右各五穴，共计十个穴位。耳前角上的颔厌穴左右各一穴。耳前角下的和髎穴左右各一穴。耳前锐发下左右各一穴。上关穴左右各一穴。耳后凹陷中的翳风穴左右各一穴。下关穴左右各一穴。耳下牙车骨后的颊车穴左右各一穴。缺盆穴左右各一穴。腋下三寸之处有三穴位，左右共计六个穴位。从胁下到季肋共有六个穴位，左右各一穴，共计十二个穴位。髀枢中的环跳穴左右各一穴。从膝关节以下到脚小趾次趾有六个穴位，左右各一穴，共计十二个穴位。

足阳明经脉之气通达、灌注于六十八个穴位当中。额颅发际旁有三个穴位，左右各一穴，共计六个穴位。颧骨骨空中的四白穴左右各一穴。曲颔前骨空凹陷中的大迎穴，左右各一穴。人迎穴左右各一穴。缺盆外骨空凹陷中的天髎穴左右各一穴。胸膺部的六根肋骨间各有一穴，每个穴位左右各一穴，共计十二个穴位。夹在鸠尾穴之外，乳房下三寸，夹胃脘左右各有五个穴位，其每个穴左右各一穴，共计十个穴位。夹脐旁开二寸各有三个穴位，左右各一穴，共计六个穴位。脐下二寸，夹脐左右各有三个穴位，每个穴位左右各一穴。气街穴左右各一穴。伏兔穴上的髀关穴左右各一穴。从三里穴向下到脚中趾外侧有八个穴位，每个穴位左右各一穴，共计十六个穴位，这些就是足阳明经分布于各处的穴位。

手三阳经穴位分布

手太阳经脉之气通达、灌注于三十六个穴位当中。两眼内角的睛明穴左右各一穴。两眼外角的瞳子髎穴左右各一穴。颧骨下的颧髎穴左右各一穴。耳郭上的角孙穴左右各一穴。耳中的听宫穴左右各一穴。巨骨穴左右各一穴。曲掖上的臑腧穴左右各一穴。柱骨上凹陷处肩井穴左右各一穴。天窗上四寸处的窍阴穴左右各一穴。肩解部的秉风穴左右各一穴。肩解部下三寸处的天宗穴左右各一穴。从肘关节以下到手小指外侧有六个穴位，每个穴位左右各一穴，共计十二个穴位。

手阳明经脉之气通达、灌注于二十二个穴位当中。鼻孔外侧的迎香穴左右各一穴。颈项外侧的扶突穴左右各一穴。大迎穴在额骨空间，左右各一穴。颈项与肩交会处的天鼎穴，左右各一穴。肩与臂交会处的肩髃穴，左右各一穴。从肘关节以下到手大指侧的次指间共有六个穴位，每个穴位左右各一穴，共计十二个穴位。

手少阳经脉之气通达、灌注于三十二个穴位当中。颧骨下两侧各一穴。眉毛后的丝竹空穴左右各一穴。头角上处的颔厌穴左右各一穴。完骨后下方的天牖穴，左右各一穴。后项足太阳膀胱经之前的风池穴，左右各一穴。夹在扶突穴外侧的天窗穴，左右各一穴。肩贞穴左右各一穴。肩贞穴之下三寸的分肉间共有三个穴位，每个穴位左右各一穴，共计六个穴位。自肘关节向下到手小指次指外侧有六个穴位，左右各一穴，共计十二个穴位。

督脉、任脉、冲脉穴位分布

督脉之脉气通达、灌注于二十八个穴位当中。后项中央有两个穴位。从前发际至后

督脉

督脉属于人体奇经八脉之一，总督一身之阳经，有调节阳经气血的作用，故称为“阳脉之海”。督脉主生殖机能，特别是男性生殖机能。督脉起于会阴，然后分两支，一支从少腹往上走，一支从长强往上走。

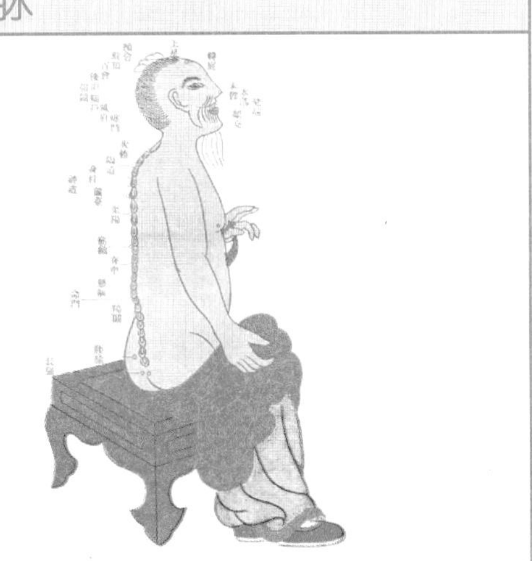

项共有八个穴位。面部正中有三个穴位。从大椎向下至尾骨及旁线上共有十五个穴位，从大椎到尾骶骨共有二十一个骨节，这是计算脊椎骨以确定穴位数目的计算方法。

任脉之脉气通达、灌注于二十八个穴位当中。喉部正中有两个穴位。胸部正中骨的凹陷处共有六个穴位。鸠尾下三寸有三个穴位，从中脘穴到脐中五寸共有五个穴位，从脐中到横骨六寸半共有六个穴位，任脉在腹部共有十四个穴位。下部前阴与后阴中间有会阴穴。双眼之下各有一承泣穴。下唇有一承浆穴，还有一龈交穴。

冲脉之脉气通达、灌注于二十二个穴位当中。从鸠尾旁开半寸向下到脐的左右，共有六个穴位，每个穴位左右各一穴，共计十二个穴位。从脐旁开半寸向下到横骨，共有五个穴位，每个穴位左右各一穴，共计十个穴位。这些是冲脉在腹部穴位的取穴方法。

足少阴经脉之气通达、灌注的穴位有：在舌下部有两个穴位。足厥阴经在阴毛中有一个急脉穴。手少阴经在腕后左右各有一个穴位。阴跻、阳跻脉各有一个穴位，每个穴位左右各一穴，共计四个穴位。手足掌两旁的鱼际四穴，也是足少阴经脉之脉气所发的穴位。

针刺时体位的选择

针刺体位的选择主要从方便医生取穴和便于患者自然舒适的角度考虑。大体说来，针刺的体位主要有以下几种：

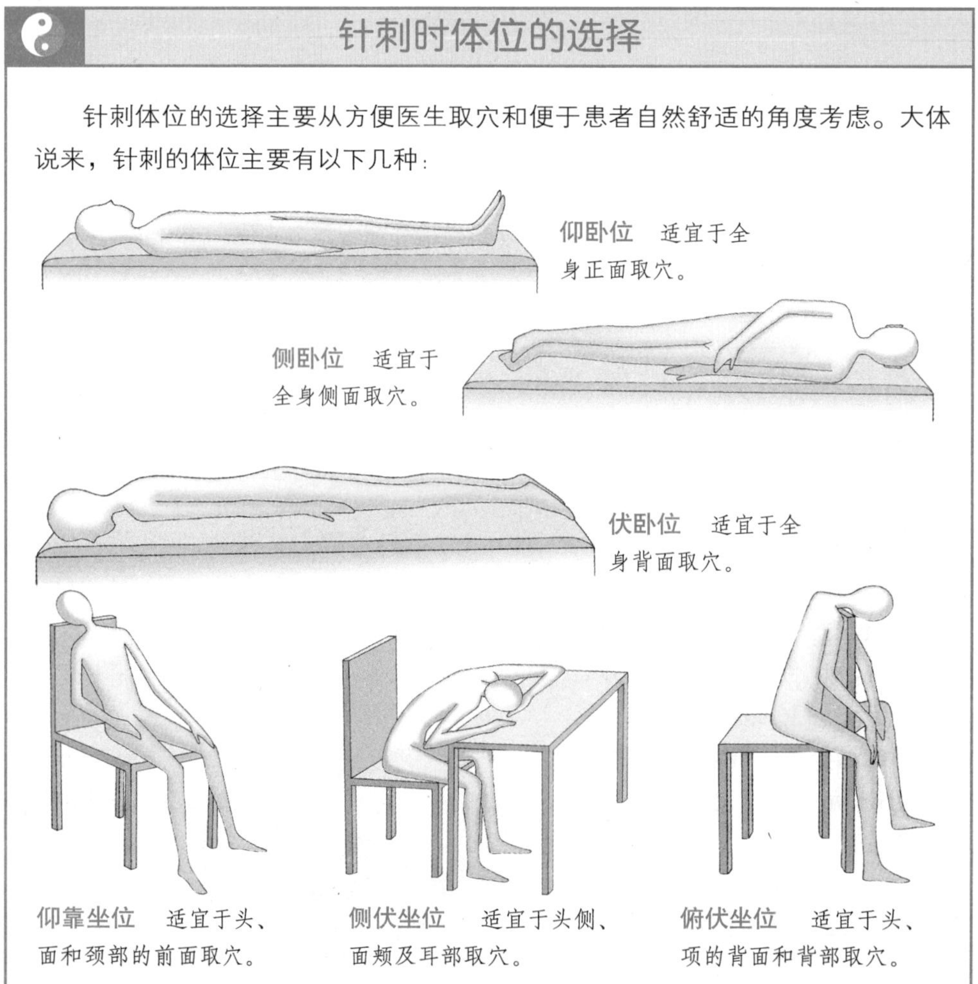

第六十 骨空论篇

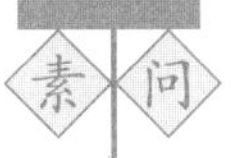

本篇主要论述骨骼发生的各种病变与治疗，包括风邪引起的疾病、治疗方法、针刺穴位，以及取穴时病人的姿势；介绍了人体主要经脉的循行路线，以及这些经脉发生病变时的表现、治疗时的取穴方法；介绍了膝关节发生病变时的表现与治疗、治疗水病的腧穴、灸治寒热病的方法。

风邪致病的病证

黄帝问道：我听说风邪是引发诸多疾病的根源，怎样用针进行治疗呢？岐伯回答说：风邪从外部侵袭人体，使人出现寒战汗出、头痛体沉、怕冷的症状。针刺治疗时可取风府穴，以使阴阳气血得以调和。若是正气不足的虚证，就采用补法，若是风邪过盛的实证，就采用泻法。如果感受了严重的风邪，出现了颈项疼痛的证候，也应当针刺大椎穴的上方，距后发际一寸处的风府穴。若感受了较重的风邪，表现为汗出的症状，治疗时可灸背后夹脊第六椎旁三寸处的譩譆穴。医生以手指按住病人的譩譆穴，让其感到疼痛发出譩譆之声，此刻医生的指下会有跳动的感觉。遇风而怕之症，治疗时应针刺其眉头的攒竹穴。颈项疼痛不能着枕之症，治疗时可针刺肩上横骨间的穴位；还可弯曲上肢，晃动手臂，针刺上肢下垂时与肘尖平齐的脊中部位。胁肋下虚软处的络脉牵引小腹痛胀的，治疗时可针刺譩譆穴。腰部疼痛以至不能摇转，甚至筋脉拘急牵拉睾丸，治疗时可针刺八髎穴和疼痛的部位，八髎穴在腰骶骨间空隙之中。患鼠瘘病出现寒热往来不定症状的，治疗时可针刺膝外骨缝中的寒府穴。如果取膝上外侧的孔穴时，应让病人身体前倾，做揖拜的姿势；取脚心的涌泉穴时，应让病人做跪拜的姿势。

主要经脉的循行路线

任脉起始于中极穴的下方，上行至毛际，再顺着腹部上行经过关元穴，直至咽喉，向上循面颊，沿着面部最后进入承泣穴。冲脉起始于气街穴，与阳明经夹脐分开而上行，行至胸中时即分散。任脉发生病变，如果是男子则会形成腹部七种不同的疝病；如果是女子，就会形成带下病或瘕聚病。冲脉发生病变，便表现为气机上逆，腹部内拘急疼痛。

任脉

任脉是人体奇经八脉之一。总任一身之阴经，凡精血、津液均为任脉所司，故称为阴脉之海。任脉起于小腹内，下出会阴部，向上行于阴毛部，沿着腹内，向上经过关元等穴，到达咽喉部，再上行环绕口唇，经过面部，进入目眶下。任脉能妊养胎儿，与女子经、带、胎、产的关系密切。

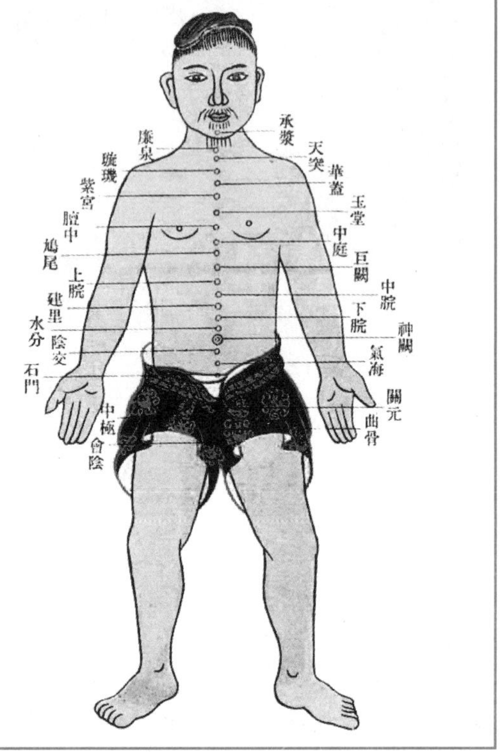

督脉发生病变，就会出现脊背僵硬反张的症状。督脉起始于小腹下部横骨中部，如果是女子，则督脉向下行进入阴孔，阴孔就是尿道的外端。督脉在此处分出一条分支，联络于阴器，循着阴户合于会阴部，然后绕行到肛门的后方，再分支绕行臀部到少阴经所属区域，与太阳经的络脉相合。少阴经从股内上行到大腿内侧，贯穿脊椎而内连于肾脏，与足太阳经脉一样起始于眼角内侧，向上行至前额部，交会于巅顶，向内进入脑部再从人体项下出，而循着肩膊内夹脊下行至腰中，再入内循着膂络连通于肾脏。如果是男子，则督脉沿阴茎向下行至会阴部，与女子的通行路线是相同的。路线相同但出现的症状全然不同，督脉沿小腹直上，贯穿脐中央，向上运行连通于心脏，接着进入咽喉，向上行至面颊，环绕着口和唇，然后向上行到两眼下部。督脉发生病变，则男子表现为气从小腹上逆冲心而疼痛，大小便不畅，病名叫做冲疝病；如果是女子，就表现为不孕、不能小便、痔疮、遗尿、喉咙发干等症状。督脉发生的病变就应从督脉进行治疗，病情不重的，治疗时取横骨上的曲骨穴进行针刺即可；病情较重的，可取肚脐下的阴交穴进行针刺。如果病人出现气逆上冲、气喘有声的症状，治疗时可取咽喉正中的天突穴进行针刺。若气逆上冲至咽喉，则可针刺夹颐的大迎穴进行治疗。

膝病的针刺

有行走困难，膝关节能伸直但不能弯曲的症状出现的，可针刺大腿上的足阳明经的穴位进行治疗；当病人坐下时膝关节有疼痛感的，可针刺臀部的环跳穴进行治疗；病人站立时，全身骨节软弱无力如散架似的，可针刺膝关节附近的穴位进行治疗；病人的膝关节疼痛且牵引到脚大拇指也痛的，可针刺膝弯处的委中穴进行治疗；病人在坐下时感到膝关节发疼，好像有什么东西塞在关节中一样，可针刺承扶穴进行治疗；病人膝部疼痛且不能屈伸的，可针刺足太阳经的腧穴进行治疗；若膝部的疼痛向下牵连小腿，如折断一样，可针刺足阳明经的穴位进行治疗；若膝痛仿佛膝与腿胫骨分离了似的，可针刺足太阳经的荥穴通谷、足少阴经的荥穴然谷进行治疗；病人膝部、胫部酸软无力，不能久站，可针刺足外踝上五寸的少阳络脉的光明穴进行治疗。

人体膝部两侧的辅骨以上，横骨以下称为“楗”；侠髋关节相连之处称为“机”；膝关节间的骨缝称为“骸关”；夹着膝关节两旁的高骨称为“连骸”；连骸之下方为“辅骨”；辅骨之上方为“腘”；腘之上方称为“关”；头后项的横骨称为“枕骨”。

治疗水病的腧穴

治疗水病的腧穴有五十七个，尾骶骨以上有五行，每行各五个穴位，共五五二十五个穴位；伏菟以上有两行，每行各五个穴位，共二五一十个穴位；左右各一行，每行各五个穴位，共二五一十个穴位；足踝上左右各一行，每行各六个穴位，共二六一十二个

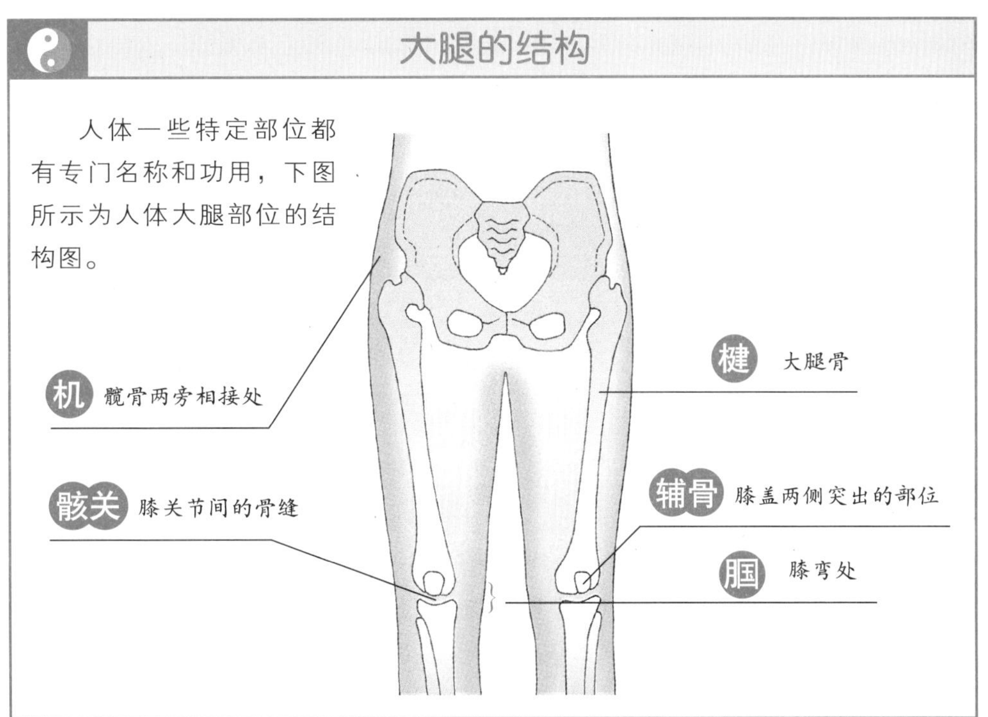

穴位。

髓空（头颅及脊椎的骨孔）在脑后三分处，即颅骨旁边锐骨的下方。其中一孔在断基下面的长颐；一孔在后项复骨之正下方；一孔在脊椎骨上孔的风府穴的上面；脊椎骨下端的孔在尾骶骨下端的髓空；在面部夹鼻两边有若干个髓空；有的髓空在口腔下面，正对着两侧肩骨的大迎穴处；两髆空孔在髆的外面；臂骨骨空在臂骨的外面，距离手腕约四寸处的两骨中间。股骨上的骨空在股骨外面膝上约四寸处。胻骨的骨空在辅骨的上部；股际的骨空在阴毛之中动脉的下面。尾骶骨的骨空在臀部后距髀骨约四寸的地方。扁骨有渗灌血脉的纹理，但并无髓空。

灸治寒热病的方法

灸治寒热病的方法是，先灸病人后项的大椎穴，应根据年龄大小来确定灸的壮数；再灸病人的尾骶骨的尾闾穴，同样是根据其年龄大小来确定灸的壮数。观察病人背部凹陷的地方进行施灸；举起手臂在肩上凹陷的地方进行施灸；在两侧季胁间的京门穴可施灸法；在足外踝上绝骨的阳辅穴可施灸法；在足小趾次趾间可施灸法；在小腿肚下端凹陷处可施灸法；在足外踝后的昆仑穴可施灸法；以手指按压缺盆骨，若有硬块，坚硬疼痛像筋一样，可在疼痛的地方施灸法；在膺中凹陷处的天突穴可施灸法；在手掌横骨下的阳池穴可施灸法；在肚脐下三寸处的关元穴可施灸法；在毛际两边，有动脉搏动的地方可施灸法；在膝下三寸骨肉中间的足三里穴可施灸法；在足背上有动脉搏动的足阳明经的冲阳穴上可施灸法；在头顶之上的百会穴可施灸法。被狗咬伤的，应按照狗咬伤的灸法，在被咬的部位上灸三壮。上述应当灸的地方共有二十九处。伤食后所引发的寒热病证，也可以施灸法，如果施灸后仍未愈的，就应当仔细地观察病人经脉充盛的地方，多次针刺经脉充盛地方的穴位，再配合药物进行调理。

第六十一 水热穴论篇

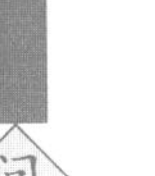

本篇主要论述水肿病和热病，分析了水肿病的形成原因，并介绍了治疗水肿病的五十七个穴位。本篇还讲述了热病的形成，介绍了治疗身体不同部位热病的五十九个穴位。

水肿病的成因

黄帝问道：少阴经为什么主肾脏？肾脏又为什么主水液呢？岐伯回答说：肾脏是人体阴气最充盛的脏器，水液也属阴，所以肾脏主管人体的水液。肺属太阴，肾属少阴，少阴在冬季旺，贯通肝膈进入肺中，所以说水肿病的根本在肾脏，而其标在肺脏，本标皆可因积水过多而形成水肿病。黄帝问道：肾脏为什么就能聚集过多水液而形成水肿病呢？岐伯回答说：肾脏主管前后二阴，因而肾脏是胃中水谷精气和糟粕废物出行的关口。如果肾脏功能失调，则体内水气必然积蓄，滞留太多必使水液上下泛溢于皮肤之间，形成水肿病。水肿病的形成就是因为体内水液滞留而引起病变的。

黄帝问道：所有的水肿病都是产生于肾脏功能的失调吗？岐伯回答说：肾脏属阴，与升腾的地气相连，并化生成水液，所以称肾脏为至阴。如果有人自恃强悍，过度劳累以致损伤了肾气，汗液从阴分深处流出，其名为“肾汗”，当汗流出时，又遇有风寒的侵袭，于是汗液向内不能回归于脏腑之中，向外不能排泄于皮肤之外，就会侵袭玄府，渗透至肌肤腠理之间，而形成水肿病。这种病最先是因为劳累过度，损伤了肾脏引起的，继而又感染风邪所成，所以病名为“风水”。上面所说的“玄府”，即指汗孔。

治疗水肿病的57个穴位

黄帝问道：治疗水肿病的穴位共有五十七个，这五十七个穴位都是与哪些脏器有关呢？岐伯回答说：肾脏主管水液，所以这五十七个穴位都与肾脏有关。这五十七个穴位都是阴气积聚的地方，也是水液出入的通道。尾骶骨上共有五行，每行各有五个穴位，共五五二十五个穴位，都是与肾脏有密切关系的穴位。人体发生水肿病时，下部会出现肌肤浮肿、腹部胀满的症状，上部表现为气喘气粗，不能平躺，这也说明肺脏和肾脏都

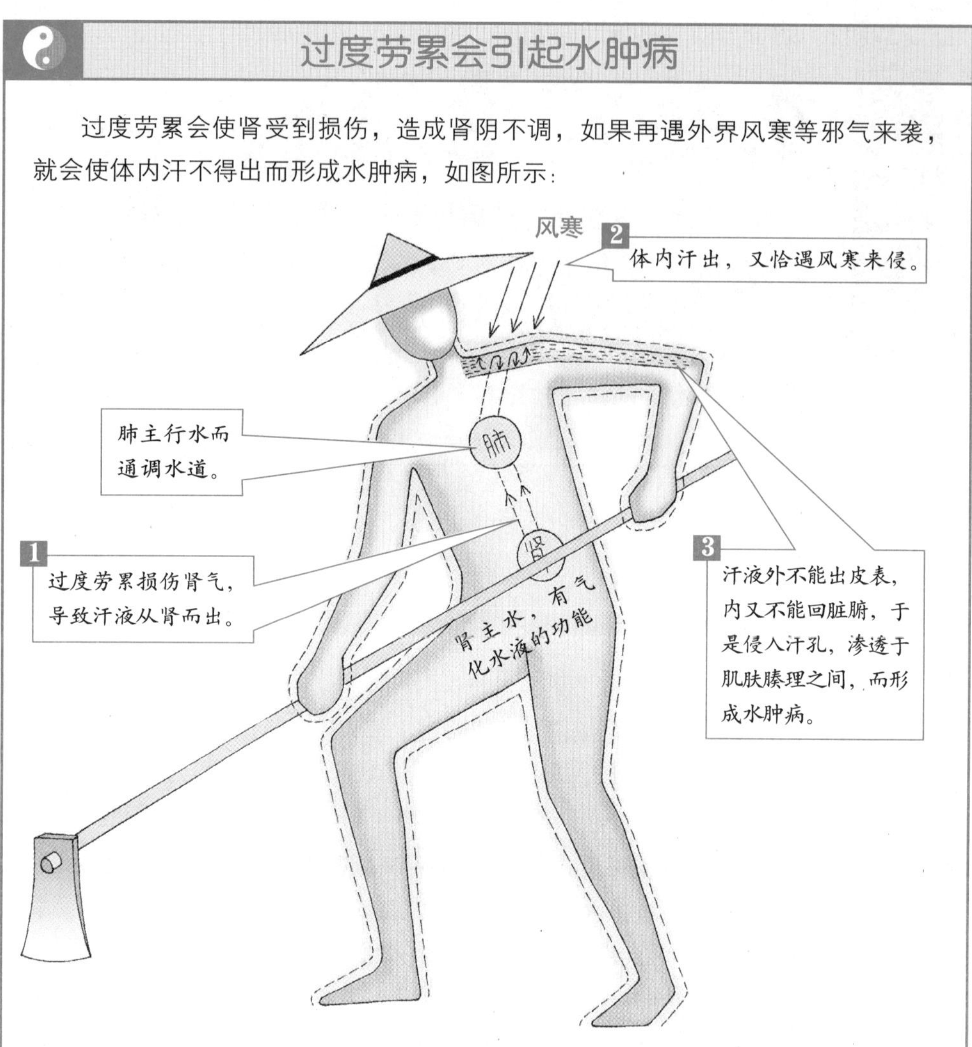

发生了病变。肺脏发生病变的症状是：呼吸喘促、无法平躺；肾脏发生病变即表现为水肿；肺被上逆的水气所逼迫，就使人不能平躺。肺脏和肾脏相互协调的功能失常，是水气停聚所造成的。在伏菟穴向上腹部挟脐两侧各有两行，每行各有五个穴位，共二十个穴位，这些穴位都是肾气通行的道路。足三阴经在脚趾内侧交会。足内踝骨上有一行，该行上分布有六个穴位，左右共十二个穴位。这是足少阴肾经的经脉下行的部分，又称为“太冲”。上面所说的这五十七个穴位，均是五脏的阴络经过之处，为水气所停滞的部位。

四季针刺部位选择的依据

黄帝问道：为什么在春天进行针刺时，多取络脉的分肉呢？岐伯回答说：春天是五行中木气开始主事的季节，与春季相应的肝气开始生发，肝气性能劲急，肝发生的病变多形成于春季中的疾风，经脉处于人体内部较深处，但风邪侵犯人体常存在于肌肤表层，不能入里，所以治疗春季时的疾病多取络脉的分肉进行针刺。

黄帝问道：为什么在夏天进行针刺时，多取盛经肌腠呢？岐伯回答说：夏天是五行中火气开始主事的季节，与夏季相应的心气开始长养，虽然脉细气弱，但阳气充裕，热气熏蒸于人体肌腠，向内进入经脉之中，所以针刺时多取盛经肌腠。针刺只需破皮，邪气就可以泄于体外，这是因为病邪居于浅表。上面所说的“盛经”，即指阳脉。

黄帝问道：为什么在秋天针刺时，多取经脉的腧穴呢？岐伯回答说：秋天是五行中金气开始主事的季节，与秋季相应的肺气开始收敛，秋季的金气充盛，而夏季的火气开始衰败，这时人体的阳气在经脉的合穴，秋季阴气开始升腾，湿邪浸入人体，到合穴处与阳气相合，阴气还未太盛，仍然不能够深入到机体内部。所以治疗时，多取经脉的腧穴以排除其阴邪，多取各经的合穴以排除与阳气相合的病邪，因为体表的阳气刚开始衰退，所以多取合穴进行针刺。

黄帝问道：为什么在冬天针刺时，多取井穴和荥穴呢？岐伯回答说：冬天是五行中水气开始主事的季节，与冬季相应的肾气开始闭藏，阳气衰退，阴气转盛，足太阳经气潜伏内沉，阳脉也随着足太阳经气的潜伏而不显。所以多取井穴来抑制上逆的阴气，多

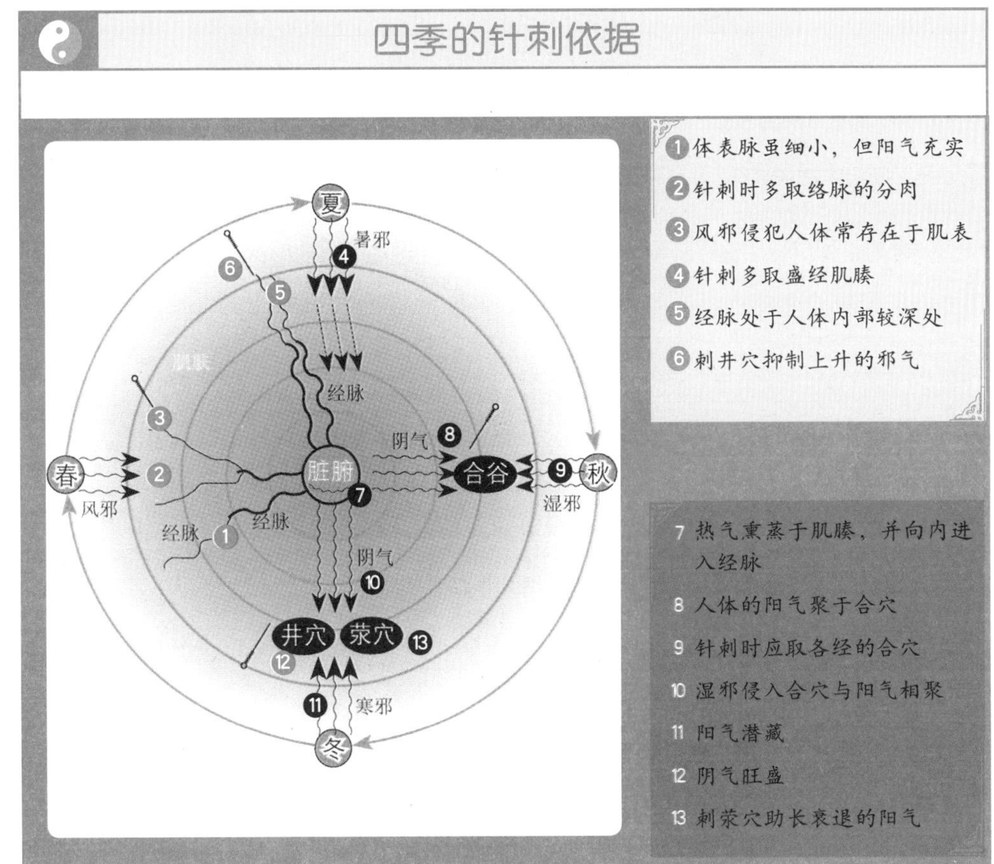

黄帝内经

人体侧面经脉穴位图

十二经脉对称地分布于人体的两侧，分别循行于上肢或下肢的内侧或外侧，每一经脉分别属于一个脏或一个腑。图中所示为人体经脉侧面图，图中标示了人体正面经脉的循行和穴位，并对一些重要穴位做了说明。

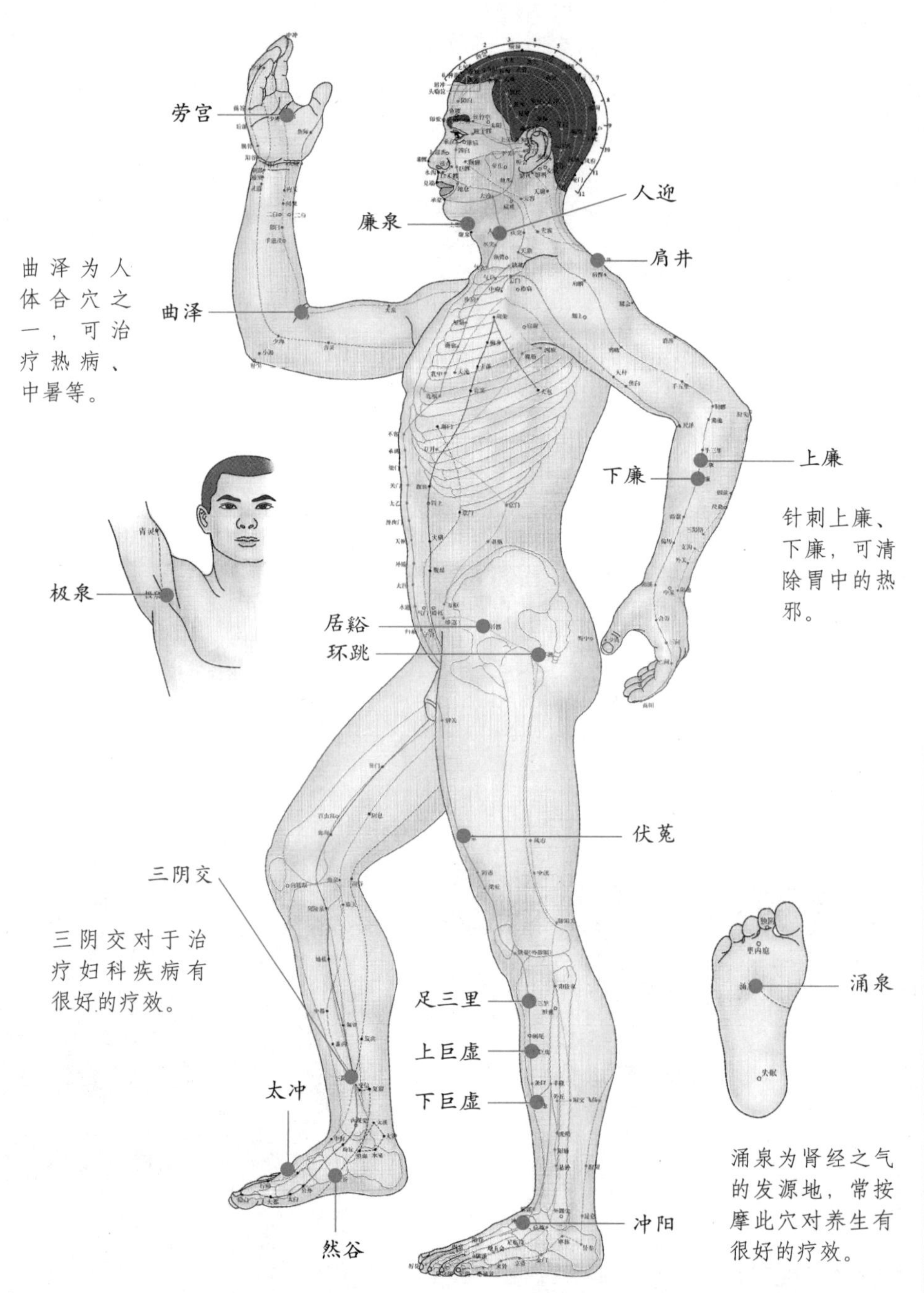

取荥穴以助长衰退的阳气。所以说冬天多取井穴和荥穴进行针刺，春天就不会流鼻血，指的就是上面所说的道理。

治疗热病的59个穴位

黄帝说道：先生讲的治疗热病的五十九个穴位，我已经知道了其中的大概意思，但还不能很清楚地辨别出它们的具体部位，很想听您再讲一讲它们各自的分布和作用。岐伯回答说：这五十九个穴位分布在头上的共有五行，每行各五穴，共五五二十五个穴位，针刺时取这五行上的二十五个穴位，能够发散上行到头部的各阳经上逆的热邪。大杼、膺俞、缺盆、背俞左右各一穴，共计八个穴位，取这八个穴位能够排除胸中瘀积的热邪。气街、足三里、巨虚上廉、巨虚下廉左右各一穴，共计八个穴位，针刺这八个穴位能够排除胃中的热邪。云门、髃骨、委中、髓空左右各一穴，共计八个穴位，取这八个穴位进行针刺可以排除人体四肢中的热邪。背部五脏腧的两旁，各有五个穴位，每个穴位左右各一穴，共计十个穴位，针刺这十个穴位可以排除五脏中的热邪。以上所述的这五十九个穴位，都是热邪侵袭人体所经过的部位，所以对这些穴位进行针刺可以治疗由热邪引起的热病。

黄帝问道：人感染了寒邪就会进一步转变为发热，这是什么原因呢？

岐伯回答说：寒邪亢盛到了极点就会转变为发热。

名词解释

荥穴、井穴

荥穴：五输穴之一。《灵枢·九针十二原》："所溜为荥。"意为脉气至此渐大，犹如泉之已成小流，故名。

井穴：五输穴之一。《灵枢·九针十二原》："所出为井。"意指此处脉气浅小，犹如泉水初出。

调经论篇

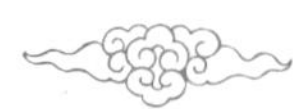

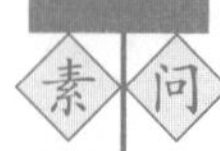

本篇主要论述神、气、血、形、志的有余和不足，分析了十种情况的表现、形成原因与治疗方法。这十种情况都产生于人体五脏，靠经脉来运输至全身，所以，诊断和治疗应以经脉为依据。气血逆乱会对经脉造成影响，经脉中阴阳之气的变化也会使人体产生虚实征。本篇还介绍了针对虚实病变的补泻原则和用针方法。

有余和不足

黄帝问道：我看到《刺法》上说，有余的病应当用泻法进行治疗，不足的病应当用补法进行治疗。什么叫做“有余”？什么叫做“不足”呢？**岐伯回答说：有余的病证有五种情况，不足的病证也有五种情况。您想问的是哪一种呢？**黄帝说：我很想听您详尽地谈一谈所有的情况。**岐伯回答说：神既有有余，又有不足；气既有有余，又有不足；血既有有余，又有不足；形既有有余，又有不足；志既有有余，又有不足。这十个方面的病理情况和表现各异。**

黄帝问道：人体有精、气、津、液、四肢、九窍、五脏、十六部、三百六十五节，这些部位都可能因感染邪气而产生许多不同的疾病，产生的这些疾病又分别有虚实两种情况，现在先生却说，有余的病证有五种情况，不足的病证也有五种情况，这十种情况都是如何产生的呢？**岐伯回答说：这十种情况均产生于人体五脏。五脏中的心脏主藏人体的神，肺脏主藏人体的气，肝脏主藏人体的血，脾脏主藏人体的肉，肾脏主藏人体的志，五脏分工不同，从而形成了人的形体。人外在身体上的志意通达，与体内的骨髓相联系，于是形成了一个身心皆健康的机体。五脏乃人体的中心，它们之间的相互联系是通过经脉这个通道来完成的，经脉的作用是运行气血至身体各部。人体内的气血不和，就会诱发许多疾病，所以诊断治疗都应当以经脉为依据。**

神的有余和不足

黄帝问道：神有余和神不足各有什么样的表现呢？**岐伯回答说：神有余时，病人表现为常笑而不停；神不足时，病人就出现悲伤的情感。当邪气还没有与体内气血充分结合**

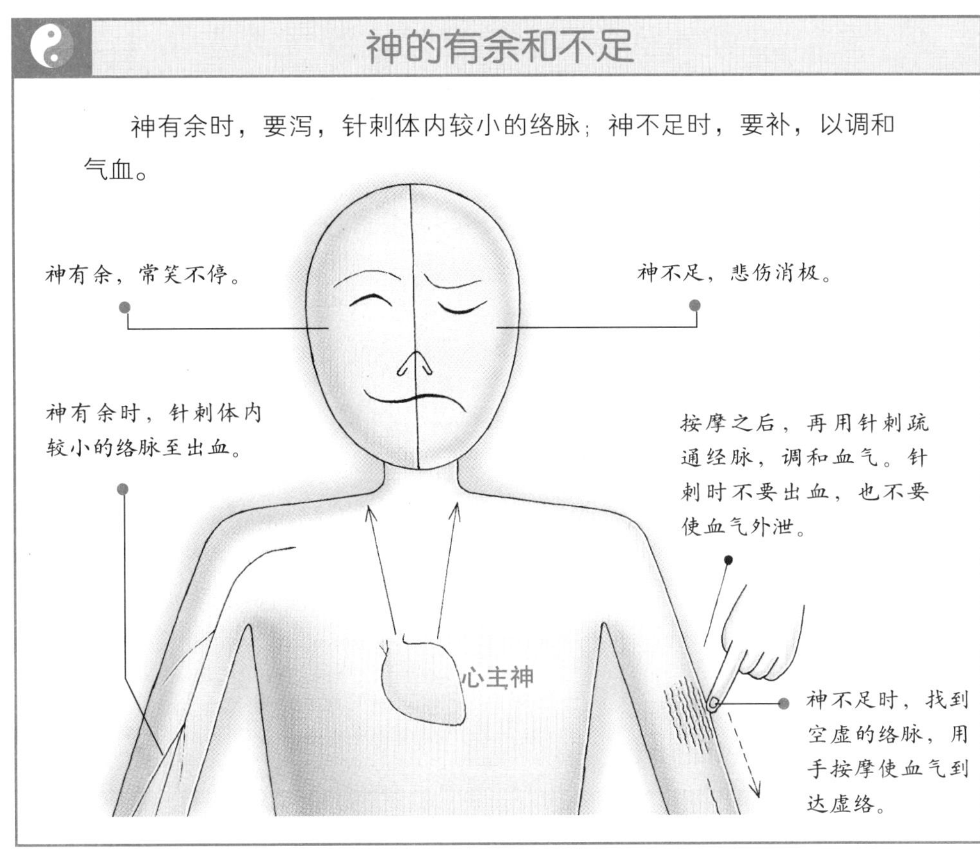

时，五脏还未受到邪气侵扰而出现病变，病邪仅伤及人的外在形体，使人战栗怕冷。病邪刚侵入人的肌表皮毛，尚未内侵至经络当中，这种情况称为“轻微的神病”。

黄帝说道：治疗神的病变时，如何采取适当的补法或泻法呢？

岐伯回答说：神有余时，就应当针刺体内较小的络脉至出血，注意不要刺得太深，也不要损伤到大的经脉，照此方法施行，神气就可平和了。神不足时，要仔细观察空虚的络脉，先用手按摩使血气到达虚络，再针刺以疏通经脉，调和血气。针刺时不要出血，也不要使血气外泄，经脉得到疏通，神气自然就可平复了。

黄帝又问道：如何用针刺治疗轻微的神病呢？岐伯回答说：花较长的时间去按摩病处，进针时不要开大针孔或刺得太深，引导正气到不足的地方，这样神气就可恢复了。

气的有余和不足

黄帝说：讲得好。气有余和气不足各有什么样的表现呢？岐伯回答说：气有余时，病人表现为气喘、咳嗽、邪气上逆；气不足时，病人表现为鼻塞、呼吸不畅、气短且少。当邪气还没有与体内气血充分并合时，五脏还未受到邪气侵扰而出现病变，只是皮肤上出现轻微的病变，这种情况称为“肺气微虚”。黄帝说道：治疗气的病变时，如何

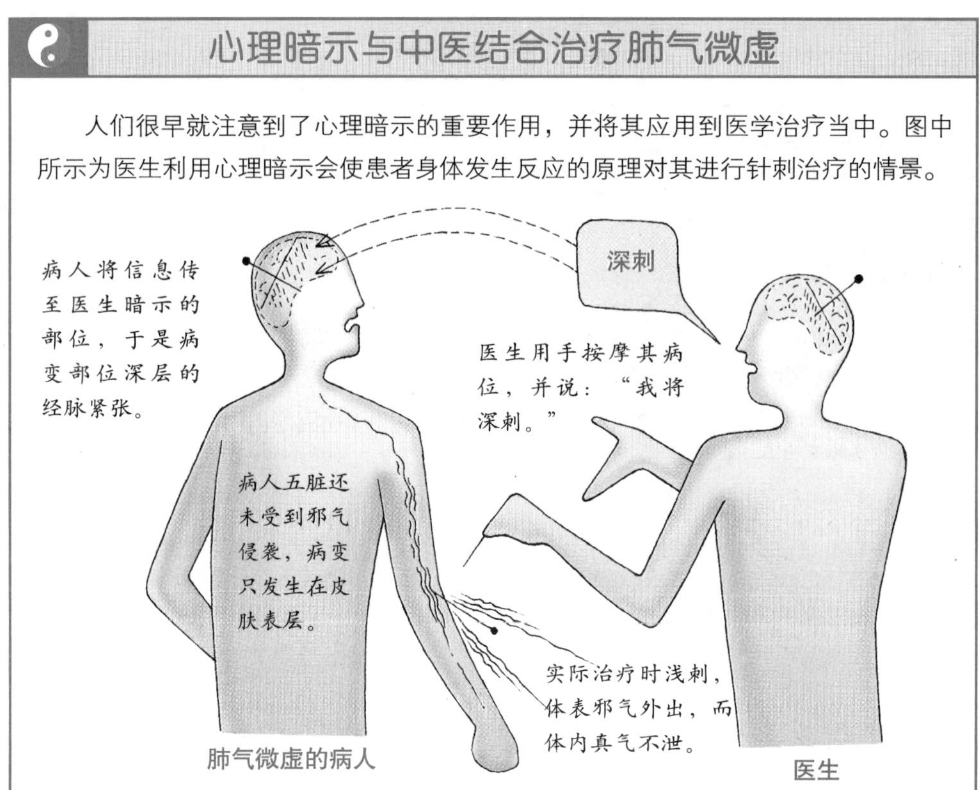

心理暗示与中医结合治疗肺气微虚

人们很早就注意到了心理暗示的重要作用，并将其应用到医学治疗当中。图中所示为医生利用心理暗示会使患者身体发生反应的原理对其进行针刺治疗的情景。

采取适当的补法或泻法呢？岐伯回答说：气有余时，就采用泻法针刺它的经脉，但进针时不要太深而伤损其经脉，也不要出血和使血气外泄。气不足时，就采用补法针刺它的经脉，同样进针时不要使血气外泄。黄帝问道：如何针刺治疗肺气微虚呢？岐伯回答说：不间断地按摩病处，再拿出针注视着病人说：我将深刺。刺入时却改为浅刺。这样才能使病人的精气深藏于体内，邪气外散于体外，在体内无留身之处，人体的真气就能恢复正常。

血的有余和不足

黄帝说：讲得好。血有余和血不足各有什么样的表现呢？岐伯回答说：血有余时，病人表现为易发怒；血不足时，病人容易出现恐惧的情绪。当邪气还没有与体内的气血充分并合时，五脏还未受邪气侵扰，出现的病变只是孙脉内的邪气充盛而满溢于经脉，这说明经脉中有瘀血。黄帝问道：治疗血的病变时，如何采取适当的补法或泻法呢？岐伯回答说：血有余时，就采用泻法泄去充盛经脉中的邪气，并使经脉出血；血不足时，就仔细观察气血空虚的经脉，采用补法进行针刺，进针后留针，其时间长短要根据观察而得的脉象来决定，当脉搏跳动洪大有力时，应快速出针，不要让病人出血。黄帝问道：怎样对有瘀血的络脉进行针刺治疗呢？岐伯回答说：观察到有瘀血的络脉时，针刺清除其瘀血，不要让瘀血内侵入大的经脉，而演化成其他更为严重的疾病。

形的有余和不足

黄帝说：讲得好。形有余和形不足各有什么样的表现呢？岐伯回答说：形有余时，病人表现为腹部胀大，大小便不畅；形不足时，病人表现为四肢酸软无力，失去正常的活动功能。当邪气还没有与体内的气血充分并合时，五脏还未受到邪气侵扰而出现病变，只是肌肉微微跳动，这种情况称为“微风”。黄帝问道：治疗形的病变时，如何采取适当的补法或泻法呢？岐伯回答说：形有余时，就采用泻法针刺足阳明胃经的经脉；形不足时，就采用补法针刺足阳明胃经的络脉。黄帝问道：怎样对“微风”进行针刺治疗呢？岐伯回答说：针刺到分肉之间，既不要刺中经脉，也不要刺伤络脉，卫气得以恢复之后，邪气自然就消散了。

志的有余和不足

黄帝说：讲得好。志有余和志不足各有什么样的表现呢？岐伯回答说：志有余时，

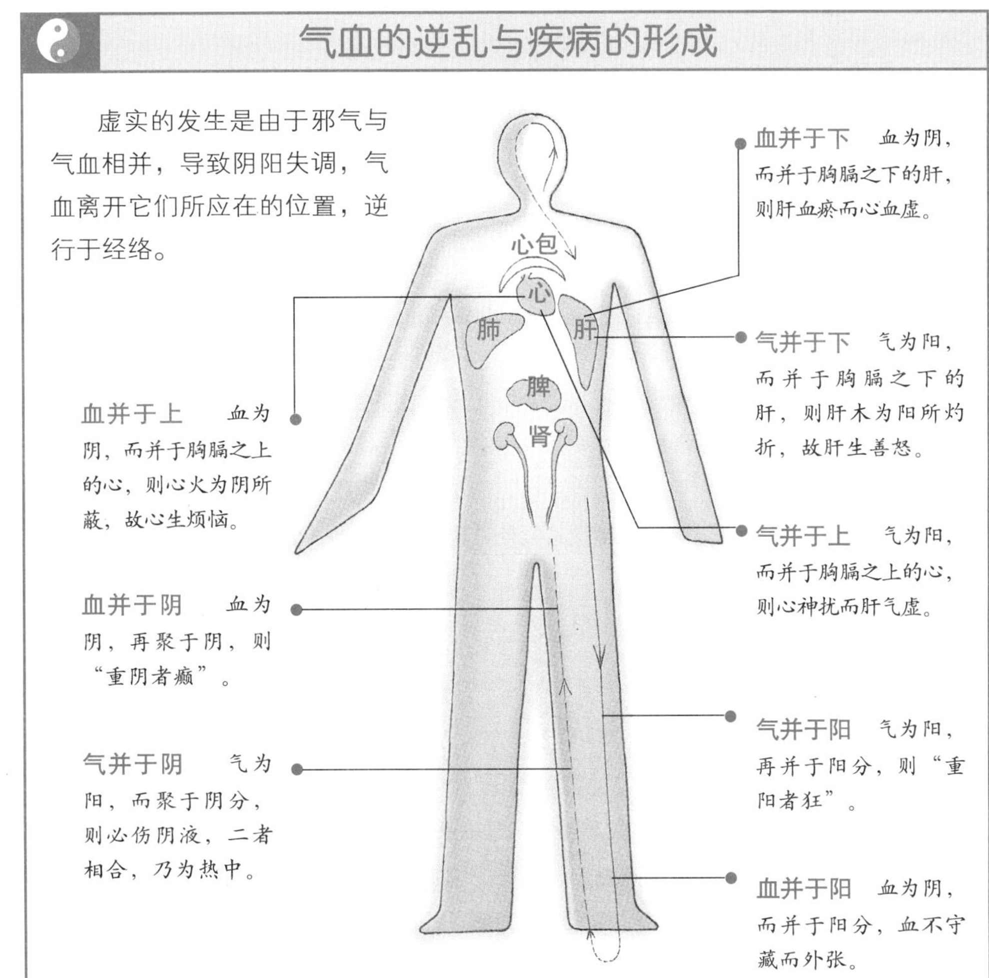

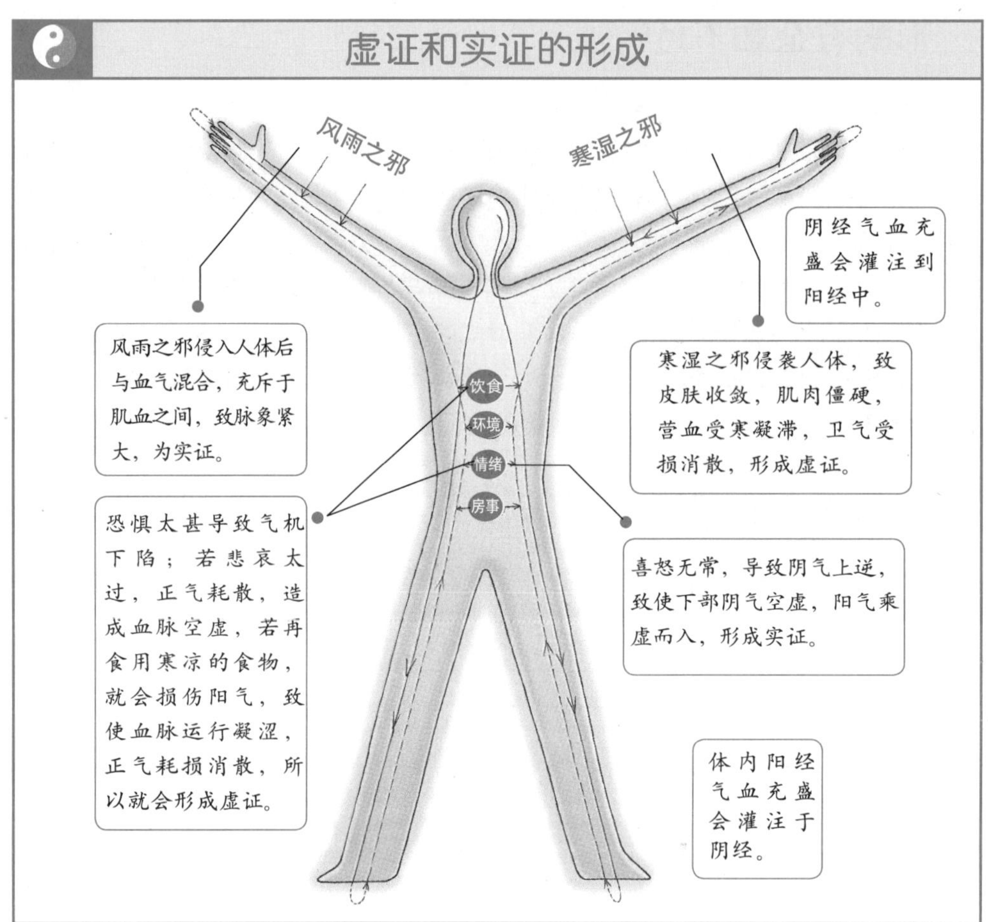

病人表现为腹部胀大，伴有腹泻，且腹泻物中有未消化的食物；志不足时，病人表现为手脚冰冷。当邪气还没有与体内的气血充分并合时，五脏还未受邪气的侵扰而出现病变，只是骨节有轻微震动的感觉。黄帝问：治疗志的病变时，如何进行适当的补法或泻法呢？岐伯回答说：志有余时，采用泻法针刺然谷穴使其出血；志不足时，采用补法针刺复溜穴。黄帝问道：如何用针刺治疗骨节有轻微震动的感觉？岐伯回答说：只需针刺骨节微动的地方，不要伤及经脉，邪气很快就会消散。

气血逆乱与疾病的形成

黄帝说：很好！我已听您讲了虚实病变的各种情形，但我还不知道它们是如何产生的。岐伯回答说：虚实的发生是由于邪气与气血相并合，导致阴阳失调，气与卫分相混乱，血逆行于经络，血和气都离开它们所应在的位置，所以形成了一虚一实的现象。如血并于阴分，气并于阳分，就会出现或惊或狂的症状；血并于阳分，气并于阴分，于是形成内热的症状；血并于上部，气并于下部，便会出现心中烦闷、易怒的症状；血并于下部，气并于上部，便形成精神错乱、健忘的毛病。黄帝问道：血并于阴分，气并于阳分，像这样血和气都离开它们所应在的位置，哪种情况为实？哪种情况为虚呢？岐伯回答说：气与血，皆喜欢温暖而讨厌寒冷，遇冷它们便凝滞而不流动，遇暖则可使已凝滞的血气逐渐疏散而正常流通。所以气和阳分相并合，就有血虚的情况；血和阴分相并合，就有气虚的情况。黄帝问道：人身体所具有的最宝贵的东西就是血和气，现在先生您却说血和阴分相并合会形成气虚，气和阳分相并合又会形成血虚，这样说来，不就是没有实的情况了吗？岐伯回答说：亢盛有余的就为实，缺少不足的就为虚。所以气和阳分相并合便无血，血和阴分相并合便无气，血与气都离开它们所应该在的位置而失去平衡，所以就形成了虚证。身体中络脉和孙脉的血气在正常情况下都灌注于经脉，若血与气相并于经脉中，就会形成实证了。若血与气均逆行于身体上部，就会出现严重的厥病，厥病可使病人突然昏厥，不省人事，好像死了一样。如果气血能及时复返，病人就会苏醒，否则便会有死亡的危险。

虚证和实证的形成

黄帝问道：实证是怎样形成的？虚证又是如何形成的呢？很想听您讲讲虚证和实证形成的关键各是什么？岐伯回答说：阴经和阳经，因气血灌注而分别形成俞穴和会穴，阳经的气血充盛就会灌注于阴经，阴经中的气血充盛就会灌注到阳经中，如此一来，阴阳经脉中的血气就会保持协调。阴阳之气均衡了，人的形体就会充实，九候脉象的表现就会一致，这样就能称为是健康正常之人。邪气入侵人体发生病变，有的始发于阴经，有的始发于阳经。多数是由于受了外界风雨寒湿等外邪所导致的；起始于阴经的病变，多数是由于饮食无规律，居所环境失宜，行房事过度及喜怒无常等内因所引起的。黄帝问道：风雨邪气是怎样伤人的呢？岐伯回答说：风雨之邪入侵人体时，首先侵袭到皮肤，接着由皮肤内渗到孙脉，若孙脉邪气盛满后，就会进一步渗透到络脉中，待络脉邪气盛满后，会更进一步侵入到大的经脉中。血气与病邪混合停留在肌肉和皮肤之间，此时，病人的脉象表现为

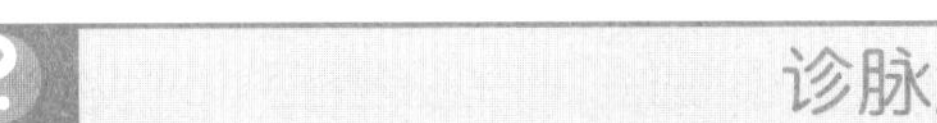

诊脉法

诊脉是诊察疾病的重要途径，诊脉的常用部位是寸口，即寸、关、尺三部。诊脉的手法就是用食指、中指、无名指按压腕部的寸口处。图中表现的是为他人诊脉和为自己诊脉时的手法。

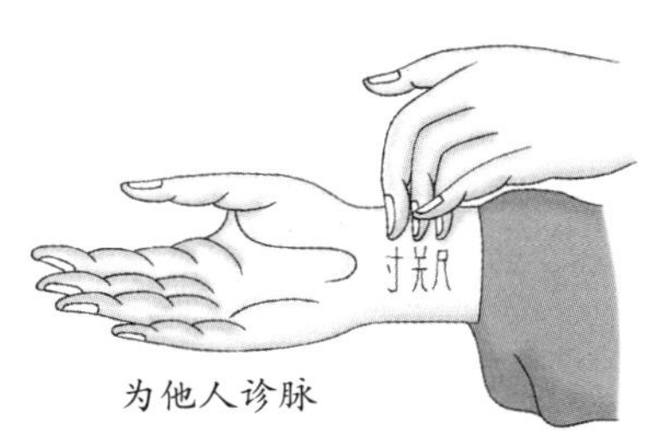

为他人诊脉

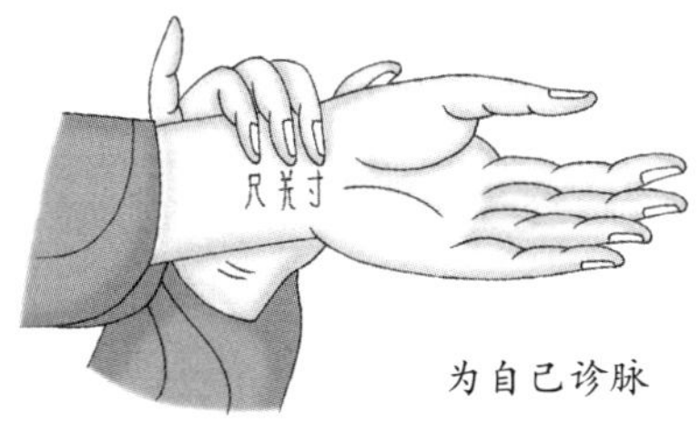

为自己诊脉

紧而大，所以就引起了实证。实证的病变外部表现为脉象坚实，不可按压，按压就会感到疼痛。黄帝问道：寒湿邪气是怎样伤人的呢？岐伯回答说：寒湿之邪侵入人体后，表现为皮肤收敛，肌肉僵硬，营血受寒凝滞，卫气受损消散，所以就引起了虚证。虚证的病变外部表现为皮肤松弛，卫气不足，按摩后，气血通行，卫气充足，肌肤得到滋养，所以病人感觉舒适温暖且无疼痛感。

黄帝问道：发生在阴经的实证是怎样产生的呢？岐伯回答说：如果喜怒没有节制，就会导致下部的阴气上逆而行，致使下部阴气空虚，于是阳气便会乘虚而入，所以就会形成实证。

黄帝又问道：阴经的虚证是怎样产生的呢？岐伯回答说：若恐惧太甚就会导致气机下陷，若悲哀太过，则会使正气耗散，造成血脉空虚，若再食用寒凉的食物，就会损伤阳气，于是血脉运行凝涩，正气耗损消散，所以就会形成虚证。

黄帝说：古代关于医学的经书上曾说，阳气虚弱就产生外寒，阴气虚弱就产生内热，阳气充盛就产生外热，阴气充盛就产生内寒。这些理论我已经听说过了，但却不知道为什么会是这样。岐伯回答说：人身的卫阳之气皆受于上焦，这些卫阳之气有温养肌肉和皮肤的功能。现在寒邪之气滞留于外，使诸经脉收缩，致使上焦中的卫阳之气不能运行至体表，寒邪之气独留于体表，于是就出现了寒冷战栗的症状。

黄帝问道：阴气虚弱是如何产生内热的呢？岐伯回答说：如果劳累过度，就会损伤形体和脾胃，影响脾胃的消化功能，水谷精气衰弱不能正常运送到上焦，人体代谢物不能从下部排出而停留于胃中，胃气郁结而生热，热气充满于胸内，于是就出现了内热的症状。

黄帝问道：阳气充盛是如何产生外热的呢？岐伯回答说：上焦不利，就使肌肤腠理闭塞，汗孔也被阻塞，人体的阳气不能外散，于是产生了外热的症状。

黄帝问道：阴气充盛是如何产生内寒的呢？岐伯回答说：由于阴寒之气向上逆行，蓄积于胸中而不得外泄，使胸中的阴气积聚，阳气被耗损而减少，寒独留于体内，引起经脉中的血液运行凝涩，进而脉不通畅，脉搏跳动盛大而涩，于是就出现了内寒的症状。

虚证与实证的补泻原则

黄帝问道：阴与阳相并合，气与血相并合，就形成了疾病，如何用针刺的方法治疗这些疾病呢？岐伯回答说：治疗这些疾病，应当取经脉上的穴位进行针刺。如果病变发生于血分，便采用深刺法针刺营分；如果病变在气分，便采用浅刺法针刺卫分，并根据病人形体的胖瘦、高矮和四季的寒热、温凉来确定针刺的部位和针刺的次数。

黄帝问道：血与气已经发生并合，运行紊乱，疾病已经生成，阴阳失去平衡，或偏盛或偏衰，这时应该如何采用补法或泻法呢？岐伯回答说：用泻法治疗实证的方法是，当病人正在吸气时进针，针与气一起进入体内，并开大针孔，从而打开邪气外出的门户。当病人在呼气时出针，使邪气随同针一起泄出，如此，精气就不会受到损伤，邪气也会泄出于体外。出针后不要立即闭塞针孔，以便邪气尽快外泄，也可摇大针孔，使邪气外出的道路更加畅通。出针时动作要快，这样亢盛的邪气才能衰退。

黄帝问道：采用补法治疗虚证应如何用针呢？岐伯回答说：医生手持针具，不要马上刺入，应先安定病人的神志。当病人呼气时进针，针随气的呼出而刺入体内，这样进针，针孔四周密闭不留空隙，正气无法外泄。当正气来到针下有充实感时迅速出针，但必

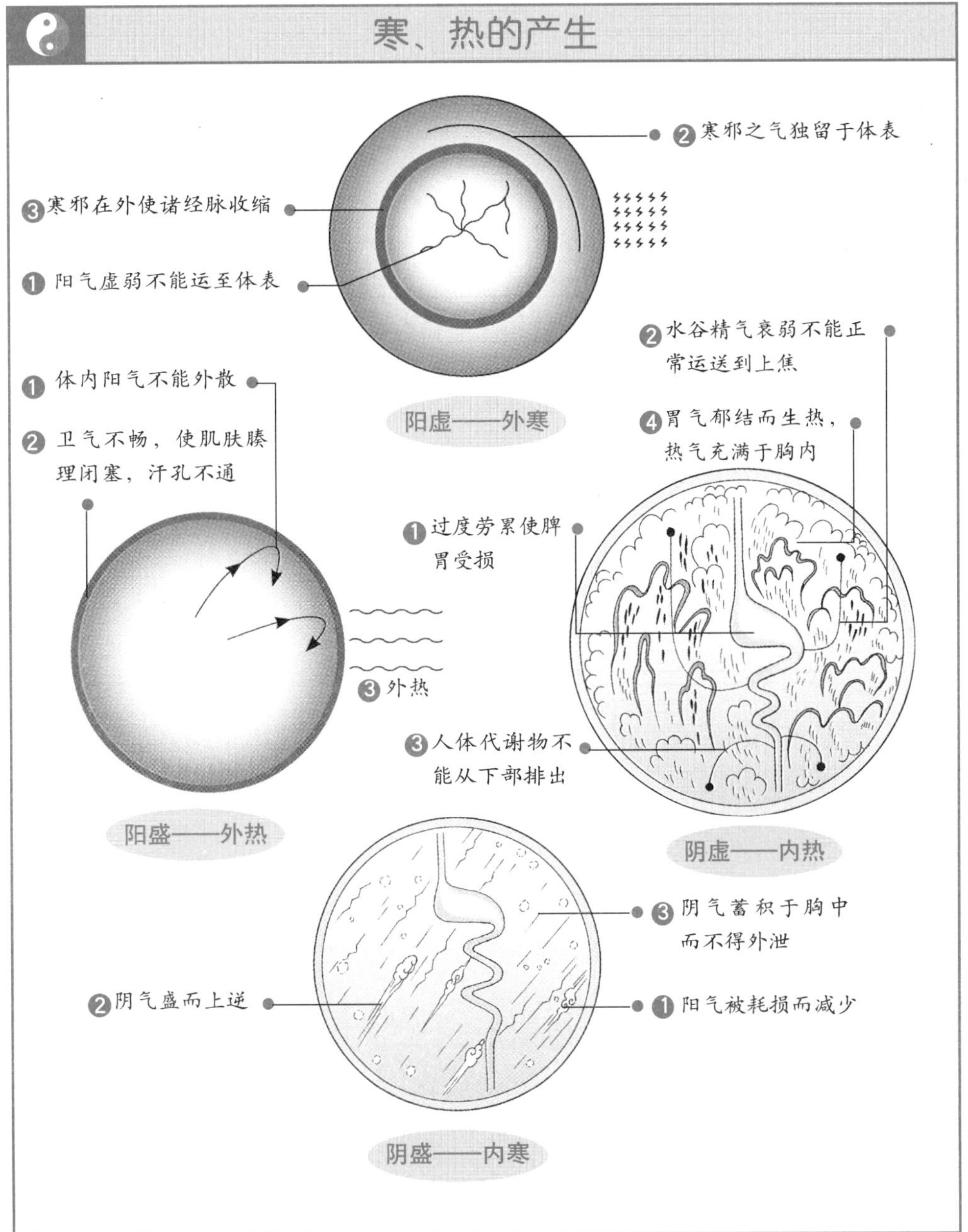

须在病人吸气时出针，随着吸气而拔出针，并按闭针孔。如此就可使邪气散去，保存精气。针刺后必须耐心等待，使已到之气不散失，还未到之气才能到来，这样就称为补法。

黄帝问道：先生所说的虚证和实证共有十种情况，它们都始发于五脏。五脏只有五条经脉，但人身体的十二经脉皆能发生病变，而先生现在却只谈五脏。十二经脉都连着人体的三百六十五个穴位，每一个穴位又都可能发生病变，它们发生疾病必然会波及经脉，经脉的病变有虚证，也有实证，那么经脉的虚证、实证与五脏的虚证、实证各有怎样的关系呢？

岐伯回答说：人体五脏和六腑本来互为表里，联系紧密。经脉、络脉、四肢和关节都会产生虚实的病变，在治疗时，应根据病变所发生的部位进行适当的调理。如果病变发生在脉胳，治疗时就可以调治其血；病变发生在血，治疗时就可以调治其络脉；病变发生在气分，治疗时就可以调治其卫气；病变发生在肌肉，治疗时就可以调治其分肉；病变发生在筋，治疗时就可以调治其筋，或用火烧针，刺病处；病变发生在骨，治疗时就可以调治其骨，或用火针或药物温熨患处进行治疗；如果疾病产生后，病人不知道疼痛，则最好针刺阴跻和阳跻两条经脉；如果病人感到身体疼痛，但九候脉象却正常，则应该用缪刺法进行治疗；如果病人疼痛部位在左侧，而右脉出现了病象，则可以用巨刺法进行治疗。一定要认真审察九候的脉象变化和症状，然后进行针刺，这样就可完备地掌握针刺的理论和技术了。

第六十三 缪刺论篇

素问

本篇主要论述适用缪刺法的经络病变，分析了缪刺的含义、原理，缪刺与巨刺的区别。着重介绍了邪气侵入人体不同部位和经脉后的表现、缪刺时的取穴方法与技巧；还分析了尸厥病的形成与针刺方法。

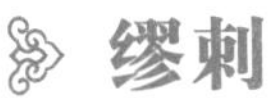

缪刺

黄帝问道：我听说过缪刺法，但还不了解它的含义，究竟什么叫做"缪刺法"呢？岐伯回答说：外部邪气侵袭人体，一般情况下，总是先停留于皮肤和须发之间，若没有及时进行治疗清除邪气，邪气就会向里渗入到孙脉中。若仍然没有进行治疗，邪气就会再向里传到络脉中。若还没有得到清除，邪气就会更进一步地向里传到经脉中，这时病邪就会通过经脉而侵入五脏，布散到人体肠胃中。这样，人体阴阳各部皆会受到病邪侵袭，五脏就会受到损伤。这就是外邪从皮肤和须发开始侵入，一步步地传到五脏的次序。在这样的情况下，应当从经脉着手进行治疗。假如外邪侵袭皮肤须发，没有得到及时清除，而向里传到孙脉，仍然没有进行清除，在孙脉中停留时间久了，就会引起孙脉阻塞不通，邪气便不能通过孙脉而传到经脉中，而满溢时，会流到大络中去，这样就会产生平常不多见的奇病。外邪侵入大络，病邪就会从身体左侧流窜到身体右侧，从身体右侧流窜到身体左侧，或上下流窜。由于病邪上下左右到处流窜，干扰经脉的正常工作，病邪布散到四肢的末端，邪气流窜不定，无固定的停留部位，也不侵入经脉，往往会出现病邪所在部位与症状表现之处不相一致的情况。针刺时，只能是左病右治，右病左治，这种针刺方法，就叫做"缪刺法"。

缪刺与巨刺的区别

黄帝问道：我很想听您讲讲缪刺法为什么要左病刺右，右病刺左，它与巨刺法又有什么区别呢？岐伯回答说：邪气侵入人体经脉，左侧的邪气亢盛，而症状却表现在右侧；右侧的邪气亢盛，而症状却表现在左侧，但也有不同于这种情况的，如左侧疼痛还未治好而右侧的脉象又出现了病变。诸如此类的情况，必须采用巨刺法，在针刺时必须刺到经脉，而不是刺到络脉。邪气侵入络脉而发生的病变，其疼痛部位与经脉病变所引起疼痛的

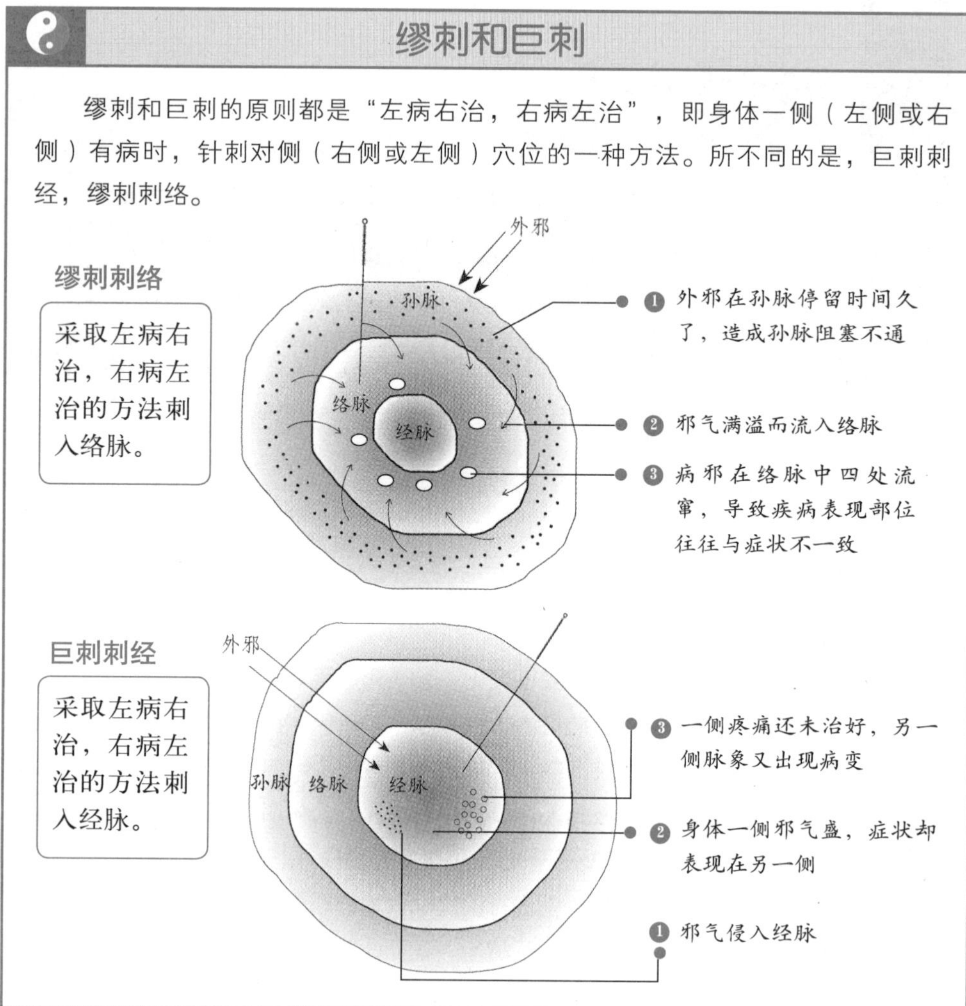

部位不一致，所以对络脉病变的治疗，应采用缪刺法。

缪刺时的取穴

黄帝说道：我还想听您谈谈如何进行缪刺，怎样选择针刺穴位。岐伯回答说：如果邪气侵袭到足少阴肾经的络脉，则会使病人产生突然心痛、腹部胀满、胸胁支撑胀闷的症状。若病人只有上述症状，而没有形成积聚的，可针刺然谷穴至出血，大约过一顿饭的工夫，病就会痊愈。若病仍然未愈的，就要采取左病刺右、右病刺左的方法进行治疗了。如果是新病，连续针刺五天就可以痊愈了。

如果邪气侵袭到手少阳三焦经的络脉，则会使病人出现喉肿且痛、舌卷曲、口舌发干、心中烦闷、手臂外侧疼痛且不能上举至头部的症状。治疗时可针刺手上无名指上的关冲穴，在距离指甲角大约韭菜叶宽的地方，左右各针刺一次。如果病人以前身体强壮，病马上就好。如果是老年人，则要稍过一会儿才能见效。针刺时也应采取左病刺右、右病刺左的方法进行治疗。疾病产生的时间不长的，治疗几天就可痊愈了。

如果邪气侵袭到足厥阴肝经的络脉，则会使病人突然出现疝气疼痛的症状。治疗时，可针刺脚大趾甲与肉相接处的大敦穴，左右各针刺一次。如果是男子，马上就好。如果是女子，则要稍过一会儿才能见效。应采取左病刺右、右病刺左的方法进行治疗。

如果邪气侵入到足太阳膀胱经的络脉，则会使病人出现头部、后项以及肩部均疼痛的症状。治疗时，可针刺脚小趾甲与肉相接处的至阴穴，左右各针一次。一般情况下马上就好，如果并未痊愈，可再针刺外踝下的金门穴三次，也应采取左病刺右、右病刺左的方法进行治疗，大概一餐饭的工夫，病就痊愈了。

如果邪气侵入到手阳明大肠经的络脉，则会使病人出现胸中气满、气喘、胸胁胀满且胸中发热的症状。治疗时，可针刺手食指端离指甲大约韭菜叶宽处的商阳穴，左右各

人体背部穴位图

人体十二经脉与奇经八脉纵横交互分布在人体上下左右，共同维持着人体的日常活动。奇经八脉与人体十二经脉一样，对人体有重要作用，尤其是人体正面的任脉、背部的督脉对养生有着重要作用。图中所示为在人体背部循行的经脉和穴位。

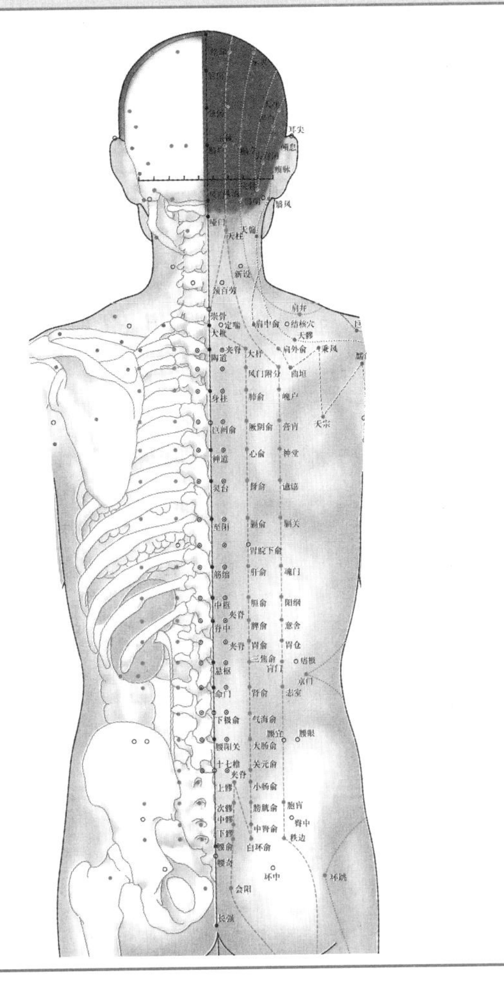

针一次，也应采取左病刺右、右病刺左的方法进行治疗，大约一餐饭的时间病便会好。

如果邪气侵入到手臂与手掌之间的络脉，则会使病人出现腕关节不能弯曲的症状。治疗时，可针刺腕关节之后的部位，先以手按压，在有疼痛感的地方进行针刺。针刺时，要根据月亮的圆缺来确定针刺的次数，每月从初一到十五，月亮由缺变圆，所以每月初一针刺一次，初二针刺二次，逐日增加一次，至十五那天针刺十五次；从十六到三十，月亮由圆变缺，所以针刺的次数逐日减少一次，例如十六那天针刺十四次，以此类推。

如果邪气侵入到足部的阳跻脉，则会使病人出现眼睛疼痛的症状，且疼痛感总是先从眼睛内角开始。治疗时，可针刺脚外踝下部约半寸处的申脉穴，左右各二次，也应采取左病刺右、右病刺左的方法进行治疗。大概要人行走十里路的工夫，病就会痊愈了。

假如人从高处跌倒而受伤，瘀血停留于体内，便会使人出现腹中胀满、大小便不顺畅的症状。治疗时，应先服用通便的药物通利大小便。这是因为身体上部足厥阴经脉受损，下部足少阴经的络脉受损所致。应该针刺足内踝下的足厥阴肝经的中封穴和然谷穴前的少阴经的脉络至出血，同时针刺足背上动脉搏动处的足阳明胃经的冲阳穴。如果病还未愈，则再针刺足大趾三毛穴上面的大敦穴，左右各针一次，见血出，马上可以见效，也应采取左病刺右、右病刺左的方法进行治疗。如果病人出现悲伤易惊、闷闷不乐的症状，也可用上述方法进行针刺。

月体卦象与痹病的针刺

痹病的针刺次数要以月的圆缺为依据。月亮由缺变圆的初一，针刺一次，初二针刺二次……十五针刺十五次。以后逐日减少一次，十六针刺十四次，十七针刺十三次，以此类推。三十月无光，禁刺。

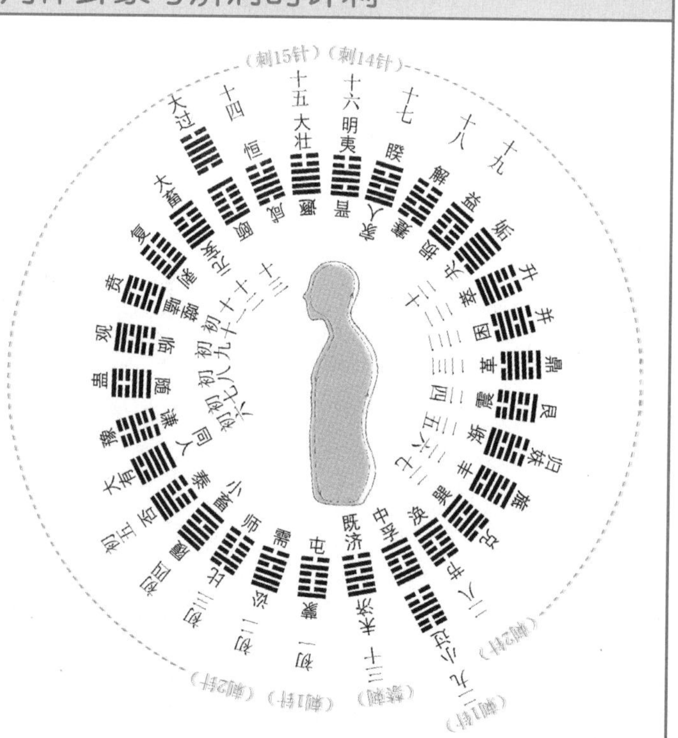

人体肩背腰尻部经穴与病理

图中标示的是颈部至腰部的人体穴位，一些疾病的出现与这些穴位有关系，所以治疗时应该以这些穴位为依据进行针刺。根据疾病的发病情况，或者直接针刺，或者采用左病右治或右病左治的方法。

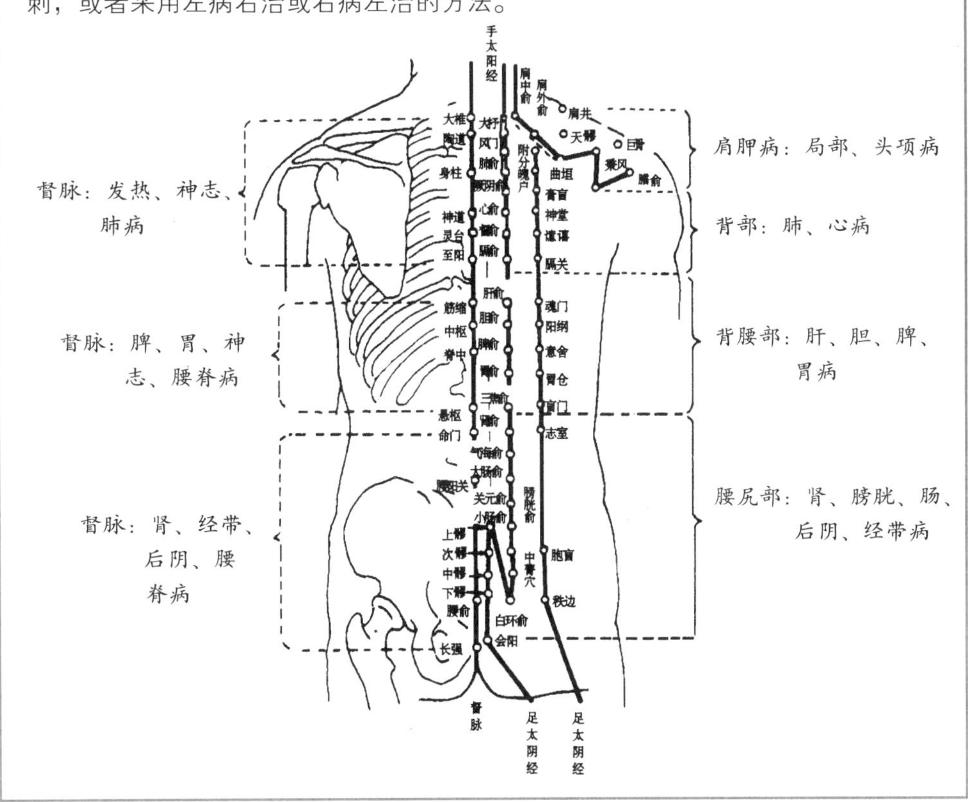

如果邪气侵入到手阳明大肠经的络脉，则会使病人出现耳聋、经常听不到声音的症状。治疗时，可针刺手食指端距离指甲大约韭菜叶宽处的商阳穴，左右各针一次，一般情况下，病人立刻就能听到声音。若仍未愈，再针刺中指指甲与肉相交处的中冲穴，病人片刻之后便可听到声音。如果病人还不能听到声音，就不要再采用针刺进行治疗了。如果病人耳内出现如风鸣声，也用上法进行针刺。应采用左病刺右、右病刺左的治疗方法。

患痹病的病人，疼痛感游走不定，而无固定的停留部位。治疗时，可在疼痛处的肌肉上进行针刺，也要根据月亮的圆缺来确定针刺的次数。若针刺的次数超过了日数，便会损伤人体的正气；若针刺的次数没有达到日数，人体邪气便不能被彻底清除掉。采用左病刺右、右病刺左的治疗方法，病痊愈了，即停止针刺。若病仍不见好，按照上述针刺方法再刺。月亮由缺变圆的初一那天，针刺一次，初二针刺二次，依此规律，逐日增加一次至十五，十五那天要针刺十五次，以后逐日减少一次，十六那天，针刺十四次，之后以此类推。

如果邪气侵入到足阳明胃经的络脉，则会使病人出现流鼻血、上牙齿发冷的症状。治疗时，可针刺足第二趾趾甲与肉相交处的厉兑穴，左右各针刺一次。应采用左病刺右、右病刺左的方法进行治疗。

如果邪气侵入到足少阳胆经的络脉，则会使病人出现胁痛、呼吸困难、咳嗽、出汗等症状。治疗时，可针刺足四趾趾甲与肉相交处的窍阴穴，左右各针一次，呼吸困难的症状立刻就会治好，出汗的症状也会停止。如果病人有咳嗽症状，则要注意衣服穿暖一点，饮食吃热一点，大约过一天的工夫，咳嗽的症状就会消失。采用左病刺右、右病刺左的方法进行治疗，病马上就会好，若出现特殊情况，病未见好的，则按照上述方法再进行针刺。

如果邪气侵入到足少阳肾经的络脉，则会使病人出现咽喉疼痛、无法进食、易无故发怒、气上逆等症状。治疗时，可针刺脚心的涌泉穴，左右各针三次，共计六次，症状便立刻消除。采用左病刺右、右病刺左的方法进行治疗。

如果病人咽喉肿痛，既不能吞咽唾液，又不能吐出唾液。治疗时，可针刺病人然骨前面的然谷穴至出血，病立刻便好。采用左病刺右、右病刺左的方法进行治疗。

如果邪气侵入到足太阴脾经的络脉，则病人会感觉腰痛，牵连小腹部疼痛，并波及

人体耳郭穴位图

小小的耳郭也孕育着天机，耳郭上有许多穴位，并且与人体的脏腑也有着一定的联系，看下面的图，认识一下耳郭上的穴位。经常按摩耳郭对保健的重要作用原因也在于此。

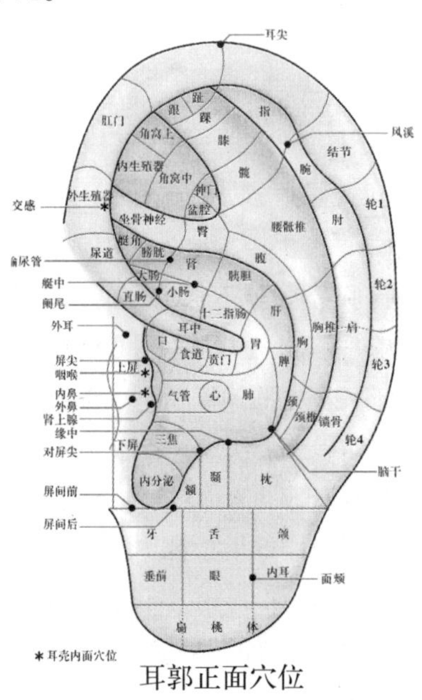

耳郭正面穴位

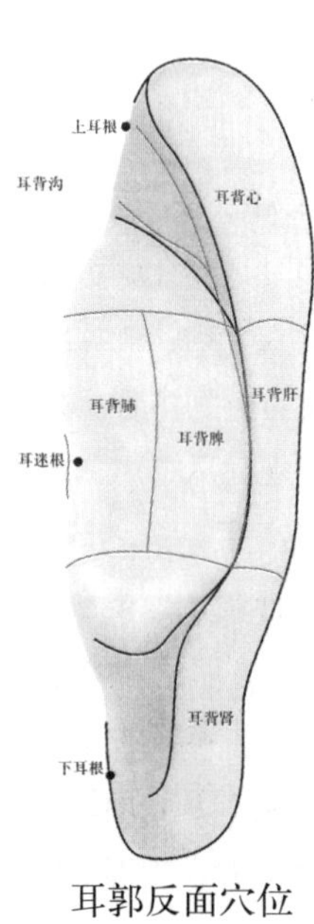

耳郭反面穴位

尸厥病的形成与治疗

尸厥病是人体经脉经气衰竭，导致身体麻木、失去知觉的状态。这主要是由于络于耳内的五条经脉的络脉经气衰竭所致。治疗时应针刺下图右侧标示的穴位。

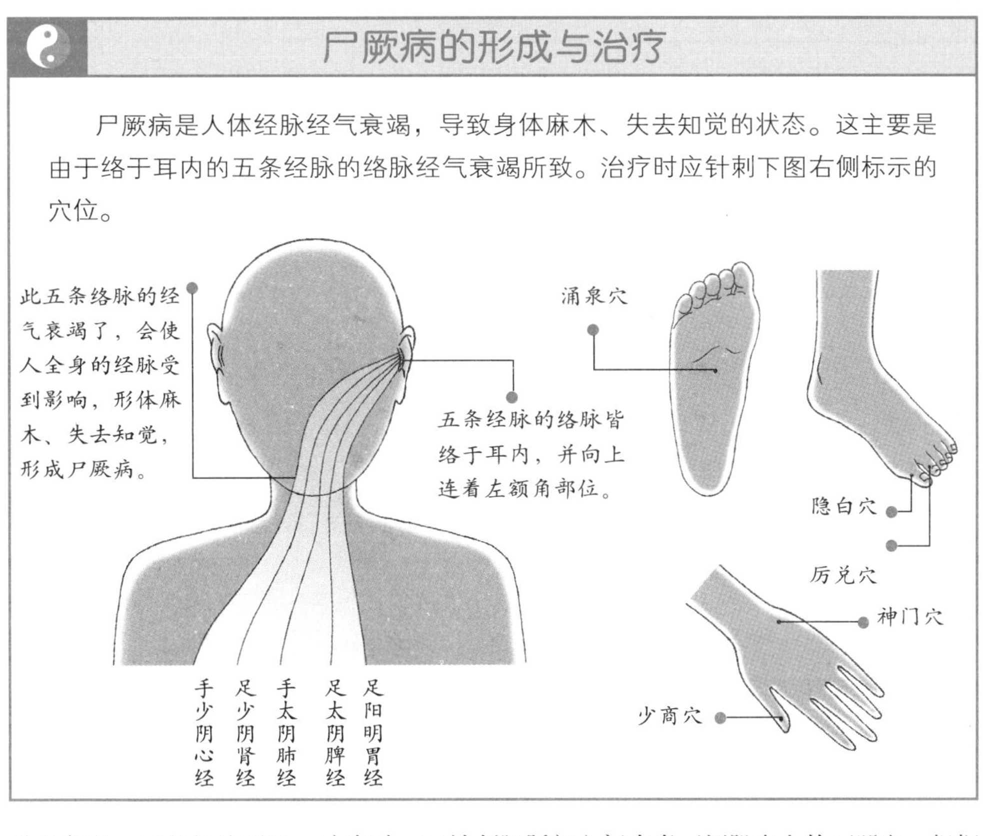

胁肋部位，不能挺胸呼吸。治疗时，可针刺腰骶部之间夹脊两侧肌肉上的下髎穴，根据月亮的圆缺来确定针刺的次数，出针后，病立即会好，也应采用左病刺右、右病刺左的方法进行治疗。

如果邪气侵入到足太阳膀胱经的络脉，则会使病人出现背部痉挛拘急、牵连胁肋疼痛的症状。治疗时，可从后项开始向下数脊椎骨，以手按压脊骨的两旁向下，在病人出现疼痛部位的脊椎骨旁边针刺三次，病立刻便好。

如果邪气侵入到足少阳胆经的络脉，则会使病人出现髀部环跳穴处持久性疼痛、大腿不能抬高的症状。治疗时，可取用较细的毫针，针刺其环跳穴。如果寒邪严重的，进针后留针的时间稍长，根据月亮的圆缺来确定针刺的次数。出针后，病立刻就会有好转。

采用针刺法治疗人体内各条经脉的疾病，应该用针刺其经脉的方法。如果在经脉所分布的部位上没有感到疼痛，则表明病变发生在络脉，应当采用缪刺的方法进行治疗。

针刺治疗耳聋病时，应当取手阳明大肠经的商阳穴，若针刺后病未愈，则改刺耳前的听宫穴。针刺治疗龋齿病时，应当取手阳明经的商阳穴，如果未见效果，则改刺通入齿中的经脉，一般情况下，可马上收到效果。如果邪气侵袭到人体五脏之间，引发病变，则经脉和络脉互相牵引疼痛，时有时无。治疗时，仔细观察疾病所在的部位，在病人手和足的井穴上缪刺，如果见到有瘀血的络脉，可针刺至出血，隔一天刺一次，若针刺一次未见效，那么连续针刺五次，病一定会好。如果手阳明大肠经中的邪气反常地传入足阳明胃经，牵连到上齿，就会导致上齿发生病变，表现为上齿和口唇皆寒冷疼痛。治疗时，应观察手背，看到有瘀血的络脉，针刺至出血，以除去瘀血，然后再针刺足阳明胃经在脚中趾上的厉兑穴一次，手食指上的商阳穴，左右各一次，针刺后病立刻便好。应采用左病刺右、右病刺左的方法进行治疗。

尸厥病的形成与治疗

如果邪气侵入到手少阴心经、足少阴肾经、手太阴肺经、足太阴脾经和足阳明胃经的络脉中，由于这五条络脉皆在耳内会聚，向上连着左额角部位，所以此五条络脉的经气衰竭了，就会使人全身的经脉受到影响，形体麻木、失去知觉，就像死尸一样，称为"尸厥病"。治疗时，可针刺足大趾趾端距离趾甲大约一片韭菜叶宽处的隐白穴，然后针刺足心的涌泉穴，再针刺足中趾端的厉兑穴，左右各针一次。再刺手拇指内侧距离拇指大约一片韭菜叶宽处的少商穴，再刺位于掌后锐骨端的手少阴经的神门穴，左右各针一次。一般情况下，病立刻会好。若病未愈，可用竹管向病人的两耳内吹气，再剃下病人左额角上大约一寸见方的头发，火烧成灰，用好酒冲好后让病人饮服。如果病人处于昏厥状态不能饮酒，就将药酒灌入病人口中，其病立刻就会有所好转。

凡是针刺治病的原则，都应首先仔细地观察和切按病人的经脉，审察疾病的虚实后再进行适当的调理。如果病人的经脉有偏实或偏虚的情况，就用巨刺法。如果病人有疼痛的症状，但经脉没有病，就用缪刺法。而且还要观察病人的皮下经脉，有瘀血的经络，应针刺至出血，以清除其中的瘀血，这就是缪刺的方法。

第六十四 四时刺逆从论篇

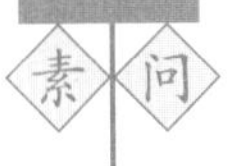

本篇主要论述人体各经脉之气在有余和不足的情况下所出现的病证。人体与自然界对应，脏腑和经脉气血随季节的变化而变化，所以季节不同，人体脏腑气血的分布也不一样，针刺时必须以此为依据。另外，本篇还介绍了违背四时变化规律进行针刺所产生的后果、误刺五脏后的死亡日期。

六经有余和不足的病证

如果厥阴经脉的经气过盛，就会诱发气血凝滞不通的寒痹病；如果厥阴经脉的经气虚少，就会诱发热痹病。厥阴脉滑，则说明邪气亢盛，可能会患狐疝风；厥阴脉涩，则会出现小腹中有积气的症状。

如果少阴经脉的经气过盛，就会诱发皮痹和隐疹的病变；如果少阴经脉的经气过虚，就会诱发肺痹病。少阴脉滑，则说明邪气亢盛，可能会患肺风疝病；少阴脉涩，则说明气血不足，可能会有积聚和尿血的症状。

如果太阴经脉的经气过盛，就会诱发肉痹病和寒中病；如果太阴经脉的经气过虚，就会诱发脾痹病。太阴脉滑，则说明湿气侵入脾脏严重，可能患脾风疝病，脉涩则表明经气不足，可能有积聚和心腹胀满等症状。

如果阳明经脉的经气过盛，就会诱发脉痹病，病人身上时常有发热感；如果阳明经脉的经气过虚，就会诱发心痹病。阳明脉滑，则说明从体外侵入的邪气亢盛，可能患心风疝病；阳明脉涩，则表明阳明经的气血不足，可能有积聚和时常惊惧不宁等症状。

如果太阳经脉的经气过盛，就会诱发骨痹病和身体沉重的病变；如果太阳经脉的经气过虚，就会诱发肾痹病。太阳脉滑则说明侵入的外邪严重，可能患肾风疝病，脉涩则表明太阳经的经气不足，可能患积聚病，或使人经常发生头部疾患。

如果少阳经脉经气过盛，就会诱发筋痹病和胁下胀满的病变；如果少阳经脉经气过虚，就会诱发肝痹病。少阳脉滑，则说明侵入的外邪严重，可能患肝风疝病；少阳脉涩，则表明少阳经的经气不足，可能患积聚病，病人时常出现筋脉拘急、眼睛疼痛等症状。

四季脏腑气血的分布

人体脏腑和经脉之气是随着四时气候的变迁而发生相应变化的。所以，在春季，人的血气多分布在经脉里；在夏季，人的血气多分布在孙脉中；在长夏季节，人的血气多分布在肌肉中；在秋季，人的血气多分布在皮肤里；在冬季，人的血气多分布在骨髓中。黄帝说：我很想听您讲讲其中的道理。

岐伯回答说：在春天，天地之间的阳气开始生发，阴气开始衰弱，气候逐渐变暖，冰也开始融化，河水流通，与之相应的，人体经脉中的血气开始畅行，所以人的血气多分布在经脉里。在夏季，经脉中的血气充盈，血气满溢到孙络中，孙络得到了血气的滋养，因而人体皮肤变得丰满坚实。在长夏季节，经脉和络脉中的血气都很充盛，血气充溢于肌肉之中，使肌肉得到营养的滋润。在秋季，自然界的阳气开始收敛，人体皮肤和腠理也相应地开始闭合，皮肤收缩。在冬季，自然界万物深伏潜藏，与之相应的，人身的血气也伏藏于体内，潜伏于骨髓中，流通于五脏。所以，自然界的致病邪气，总是随着四时之中人体血气的不同情况侵袭人体的不同部位，引起不同的病变。但是它们的变

四季脏腑血气的分布

人体气血的分布与季节有关，气候温和时，气血外溢；气候凉爽时，气血伏匿于内，如图所示：

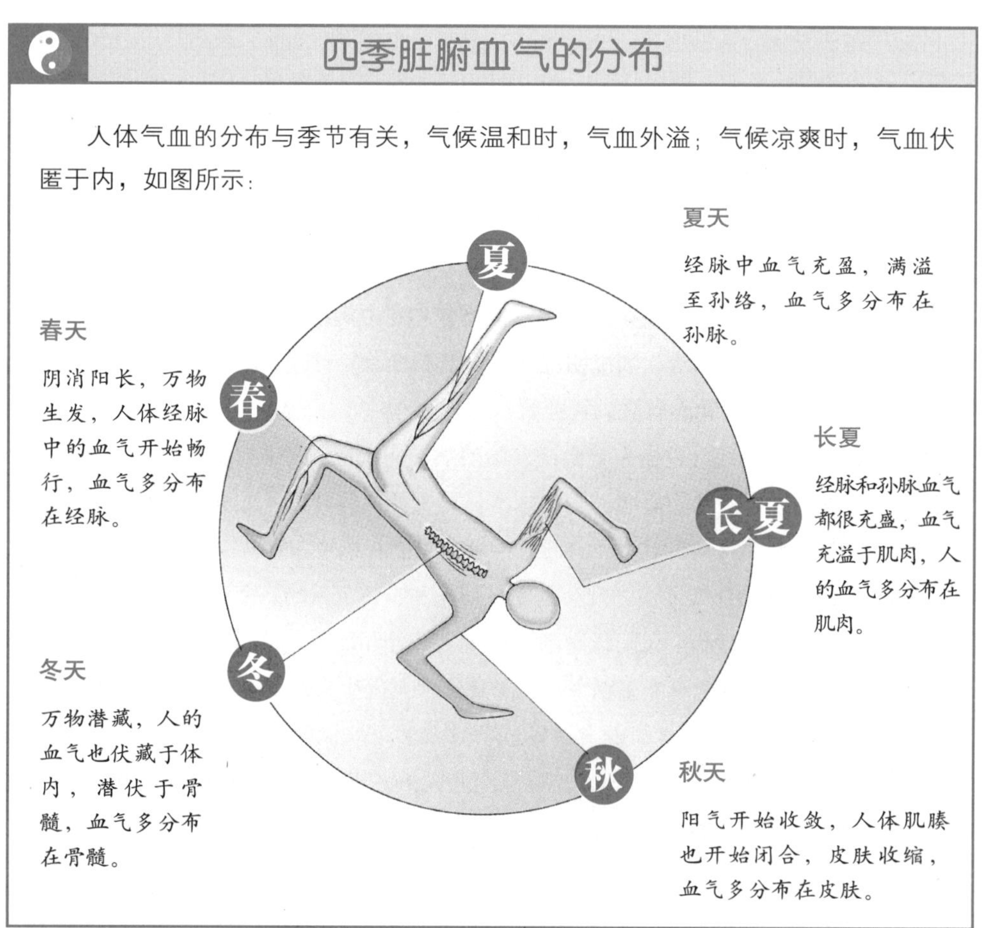

四季针刺有规律，不能误刺

人体气血会随着季节的变化而或内或外变化，治疗疾病时必须清楚各季节气之所在。否则，误刺其他部位，不仅达不到治疗效果，反而会增加新病。

春

❶误刺络脉：血气外溢，少气
❷误刺肌肉：血气紊乱，气喘
❸误刺筋骨：血气不畅，腹胀

夏

❹误刺经脉：气血衰竭，倦怠无力
❺误刺肌肉：血气阻闭，恐惧
❻误刺筋骨：血气逆上，易怒

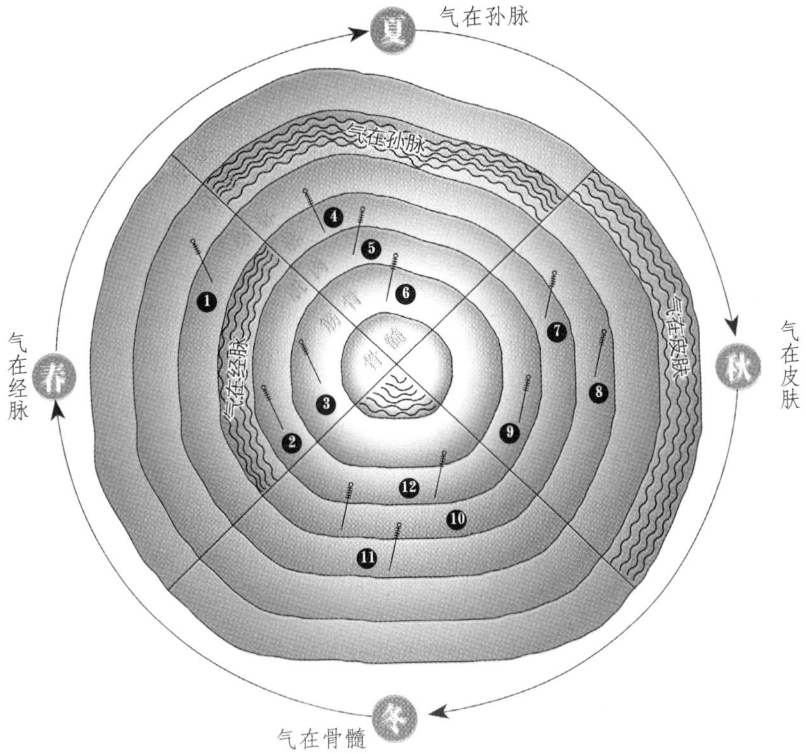

秋

❼误刺经脉：血气逆上，健忘
❽误刺络脉：阳气受阻不能至体表，嗜睡
❾误刺筋骨：血气紊乱，恶寒战栗

冬

❿误刺经脉：血气虚弱不能上行，视物不清
⓫误刺络脉：血气外泄，外邪入侵，严重痹病
⓬误刺肌肉：阳气衰竭，健忘

化是不容易预测的。在治疗时，必须依据四时之中人体经气的不同变化，采用适当的治疗方法，以清除邪气。邪气被清除了，则血气调合，就不会有紊乱的现象发生。

违背四时针刺的后果

黄帝问道：治疗时，若违背四时之中人体经气的变化规律进行针刺，所发生的紊乱情况是怎么样的呢？岐伯回答说：在春季，如果误刺了络脉，络脉受伤，人体的血气向外散溢，就会使人出现少气的症状；如果误刺了肌肉，就会使人体血气的循环运行发生紊乱，病人会出现气喘的症状；如果误刺了筋和骨，就会使血气停留在体内而不通畅，病人会出现腹胀的症状。在夏季，如果误刺了经脉，就会损伤人体的血气，使气血衰竭，病人会出现倦怠无力的症状；如果误刺了肌肉，就会使人体的血气阻闭于内，病人会出现恐惧的症状；如果误刺了筋和骨，就会使人体的血气运行紊乱而逆行于上，病人会出现易怒的症状。在秋季，如果误刺了经脉，也会使人体血气紊乱而逆行于上，病人会出现健忘的症状；如果误刺了络脉，使阳气不能运行于体表，病人就会出现嗜睡而不想活动的症状；如果误刺了筋和骨，就会使人体内部的血气受到损伤而紊乱，病人会出现恶寒战栗的症状。在冬季，如果误刺了经脉，就会使人的血气受到损伤而虚弱，不能向上运行滋养双眼，病人会出现看不清东西的症状；如果误刺了络脉，就会使人体的血气外泄，内脏空虚，外邪趁机而入，诱发严重的痹病；如果误刺了肌肉，就会使人体阳气衰竭，病人会出现健忘的症状。以上所说的都是针刺时违背了四时之中人体经气的变化规律，因而使人的血气严重紊乱而诱发各种疾病的状况。所以在针刺时，必须遵从四时之气的变化规律，否则就会产生乱气，并使病变不断演化，诱发更多的疾病。针刺时若没有掌握四时之中人体经气所在的部位以及病变产生的原因和有关情况，就会把正常的方法当做错误的方法，乱用针刺，使正气混乱于体内，与精气相抗衡。诊断时必须仔细地审察九候的脉象变化，给予适当的治疗，才能使正气运行不被扰乱，人体精气不会出现逆转。

黄帝说：讲得好。

误刺五脏后病人的死亡时间

针刺五脏时，如果误刺了心脏，病人一天左右就会死亡，误刺后的症状表现为嗳气频繁；如果误刺了肝脏，病人五天左右就会死亡，误刺后的症状表现为话多；如果误刺了肺脏，病人三天左右就会死亡，误刺后的症状表现为咳嗽不断；如果误刺了肾脏，病人六天左右就会死亡，误刺后的症状表现为经常打喷嚏或打哈欠；如果误刺了脾脏，病人十天左右就会死亡，误刺后的症状表现为不自主地呈吞咽东西状。总之，针刺时若误刺损伤了五脏，必然会导致死亡，根据误刺后表现出的种种异常的症状，就可以判断所伤的是五脏中的哪一脏，进而可预测出病人死亡的日期。

第六十五 标本病传论篇

素问

本篇主要论述疾病的标本属性与逆治、从治的选择，治疗原则和方法，介绍了疾病在脏腑传变时的一般规律、表现，以及对死生的判断方法。

病的标本属性与逆治、从治

黄帝问道：疾病有标病和本病之说，针刺方法也有逆治和从治的不同，这是为什么呢？岐伯回答说：凡是针刺，都必须首先辨别出病变性质是属阴还是属阳，把疾病过程中先出现的症状和后出现的症状之间的相互联系分析清楚，然后再决定是采取逆治还是采取从治，是先治疗标病还是先治疗本病。所以说，有的情况下是见到标病就先治疗标病，见到本病就先治疗本病，有的情况下是见到本病而先治疗标病，见到标病而先治疗本病。从治疗效果来看，有的治标而能取得疗效，有的治本而能取得疗效，有的运用逆治的方法而能取得疗效，有的则运用从治的方法而能取得疗效。所以，掌握了逆治从治的基本原则和方法，就可以大胆地进行治疗，而不必顾虑太多。如果能透彻地认识病变的标和本，治疗时总能取得疗效，如果不能透彻地认识病变的标和本，治疗时必然是盲目的。

病变性质是属阴还是属阳，治疗手法是采取逆治还是从治，正确认识病变的标和本这些道理，看起来小，其实包含着很多的内容。可以由少到多，由浅显到深入，听到一方面的情况就可以推知其他各种相关的情况。从疾病的外在表现，可以推断出疾病内在的深层病变。有关标本治疗的原则，谈起来很容易，但要真正掌握和运用它就比较困难了。针对病情治疗，有悖于治道，称为逆；顺应病情治疗，称为从。一般情况下，病人先发生病变，后出现气血紊乱的，治疗时，应先治先发生的病变；若病人先发生气血紊乱，后产生疾病的，治疗时，应先治病人的气血紊乱；若病人先因受寒邪而产生寒病，后又出现了其他疾病的，治疗时，应先治其寒病；若病人先患其他疾病，后患寒病的，治疗时，应先治其原本之病；若病人先患热病，后产生其他疾病的，治疗时，应先治其热病；若病人先患某热病，后出现腹部胀满等症状的，治疗时，应先治腹部胀满的标病；若病人先患某种病变，后出现腹泻症状的，治疗时，应先治其先患的病；若病人先出现腹泻，后引发其他病变的，治疗时，应先治其腹泻，必须先调理好腹泻，才能治

逆治和从治

逆治和从治是根据药物的寒热性质、补泻功效与疾病的本质、现象之间的逆从关系而提出的两种治法。两者是治病求本原则的具体应用。

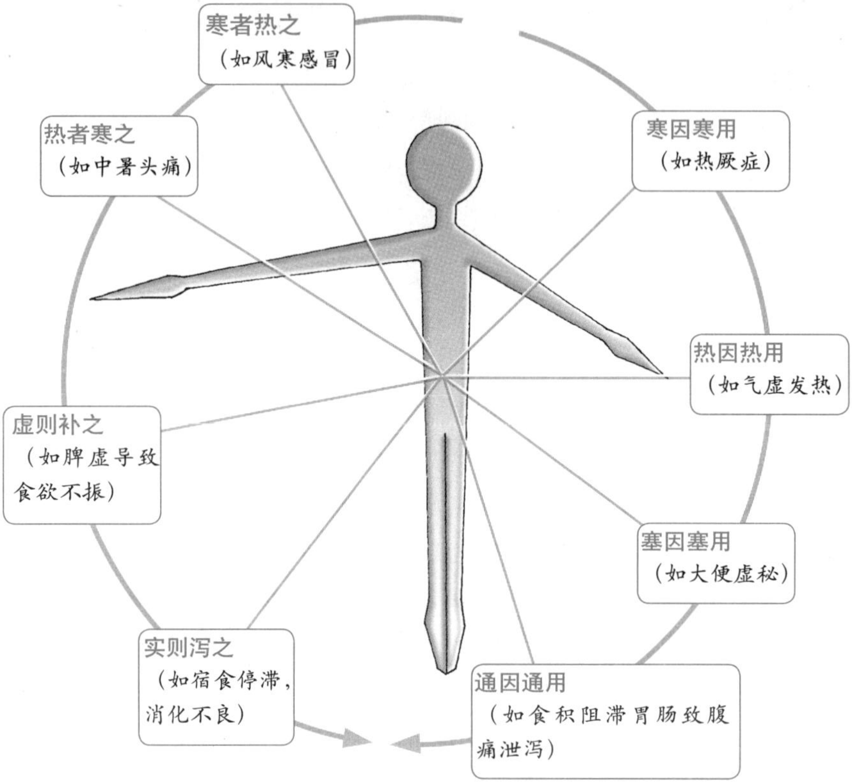

逆治

是对疾病的征象和本质一致的病证所采取的一种治法，采用与疾病证候性质相反的方药进行治疗。

从治

适用于疾病的征象与本质不完全一致的病证。应顺从疾病外在表现的假象特征而治，即采用药物的性质与疾病证象中的假象性质相同。

疗其他疾病。若病人先患某种疾病，后产生腹部胀满的病变的，治疗时，应先治腹部胀满；若病人先出现腹部胀满的病变，后产生心烦的，治疗时，应先治腹部胀满。人体会因受外界邪气的侵入而产生病变，也会因体内固有的邪气而引发疾病。凡是发生病变引起大小便不通利的，应当先治疗大小便不通利这个标病；如果大小便通利，再治疗本病。一般情况下，由于邪气亢盛有余而导致的实证，这时应采用“本而标之”的治疗方法，即先治疗本病而后治疗标病；如果是患病后引起人体正气虚损不足的虚证，这时应采用“标而本之”的治疗方法，即先治疗标病而后治疗本病。要谨慎地观察病情的轻重，根据病情进行适当的调理，病情比较轻的，标病和本病可以同时进行治疗；病情较重的，则应集中力量采取分治的方法，或单独治标，或单独治本。若先患有大小便不通利，后产生其他疾病的，治疗时，应先治大小便不通利的本病。

脏腑疾病的传变规律

疾病的传变问题是，心病先出现心痛，过大约一天的时间，病会传到肺，出现咳嗽的症状；过三天左右的时间，病会传到肝，出现胁肋部胀痛的症状；过大约五天的时间，病会传到脾，出现大便不通利的症状，此时身体沉重且有疼痛感；再过三天，如果病仍未愈，就有死亡的危险，冬天多死于半夜，夏天多死于中午时分。

人体出现肺病，其表现为喘息，咳嗽，过大约三天的时间，病会传到肝，出现胁肋胀满疼痛的症状；过一天左右的时间，病会传到脾，出现身体沉重且疼痛的症状；过大约五天的时间，病会传到肾，出现身体肿胀的症状；再过十天，如果病仍未愈，就有死亡的危险，冬天多死于日落时，夏天多死于日出时。

人体出现肝病，其表现为头晕目眩，胸胁胀满，过大约三天的时间，病会传到脾，出现身体沉重且疼痛的症状；过五天左右的时间，病会传到胃，出现腹部胀满的症状；过大约三天的时间，病会传到肾，出现腰脊和小腹疼痛、腿胫酸的症状；再过三天，如

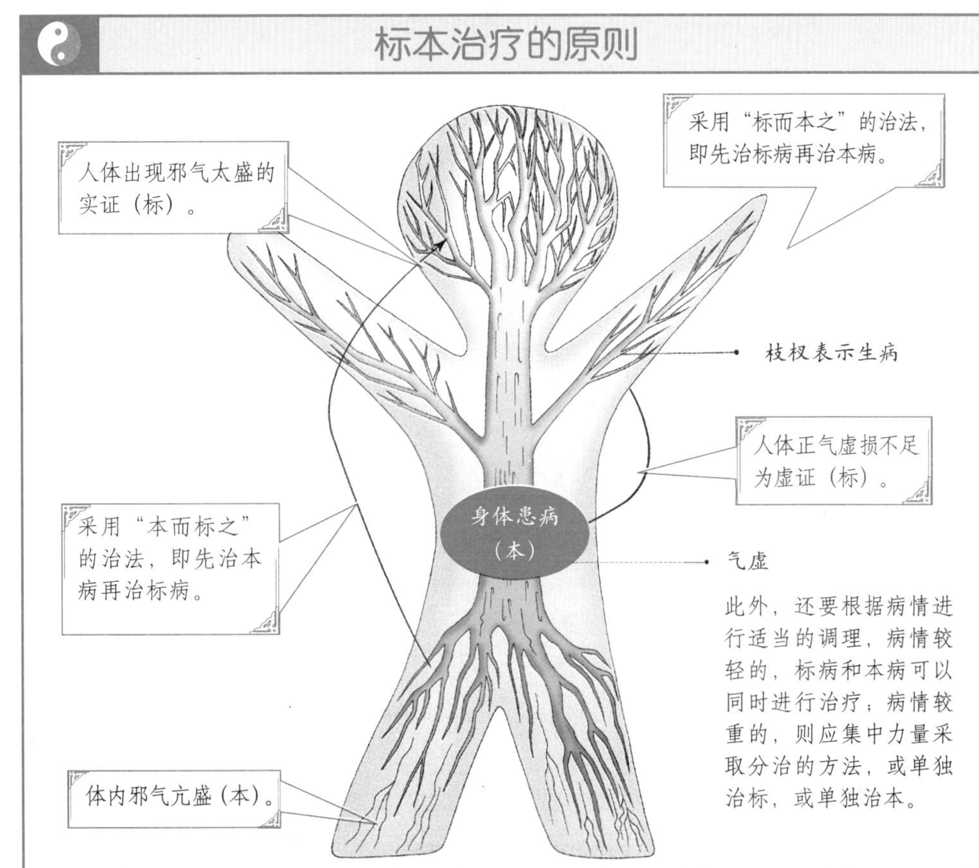

果病仍未愈，就有死亡的危险，冬天多死于日落时，夏天多死于吃早餐前。

人体出现脾病，其表现为身体沉重且疼痛，过大约一天的时间，病会传到胃，出现腹部胀满的症状；过两天左右的时间，病会传到肾，出现小腹和腰脊痛、腿胫酸的症状；过大约三天的时间，病会传到膀胱，出现背脊筋痛、小便不通的症状；再过十天，如果病仍未愈，就有死亡的危险，冬天多死于人睡安定的时候，夏天多死于早餐过后一点的时候。

人体出现肾病，其表现为小腹、腰脊疼痛，小腿酸，过大约三天的时间，病会传到膀胱，出现背脊筋痛、小便不利的症状；过三天左右的时间，病会传到小肠，出现腹部胀满的症状；大约再过三天的时间，病会传到心，出现胁肋胀痛的症状；再过三天，如果病仍未愈，就有死亡的危险，冬天多死于天亮时，夏天多死于黄昏时。

人体出现胃病，表现为脘腹胀满，大约五天的时间病会传到肾，出现小腹和腰脊疼痛、小腿酸软的症状；过三天左右的时间，病会传到脾，出现身体沉重的症状；再过六天，如果病仍未愈，就有死亡的危险，冬天多死于夜半后，夏天多死于中午后。

人体出现膀胱病，其表现为小便不利，大约五天的时间病会传到肾，出现小腹胀满、腰脊疼痛、小腿酸软的症状；再过一天左右的时间，病会传到小肠，出现腹部胀满的症状；再过一天左右的时间病会传到心，出现身体沉重且疼痛的症状；再过两天，如果病仍未愈，就有死亡的危险，冬天多死于鸡鸣时，夏天多死于黄昏时。

以上所说的各种疾病，都是依照一定的次序相传变的，都有一定的死亡日期。对这类病的治疗，不能采用针刺的方法，如果疾病不是按照上述次序传变，而是间隔一脏，或间隔三脏、四脏传变的，才可以用针刺的方法进行治疗。

第六十六 天元纪大论篇

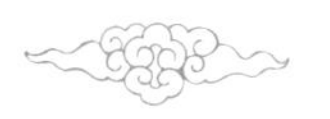

素问

本篇主要论述五运、六气演变的一般规律。分析了五运与三阴三阳的对应关系、五运如何主管四时、气的盛衰规律、天地之气的循环规律、五运与三阴三阳的配合。

五运与三阴三阳的关系

黄帝问道：天有木、金、火、水、土五行，它们分别主管着东、西、南、北、中五个方位，因而产生了寒、暑、燥、湿、风等五时之气。人有心、肝、脾、肺、肾五脏，它们化生为五脏之气，从而产生了喜、怒、思、忧、恐等情感活动。《六节藏象论》中曾说过，五运之气递相承袭，分别主管着一定的时令，一年为一个周期，一年过去又重新开始，这些内容，我已经知道了，还想听您讲讲五运与三阴、三阳的关系。

鬼臾区叩头连拜了两次后，回答说：您问得真高明啊！五运的运转和阴阳的对立统一是天地间的普遍规律，是一切事物的根本法则，是事物变化的起源，是事物生杀的根本，是事物发生神奇变化的发源地，怎么能不掌握这些道理呢？所以，把万物的发生、成长称为"化"，把事物发展到极点称为"变"，把阴阳变化不可猜测称为"神"，把灵活运用神的作用而不拘一格称为"圣"。自然界阴阳变化的作用，在上天表现为玄

五运与三阴三阳

五运指的是木、火、土、金、水。五运与三阴三阳的关系如图所示。五运的运转和阴阳的对立统一是天地万物的普遍规律和根本法则。

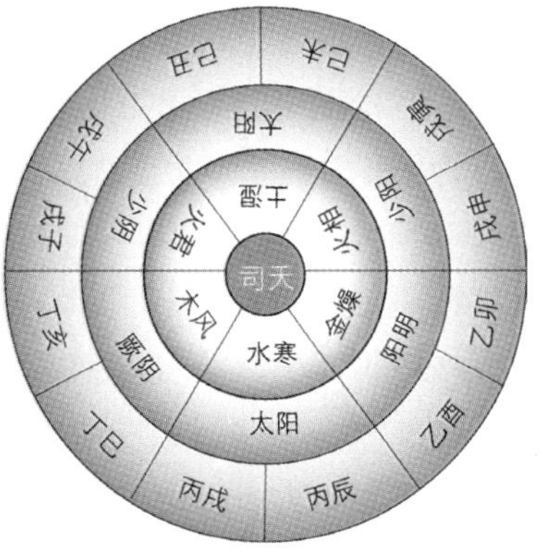

人物介绍

鬼臾区

又作鬼容区，号大鸿。相传为黄帝之臣，曾佐黄帝发明五行，详论脉经，于难经究尽其义理，以为经论。

五运主管四时

运气学说是《内经》中的重要学说。五运即五行，木、火、土、金、水，分别对应初运、二运、三运、四运、终运。五运之气的运行，导致了一年四季的形成。也可以用大运来代表全年的总体态势（即用一行代表一年），推测该年的气候、物候等的变化趋势。

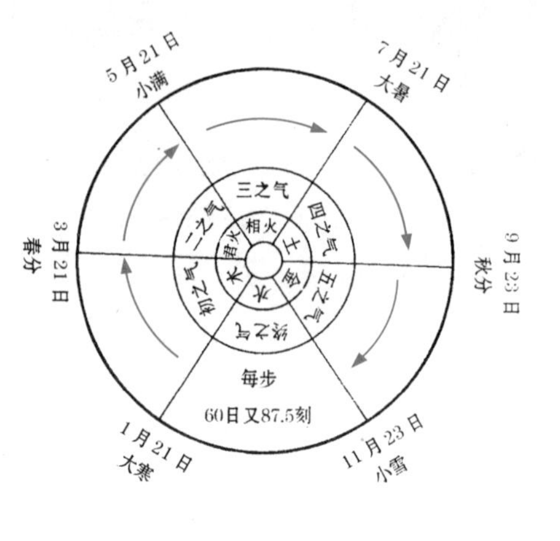

名词解释

中运

运气术语。凡十干所统之运的通称。因天气在上，地气在下，运居于天地之中，其统司一岁之气，所以叫做“中运”。

远，在人体表现为道化，在大地表现为造化。造化产生五味，规律产生才智，玄远产生神明。神明在天成为风，在地成为木；在天成为热，在地成为火；在天成为湿，在地成为土；在天成为燥，在地成为金；在天成为寒，在地成为水。总的说来，在天为风、热、湿、燥、寒无形的五气，在地则成为木、火、土、金、水有形的五行。气与行相互感应，便产生了世间万物。这样看来，天地是自然万物的生存空间，左右是阴阳升降的道路，水、火是阴阳的征象，金、木是万物产生和终结的时限。气有多有少，行有盛有衰，气与行上下感召，就会显现出不足和有余的种种迹象。

五运主管四时

黄帝说道：很想听您谈谈五运是如何主管四时的。鬼臾区回答说：五行之气的运行，每一行各主一年三百六十五天，而并不是只主一年当中的某一时令。黄帝说：很想听您讲讲其中的道理。鬼臾区回答说：我长期研究《太始天元册》这本古书，上有记载：空旷无边的太空，是物质化生的基础和本源。是万物生成的开始，五运统领着每一年，布达天元真灵之气，统管万物生长的根源。九星悬照于天空，七星在那里环周绕旋，于是天道产生了阴阳的变化。天地有刚柔的区别，昼夜有幽暗与明朗的交替，四时有寒暑交替的次序，这样生化不息，自然万物就都明显地表现出来了。我家祖传十代人，所研究的就是我所说的这些内容。

气的盛衰规律

黄帝说：讲得好。气有多少和形有盛衰又该如何理解呢？鬼臾区说：阴气和阳气各有多少的不同，所以就有了三阴和三阳的区别。所谓形有盛衰，是说五运分主各岁之运，都有太过和不及的情况。所以如果前面一年的岁运是太过的，紧跟着的下一年的岁运就是不及的。相反，如果前面一年的岁运是不及的，紧跟着的下一年的岁运就是太过的。知道了有余和不足相互迎送的关系，便可以推算出气的来临时间了。一年的中运之气符合一年中的司天之气，就称为“天符”；一年的中运之气符合一年中的岁支之气，就称为“岁直”；一年的中运之气与司天之气、岁支之气皆符合，就称为“三合”。

天地之气的循环规律

黄帝问道：天气、地气是如何上下相感召的呢？鬼臾区回答说：寒、暑、燥、湿、风、火是天上的阴阳，人身的三阴和三阳与之对应；木、火、土、金、水是地上的阴阳，生、长、化、收、藏与之对应。天凭借它们而阳生阴长，地依靠它们而阳杀阴藏。天有阴有阳，地也有阴有阳。天为阳，阳中有阴；地为阴，阴中有阳。要想弄清楚天地阴阳的内容，就要顺应天之六气，运转不息，因此经过五年就向右迁移一步；顺应地之五行，相对静止，所以六年可循环一周。天动与地静相互感召，上下相互配合，阴阳相互交错，变化由此而产生。

黄帝问道：天地循环运行有没有一定常数呢？鬼臾区回答说：司天之气循行，以六为常数，地之五运以五为常数，所以司天之六气循环一周需要六年，地之五运循环一周需要五年。君火确定名分，相火主管气运。五和六的最小公倍数是三十，共有七百二十个节气，称为一纪。一千四百四十个节气，也就是六十年，这样称为一周，其中的不及和太过都可以显现出来了。

黄帝说：先生的言论，上可终尽天气，下可穷尽地纪，真可以说论述得很全面了，我愿把所听之话珍藏于心里，上用来治疗人民的疾病，下用来保养自己的身体，使老百姓都明白，上下和谐亲密，德泽传于后世，子孙无忧虑，继传于后世，代代相传，没有终了的时候。您能不能给我讲讲如何运用这个道理来防治疾病呢？鬼臾区回答说：五运

五运图

五运即土、金、水、木、火。《内经》认为，一年中哪一运主岁，那一年的气候变化和人体脏腑的变化就会表现出与它相应的五行特性。即：甲已之岁，土运统之；乙庚之岁，金运统之；丙辛之岁，水运统之；丁壬之岁，木运统之；戊癸之岁，火运统之。

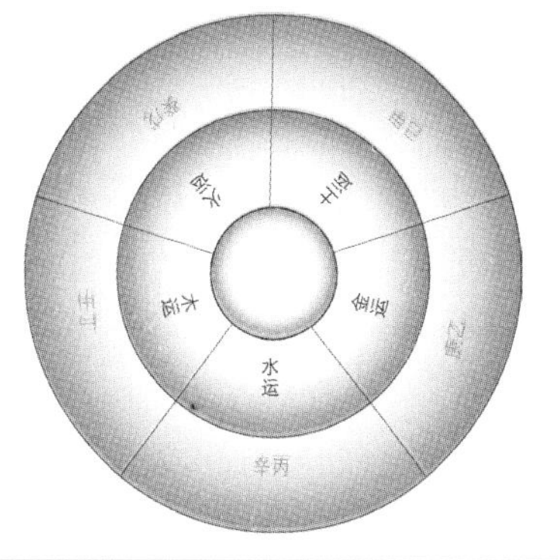

与六气演化的常数，有一定的规律，它们是非常微妙的。它到来时，是可以看得到的，它逝去时，也是可以追寻的。遵循它演变规律的人就会昌盛，违背和无视它演变规律的人就会灭亡。天道不讲私情，谁违背它必然会遭到天祸。小心地遵循天道吧，现在请让我根据自然变化规律，说一说其中的真谛要旨吧！

黄帝说：善于讲解事物起源的人，也必然知道事物的终结，善于谈论眼前的人，也必然会知道其将来的发展，只有这样，对五运六气的道理才能深刻理解而不至于迷惑，这样才算是真正明白事理的人。希望先生将这个理论依次推演一下，使它更加有条理一些，简单而不匮乏，长久流传而不断绝，既容易运用又难以忘记。对于这些五运六气的纲要，希望您详尽地讲一讲。鬼臾区回答说：您问得真明白呀！运气的理论也是很明了的啊！这个问题对您来说，就好像用鼓槌敲鼓，立刻就有回响一样，会很快就明白的。我听说是这样的，凡是甲年和己年由土运统管，乙年和庚年由金运统管，丙年和辛年由水运统管，丁年和壬年由木运统管，戊年和癸年由火运统管。

五运与三阴三阳的配合

黄帝问道：五运与三阴、三阳又是怎样配合的呢？鬼臾区回答说：子年和午年为少阴司天，丑年和未年为太阴司天，寅年和申年为少阳司天，卯年和酉年为阳明司天，辰年和戌年为太阳司天，巳年和亥年为厥阴司天。年支的阴阳次序，始于少阴而终于厥阴。风为厥阴的本气，热为少阴的本气，湿为太阴的本气，相火为少阳的本气，燥为阳明的本气，寒为太阳的本气。风、热、湿、火、燥、寒为三阴三阳的本气，因它们都是由天元一气所化生，所以又将它们叫做“六元”。黄帝说：这个道理您讲得多么清楚明白啊！我要把它刻在玉版上，把玉版藏于金匮中，并命名为“天元纪”。

五气经天化五运

五气即丹天之气、黅天之气、苍天之气、素天之气、玄天之气。五气在天，分别横布于一定的方向（参照右图），其中，戊分和己分，分别正对着奎、壁二宿和角、轸二宿，被称为天门地户。五气在天的横布又化生出五运。五气在天可以作为观察气候变化和自然规律的依据。

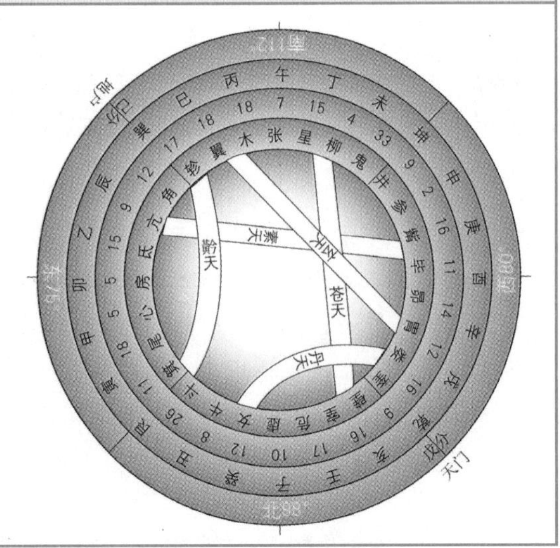

第六十七 素问

五运行大论篇

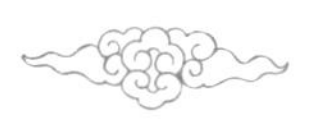

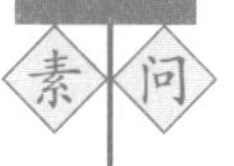

本篇主要论述五运六气的变化对自然万物的生化所产生的影响，重点阐述了对人类的影响。运气学说的创立是以自然规律为依据的，天地运行的动静规律会在人的脉象中表现出来。根据运气的变化与时令是否一致，可以判断疾病的变化是好转还是恶化。

运气学说的创立

黄帝坐在明堂之上，开始厘定天文的纲纪，观察八方地势，考察创立五气运行的理论，请来天师岐伯，问他道：古代医书上论述的天地运行变化，是可以通过观察日月星辰作为纲纪的。阴阳的升降，是可以通过寒暑的变化而看到它的征兆的，我从先生那里曾听说过五运的变化规律，而您所说的只是五气主岁的问题，关于六十甲子，从最初甲年开始确定气运问题，我曾经同鬼臾区讨论过这个问题，他说土运统主甲年己年，金运统御乙年庚年，水运统主丙年辛年，木运统御丁年壬年，火运统主戊年癸年。子年和午年，是少阴司天；丑年和未年，是太阴司天；寅年和申年，是少阳司天；卯年和酉年，是阳明司天；辰年和戌年，是太阳司天；巳年和亥年，是厥阴司天。这些道理与您所讲的阴阳理论不相符，是什么缘故呢？岐伯回答说：这个道理是显而易见的，我所讲的是，五运六气天地的阴阳变化。以前所讲的可以数得清楚的，是人身中的阴阳，但是与之相配合的阴阳变化，就要用类推的数学方法去求得了。阴阳的数量若进一步推演，可以由十类推到百，由千类推到万，天地间的阴阳，不能只靠数学运算去类推，还要根据天文地理的现象去探求。

黄帝说：很想听您讲讲运气的学说是如何创立的。岐伯回答说：您提的这个问题很高明啊！我曾阅览过《太始天元册》，文中记载：天空中出现红色的云气，横布在牛、女二宿与西北方的戊位中间；黄色云气，横布在心、尾二宿与东南方的己位中间；青色云气，横布在危、室二宿与柳、鬼二宿中间；白色云气，横布在亢、氐二宿与昴、毕二宿中间；黑色云气，横布在张、翼二宿与娄、胃二宿中间。而戊分和己分，分别正对着奎、壁二宿和角、轸二宿，可以被称为天地阴阳的门户。这就是五色云气横布天空的理论，是观察气候变化的开始，是自然规律的基本知识，因此不可以不通晓啊。

黄帝说：讲得好。《天元纪大论》篇说，天地是万物之上下，左右是阴阳运行的道

客主加临

客主加临：运气术语。指每年轮值的客气加在固定的主气上，推测气候及疾病变化。方法是以司天客气加临于主气的三之气上，其宗五气，自然以次相加，相加后，如客主之气相生，或客主同气，便为相得；如客主之气相克，而又以主气克客气者，为不相得，客气克主气者仍为相得。

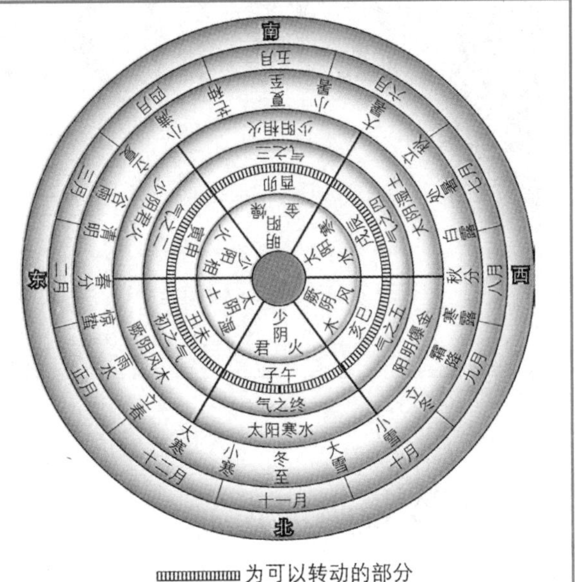

为可以转动的部分

路，我不理解这是什么意思。岐伯回答说：所说的上下，是指某年司天之气与其在泉位置上的阴阳之气，所说的左右，是指司天的左右间气。司天的位置见到厥阴时，左间气为少阴，右间气为太阳；司天的位置见到少阴时，左间气为太阴，右间气为厥阴；司天的位置见到太阴时，左间气为少阳，右间气为少阴；司天的位置见到少阳时，左间气为阳明，右间气为太阴；司天的位置见到阳明时，左间气为太阳，右间气为少阳；司天的位置见到太阳时，左间气为厥阴，右间气为阳明。这里所说的左右是指面对北方而确定司天之气及左右间气的位置。

黄帝问道：下（在泉）指的是什么呢？岐伯回答说：厥阴在上司天，少阳就在泉，左间气为阳明，右间气为太阴；少阴在上司天，阳明就在泉，左间气为太阳，右间气为少阳；太阴在上司天，太阳就在泉，左间气为厥阴，右间气为阳明；少阳在上司天，厥阴就在泉，左间气为少阴，右间气为太阳；阳明在上司天，少阴就在泉，左间气为太阴，左间气为厥阴；太阳在上司天，太阴就在泉，左间气为少阳，右间气为少阴。这里所说的左右是指面对南方而确定在泉之气及左右间气的位置。上下之气相互交会，寒暑客气、主气相临，如果客气、主气相生，就和平无病，如果客气、主气相克，就会生病。黄帝问道：客气、主气相生而生病，这是为什么呢？岐伯说：这是主气凌驾于客气，即以下临上，位置颠倒所致。

天地运行的动静规律

黄帝问道：天地运行的动、静有什么规律吗？岐伯回答说：在上的司天之气，向右旋转；在下的在泉之气，向左旋转，左右旋转一周为一年，后又复归到原来的位置。黄帝说道：我曾听鬼臾区说过，地之六气多是主静的，而现在先生又说地气向左运行，又该怎样理解呢，希望听您谈谈它是怎样运行的。岐伯回答说：天地阴阳的运行，五行之气的递迁往复，是非常复杂的，鬼臾区虽然祖孙十代研究这个学问，但是仍然没有完全弄明白。在自然变化中，在天表现为高悬的星象，在地表现为万物的形态。日月五星，往来穿梭于天空中，五星之气附着在大地上，而形成各种事物的形体。大地载负着所生成的有形物类，太空悬列着日月五星，是天之精气。大地上的有形物类与天空中的精气的关系，就好像树木的根与枝叶一样，紧密联系。仰观天象，虽然觉得它幽深遥远，但仍是可以了解它的。黄帝问道：地是不是处在天空的最下边呢？岐伯回答说：大地虽是在人的下边，但它仍处在太空之中。黄帝问道：它是依靠什么而立于太空之中的呢？岐伯回答说：是大气托举着它，它才会动而不坠。其中，燥气的作用是使它干燥，暑气的作用是使它蒸发，风气的作用是使它动摇，湿气的作用是使它润泽，寒气的作用是使它坚固，火气的作用是使它温暖。所以说，风寒之气在下面，燥热之气在上面，湿气居于中央，火气游行于诸气之间。一年之中，四时更移，风、暑、湿、燥、寒、火六气分别影响地面，而使地面能生长万物。所以若燥气太过，大地便干燥；若暑气太过，大地便炎热；若风气太过，大地万物便动荡；若湿气太过，大地便湿润；若寒气太过，大地便冻裂；若火气太过，大地便坚固。

司天、在泉、左右间气

左右间气、司天、在泉是值年客气在这一年中主事的统称。司天在泉加上左右间气，共为六气。图中心标注了左右间气、司天、在泉，六气分作六步来推移。值年客气逐年推移，因此，司天在泉四间气也，每年不同。

主管每年上半年的客气为司天之气

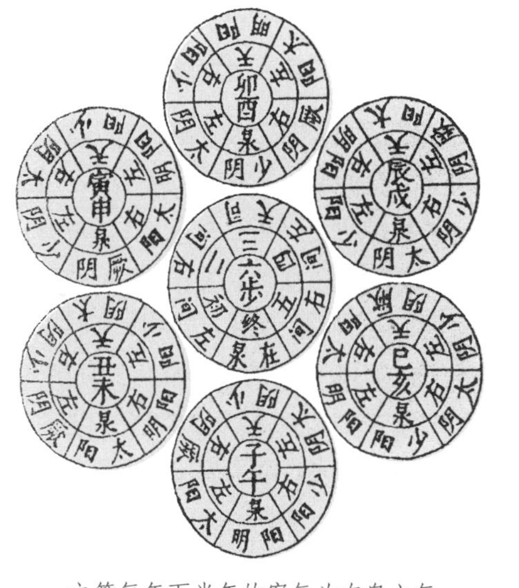

主管每年下半年的客气为在泉之气

六气的正化、对化

六气即寒、暑、燥、湿、风、火六气。十二地支分主六气，两主一，而正化对化以别两中之异，为阴阳盛衰之意。这种正化对化从不平衡到平衡的变化需要60年，也就是说60年为一个周期（注：正化者，令之实，主有余也。对化者，令之虚，主不足也）。

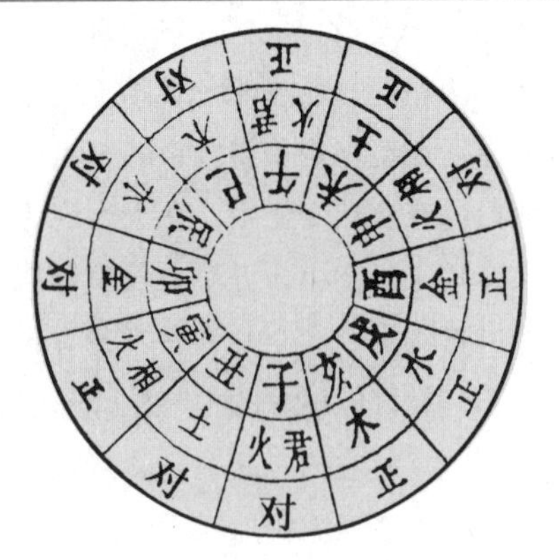

黄帝问道：司天、在泉之气的变化能从人体脉象上诊断出来吗？岐伯回答说：司天、在泉之气以及一气太过，相反的一气随后报复的征象，不表现在脉诊上。《脉法》上有记载，天地气运的变异，不能从脉象上诊察出来，讲的就是这个道理。

黄帝问道：间气是怎么回事呢？岐伯回答说：根据间气所在位置，诊察左右手的脉象。黄帝又问道：如何进行诊察呢？岐伯回答说：脉象的变化与间气的变化相应的，就表明平和正常。脉象的变化与间气的变化相违背的，就表明会产生疾病。脉象变化不在自己相应的位置上的就会生病。左右脉象颠倒的就会生病。脉象上出现相克表现的，就表示病情危重。尺部与寸部的脉象相反的，病人就会死亡。阴阳交错的，也会死亡。在诊断脉象时，应首先确立一年司天、在泉之气，才能知道其左右间气，继而才可以推测疾病是死还是生，是逆还是顺。

六气变化与万物的生成

黄帝问道：寒、暑、燥、湿、风、火六气是如何与人体的生理和病理相应和的呢？六气与自然万物的生化又有什么联系呢？岐伯回答说：东方产生风气，风能使草木欣欣向荣，木类生酸味，酸味能滋养人体的肝脏，肝脏的气血能滋养筋膜，筋膜精气又滋养心脏。六气的变化，在天空为玄远，在人体为道化，在地为生化，生化而成五味，道化生智慧，玄远生神奇，变化产生物质。神明在天为风气，在地为木气，在人体为筋，风木之气可使万物柔和，其在内脏为五脏中的肝。风木之气性质温暖，它的德性属于平和，它的功能特点为主动，它的颜色为苍青，它的变化结果是使万物繁荣。和风木之气相对应的动物为毛虫，它的作用是升散，它所主的时令气候特点是宣发。它的异常变动会摧折自然界万物，它所产生的灾害，可以使草木折损败坏。它在滋味上为酸，在情志上为怒，大怒会伤肝脏，但悲伤能克制大怒。风气太过会伤肝脏，燥气能克制风气。酸味太过会伤筋，辛味可克制酸味。

南方阳气旺盛而产生热气，热盛则生火，火气能生苦味，苦味可滋养心脏，心脏能生血脉，血脉可滋养脾脏。它在天为六气中的热气，在地为五行中的火气，在人体为脉，火热之气可使万物生长繁茂，在脏腑为中心。它的性质为暑热，它的德性属于光华显明，它的功能特点为躁动，它的颜色为红色，它的变化结果是使自然界万物繁茂。和火热之气对应的动物为羽虫，它的作用是光明普照，它所主的时令气候特点为蒸腾。它的变动属炎热，它所产生的灾害是大火焚烧。它在滋味上为苦，在情志上为喜，过喜会伤心脏，惊恐能克制过喜。大热会耗损正气，寒能克制大热。苦味太过会伤气，咸味可中和苦味。

中央气候多雨而产生湿气，湿气能助长滋养万物的土气，土气能生甜味，甜味可滋养脾脏，脾脏能使肌肉生长旺盛，肌肉可滋养肺脏。它在天为六气中的湿气，在地为五行中的土气，在人体为肌肉，湿气可使自然界万物充实，在内脏为五脏中的脾脏。它的属性为沉静、兼容，它的品德为濡润，它的功能特点为化生万物，它的颜色为黄色，它的变化结果是使万物盈满。和湿土之气相对应的动物为裸虫，它的作用是安静，它所主的时令气候特点是布云施雨，它的异常变动为久雨不停，它所产生的灾害为暴雨土崩而洪水泛滥。它在滋味上为甜，在情志上为思，过思会伤脾脏，大怒能克制过思。湿气太过会伤肌肉，风能克制湿气。甜味太过会伤脾脏，酸味能中和甜味。

西方产生燥气，燥气能助长清凉的金气，金气能生辛味，辛味能滋养肺脏，肺气能滋养皮肤和须发，肺气可滋养肾水。它在天为六气中的燥气，在地为五行中的金气，在人体为皮毛。燥金之气可使自然界万物收成，其在内脏为五脏中的肺脏。它的属性为凉爽，它的品德为清静，它的功能特点为坚固，它的颜色为白色，它的生化为收敛。和它相对应的虫为介虫，它的作用为刚强迅疾，它所主的时令多雾露，它的变化结果是使自然界万物收敛，它所产生的灾害为草木苍老凋零。它在滋味上为辛，在情志上为忧，过忧会伤肺脏，喜能克制过忧，热气太过会伤皮肤和须发，寒能克制过热。辛味太过会伤皮肤和须发，苦味能中和辛味。

北方阴气旺盛而产生寒气，寒气能助长水，水能生咸味，咸味能滋养肾脏，肾脏生骨髓，骨髓滋养肝脏。它在天为六气中的寒气，在地为五行中的水气，在人体为骨骼，寒水之气可使自然界万物坚凝，其在内脏是五脏中的肾脏。它的属性为凛寒，它的品德为寒凉，它的功能特点为闭藏，它的颜色为黑色，它的变化结果是使自然界万物肃静。和寒水之气相对应的动物为鳞虫，它的作用是清冷，它所主的时令气候特点为寒凝，寒水之气的异常变动是寒甚冰冻，它所产生的灾害为冰雹逆时而降。它在滋味上为咸，在情志上为恐，恐惧会伤肾脏，思能克制恐惧。寒气太过会伤血脉，燥能克制寒气。咸味太过会伤血脉，甜味能中和咸味。

上面所述的五气，依次交替主时，各有先期而至之气。气的来临，如果与时令之气不相符合，则为邪气，与时令之气相一致，即为正气。

黄帝问道：五气中的邪气致病发生的变化是怎么样的呢？岐伯回答说：来气与时令

之气相一致的，则病轻微；来气与时令之气不相合的，则病严重。黄帝又问道：五气是怎样主岁的呢？岐伯回答说：若五行之气中的某一行的气太过，不仅加重克制它本来所胜的气，而且还反侮本来是克制自己的气；反过来，若五行之气中的某一行的气不足，就使它进一步受到本来能克自己的气的克制，而它本来能胜过的气，又反过来欺侮它。但是，欺侮别行之气的，也往往会受到邪气的侵害，这是它肆无忌惮地横行，削弱了自身的防御力量所造成的。

黄帝说：讲得好。

五气对人的影响

自然界中的风、热、湿、燥、寒五气依次交替主时。气的来临，如果与时令之气相一致，则为正气，与时令之气不一致，则为邪气。五气对人的影响如图所示。五气对疾病变化的影响是，如果来气与时令之气相一致的，则病轻微；来气与时令之气不相合的，则病严重。

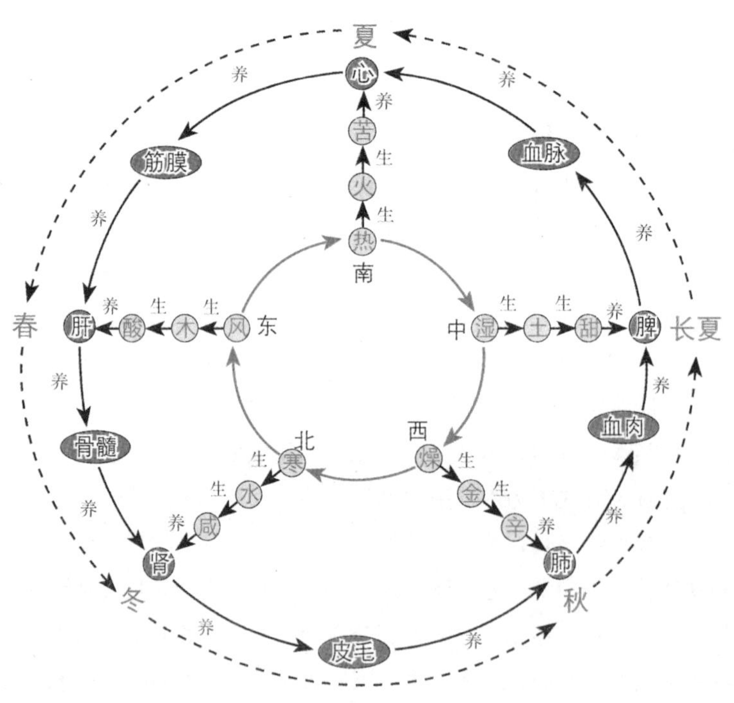

第六十八 六微旨大论篇

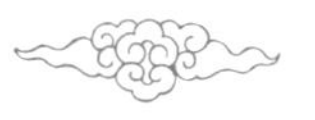

素问

本篇主要论述了六气循环规律影响下的一些情况，包括六气的盛衰变化产生了时令的变化、六气主时的地理位置、六气对应五行的变化、一年中六气开始和终止的时间及推算的方法、六气的作用和变化，并介绍了岁会、天符、太一天符的概念。

六气的循环

黄帝说道：啊！关于自然界的道理真是高深莫测啊！既如同仰观浮云般，又好像俯视深渊一样，虽然深渊的深度是可以测量的，但浮云的边际却是很难找到的。先生经常说，要谨慎地遵循自然规律，我听了以后，一直牢记在心中，但却不知其所以然，希望先生能详尽地讲一讲有关这方面的内容，以便让它长久流传，永不泯灭。有关阴阳六气的理论，您可以讲给我听听吗？岐伯叩头跪拜两次后回答说：您对有关阴阳六气理论的问题，问得真清楚呀！这是自然界的重要法则，也是由六气的循环推演所表现出来的一种气候盛衰的变化。

黄帝说道：我很想听您讲讲六气循环盛衰的情况是怎样的。岐伯回答说：六气司天、在泉都有一定的位置，左右间气的升降各有一定的规律。所以少阳的右边一步，属阳明所主管；阳明的右边一步，属太阳所主管；太阳的右边一步，属厥阴所主管；厥阴的右边一步，属少阴所主管；少阴的右边一步，属太阴所主管；太阴的右边一步，属少阳所主管。这是面对南方而确定的气的位置，就是所说的六气的标志，我们称之为“标”。所以说，六气依据时序的变化，产生了时令的盛衰变化，按照日光移影确定其方位，说的就是这个意思。

少阳的上方，属火气主管，中气是厥阴；阳明的上方，属燥气主管，中气是太阴；太阳的上方，属寒气主管，中气是少阴；厥阴的上方，属风气主管，中气是少阳；少阴的上方，属热气主管，中气是太阳；太阴的上方，属湿气主管，中气是阳明。这就是所说的三阴、三阳的本气，也就是六气。本气的下方为中气，又叫中见之气，中气的下方为六气的标。由于六气有本、标的不同，所以反映出来的疾病证状和脉象也都不一样。

黄帝问道：就时令季节与气候的关系而言，有时时令到了，应时的气候也就来临了；有时时令已到，但应时的气候仍未来临；有时时令未到而应时的气候却来临了，这

六气之标本中气关系对照

标本中气理论，是运气学说运用于临床，用以知道六气发病及其治疗用药的一种观点。因为风、寒、暑、湿、燥、热六气是气象与疾病产生的根源，故为本；三阴三阳是用以表示或标记六气的符号，故为标；中即中见之气，与标本相互联系，且与标为表里关系。

本	火（暑）	燥	寒	风	热	湿
标	少阳	阳明	太阳	厥阴	少阴	太阴
中气	厥阴	太阴	少阴	少阳	太阳	阳明

都是什么原因呢？岐伯回答说：时令到了，应时的气候也来临了，这是平和之气；时令已到，而应时的气候却未来临，这是应来之气不及；时令未到而应时的气候却提前来临了，这是应来之气有余。黄帝又问道：若时令已到，但应时的气候却未到，或时令尚未到来，但应时的气候却提前来临，会有什么后果呢？岐伯回答说：时令的到来与应时气候的来临相一致就称为顺，时令的到来与应时的气候不一致就称为逆，逆就会导致异常变化的发生，异常变化产生了就会诱发疾病。黄帝说：讲得好！请再谈一谈时令与气候相应的表现吧。岐伯说：从自然界的角度来说，表现在万物应于生长，就人体而言，表现为脉象的变化与时令相对应。

六气主时的地理位置

黄帝说：很好！很想听您讲一讲六气主时的地理位置是怎样的。岐伯回答说：春分的右边，是少阴君火主司的位次；在君火的右面后退一步，是少阳相火主司的位次；再后退一步，是太阴湿土主司的位次；再后退一步，是阳明燥金主司的位次；再后退一步，是太阳寒水主司的位次；再后退一步，是厥阴风木主司的位次；再后退一步，又再次回到少阴君火主司的位次之上了。相火的下方，有水气来制约它；水位的下方，有土气来制约它；土位的下方，有风气来制约它；风位的下方，有金气来制约它；金位的下方，有火气来制约它；君火的下方，有阴精来制约它。黄帝又问道：为什么会是这样？岐伯回答说：六气中的任何一气亢盛，都会引发灾害，因而必须有相应的气来加以制约，只有经过制约，才能使亢盛的气回到正常的生化过程，才能保证主岁之气盛衰有时，保持正常的时序变迁。如果六气中的任何一气亢盛而又无制约之气加以制约，便会形成灾害，导致生化受到严重损伤，从而产生大病变。

六气循环主时

风、寒、暑、湿、燥、热六气都有一定的主司位置，它们的循环运行导致了一年节气的变化。每一气制约之气的存在避免了任何一气的亢盛导致的灾害，保证了主岁之气盛衰有时和时序的变迁。

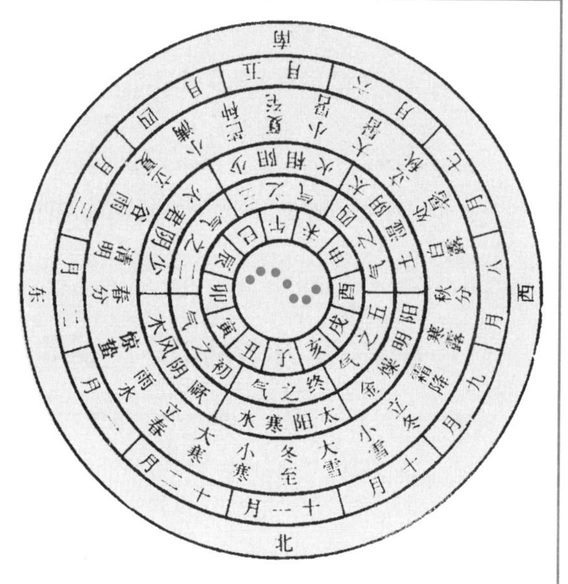

黄帝问道：六气盛衰的变化是怎样的呢？岐伯回答说：与其位不相符合的，就属于邪气；与其位相符合的，就属于正气。邪气所致之病，变化多端且严重；正气致病，变化轻微且易愈。黄帝又问道：什么叫做当其位？岐伯说：比如木运遇卯年，火运遇午年，土运遇辰年、戌年、丑年、未年，金运遇酉年，水运遇子年，就是所谓的岁会，岁会之年，属于平气，不会引起疾病。黄帝说道：不当其位又是怎样的呢？岐伯说：这是指天干的五行属性与地支的五行属性不相合。

天符、岁会、太一天符

黄帝问道：土运年而遇太阴司天，火运年而遇少阳司天或少阴司天，金运年而遇阳明司天，木运年而遇厥阴司天，水运年而遇太阳司天，这是怎么回事呢？岐伯回答说：这是司天之气与五运之气相逢，《太始天元册》里称这种情况为"天符"。黄帝说道：既是天符，又逢岁会之年，是怎样的呢？岐伯回答说：那种情况叫做太一天符之会。黄帝问道：天符、岁会、太一天符，它们三者有贵贱之分吗？岐伯回答说：天符相当于执法官，岁会好比是行令官，太一天符好比是贵人。黄帝问道：这三者在引起疾病方面有什么不同吗？岐伯回答说：由执法之邪气所致的疾病，发病迅速而且严重；由行令之邪气所致的疾病，病势平缓但是病期持久；由贵人之邪气所致的疾病，发病急骤而且易导致死亡。黄帝又问道：六气相互变换位置，会有怎样的后果呢？岐伯回答说：君在臣位为顺，顺则发病较缓且危险性小，反过来，臣在君位为逆，逆则发病很快且危险性也大。所谓六气变换位置，是对君火和相火而言的。

黄帝说：讲得好！我还想听先生讲讲六步是怎么回事。岐伯回答说：所说的一步，是指六十日有零的时间，一年共有六步，四年共计二十四步，把二十四步的时间内的零数积累相加，满一百刻时，即为一天了。

黄帝问道：六气对应五行的变化情况是怎样的呢？岐伯回答说：六气之中每一气主时的位置，其时限都有始有终。每一气又有初气和中气之别，还有天气和地气的不同，所以推求起来的方法也就不一样了。黄帝问道：那么应怎样去推求呢？岐伯回答说：天干之气从甲开始，地支之气从子开始，子与甲相组合，就称为岁立，仔细谨慎地推算它们的时序变化，六气的变化便可以预测了。

一年中六气开始和终止的时间

黄帝说道：我还想听您讲讲一年之中六气开始和终止时间的早晚是怎么样的。岐伯回答说：您问的这个问题真是高明啊！甲子年，第一气于漏水下一刻开始，于八十七刻半终止；第二气于八十七刻六分开始，于七十五刻终止；第三气于七十六刻开始，于六十二刻半终止；第四气于六十二刻六分开始，于五十刻终止；第五气于五十一刻开

天符和岁会

天符、岁会是运气学说中的重要概念，内经中引用其解释疾病形成的外在因素。下图是对天符、岁会以及既是天符又是岁会的太一天符概念的解释。

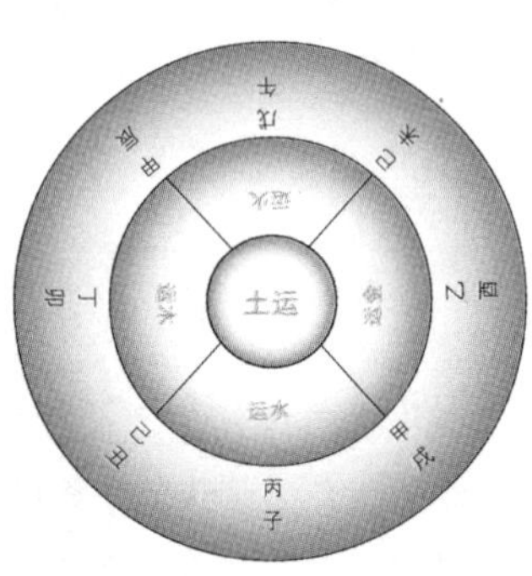

天符

中运（五运）与司天之气相同，谓之“天符”（如土运遇太阴司天，火运遇少阳司天等）。一个甲子（60年）出现12次。

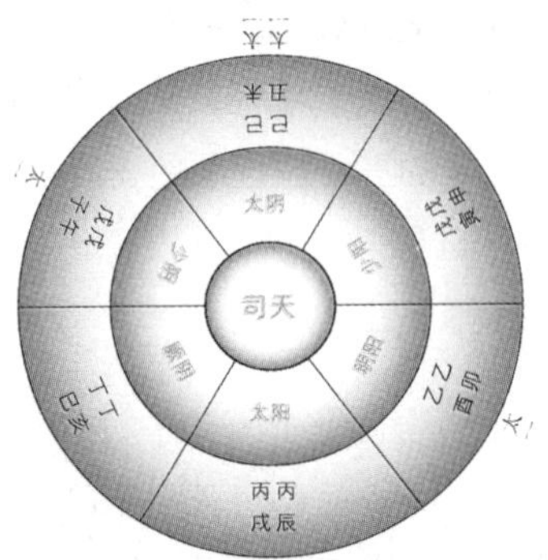

岁会

天干会合于五方正位，谓之“岁会”（如木运临卯，土运临四季等）。一个甲子（60年）出现8次，岁会之年为平气之年。

太一天符

既是天符，又是岁会，谓之“太一天符”（如1978年为戊午年，该年运、气、天干同属火，为太一天符年）。一个甲子（60年）出现12次，为太过之年。

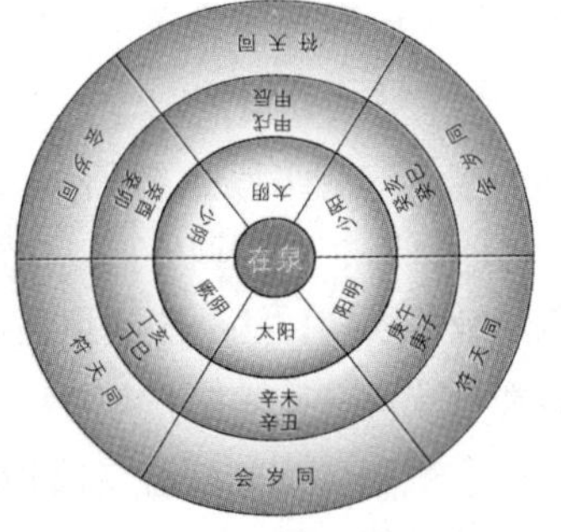

六气主时

运气学说是古代预测技术的重要理论依据。一年为六气所主管，六气与五行相对应，每一气又都有自己的主时位置，主管60日又87.5刻。

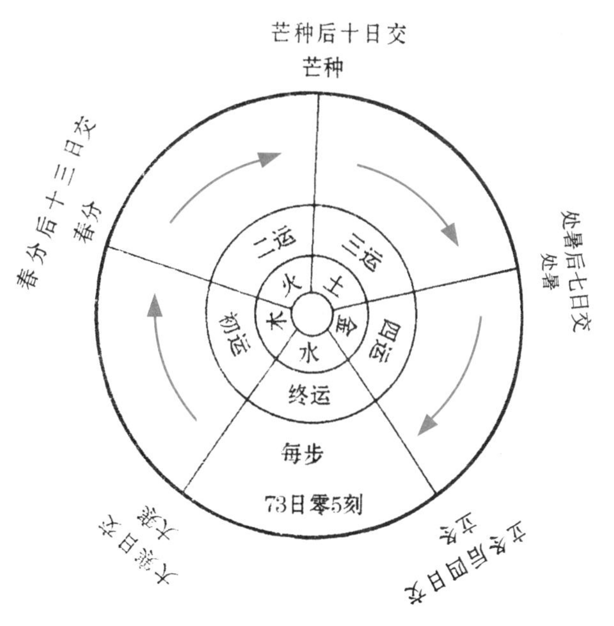

始，于三十七刻半终止；第六气于三十七刻六分开始，于二十五刻终止。这就是六气第一个周期终始的具体时间。

乙丑年，第一气于二十六刻开始，于一十二刻半终止；第二气于一十二刻六分开始，于漏水下百刻终止；第三气于漏水下一刻开始，于八十七刻半终止；第四气于八十七刻六分开始，于七十五刻终止；第五气于七十六刻开始，于六十二刻半终止；第六气于六十二刻六分开始，于五十刻终止。这就是六气第二个周期终始的具体时间。

丙寅年，第一气于五十一刻开始，于三十七刻半终止；第二气于三十七刻六分开始，于二十五刻终止；第三气于二十六刻开始，于一十二刻半终止；第四气于一十二刻六分开始，于漏水下百刻终止；第五气于漏水下一刻开始，于八十七刻半终止；第六气于八十七刻六分开始，于七十五刻终止。这就是六气第三个周期的终始具体时间。

丁卯年，第一气于七十六刻开始，于六十二刻半终止；第二气于六十二刻六分开始，于五十刻终止；第三气于五十一刻开始，于三十七刻半终止；第四气于三十七刻六分开始，于二十五刻终止；第五气于二十六刻开始，于一十二刻半终止；第六气于一十二刻六分开始，于漏水下百刻终止。这就是六气第四个周期终始的具体时间。紧接着下面的戊辰年的第一气于漏水下一刻开始，于八十七刻半终止等等，按照甲子年到丁卯年的次序周而复始，循环不停。

黄帝说：我很想听您再谈一谈以年为单位，应该如何进行推算呢。岐伯回答说：您问得真是详细啊！太阳运行第一周时，六气于漏水下一刻开始；太阳运行第二周时，六气

气交与节气的变化

气交指的是天地阴阳二气相互感应而交合的过程。地气上升，升至极点就会转而下降；天气下降，降至极点就会转而上升。正是由于天气和地气的相互感应和交合，才有了自然界的变化和四时节气的交替。

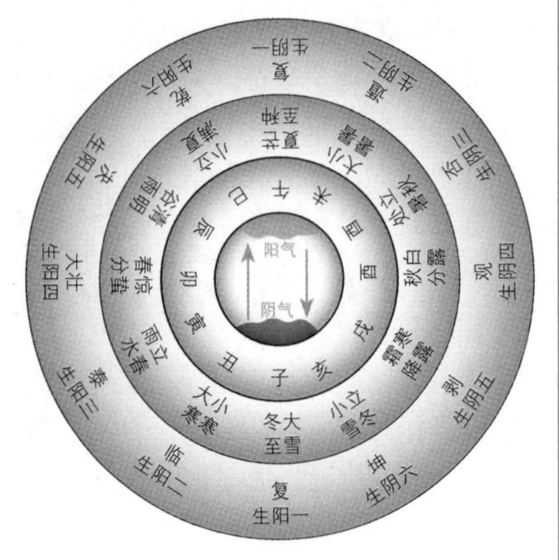

于漏水下二十六刻开始；太阳运行第三周时，六气于漏水下五十一刻开始；太阳运行第四周时，六气于漏水下七十六刻开始；太阳运行第五周时，六气又于漏水下一刻开始。由此可知，太阳运行四周，也就是以四年为一个轮回，称为一纪。所以，六气终始的具体时间在寅年、午年、戌年三年相同；在卯年、未年、亥年三年相同；在辰年、申年、子年三年相同；在巳年、酉年、丑年三年相同。如此往复循环，周而复始。

六气的作用

黄帝说道：我很想听先生再谈一谈六气有什么作用。岐伯回答说：要谈论关于天的内容就应当从六气入手，要谈论关于地的内容就应当从六气主时的步位入手，要谈论人体的生命活动就应当从天地之气相交对人体产生的影响入手。黄帝问道：天地之气相交指的是什么呢？岐伯回答说：天气居上而下降，地气居下而上升，天气与地气相交之处，叫做气交，为人类所居之所。气交，就像是天气与地气的枢纽，因此又叫天枢。所以说，天枢以上的空间，为天气所主管，天枢以下的空间，为地气所主管，气交之处，人类居之，世界万物也由此而产生，说的就是这个道理。黄帝又问道：什么叫初气和中气呢？岐伯回答说：初气三十天有零，中气同初气一样。黄帝问道：为什么要对初气和中气进行区分呢？岐伯回答说：是为了用它们来区别天气与地气。黄帝说道：希望您讲得再具体一点。岐伯回答说：初气是指地气，中气是指天气。

六气的变化

黄帝问道：气是怎样升降的呢？岐伯回答说：气的上升和下降是天气与地气交替作

生化规律在自然界中的存在

升、降、出、入是万事万物存在和运行的基本形式，是自然界能维持生机的根本原因。正因为有了升降出入，才有了植物的生、长、化、收、藏，才有了动物和人类生、长、壮、老、死，才有了天地宇宙的和谐与安宁。

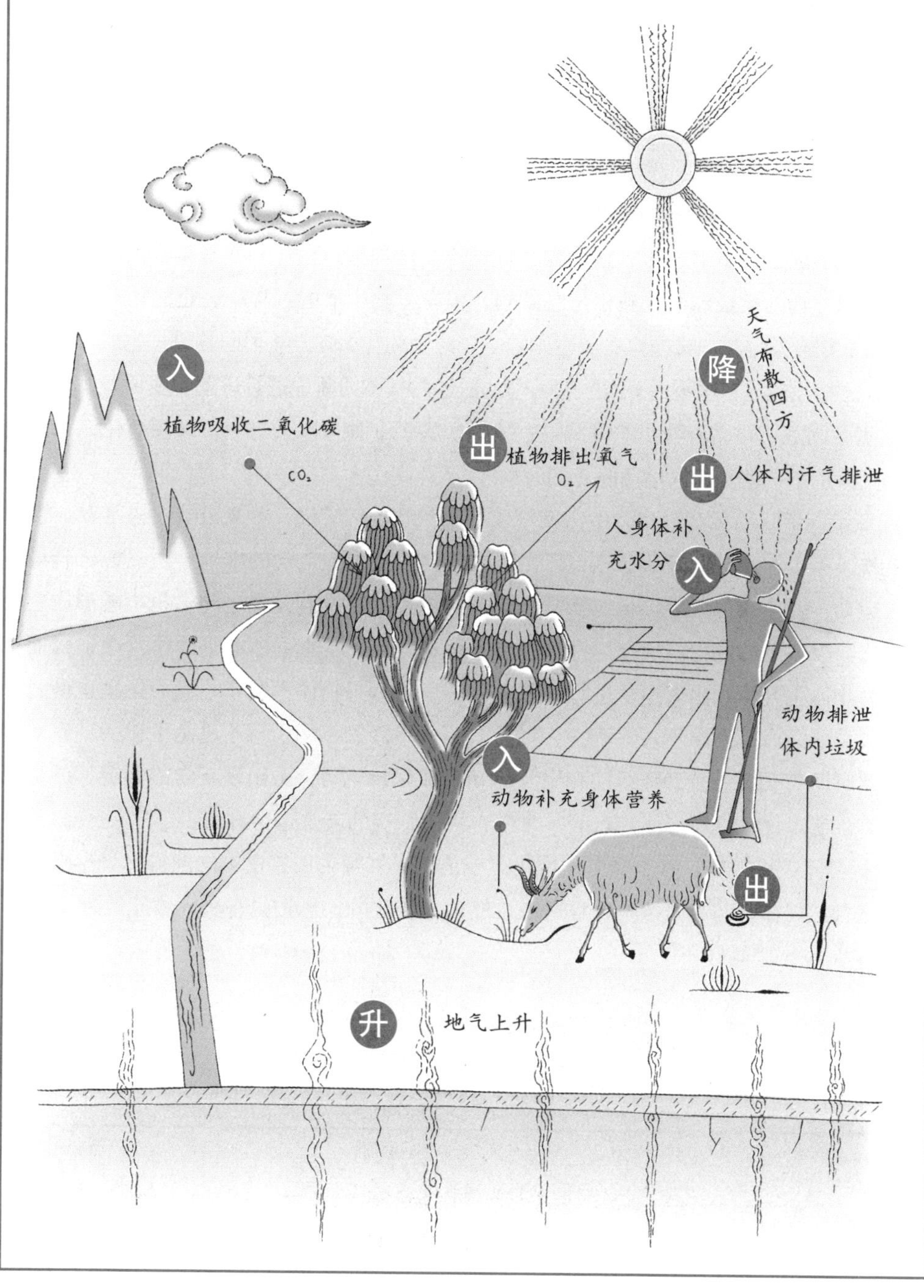

用的结果。黄帝说：我很想听您谈一谈天气和地气是如何作用的。岐伯回答说：地气上升，但上升到了极点就会转而下降，下降是天气的作用，天气下降，但下降到了极点就会又转而上升，上升是地气的作用。天气向下降，其气就流布于地，地气向上升，其气就上腾于天。由于天气和地气相互感召，升降相互为因，所以自然界的变化就产生了。

黄帝说：讲得好。天地之间寒与湿相逢，燥与热相遇，风与火相会，其中有没有异常变化呢？岐伯回答说：六气有胜气，也有复气。胜气与复气的不断交替出现，相互作用，便产生了六气的特征和各种不同的作用，以及异常的变化，异常的变化就容易招致邪气。黄帝问道：邪气是如何产生的呢？岐伯回答说：自然界万物的新生都是生化作用的结果，万物生长到极点就要变，变与化的相互斗争，是任何事物成功和衰败的根本原因。所以说气有往有复，作用有快有缓，由于往、复、快、缓的不同作用，便形成自然界变与化的过程，因而就产生了既能滋养万物又能毁损万物的风气。

黄帝说道：气的往、复、快、缓是风气产生的原因，由化到变是事物由盛至衰的过程。世间万物的生成和消亡是相互联系的。但在事物生成的过程中，也潜伏着衰亡的因素，在衰亡开始之初，又孕育着新生的因子，这是为什么呢？岐伯回答说：生成和衰败相互依存，相互转化，这是由于六气的运动。通过六气不间断地进行运动，变化就发生了。

黄帝问道：运动有静止的时候吗？岐伯回答说：如果既没有生，又没有化，也就是说生化停止了，就是六气运动静止的时候了。

黄帝问道：六气在静止时生化就停止了吗？岐伯回答说：如果没有出入活动，那么生机就毁灭了，如果升降活动停止了，真气就会即刻陷入危险的境地。所以说，若没有出入运动，就不能形成生、长、壮、老、死的过程；若没有升降运动，也不能形成生、长、化、收、藏的过程。所以，升降和出入运动，存在于世间所有的物体当中，因而也可以说物体是升降和出入运动进行的载体和场所。如果物体消散了，生命运动也就随之停息了，所以没有不出不入的事物，也没有不升不降的事物，只不过是生化活动有大有小，其时间有长有短。升降运动和出入运动重在保持正常，若出现反常的情况，就会引发灾害。所以说，没有形体的东西，才没有祸患，说的就是这个意思。

黄帝问：讲得好。有不受生化规律影响的人吗？岐伯回答说：您问得真详尽呀！能够遵循自然规律，与其保持一致且适应自然规律变化的，恐怕只有真人才能做到了。

黄帝说：讲得好。

名词解释

胜气、复气

胜是强胜的意思，复是报复的意思。胜复之气，即一年中之上半年若有太过的胜气，下半年当有与之相反的复气。如上半年热气偏盛，下半年当有寒气以报复之。

第六十九 气交变大论篇

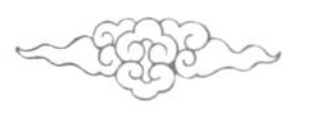

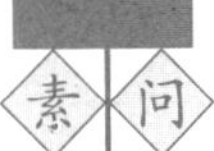

本篇主要论述五运在气交过程中太过、不及的变化对自然界和人类的影响。介绍了五运之气与四时的对应关系，我们可以通过五气的变化预测灾害；五运与五星对应，五运的变化会在星象上表现出来，介绍了五星的运转与善恶，以及对疾病的影响。

黄帝说道：五运之气，相互更替主事，上与六气相应，阴阳消长而往复，寒来暑往而迎随不息，真气与邪气相互斗争，致使人体内外阴阳之气不协调，六经血气动荡不定，五脏血气失去平衡，因而五气的运行有太过和不及之分，表现出专胜、兼并等现象。我很想知道怎样推算五运的太过与不及，以及其在人体中所导致的疾病，您可以给我讲讲吗？岐伯再次行礼而后回答说：您问得太好了，这是很高深的理论，为历代帝王所重视，是我的老师传授给我的，我虽然不聪明，但也曾经到老师那里去听他讲过这些道理。

黄帝说：我曾听人说，高深的理论若遇到合适的人而不教给他，就会使这个理论失传，这叫作失道；若把重要的理论教给不适当之人，就是学术态度不严肃。我诚然德才菲薄，不符合接受高深理论的资格，但是许多老百姓因疾病而不能享尽正常天命，希望先生为保全百姓性命和学问的永远流传，请把这个理论讲出来，由我来掌握这些理论，并切实按照规律加以推行，您认为可以吗？岐伯说：请让我详细地讲一讲吧！《上经》上说，高深的理论，可以用来上测天文，下明地理，中晓人事，并要保持长久流传，讲的就是这个意思。

黄帝说：为什么这样说呢？岐伯说：核心问题就是要推求天、地、人三气的位置，所谓天气的位置，就是天文学；地气的位置，就是地理学；通达人气变化就是人事。若气候先于时令而到来，就称为“太过”；气候晚于时令而到来，就称为“不及”。运气有常有变，人体的生理病理也随之而产生相应的变化。

五运气化太过对自然界和人的影响

黄帝问道：五运气化太过，会出现什么变化呢？岐伯回答说：木运太过，就会有风气大流行，脾土易受到邪气的侵害，人们多有水谷不化的腹泻、饮食量减少、肢体沉重、心中烦闷、肠鸣腹胀等症状，而且天上相应的木星，就显得光亮增强；严重的甚至会出现

大宇宙和小宇宙

五运学说包罗万象，可以用来推测大至宇宙的变化，小至天文、地理、人事的变化。

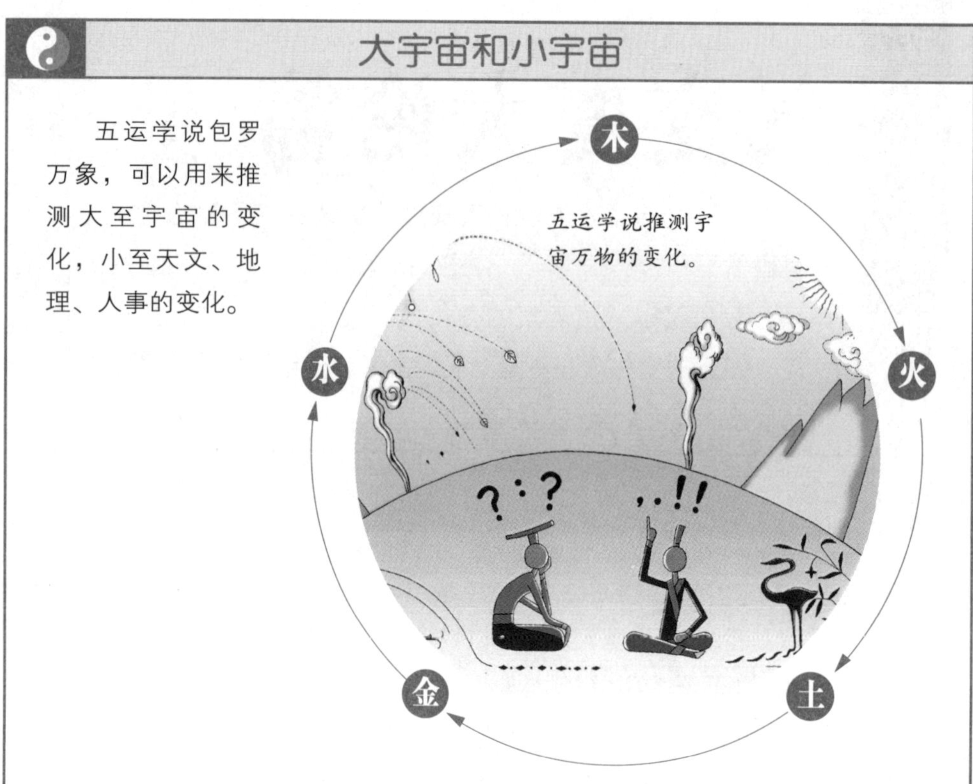

神情恍惚、易怒和头晕目眩等症状。这是土气不能发挥正常的作用，而木气独胜的现象。肝木功能独胜，天空中云雾飞腾，地上草木也不能安宁，甚至枝叶败落，引起人体的胁肋疼痛，剧烈呕吐。如果冲阳脉败竭，多为不治之症，天上的金星就显得光亮增强。

火运太过，就会有炎热大流行，肺金就会受到邪气的侵害，人们多有疟疾、气少、咳喘、口鼻出血、便血、水泻、咽喉干燥、耳聋、胸中热、肩背部发热等病证，而且天上相应的火星，就显得光亮增强。严重的甚至胸中疼痛，胁肋胀满疼痛，胸中、膺部、背部、肩胛部均疼痛，两臂内胀满疼痛，身体发热，皮肤疼痛，以及患浸淫疮。这是肺金不能发挥正常的作用，而心火功能独胜的现象。水复母仇，就会出现雨冰霜寒降临的现象，天上的水星就显得光亮增强。假若又遇少阴君火或少阳相火司天，火热之气就会更严重，致使水泉干涸，万物枯槁。人就会出现谵语妄言、狂躁、咳嗽喘气、呼吸有声、便血不止等症状，若肺经的太渊脉败竭，多为不治之症，天上的火星就显得光亮增强。

土运太过，就会有雨湿之气大流行，肾水就要受到邪气的侵害，人们多有腹痛、手足冷、精神不爽、肢体沉重、心中烦闷等症状，而且天上相应的镇星就显得光亮增强。甚至肌肉萎缩，两足痿弱不能行走，时常抽筋，脚底疼痛，或者患水饮病，腹中胀满，食欲减退，四肢不能举动。土旺四季，为得位时病变，肾水不能发挥作用，脾土功能独胜而过分地制约水气，使水的潜藏功能受到破坏，而导致泉水上涌，河水泛滥，干涸的池塘中也出现了鱼类，急风暴雨，堤防崩溃，鱼类在陆地上漫游。人们多腹部胀满，大便稀溏，肠鸣，甚至严重腹泻而不止，若肾经的太溪脉败竭，多为不治之症。木复母仇，天上相应的木星就显得光亮增强。

金运太过，就会有燥气大流行，肝木就要受到邪气的侵害，人们多出现两胁肋下及小腹部疼痛、双目肿痛、眼角溃烂、耳聋等症状。燥气过盛，就会出现肢体沉重、心中烦闷、胸痛牵引背部、两胁肋胀满疼痛而且牵引小腹部等症状，天上相应的金星就显得光亮增强。严重时就会咳嗽，喘气，气逆，肩背部疼痛，尾骶、臀部、大腿、膝关节、髋关节、小腿肚、腿胫以及足等部位发生病变。火复母仇，天上相应的火星就显得光亮增强。肺金峻烈，肝木被抑，于是草木呈现收敛不长的现象，苍老干枯凋零，人们多有胁肋暴痛、不能转身、咳嗽气喘、血外溢等症状，若肝经的太冲脉败竭，多为不治之症。天上相应的金星就显得光亮增强。

水运太过，就会有寒气大流行，心火就要受到邪气的侵害，人们多有身体发热、心中烦闷、躁动、心悸、厥冷、谵语、心痛等症状，寒冷之气过早地到来，天上相应的水星就显得光亮增强。甚至出现腹部胀大、腿胫浮肿、咳嗽气喘、睡则汗出、恶风等症状。土复母仇，所以导致大雨不止，尘雾朦胧，淤滞于天地之间，天上的土星就显得光亮增强。若又遇上太阳寒水司天，水寒之气就会更加严重，导致冰雹霜雪不时而降，万物因经受了过分的水湿之气而改变形态。人们多有腹满、肠鸣、大便稀溏、饮食不消化、口渴、眩晕、神志不清等症状，若心经的神门脉败竭，多为不治之症，天上相应的火星的光亮就减弱，水星的光亮就增强。

五运气化不及对自然界和人的影响

黄帝说：讲得好！五运不及会出现什么样的情况呢？岐伯回答说：您问得真详细啊！木运不及，它所胜的燥气就会流行，生发之气不能应时来临，所以草木繁荣的时间也会推迟。若燥金之气肃杀过甚，那么坚硬的树木的枝条就会折断、枯萎，天上相应的金星就显得光亮增强。人们多有腹中冷、胠胁部疼痛、小腹疼痛、肠鸣、溏泄等症状。在气候方面表现为时常下冷雨，天上相应的金星光亮增强，谷物色青而不能成熟。若又逢阳明燥气司天，那么燥气更胜，春生之气不能发挥作用，土气旺盛，致使草木再度繁茂，开花、结果的过程急迫，天上相应的金星、土星就显得光亮增强，属于木气的青色植物会过早地凋零。火复母仇，就将出现炎暑流行，湿润的万物变得干燥，柔嫩脆弱的草木枝叶焦枯，从根部重新长出枝叶，并开花、结果。人体多有发热恶寒、疮疡、痱疹、痈痤等症状，天上的火星显得光亮增强，而金星的光亮减弱，谷物也因金气受到制约而不容易成熟。露水提前下降，收敛肃杀之气流行，寒冷的雨水连绵不断而损伤万物，味甜色黄的物类常遭到虫害。脾土受到邪气的侵害，火气迟发，属于火的赤色植物，生化的时间较晚，人的心火旺盛的时间也较晚，火气胜金，肺气受到抑制，属于金

五运气化太过对自然界和人的影响

气化太过就是不应至之气提前到来，五运气化太过就像人的手指伸开而不能弯曲一样。给自然界带来灾害导致万物折损，各季节对应的人体五脏就会单独旺盛起来，出现一些疾病。

❶ 风气流行　天空云雾飞腾，地上草木不宁
❷ 炎热流行　水泉干涸，万物枯槁
❸ 湿气流行　疾风暴雨，河水泛滥
❹ 燥气流行　草木呈现收敛不长的现象，苍老干枯
❺ 寒气流行　大雨不止，尘雾淤滞

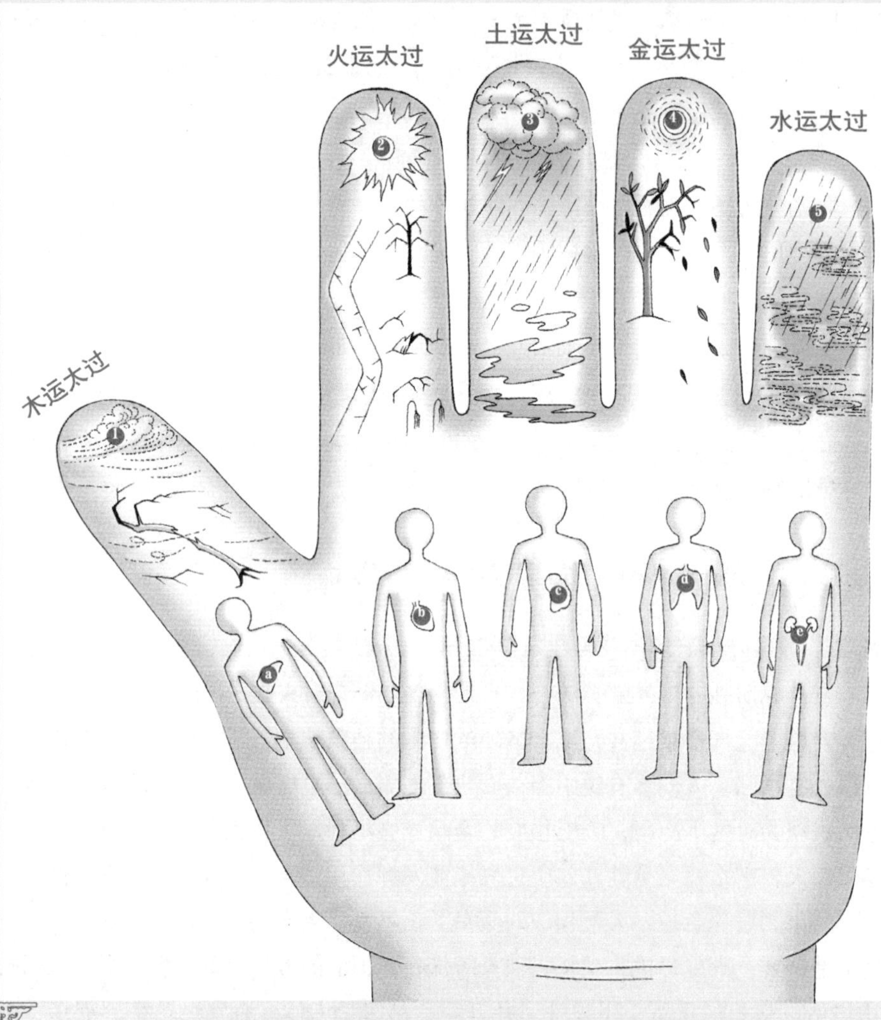

ⓐ 肝气独盛　腹泻腹胀、肢体沉重、心中烦闷等
ⓑ 心火独盛　疟疾、咳喘、咽喉干燥、胸中热、肩背部发热等
ⓒ 脾土独盛　腹痛、手足冷、肢体沉重、心中烦闷等
ⓓ 肺金独盛　肢体沉重、心中烦闷、两胁肋下及小腹部疼痛等
ⓔ 肾水独盛　身体发热、心中烦闷、心痛等

五运气化不及对自然界和人的影响

气化不及就是应至之气不至，五运气化不及就像人的手指不能伸直。自然界出现与季节不相宜的现象，这种情况也会反映到人的五脏，使人体出现一些疾病。

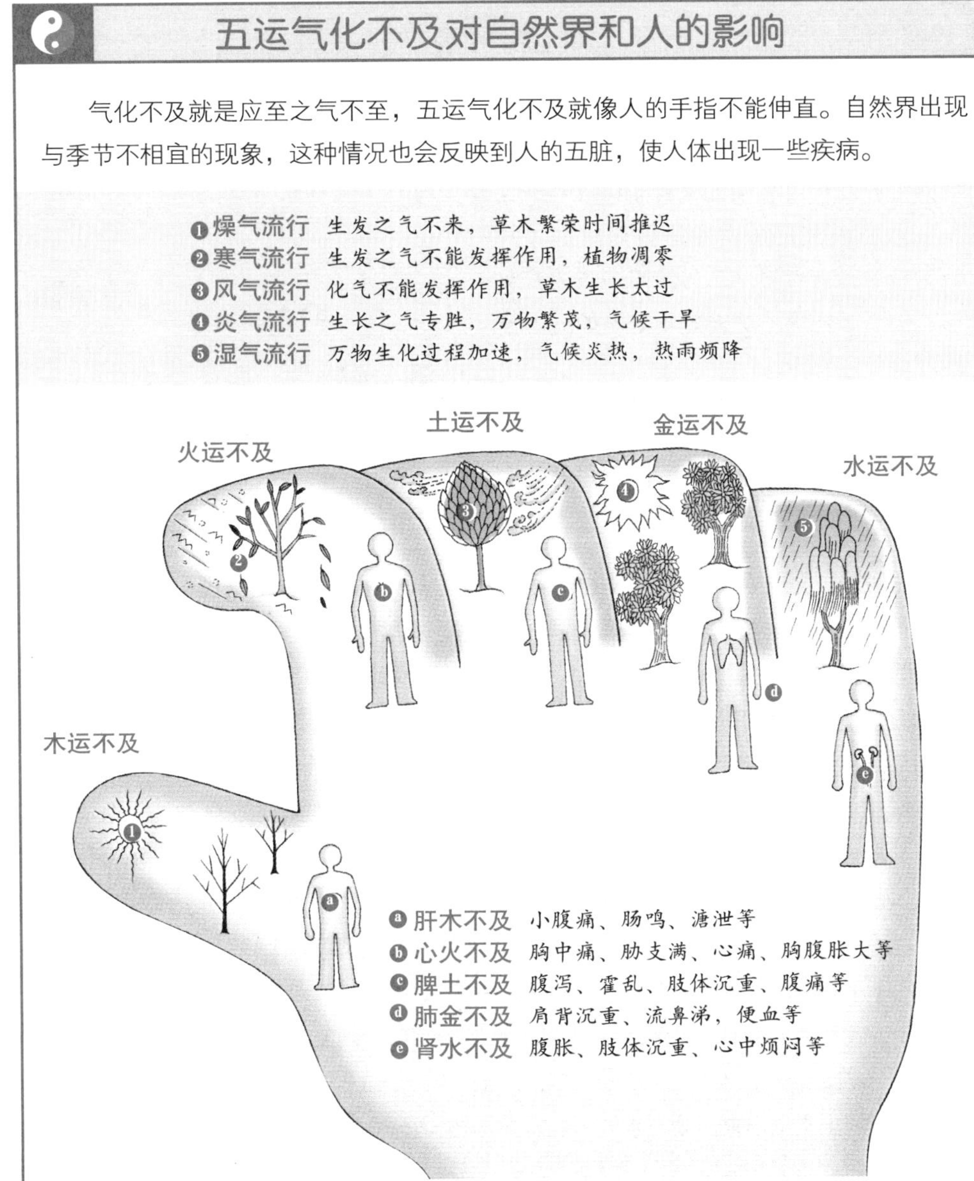

的白色植物受到抑制，稻谷不能成熟，人体多出现咳嗽、流鼻涕等症状。天上相应的火星光亮增强，而金星光亮减弱。

火运不及，它所胜的寒冷之气大流行，夏天生长之气不能发挥正常作用，植物的枝叶就会由繁茂而走向凋零，寒凉过甚，阳气不能化育，于是万物的美丽状态就会被摧毁，天上相应的水星的光亮增强。人们多胸中疼痛，两胁下胀满疼痛，胸膺部、背部、肩胛之间以及两臂内侧均感到疼痛，抑郁昏沉，心痛，声音嘶哑，胸腹胀大，胁下与腰背牵引疼痛，甚至不能伸屈，髋部与股部好像要分离一样，天上相应的火星的光亮减弱，水星的光亮增强，与火气相应的红色的谷物不能成熟。土复母仇，就会有土郁湿

卦气消息图

"卦气"是汉代易学的术语，其意在用"周易"解释一年的节气变化，其组成是由乾坤、二卦相互推移而形成的十二卦，依阴阳消息的次序排列而成。《内经》认为，自然界十二月阴阳消长的变化与人体五脏六腑的功能是相联系的，人体疾病亦与之相关。

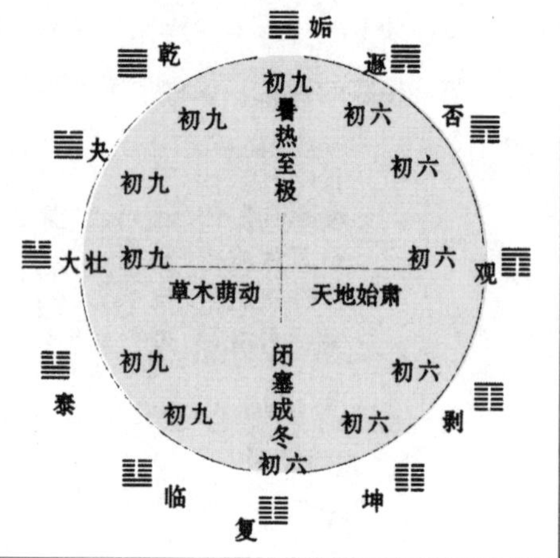

蒸，大雨时降。肾气受到抑制，人体多大便稀溏，腹部胀满，饮食不化，腹中寒凉，肠鸣，腹泻，腹痛，筋脉拘急，或出现痿病、痹病、双脚不能支撑躯体等病证。天上相应的水星的光亮减弱，土星的光亮增强，与水气相应的黑色谷物不能成熟。

土运不及，它所胜的风气大流行，长夏化气不能发挥正常的作用，植物的枝叶虽然繁荣茂盛，然而由于动摇太过，所以很多植物只开花而不能结果实。天上相应的木星的光亮增强。人体多有水谷不化的腹泻、霍乱、肢体沉重、腹痛、筋骨动摇、肌肉酸痛跳动、易怒等症状，由于土气不及而不能制约水气，寒气过早执事，虫类提前蛰伏在土里，人体多患寒病。天上相应的土星的光亮减弱，木星的光亮增强，与土气相应的黄色谷物不能成熟。金复母仇，金气峻急，收敛之气严峻，树木凋零。人体就会胸胁猝然疼痛，并向下牵引小腹，频频叹气。味甜色黄的食物常遭受虫害，邪气侵袭人体脾脏，黄色谷物减少，致使人们多有饮食量减少、食而无味等症状。青色的谷物受到损害，天上相应的木星的光亮减弱，金星的光亮增强。若又遇上厥阴风木司天，则下半年寒冷，流水不会结冰，蛰伏的虫类又出来活动，水脏不能发挥作用，金气不能复胜，天上相应的木星的光亮不变，人们健康无疾病。

金运不及，炎热之气大流行，肝木发挥作用，夏长之气专胜，因而万物繁茂，但气候会有干燥炎热之害。天上相应的火星的光亮增强，人体多肩背沉重，流鼻涕，打喷嚏，便血，泻下如注。秋收之气迟于时令而到，使白色的谷物不能成熟，天上相应的金星的光亮减弱。水复母仇，于是寒雨暴至，冰雹霜雪降落，损害万物，人体多出现阴寒盛于下部，而格拒阳气，阳气上浮，致使头后部疼痛并延及头顶，身体发热，天上相应的水星的光亮增强。水盛火衰，与火气相应的红色的谷物不能成熟，人体多口舌生疮，甚至心痛。

水运不及，土湿之气大流行，水气衰而不能制约火气，火气返并发挥其作用，使万物生化过程加速，气候炎热，热雨频降，天上相应的土星的光亮增强。人体常腹部胀满，肢体沉重，水泻，阴疮流脓，清稀如水，腰部和股部疼痛，下肢运动不便利，心中烦闷，两足痿弱，手足清冷，脚底疼痛，甚至足背浮肿。冬藏之气不能发挥作用，肾气不能保持平衡，天上相应的水星的光亮减弱，与水气相应的黑色谷物不能成熟。若又遇上太阴湿土司天，则寒湿大盛，于是严寒屡次侵袭，虫类也提前蛰伏，地面凝结成坚硬的冰块，天上的太阳也不能发挥其作用。人们多有下部寒冷的症状，严重的出现腹部胀满、浮肿的症状。天上相应的土星的光亮增强。而与土气相应的黄色植物得以成熟。木复母仇，因而大风暴发，草木倒卧，枝叶凋零，生长不繁盛。人的面部颜色变得萎黄而无光泽，筋骨拘急疼痛，肌肉抽搐，双目视物不清，甚至出现复视，肌肉上出现风疹。如果邪气向内侵袭于膈中，心腹部便会疼痛。木气盛而土气受损，黄色谷物得以成熟。天上相应的木星光亮增强。

五运之气不及与四时的关系

黄帝说：很好！我还想听您讲讲五运之气与四时的关系是怎样的。岐伯说：您问得真详细。木运不及，若金气不来克制，那么春季会出现春风和畅、鸟语花香的正常生化之气，秋季会出现雾露清凉的正常气象；若金气来克制，那么春天就会出现寒冷凄凉的异常现象，夏天就会有炎热的气候。它所造成的灾害多出现在属于木的东方，人体则多出现肝病，病邪在内表现在胸胁，在外表现在关节。

火运不及，若水气不来克制，那么夏季会有明亮显耀的正常生化之气，冬天则有霜雪严寒的正常气候；若水气来克制，那么夏天就会出现凄凉寒冷的异常气候，到了长夏，必然会湿气郁蒸，随时会有尘埃昏蒙、大雨倾盆而降的变化。它所造成的灾害多出现在属于火的南方，人体则多出现心病，病邪在内表现在胸胁，在外表现在经络。

土运不及，若木气不来克制，那么春、夏、秋、冬四季之末的各十八日，都会有湿润之气，春季会有风和鸟鸣、万物萌芽破土而出的正常气象；若木气来克制，那么在相应的四季之末，就会有风沙飞扬、折草摇木的异常现象，秋季就会出现肃杀、久雨不止的现象。它所造成的灾害多出现在与土气相应的东南、西南、东北、西北四方，人体则多出现脾病，病邪在内表现在心腹，在外表现在肌肉四肢。

金运不及，若火气来克制，那么夏季会有光明炎热、草木郁郁葱葱的繁荣景象，冬季会有严寒整肃的正常气候；若火气来克制，那么夏天就会出现炎热火燎的异常气候，秋季就会出现冰雹霜雪的变化。它所造成的灾害多出现在与金气相应的西方，人体则多出现肺病，病邪在内表现在胸胁肩背，在外表现在皮毛。

水运不及，若土气不来克制，那么在四季之末都会有湿润之气随时发生，出现和风生发的正常气候；若土气来克制，那么四季之末就会出现湿气郁蒸、天空昏暗、暴雨倾盆的异常变化，随时会有风沙飞扬、摧折树木的情况。它所造成的灾害多出现在与水气相应的北方，人体则多出现肾病，病邪在内表现在腰脊骨髓，在外表现在肌肉和脚膝等部位。

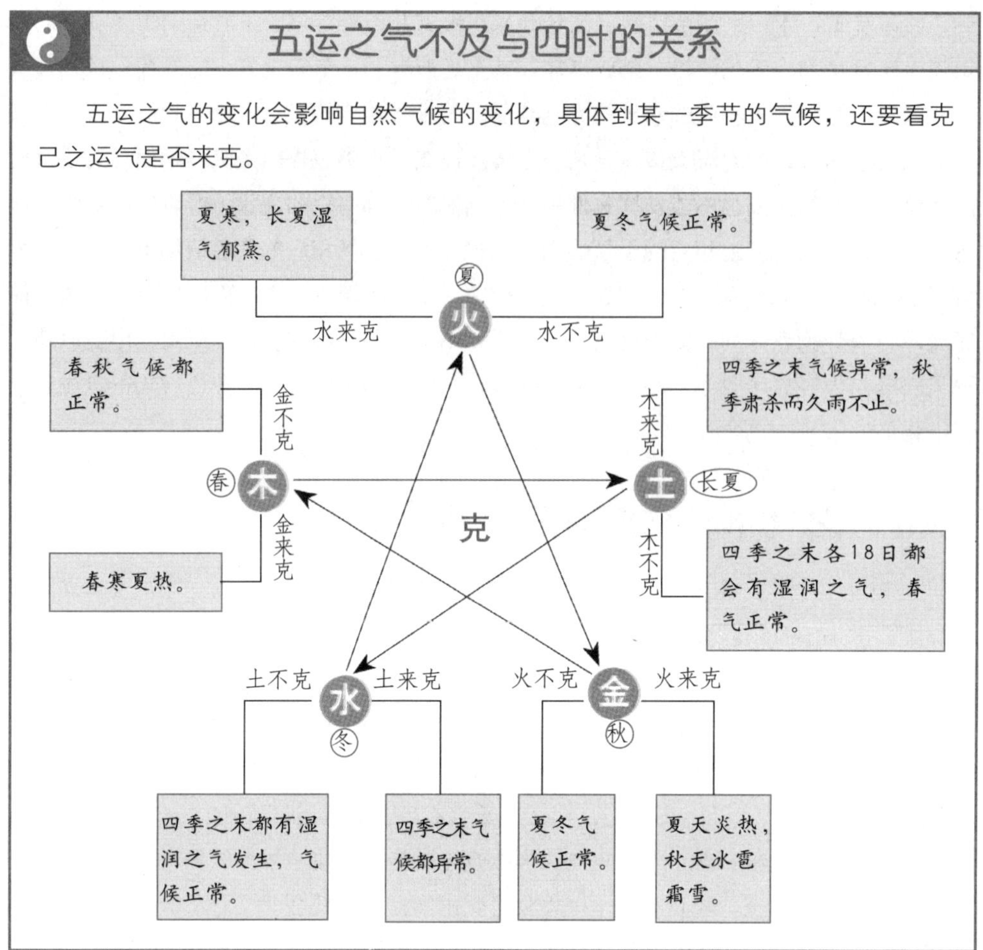

五运之气的变化，就犹如秤杆和秤锤一样应保持平衡，太过的就会受到抑制，不及的就会受到抬举。正常的生化之气的变化，会出现正常的感应；异常急骤的变化，会有相应之气产生，促使它恢复正常。这就是自然万物生、长、化、成、收、藏过程中的正常规律，生态平衡的内在依据。若五运之气的运行违背了这个规律，那么天地之气的升降运动就会闭塞不通。所以说，天地的动静变化是通过日月星辰的运动而表现出来的；阴阳的消长往复则是通过寒暑的变迁而表现出来的，讲的就是这个道理。

五气变化与灾害的预测

黄帝问道：先生所讲的五气的太过、不及与四时气候的相应关系，真可以说是非常详细了。然而五气发生混乱变异，只要为另外之气触犯，就会发作为灾害，其发作也无一定的规律，因而多形成突然的灾害。对于这些异常的情况，应该怎样事先进行预测呢？岐伯回答说：五气的混乱变化虽然无固定的规律，但是它们的特性、作用、职权、表现等正常变化，以及变动、灾害等异常变化，各自表现出来的现象是不相同的。

黄帝又问道：这是怎么回事呢？岐伯回答说：风气产生于东方，风能助长木类植物的生长。它的特性是布散柔和温暖之气，它的作用是使万物滋生繁茂，欣欣向荣，它的职权是使万物舒展松缓，它的表现为风气，它的异常变动是震撼摇动，它引起的灾害是使草木摇撼，四散飘落。热气产生于南方，热能生火。它的特性是彰显，它的作用是使万物繁荣茂盛，它的职权是光亮明耀，它的表现为热气，它的异常变动是灼热焚毁，它引起的灾害是大火焚烧而毁灭万物。湿气产生于中央，湿能助长土气。它的特性是蒸腾滋润，它的作用是使万物丰盛完备，它的职权是安静，它的表现是湿气，它的异常变动是暴雨骤然而降，它引起的灾害是久雨不止，河堤崩溃。燥气产生于西方，燥能助长金气。它的特性是清洁凉爽，它的作用是使万物紧缩收敛，它的职权是刚强锐急，它的表现是燥气，它的异常变动为肃杀万物，它引起的灾害是使万物干枯而凋零。寒气产生于北方，寒能助长水气，它的特性是寒冷凄凉，它的作用是使万物清冷安静，它的职权为凝固整肃，它的表现为寒气，它的异常变动为严寒凛冽，它引起的灾害为霜雪冰雹。所以考察五气的活动变化，有特性、作用、职权、表现、变动、灾害的不同，万物的生长变化与它们相应，同样，人体也与它们相对应。

五星的运转与善、恶

黄帝问道：先生讲了五运太过和不及所引起的物候的变化，是与天上的五星相应

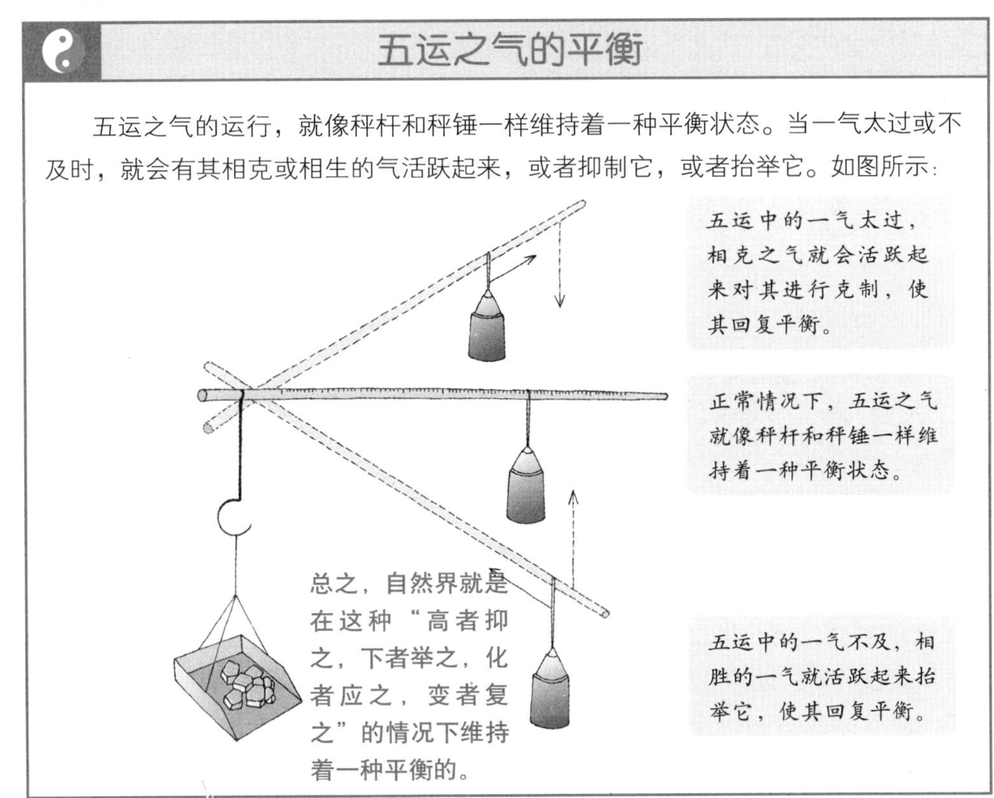

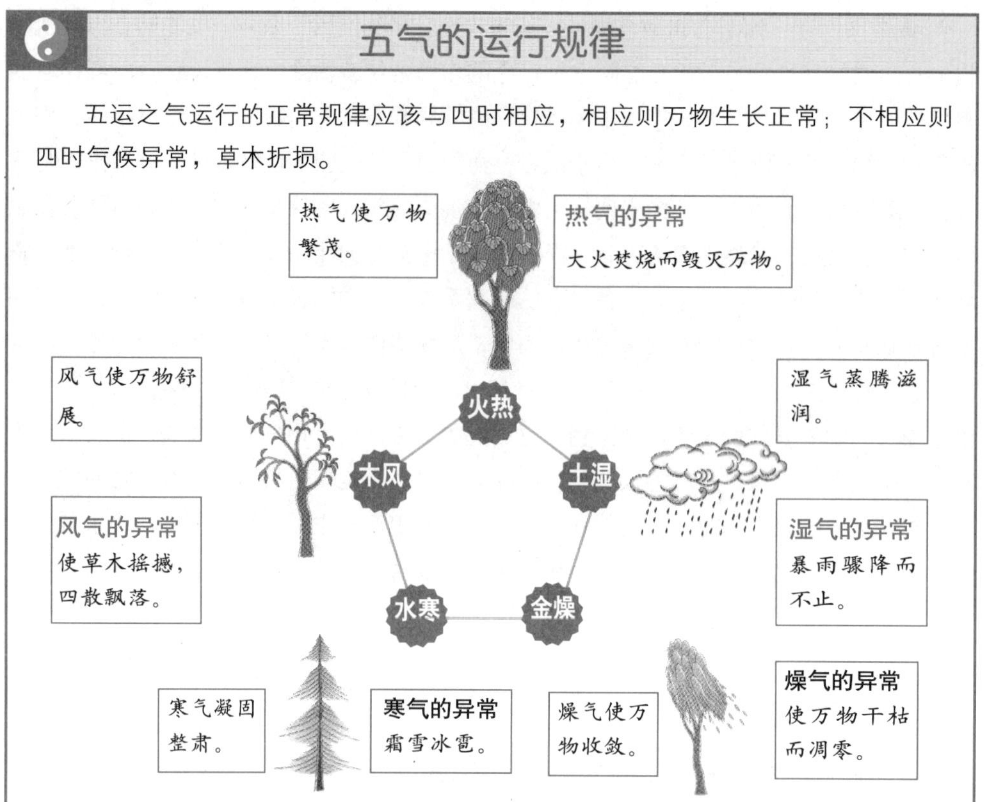

的，而德化、政令、变动、灾害等不按规律出现，突然出现的变化，那么天上的五星是否也随着一起变动呢？岐伯回答说：五星是随着天体的运转而有规律地运行的，所以不可能随意妄动，因而五运一定与五星相应。突然出现的变化是由于天地阴阳之气相交所产生的，五运是不会与它相应的。所以说，五星依照常规发生的变化，五运就与之发生相应的变化，而突然的变化，五运是不与之相应变化的，说的就是这个意思。黄帝又问道：五星是如何与五运的常规相应的呢？岐伯回答说：五星各有不同的性质，分别与五运之气相应。

黄帝问道：五星运行的快慢和逆顺不同，这说明什么呢？岐伯回答说：五星在运行过程中，运行缓慢且光亮极弱，就好像是在视察它所属分野的情况，所以叫做“省下”。若五星在其运行的轨道上，去而即又返回，或者迂回而行，就好像在考察它所属分野中是否有遗漏和过失，所以叫做“省遗过”。若五星在其轨道上久留环绕而不去，有时离开，有时又返回，就好像在审察它所属分野中的灾情和功德，所以叫做“议灾”或“议德”。若变故即将发生，那么其光芒就小，若经过一段时间才能产生变化，那么其光芒就大，若五星的光芒大于平常的一倍，说明气化作用旺盛；若大于平常的二倍，说明灾害马上就会出现。若五星的光芒小于平常的一倍，说明气化作用减弱；若小于平常的二倍，就称做“临视”，好像在考察它所属分野中的德与过。有德的就降福，有过的就降灾以惩罚。所以在观察五星所呈现出来的现象时，若高而远那么光芒小，若低而近那么光芒大。因此，星的光芒大，就表示喜怒之情的应期近；星的光芒小，则表示祸福之事的应期远。当岁运之气太过时，与该运相应之星就脱离轨道向北而去；若五运之气和平，五星就各按其轨道运行。所以岁运之气太过时，被克制之星就会失去光亮而兼有母星的颜色；岁运之气不及时，就兼见它所不胜之星的颜色。聪明的人虽勤勤恳恳地去探求运气的变化规律，但谁也不能真正知道其中的玄妙，面对众星生克的复杂关系忧心忡忡，究竟什么样的星象预示着吉祥？对于天象没有征兆而妄加谈论，只不过是以此吓唬侯王而已。

黄帝说道：灾害怎么样从五星上得到验证呢？岐伯回答说：也是分别依循各自的变化而显现的，但气有盛有衰，运星的凌犯有逆有顺，留守的时间有长有短，呈现出来的形状有善有恶，星宿生克有胜有负，所应验的兆头就有吉有凶了。

黄帝说道：您所说的星象的善、恶是什么意思呢？岐伯回答说：星象呈现为有喜、有怒、有忧、有丧、有泽、有燥的不同。人见星而喜，为善；见星而怒，为恶。星光较微，乍明乍暗，是星之忧，为善；星光异常，是星之丧，为恶。星光明亮润泽，为善；

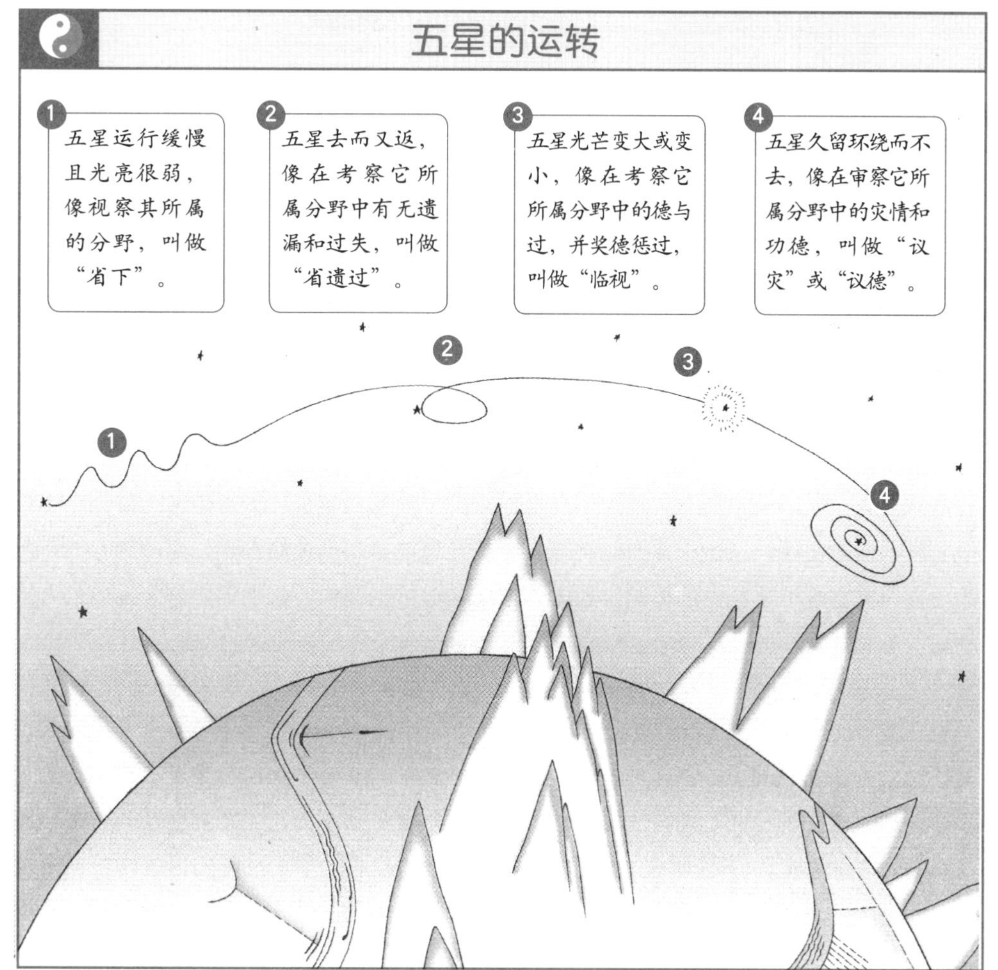

星象图

青龙、白虎、朱雀、玄武为传说中的四方之神，青龙为东方之神、白虎为西方之神、朱雀为南方之神、玄武（龟蛇合体）为北方之神。

古人认为，星象的明暗、善恶等是吉凶的一种预示，并以此来预示灾害等的发生。

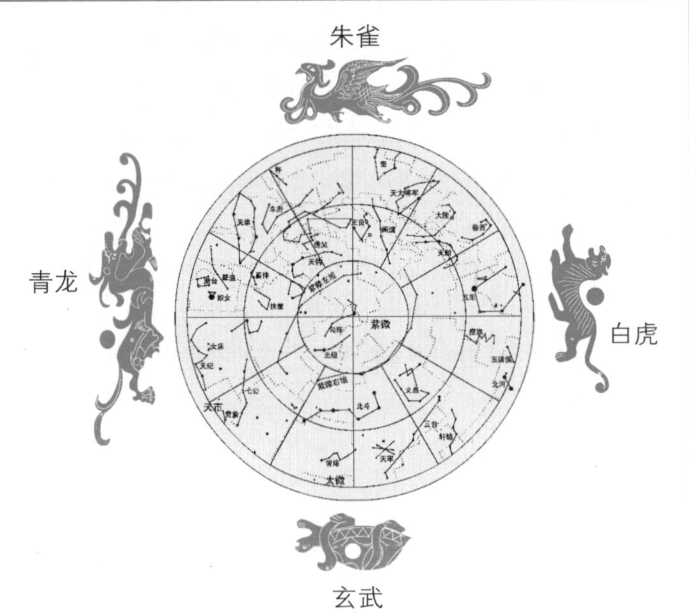

星光干燥，为恶。这些是经常出现的现象，必须认真地加以观察。黄帝又问道：喜、怒、忧、丧、泽、燥这六种星象在天上的位置有高低不同吗？岐伯回答说：六种星象虽然有位置上的高低不同，但它们的应验却是一样的，对人事的应验也是如此。

黄帝说：讲得好！它们的特性、作用、职权、表现等对人体及万物有什么利与害呢？岐伯回答说：五气的特性、作用、职权、表现、变动、灾害都有各自的规律，是不能彼此相加或者相减的；胜与复、盛与衰总体是平衡的，是不能随便增多的；胜复往来的日数，也不能相互超越；气运的升降是互为因果的，不能取消其中的一个方面。这些都是根据各自的变动而出现的一些情况。

黄帝又问道：它对疾病的发生有什么影响呢？岐伯回答说：五运正常的特性与作用是五气吉祥的征兆，五运正常的职权与表现是五气规律和形式的表现，变动是复气产生的前提，灾害是万物损伤的根源。人体的正气能够抗拒邪气，就平和协调而无病；人体的正气不能抗拒邪气，就会产生疾病，若重复受邪气侵袭，病情就会加重。

黄帝说：讲得好！这真是精妙高深的理论，圣人的伟业，宣扬大的道理，达到了无穷的境界。我曾听说过，善于谈论天道的，必定能从人那里得到应验；善于谈论古代的，必定能从今日的现实中得到验证；善于谈论气化的，必定能从物象上表现出来；善于谈论天人感应的，必定能探求出天地变化的同一性；善于谈论生化与变动的，必定能通晓超自然之理。除了先生您，有谁还能谈得出如此高深的道理呢！我将选择黄道吉日，将这些言论秘藏于金匮之中，每天早晨诵读，题名为《气交变》。不经过斋戒不敢随便打开，并谨慎地传授给适当的人。

第七十 五常政大论篇

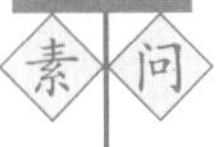

本篇主要论述五运六气的变化对自然界和人类的影响， 包括五运平气、不及、太过时的标志和自然界所出现的现象，不同地区、地势的高低都会影响人的健康和治病规律，司天之气对五脏变化的影响，运气变化对动物和自然界生化的影响，六气的变化对疾病治疗和用药原则的影响。

五运的平气、不及和太过

黄帝说道：太空广阔无垠，五运周流运转不息，由于其有太过和不及之别，所以人体也有损益盛衰的区别。我很想听您谈谈五运中的平气是如何称呼的，它又有哪些标志和表现呢？岐伯回答说：您问得真高明啊！木运的平气，有敷布和气的作用，所以叫做“敷和”；火运的平气，有推动阳气上升且更明亮的作用，所以叫做“升明”；土运的平气，有广布生化的作用，所以叫做“备化”；金运的平气，有收敛清静的作用，所以叫做“审平”；水运的平气，有清静柔顺的作用，所以叫做“静顺”。这就是五运中平气的名称。

黄帝又问道：五运不及又是如何称呼的呢？岐伯回答说：木运不及，不能正常地敷布和气，所以叫做“委和”；火运不及，不能使阳气上升，所以叫做“伏明”；土运不及，土低凹而生化作用减弱，所以叫做“卑监”；金运不及，从顺革易而收敛坚硬的作用衰弱，所以叫做“从革”；水运不及，源流干涸而不通，所以叫做“涸流”。这就是五运不及的名称。

黄帝又问道：五运太过又是如何称呼的呢？岐伯回答说：木运太过，能宣发旺盛的生发之气，所以叫做“发生”；火运太过，炎热之气过盛，所以叫做“赫曦”；土运太过，化生之气过盛，土高而厚，所以叫做“敦阜”；金运太过，收敛之气过盛，众物成熟而坚硬，所以叫做“坚成”；水运太过，水气满溢而外流，所以叫做“流衍”。这是五运太过的名称。

五运平气之年的表现

黄帝说道：五运的平气、太过、不及的名称我已经知道了，还想听听它们各有什么标志，以及它们的外在表现是怎么样的。岐伯回答说：您问得真详细啊！在木运平气的敷和之年，木气的作用就可以周行于四方，阳气得以舒展，阴气得以布散，使生、长、

五运三气之纪

下图形象地说明了运气的变化对气候和人的影响。如水运太过之年名"流衍"，形容水满出堤坝而妄流的情形；水运平气之年名"静顺"，好像我们在堤岸上漫步，河水在静静地顺着河道流淌的安宁景象；水运不及之年用"涸流"，是形容河水减少或出现断流的样子（三气指的是一年中的平气、太过与不及三种情况）。

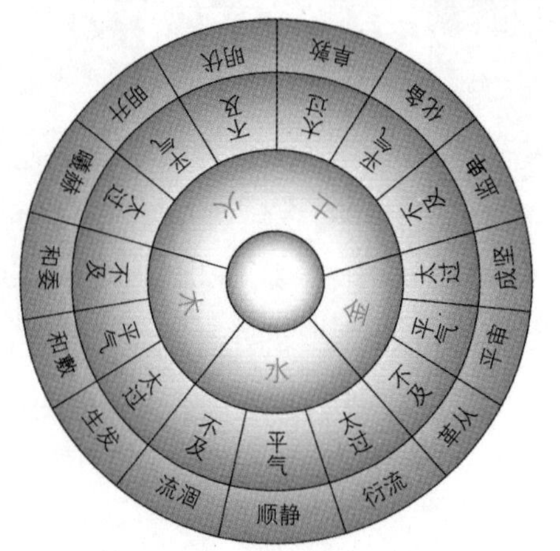

张介宾《类经图翼》三气歌

敷和发生委和木，升明赫曦伏明火。
审平坚成从革金，备化敦阜卑监土。
静顺流衍涸流水，平气太过不及数。

化、收、藏五气皆能宣畅平定，木气正而直，其性质顺随自然。它的功用表现为能曲能直，活动自如。它的化生之气，使万物繁荣旺盛。它在物类上属于草木类，它的职权为发散，它的气候特性为温和，它的表现为风气，它与人体五脏之肝脏相应，肝木受克制于清凉的肺金，肝的外窍为目。它与五谷之麻相对应，与五果之李相对应，与果实之核仁相对应，与四季之春季相对应，与虫类之毛虫相对应，与牲畜之犬相对应。它的颜色为青色，它的精气能滋养充实人体的筋脉，它所引发的病变是腹部拘急胀满，它在五味中为酸，在五音中为角，在物体中属于中央坚实的一类，它在五行中成数为八。

在火运平气的升明之年，正阳之气旺盛，火气的作用就可以普施于四周，使生、长、化、收、藏五气皆能化生均衡发展，火气升腾而上，其性质迅速敏捷。它的功用表现为烧灼。它的化生之气，使万物茂盛繁荣。它在物类上属于火类，它的职权为光明照耀，它的气候特性为炎暑，它的表现为热气，它与人体五脏之心脏相应，心火受克制于寒凉的肾水，心的外窍为舌。它与五谷之麦相对应，与五果之杏相对应，与果实之果络相对应，与四季之夏季相对应，与虫类之羽虫相对应，与牲畜之马相对应。它的颜色为红色，它的精气能滋养充实人体的血液，它所引发的病变是肌肉跳动，肢体抽搐。它在五味中为苦，在五音中为徵，在物体中属于脉络一类，它在五行中成数为七。

在土运平气的备化之年，天地之气协调而成其美，土气的作用就可以布达于四方，使生、长、化、收、藏五气皆能化生而发展，土气平和敦厚，其性质柔顺。它的功用表现为能高能低。它的化生之气，使万物成熟丰满。它在物类上属于土类，它的职权为安

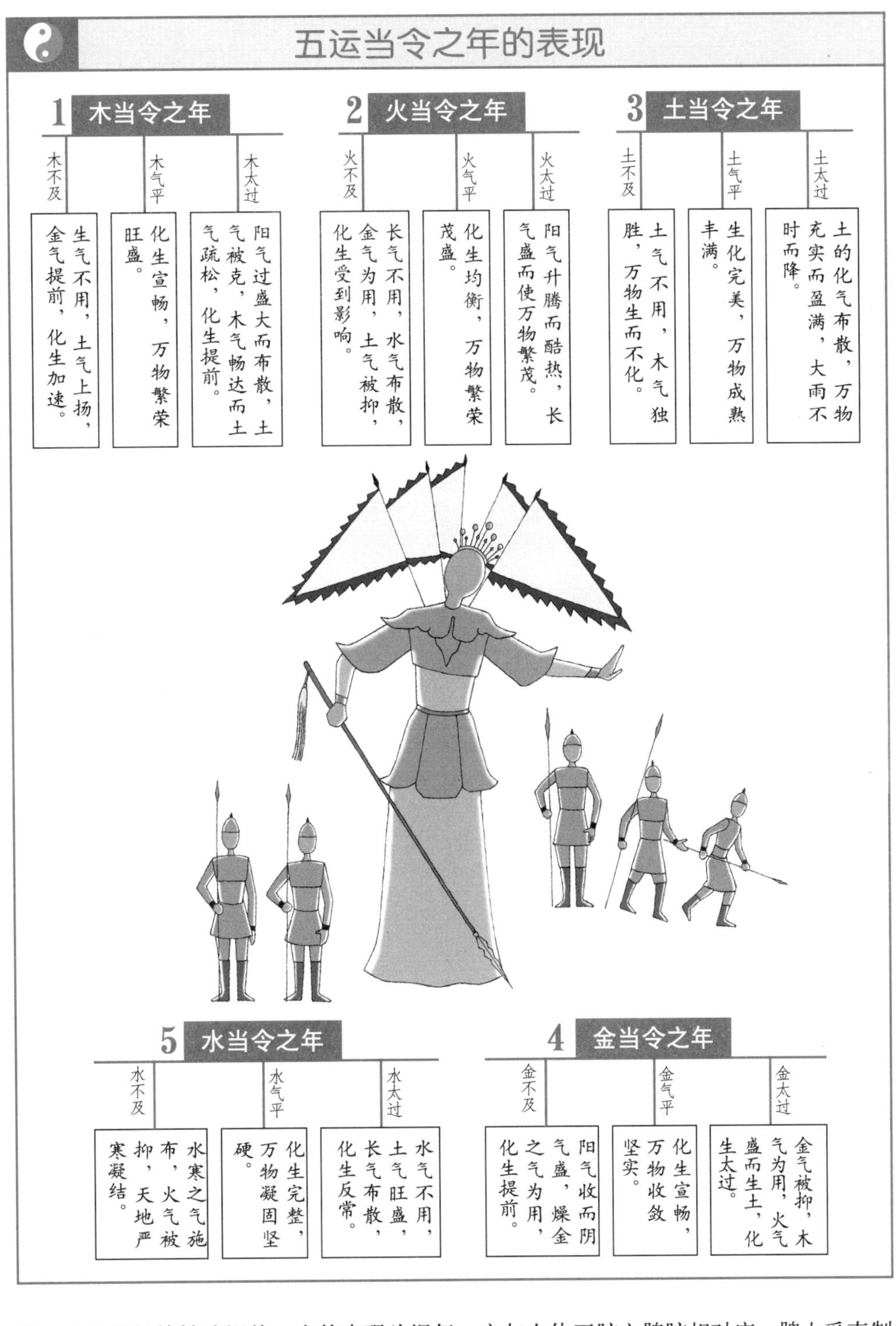

静，它的气候特性为湿热，它的表现为湿气，它与人体五脏之脾脏相对应，脾土受克制于风木之气，脾的外窍为口。它与五谷之稷相对应，与五果之枣相对应，与果实之果肉相对应，与时令之长夏相对应，与虫类之裸虫相对应，与牲畜之牛相对应。它的颜色为黄色，它的精气能滋养充实人身的肌肉，它所引发的病变为窒塞不通。它在五味中为甜，在五音中为宫，在物体中属于皮肤一类，它在五行中成数为五。

在金运平气的审平之年，天地之气收敛而不争夺，肃杀而无侵犯，使生、长、化、收、藏五气皆能化生宣畅而清洁，金气洁白清明，其性质刚强。它的功用表现为能使万物散落。它的化生之气，使万物收敛坚实。它在物类上属于金类，它的职权为刚劲清肃，它的气候特性为清凉急切，它的表现为燥气，它与人体五脏之肺脏相对应，肺金受克制于心火之气，肺的外窍为鼻。它与五谷之稻相对应，与五果之桃相对应，与果实之果壳相对应，与四季之秋季相对应，与虫类之介虫相对应，与牲畜之鸡相对应。它的颜色为白色，它的精气能滋养、充实人体的皮毛，它所引发的病变为咳嗽。它在五味中为辛，在五音中为商，在物体中属于外壳坚硬一类，它在五行中成数为九。

在水运平气的静顺之年，天地之气闭藏但不伤害万物，生化而乐于下行，使生、长、化、收、藏五气皆能化生完整而无太过与不及的现象，水气清净明亮，其性质润滑向下运行。它的功用表现为满溢灌溉。它的化生之气，使万物凝固坚硬。它在物类上属于水类，它的职权为水源不竭，川流不息，它的气候特性为严寒肃静，它的表现为寒气，它与人体五脏之肾脏相对应，肾水受克制于湿土之气，肾的外窍为前后二阴。它与五谷之豆相对应，与五果之栗相对应，与果实之果汁相对应，与四季之冬季相对应，与虫类之鳞虫相对应，与牲畜之猪相对应。它的颜色为黑色，它的精气能滋养、充实人体的骨髓，它所引发的病变为手足厥冷，它在五味中为咸，在五音中为羽，在物体中属于柔软一类，它在五行中成数为六。

所以，如果五运是平年，主生的木气主时，就没有金气的肃杀；主长的火气主时，就没有水气的讨伐；主化的土气主时，就没有木气的制止；主收的金气主时，就没有火气的残害；主藏的水气主时，就没有土气的抑制，这都称为平气。

五运不及之年的表现

在木运不及的委和之年，木的生气被金气所克制，所以叫做胜生。木的生气不能发挥其作用，土气失去应有的制约，于是化气上扬，属于火的长气自然平静，属于金的收气提前到来，凉雨不时下降，风云兴起，生气不足使草木的繁荣推迟，收气早来使草木易干枯凋落，因化气与收气旺盛，致使植物开花吐穗结果的生化过程迅速，肌肤皮肉坚实。委和之气收敛，它的作用表现是聚合不散，当它发生变动时，人体筋脉拘急收缩或弛缓，甚至出现易惊骇的症状。它与人体五脏之肝脏相对应，与果类之枣、李相对应，与果实之果仁、果壳相对应，与谷类之稷、稻相对应，它在五味中为酸、辛，它的颜色为苍白色，它与牲畜之犬、鸡相对应，与虫类之毛虫、介虫相对应，它的气候表现为雾露寒凉，它在五音中为角、商，它所引发的病变为动摇和恐惧不安，这都是木运不及从金运而造成的。这时，少角与半商、上角与正角、上商与正商均相同。它的病变多为肢体痿弱、痈肿、疮疡、生虫等，这是由于邪气伤害了肝脏的缘故。上宫与正宫相同。金气太盛，呈现出一片萧瑟肃杀的景象，火复母仇，所以随之又出现火热沸腾之气。它所产生的灾害出现在与木气相应的东方，火气来报复时，与火气相应的飞虫、蛀虫、蛆虫和雉鸡随之出现，多产生雷霆。

在火运不及的伏明之年，火的生气被水气所克制，所以又叫做胜长。火的长气不能发挥其作用，水的藏气反而布达于各个季节，金的收敛之气自己发挥作用，土的化气的节令受到抑制，寒凉之气频繁出现，暑热之气减弱，万物禀承土的化气而生，但是生而长不大，虽能开花结果，但果实却极其瘦小稚嫩，若遇土气主令时便会衰老。阳气受抑制而不伸展，蛰伏之虫过早潜藏。伏明之气郁而不舒，其作用暴烈，其诱发的动作明显与隐伏交替出现，变幻不定，其病变为有疼痛感，它与人体五脏之心脏相对应，与果类之栗、桃相对应，与果实的丝络、汁液相对应，与谷类之豆、稻相对应。它在五味中为苦、咸，它的颜色为黑色、红色，它与牲畜之马、猪相对应，与虫类之羽虫、鳞虫相对应，它的气候表现为冰雪寒霜，它在五音中为徵、羽，它所引发的病变为昏惑、悲哀、善忘，这都是火运不及从水化而造成的。这时，少徵与少羽、上商与正商均相同。邪气伤害了心脏，水气过盛，阴寒凝聚凄惨，土复母仇，所以随之又出现暴雨倾泻。它所造成的灾害出现在与火气相应的南方，土气来报复时，暴雨如注，雷霆闪电，阴云密布，久雨不息。

五运不及之年的表现

种类	五运之间的关系	对自对然界的影响	对人的影响
木运不及	土气失去抑制，金气胜	化生加速	肝脏容易受邪
火运不及	金气失去抑制，水气胜	化生受抑	心脏容易受邪
土运不及	水气失去抑制，木气胜	生而不化	脾脏容易受邪
金运不及	木气失去抑制，火气胜	化生旺盛	肺脏容易受邪
水运不及	火气失去抑制，土气胜	化生推迟	肾脏容易受邪

图例：

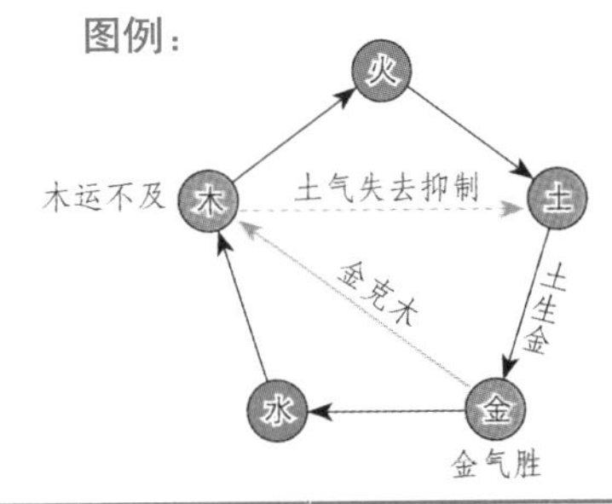

名词解释

委和、伏明、卑监、从革、涸流

运气术语，分别用来表示五运不及。

二十四气斗

我国古代的历法，一年分四季，每季又分“孟、仲、季”三个月，四季合十二个月。24节气的划分，具有天文、气候和物候学上的意义。我国古代根据初昏时北斗星斗柄所指的二十八星宿方位，将一回归年365.25日平分为十二个月，月初为节气，月中为中气，共二十四气，形成斗纲建月法。

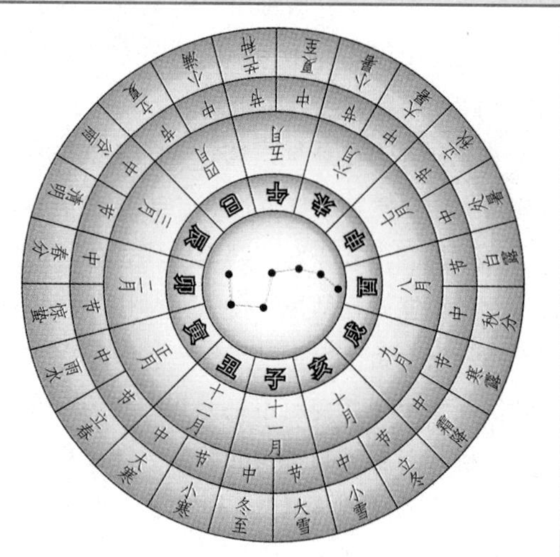

在土运不及的卑监之年，土的生气为木气所克制，所以又叫做减化。土的化气不能发挥其正常的作用，木的生气独胜，木能生火，所以火的长气反而完整如常。雨水失调，过期不降，金的收敛之气平定，风与寒并起，草木虽然繁荣茂盛，但却只开花吐穗而不结果，成实则子粒干瘪。收割时只是秕糠，其气运疏散。它的功用表现为安静、平定，它的变动可使人体产生痈肿、疮疡、流脓溃烂、呕吐。它与人体五脏之脾脏相对应，与果类之李、栗相对应，与果实之果汁、果仁相对应，与谷物之豆、麻相对应。它在五味中为酸、甜，它的颜色为青黄色，它与牲畜之牛、犬相对应，与虫类之裸虫、毛虫相对应，它的气候表现为大风怒吼，震撼暴发，它在五音中为宫、角，它所引发的病变为胀满和痞塞不通，这都是土运不及从木化而造成的。这时，少宫与少角、上宫与正宫、上角与正角均相同，它的病变多为水谷不化的腹泻，这是由于邪气伤害脾脏所致。木气过盛，暴风骤起摧折，植物枯黄散落；金复母仇，草木干枯凋落。它所造成的灾害多出现在与土气相应的东南、东北、西南、西北四方。金气来报复时，多出现败坏毁损，好像遭到虎狼的伤害一般凄惨。由于清凉的金气发挥作用，于是木的生气就被抑制了。

在金运不及的从革之年，金的收气被火气所抑制，所以又叫做折收。金收之气推迟来临，木的生气得以宣扬，火气盛而生土，火的长气与土的化气相合，同时发挥作用，火的功用得以宣发，万物因而繁荣茂盛，它的气运发散上升，它的功用表现为躁动急切，它的变动可使人体出现咳嗽、失音、胸闷、气逆等症状。它与人体五脏之肺脏相对应，与果类之李、杏相对应，与果实之果壳、果络相对应，与谷类之麻、麦相对应。它在五味中为苦、辛，它的颜色为白色、红色，它与牲畜之鸡、羊相对应，与虫类之介虫、羽虫相对应，它的气候特性为明朗光曜，赤日炎炎，它在五音中为商、徵，它所引发的病变为打喷嚏、咳嗽、流鼻血，这都是金运不及从火化而造成的。这时，少商与少徵、上商与正商、上角与正角均相同。火邪伤害了肺脏，火气太盛，所以表现为火焰炽热，水复母仇，出现霜雪冰雹的气象。它所产生的灾害多出现在与金气相应的西方，水气来报复时，鳞虫、小虫、猪、鼠之类的动物乱窜，寒冷之气提前来临，于是出现严寒的气候。

在水运不及的涸流之年，水不能克制火气，阳气反而过盛，所以又叫做反阳。水的藏气不能发挥其作用，而土来制水，土的化气得以昌盛，火的长气则布散畅通，蛰虫推迟潜藏，土地虽润泽，但泉水减少，草木繁密茂盛，万物秀丽丰满。它的功用表现为不能封藏而渗透泄漏，它的变动可使人体大便坚硬不通，而出现干燥焦枯的症状。它与人体五脏之肾脏相对应，与果类之枣、杏相对应，与果实之果汁、果肉相对应，与谷类之黍、稷相对应。它在五味中为甜、咸，它的颜色为黄色、黑色，它与牲畜之猪、牛相对应，与虫类之鳞虫、裸虫相对应，它的气候特性为尘土飞扬，昏蒙不清。它在五音中为羽、宫，它所引发的病变为痿弱、厥逆、大小便不利，这都是水运不及从土化而造成的。这时，少羽与少宫、上宫与正宫均相同，其病变为小便不利，大便硬结不通，这是由于湿邪伤了肾脏的缘故。水运不及而湿土之气过盛，尘土昏蒙，暴雨骤然而至，木复母仇，大风骤起，草木摇动折断。它所产生的灾害多出现在与水气相应的北方。毛虫、狐狸、麋鹿之类的动物经常出现在外而不潜藏。

所以，凡运气不及的年份，它所不胜之气便乘虚而入，好像不速之客一样，不请自来，暴虐而无道德。如此肆意伤害的结果，反使灾难降临到自己头上。这是由于子复母仇所致。如果其母伤害较轻，那么报复之气也轻微；若其母伤害较重的，那么报复之气也严重，这是运气中的一个正常规律。

五运太过之年的表现

在木运太过的发生之年，阳气布散过盛，万物发生，陈其姿容，所以又叫做启陈。木盛克土，使土气疏松通畅，木气畅达，温和的阳气布化至四面八方，阴气随阳气而行，春生之气得以生化，万物因之欣欣向荣。它的生化作用为生发，万物容貌华美，它的职权为布散，它的表现为畅达舒展，它的变动可使人震颤、眩晕，其特性为风和日丽，推陈出新，它的异常变动是震怒，拔树折木。它与谷类之麻、稻相对应，与牲畜之鸡、犬相对应，与果类之李、桃相对应，它的颜色为青色、黄色、白色，它在五味中为酸、甜、辛，它与春季相应，与人体经脉之足厥阴肝经、足少阳胆经相对应，与人体内脏之肝、脾相对应，与虫类之毛虫、介虫相对应，它在物体中属于内外均坚硬一类。它引发的病变为容易发怒，这时，太角与上商相同，若又遇少阴君火或少阳相火司天，火气上逆，人体就会出现气逆、呕吐、腹泻的症状。木气太过而不修德，恃强而凌犯土气，金复母仇，秋气强劲急切，金气过盛则表现为肃杀之气，寒凉提前到来，草木凋零，多是由于金气过盛伤害肝脏所造成的。

五运太过之年的表现

种类	五运之间的关系	对自然界的影响	对人的影响
木运太过	土气被抑，金复母仇	万物繁荣，寒凉之秋提前到来	肝气胜则易怒
火运太过	金气被抑，水复母仇	万物昌盛，冬季气象阴霾凄惨	心火胜则喜怒无常
土运太过	水气被抑，木复母仇	万物丰厚充盈，暴风迅速到来	土气胜则易出现胀病
金运太过	木气被抑，火复母仇	肃杀之气大行，暑热之气热行	金气胜则易气喘胸闷
水运太过	火气被抑，土复母仇	严寒凝结，尘埃昏蒙	水气胜则易胀满

名词解释

发生、赫曦、敦阜、坚成、流衍

运气术语，分别用来表示五运太过。

图例：

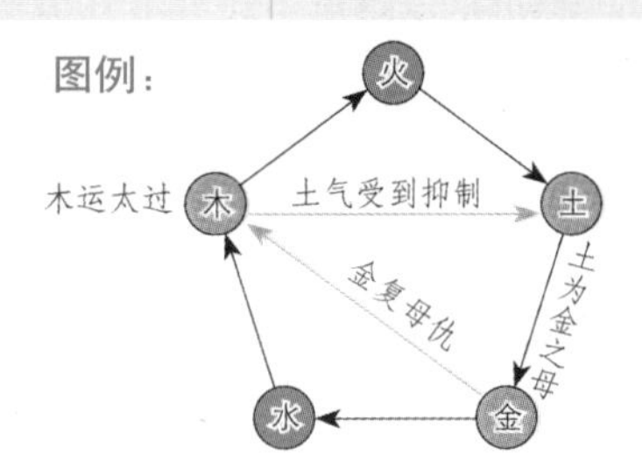

在火运太过的赫曦之年，由于火的长气旺盛，因而众物繁茂，所以又叫做蕃茂。阴气化育于内，阳气升腾于外，炎热酷暑蒸腾布化，万物因而昌盛。它的生化作用是长，所以赫曦之气上升，它的职权为活动不止，它的表现为声色显露于外，它的变动可使人体高烧，四肢躁动不宁，它的特性为暑热郁蒸，它的异常变动是炎热蒸腾。它与谷类之麦、豆相对应，与牲畜之羊、猪相对应，与果类之杏、栗相对应，它的颜色为红色、白色、黑色，它在五味中为苦、辛、咸，它与夏季相应。它与人体经脉之手太阳小肠经、手少阴心经、手厥阴心包经、手少阳三焦经相对应，与人体内脏之心脏、肺脏相对应，与虫类之羽虫、鳞虫相对应，它在物体属于经脉、汁液一类，它引发的病变为喜笑无常、疟疾、疮疡、出血、狂妄、眼红等。这时，上羽与正徵相同，火气既平，金不受克，那么收气能正常发挥作用，火受水的克制，易出现筋脉拘急、肢体抽搐、口噤不开等症状。若又遇上少阴君火或少阳相火司天，火盛制金，金收之气便不能及时到来而推迟。火气暴烈伤金，水复母仇，致使出现阴霾凄惨的气象，甚至出现下雨、冰雹、霜雪严寒等情况，多是由于寒气太过伤害心火所造成的。

在土运太过的敦阜之年，土的化气旺盛而布于四方，所以又叫做广化。土德厚而清静，可使万物顺应火的长气而形体盈满，土的精气充实于内，万物生化成形，土运太过，湿土之气盛，则烟尘云雾郁蒸笼罩于山陵之上，大雨不时而降，湿气充分发挥作用，燥气退避。它的生化作用是圆润，其气丰厚充盈，它的职权为安静，它的表现为周密完备，它的变动可使人体湿气蓄积，它的特性为柔和润泽，它的异常变动为雷霆震惊，大雨倾盆，山崩土溃，它与谷类之稷、麻相对应，与牲畜之牛、犬相对应，与果类之枣、李相对应。它的颜色为黄色、黑色、青色，它在五味中为甜、咸、酸，它与长夏相应。它与人体经脉之足太阴脾经、足阳明胃经相对应，与人体内脏之脾脏、肾脏相对应。与虫类之裸虫、毛虫相对应，它在物体上属于肌、核一类，它引发的病变为腹部胀满，手足不能举动。土盛伤水，木复母仇，所以暴风迅速而来，多是由于木气损伤肝脏所造成的。

在金运太过的坚成之年，阳气收敛，阴气主事，所以又叫做收引。天气清净，地气明朗，阳热之气跟随在阴气之后施行治化，燥金用事，万物得以收成，金收之气频繁布化，土湿之气不能完成作用。它的生化作用为收成，其气为削减，它的职权为清肃，它的表现为尖锐而刚劲，它的变动可使人体突然折伤，出现疮疡、痨瘵等症状，它的特性为雾露萧瑟，它的异常变动为肃杀凋落。它与谷类之稻、黍相对应，与牲畜之鸡、马相对应，与果类之桃、杏相对应。它的颜色为白色、青色、红色，它在五味中为辛、酸、苦，它与秋季相应，它与人体经脉之手太阴肺经、手阳明大肠经相对应，与人体内脏之

地理位置影响人的发病

生活在不同地区的人，由于地理环境、气候、饮食习惯不同，所产生的疾病也不一样，治疗方法也有别。

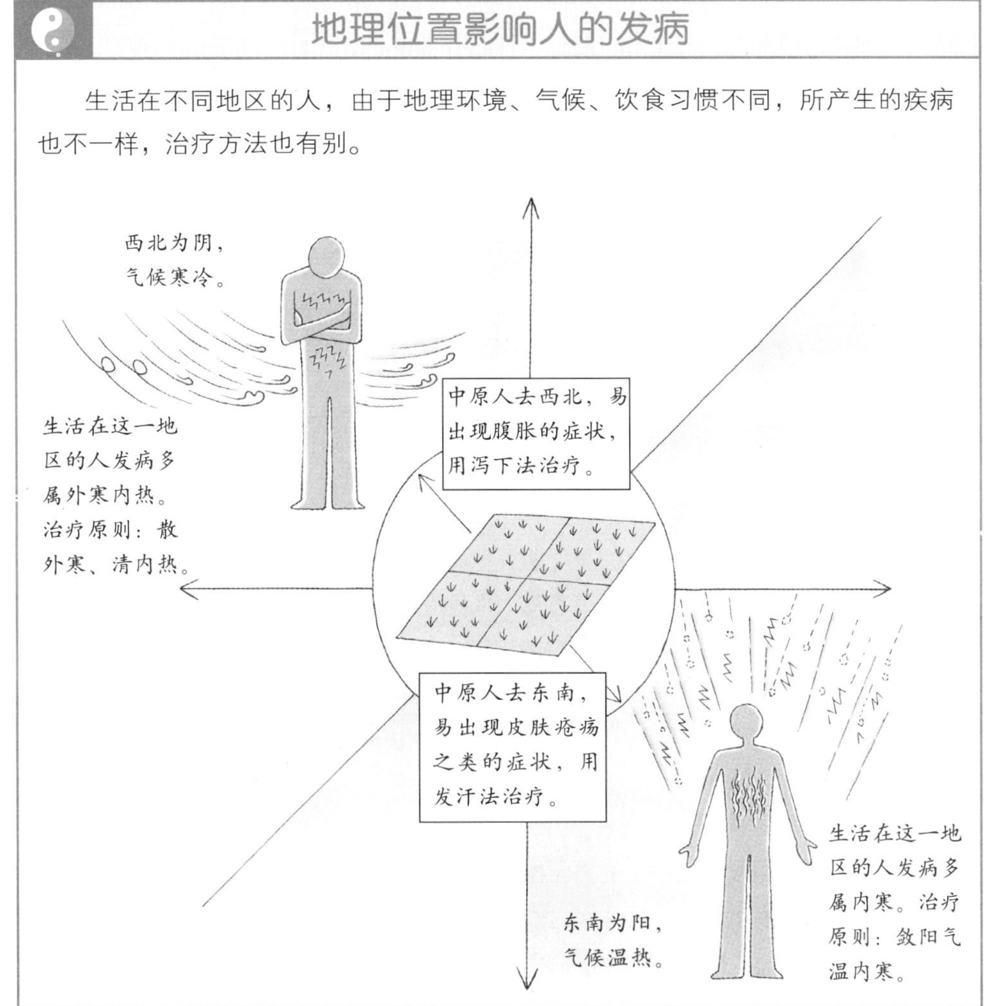

肺脏、肝脏相对应，与虫类之介虫、羽虫相对应，它在物体上属于果壳、果络一类，它引发的病变为气喘胸闷、呼吸有声、胸部胀满、仰面呼吸。这时，上徵与正商相同，木气与金气同化，引起的病变为咳嗽。金气过盛，金胜克木，致使树木枯槁不荣，柔弱的草类也变得焦枯，金气太盛，火复母仇，暑热之气流行，炎热来临，蔓生的藤草都将枯槁，多是由于火气太盛损伤肺脏所造成的。

在水运太过的的流衍之年，藏气旺盛，万物封闭潜藏，所以又叫做封藏。水寒之气主管着万物的生化，天地严寒凝结，水寒之气施布，水胜克火，火长之气不能发扬，水的生化作用为凛寒，其气为坚凝，它的职权为静谧，它的表现为流通灌注，它的变动可使人体腹泻，呕吐涎沫，它的特性为阴寒凝结，凄惨而多寒雾，它的异常变动为霜雪冰雹。它与谷类之豆、稷相对应，与牲畜之猪、牛相对应，与果类之栗、枣相对应，它的颜色为黑色、红色、黄色，它在五味中为咸、苦、甜，它与冬季相应。它与人体经脉之足少阴肾经、足太阳膀胱经相对应，与人体内脏之肾脏、心脏相对应，与虫类之鳞虫、裸虫相对应，它在物体上属于浆汁、肉一类，它引发的病变为胀满。若又遇上太阳寒水司天，则寒水之气更盛，火的长气被抑制而不能正常发挥作用。水气过盛伤火，土复母仇，于是尘埃昏蒙，湿气散漫于天地之间，大雨不时而降，多是由于土气过盛损伤肾脏所造成的。

所以，运气太过而不能发挥自己的正常作用，如恃强凌弱，那么所胜之气就必来进行报复；如果五运之气正常地发挥作用，即使所胜之气来侵犯，也可能与主岁之气同化。

不同地区的发病规律与治疗原则

黄帝问道：西北方的阳气不足，所以北方寒冷而西方凉爽；东南方的阴气不足，所以东方温和而南方炎热，这是为什么呢？岐伯回答说：这是各个不同的区域内阴阳盛衰不同、地势高低有别所形成的。东南方属于阳，在属阳的区域内，阳精自上而降于下，所以南方炎热而东方温和；西北方属于阴，在属阴的区域内，阴精自下而奉于上，所以西方凉爽而北方寒冷。所以地势有高有低，气候有温有凉，地势高的区域则气候寒凉，地势低的区域则气候温热。所以中原人到西北方寒凉的地区去时，容易出现腹胀的症状；若到东南方温热的地区去，就容易出现皮肤疮疡之类的症状。腹胀病，用泻下法治疗可愈；疮疡病，用发汗法治疗可痊。这是人体肌肤腠理开闭的一般规律，无非太过与不及的差异而已。

黄帝问道：上面所说的这些情况对人体寿命的长短会有什么影响呢？岐伯回答说：西北方阴精上奉，阳气周密而不外泄，所以在那里生活的人们多寿命长；东南方阳精下降，阳气容易发泄而不周密，所以在那里生活的人们多寿命短。

黄帝说：讲得好！那么在不同的地区发生的疾病应当如何进行治疗呢？岐伯回答

说：西北方天气寒冷，人们发生的疾病多属于外寒内热证，可用散外寒清内热的方法进行治疗；东南方天气温热，人们发生的疾病多属于内寒证，可外用收敛阳气，内用温其内寒的方法进行治疗，这就是所说的同病异治的道理。所以说，在气候寒冷的地方，病多为外寒内热，治疗时，可服用凉药以清其内热，外用药汤浸泡散其外寒。在气候温热的地方，病多为阳气外泄而内寒，治疗时，可服用温热药以温内寒，强守于内，使阳气固守于内而不外泄。总之，治疗的措施，必须与该地区的气候一致，才可以达到平衡协调。如果出现了真寒假热证，或真热假寒证，就应当采用相反的方法进行治疗。

黄帝说：很好。但是在同一个区域内，人们的生化寿命长短各不相同，这是什么原因呢？岐伯回答说：这也是因为地势高低不同所造成的。地势高的地方多寒，阴气用事，地势低的地方多热，阳气用事。阳气用事则阳气盛，所以时令气候与万物的生化皆早于时令而来；阴气用事则阴气盛，所以时令气候与万物的生化皆迟于时令而来。这是地势高低不一，万物生化有迟有早的正常规律。

地势高低对人寿命的影响

黄帝又问道：万物生化的迟早对人的寿命长短也有影响吗？岐伯回答说：生活在地

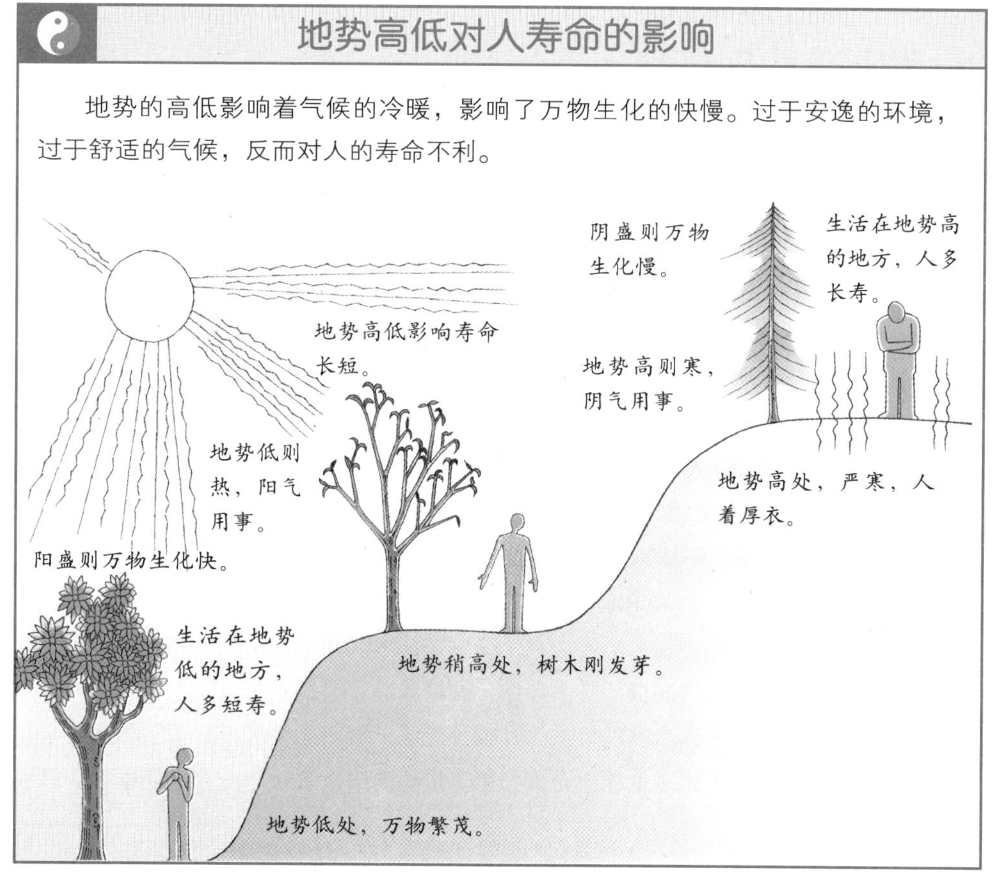

势高的地方，人多长寿，生活在地势低的地方，人多寿命较短。地势高低相差的程度不一样，对人们寿命影响的大小也不一样。地势高低相差小的，寿命长短的差别也小；地势高低相差大的，寿命长短的差别也大。因此作为治病医生，必须搞清楚自然规律、地理环境、阴阳的盛衰、六气的先后、人们寿命的长短以及生化的时期等情况，才可以了解人的形体与阳气是否协调一致，从而判断疾病的性质，确定治疗的措施。

司天之气如何影响五脏的变化

黄帝说：讲得好！有些年份，依岁运推算的理论应当发生某种疾病，但却没有发生；五脏之气应当有所感应但却没有；五脏之气应当发挥作用但却没有发挥作用。这是什么原因呢？岐伯回答说：这是由于受着司天之气的制约，人体的五脏之气也随之而发生变化的缘故。黄帝说：我很想听您详尽地讲讲其中的道理。岐伯回答说：少阳相火司天，火气君临于地，人体中的肺气逆而上从于司天之气，金被火气所使用，进而克制木气，地上草木受灾害，炎火焚烧，清凉的金气被耗损，炎暑之气大规模地流行，火盛伤肺，于是人们多出现咳嗽、打喷嚏、鼻衄、鼻塞、疮疡、寒热、浮肿等症状。少阳相火司天，厥阴在泉，于是风掠过大地，尘土飞扬，人们多出现心痛、胃脘痛、厥逆、胸膈不通等症状，且其变化剧烈迅速。

阳明燥金司天，燥气君临于地，人体中的肝气上从于司天之气，木被金气所使用，进而克制土气，于是土气受灾害，金气旺盛，寒凉之气常常来临，金盛克土，草木受伤而枯萎，人体多胁肋疼痛，目赤，眩晕，战栗，筋脉痿弱不能久立。阳明燥金司天，少阴君火在泉，暴热流行于天，蒸腾于地。人体阳气内郁而多发病，其症状为小便黄赤、寒热如疟、甚至心痛等，火气流行于草木枯槁的冬季，流水不结冰，虫不蛰藏。

太阳寒水司天，寒气君临于地，人体中的心气上从于司天之气，火被水气所使用，进而克制金气，于是金气受灾害。水寒之气过盛，寒冷的气候经常出现，水寒太盛，流水结成冰。若火气过旺，则人体心中烦热，喉咙干燥，时感口渴，鼻塞，打喷嚏，易悲伤，经常打哈欠。如果热气妄行，就会有寒气来报复，所以天气会不时出现降霜，人多健忘，甚至心痛。太阳寒水司天，太阴湿土在泉，所以土气湿润，水满而外溢。寒水客气加临，水与湿相合，阴气深重，万物变湿，人体水停蓄于内，腹中胀满，不能饮食，皮肤肌肉麻痹没有知觉，筋脉不柔和，严重的还会发生浮肿，身体后转时困难。

厥阴风木司天，风气君临于地，人体中的脾气上从于司天之气，土被木气所使用，土湿之气敦厚而兴起，土盛制水，于是水气受灾害。木气旺盛，土气受到制约，脾土的功能发生变化，人们多肢体沉重，肌肉萎缩，食欲减退，口淡无味。风木之气在天空中流行，云物摇动，于是人体多出现目眩、耳鸣等症状。厥阴风木司天，少阳相火在泉，火气暴行，地气灼热，人体多患赤色血痢，虫不蛰藏而出来活动，流水不能结冰。风邪所引发的病变急速。

少阴君火司天，热气君临于地，人体中的肺气上从于司天之气，金被火气所使用，进而克制木气，草木受灾害。人体多出现喘气、呕吐、恶寒、发热、打喷嚏、鼻衄、鼻塞等症状。暑热之气大规模流行，还会使人出现疮疡、高热等症状，炎暑酷热极盛，就像能使金石熔化一样。少阴君火司天，阳明燥金在泉，地气干燥清凉，寒凉之气时常到来，于是人体多出现胁肋疼痛、喜叹长气等症状。因肃杀之气主事，草木也发生变化。

太阴湿土司天，湿气君临于地，人体中的肾气上从于司天之气，水被土气所使用，进而克制心火，火气受灾害。水湿之气盛，阴云笼罩，雨水不止，水盛火衰，人们多胸闷不爽，阴痿肾衰，阴气不能举起而失去正常作用。当湿土之气过旺的时候，反而会使人腰痛，转动不便利，或发生厥逆。太阴湿土司天，太阳寒水在泉，地气阴凝闭藏，严寒的气候将到来，虫类提前蛰伏，人体心下痞满而疼痛。若寒气太盛，天寒地冻，人体多出现小腹疼痛的症状，影响正常进食。若水气顺从金气而变化，金水相生，因而井泉增多，水味变咸，流动的江河水减少。

运气变化对动物的影响

黄帝问道：在同一年份之中，有的五虫能够受孕而繁殖，有的五虫却不能繁殖，这种生化不同的原因是什么呢？岐伯回答说：六气和五行生化了五种不同的虫类，而运与气之间存在相互制约的关系。如果六气与五虫的五行属性相同，就能繁衍生育；如果六气与五虫的五行属性不相同，就不能生育而出现衰退，这是自然界中万物生化的正常规律。所以厥阴风木司天时，毛虫不受其影响而安静，羽虫可以生育，介虫不能生育；厥阴风木在泉时，毛虫可以生育，裸虫耗损，羽虫不能生育。少阴君火司天时，羽虫不受

逐年客气图

主气固定不变，客气逐年轮替。如果某个时段的客气与主气相克，在自然界则出现相应的灾变，在人则引起相应的疾病。从图中可以看出，客气六年为一个周期，且其气位的时段，起止均与主气相同。排序也不是一年四季气候的自然轮替，而是严格按照先三阴再三阳的排序。三阴三阳之气，按照每年司天的不同，加临于主气六步气位之上，变换着不同加临结果。

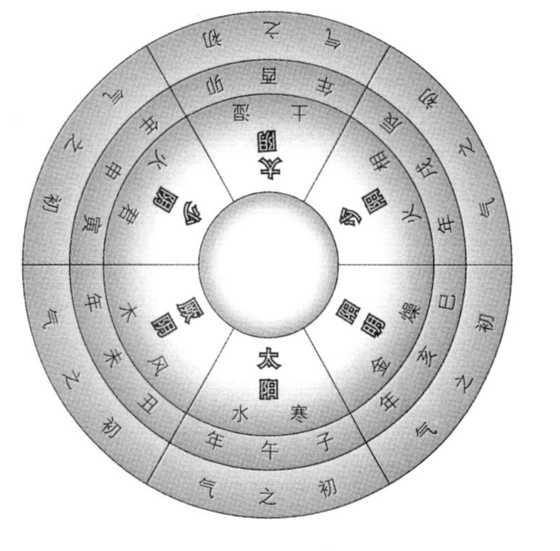

其影响而安静，介虫可以生育，毛虫不能生育；少阴君火在泉时，羽虫可以生育，介虫耗损而不能生育。太阴湿土司天时，裸虫不受其影响而安静，鳞虫可以生育，羽虫不能生育；太阴湿土在泉时，裸虫可以生育，鳞虫不能生育。少阳相火司天时，羽虫不受其影响而安静，毛虫可以生育，裸虫不能生育；少阳相火在泉时，羽虫可以生育，介虫耗损，毛虫不能生育。阳明燥金司天时，介虫不受其影响而安静，羽虫可以生育，介虫不能生育；阳明燥金在泉时，介虫可以生育，毛虫遭受耗损，羽虫不能生育。太阳寒水司天时，鳞虫不受其影响而安静，裸虫可以生育；太阳寒水在泉时，鳞虫耗损，裸虫不能

运气的变化对动物的影响

毛虫、羽虫、裸虫、介虫、鳞虫被称为“五虫”。其中身披羽毛的动物称羽虫，凤凰为羽虫之长；毛虫指除人之外的哺乳动物（即兽类），因身体披毛而得名，麒麟为毛虫之长；裸虫是指无羽毛鳞甲蔽身的动物，有时也专指人类，人为裸虫之长；介虫指有甲壳的虫类及水族（如贝类等），龟为介虫之长；鳞虫指各种有鳞的动物，包括鱼类、某些爬行动物（蛇、蜥蜴等）及传说中的龙等，龙为鳞虫之长。五虫之说始见于《大戴礼记·易本命》。

古人认为五虫与五运六气相对应，运与气之间的相互制约也影响了五虫的繁殖。

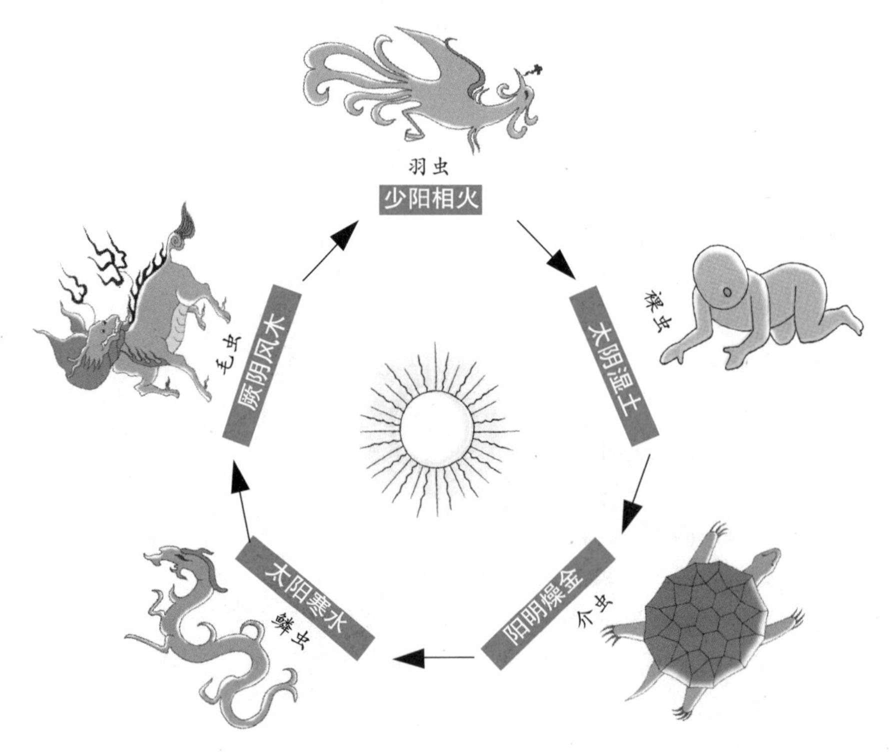

生育。凡是受到克制不能成长的运气，再遇到不能孕育生成的六气，上述情况就更加严重了。因而司天、在泉之气有所克制，岁运是万物生化与发展的重要保障。在泉之气可以制约自己可胜的岁运，司天之气可以制约胜己的岁运；司天之气能制约五色，在泉之气能影响形质。五虫繁衍的盛衰，各自随着运气的不同而去适应它，所以一年之中，各种动物有能够繁殖和不能繁殖等不同的生化表现，这是运气变化的一般规律所决定的，这种情况被称为中根，即源于气运之中的现象。源于气运之外的，也有五种气化，并且顺应五行的规律，产生臊、焦、香、腥、腐五气，酸、苦、甘、辛、咸五味，青、赤、黄、白、黑五色，以及毛、鳞、裸、介、羽五类的区别，各类按其五行属性，分别与五运六气相对应。

黄帝又问道：这是什么道理呢？岐伯回答说：源于气运之中的，以神为生命的根本，叫做神机，如果神败散而离开了生命体，功能也就随之消失，生化物机能也就停止了；源于气运之外的，借助外界的六气而生存、成长，叫做气立，如果六气消失了，生化活动也就随之而结束了。所以五运六气对于自然界中的万物，分别有相制约的、相消耗的、相发生的、相成熟的等不相互作用。如果不懂得五运与六气相互凌驾情况、运气的异同等内容，就没有资格谈论万物的生化问题，讲的就是这个道理。

运气变化对生化的影响

黄帝问道：气是万物的根本，气的开始阶段就有生化；气的流动造就了物体的形态；气的敷布就有生命的繁殖发育；气终止了，物体就会发生变更，这些情况对于每种生物体来说，都是一样的。然而五味所获得之气，在生化上有厚有薄，在成熟的程度上有少有多，开始和终结都各不相同，这是什么原因呢？岐伯回答说：这是由于受到了地气的制约，所以说自然万物不得天气而不能生，不得地气而不能长。黄帝说：我很想听您讲讲其中的道理。岐伯回答说：寒、热、燥、湿各气的气化作用各不相同。所以，少阳相火在泉时，寒毒之物不会生，火能克金，所以味辛之物皆不能生，其治之味为苦味、酸味，它与谷类颜色之青色、红色相对应。阳明燥金在泉时，湿毒之物不能生，金能克木，所以味酸之物皆不能生，其治之味为辛味、苦味、甜味，它与谷类颜色之红色、白色相对应。太阳寒水在泉时，热毒之物不能生，水能克火，所以味苦之物皆不能生，其治之味为淡味、咸味，它与谷类颜色之黄色、黑色相对应。厥阴风木在泉时，清毒之物不能生，木能克土，所以味甜之物皆不能生，其治之味为酸味、苦味，它与谷类颜色之青色、红色相对应，其气化专一，滋味纯正。少阴君火在泉时，寒毒之物不能生，金从火化，所以味辛之物皆不能生，其治之味为辛味、苦味、甜味，它与谷类颜色之白色、红色相对应。太阴湿土在泉时，燥毒之物不能生，水从土化，所以味咸、气热之物皆不能生，其治之味为甜味、咸味，它与谷类颜色之黄色、黑色相对应。湿土气化淳厚，水火不争，则咸味可以内守而不外泄，又因为气化专一，其味纯正，而能生金，

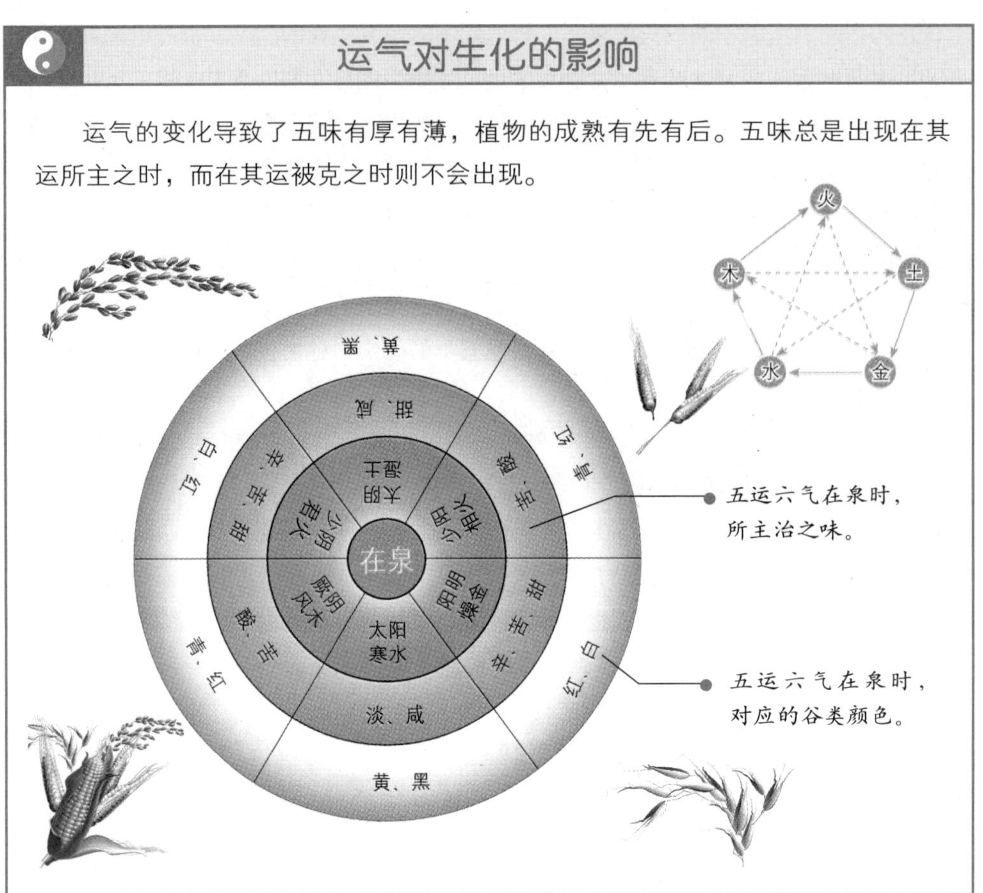

所以辛味也得以生化，而与湿土共同主令。

六气的变化与疾病的治疗

所以说，司天、在泉之气不及所引起的虚证，治疗时应当采用补法，即顺其味而补。司天、在泉之气有余所引起的实证，治疗时应当采用泻法，即逆其味而治。根据疾病所在的部位和寒热之气盛衰的性质来进行调理，所以说无论是从上治、从下治、从内治、从外治等各种治法，使用时总要先探求到六气的太过与不及。还要依据病人的体质，对于身体壮实能够耐受剧烈药物的，就用性味厚且作用峻猛的药物进行治疗，对于身体虚弱不能耐受峻猛药物的，就用性味薄且作用缓和的药物进行治疗，说的就是这个道理。若疾病出现了假象，病气与六气相反，就应当采用反治法进行治疗，病在上的从下治，病在下的从上治，病在中央的从四旁治。治热性病用寒性药，药应当温服；治寒性病用热性药，药应当凉服；治温病用凉性药，药应当冷服；治清冷病用温性药，药应当热服。所以，无论是采用消法、削法、吐法、下法、补法、泻法当中的哪一种方法进行治疗，不分新病、久病，都遵循这个原则。

黄帝问道：如果病在体内，既不饱满也不坚实，时聚时散，针对这类情况应当如何进行治疗呢？岐伯回答说：您问得真详细呀！这种病如果是没有积聚，就应当考虑是内脏发生了病变，从内脏去寻求病因，若属于虚证就施用补法，有病邪的可先用药物驱逐，之后用食物辅助调理，或者用药汤濡洗肌肤，祛除邪气，使内外之气调和，如此病就可以治愈了。

服用药物时应遵循的原则

黄帝问道：对于气味厚且作用峻猛的有毒药物与气味薄且作用缓和的无毒药物，在服用时有一定的遵循规则吗？岐伯回答说：疾病按病程有新久的不同，方剂也相应有大小的区别。无论是有毒药物还是无毒药物，在服用时都遵循以下规则：用毒性大的药物进行治病，当病邪祛除到十分之六时，就应当停药；用毒性一般的药物进行治病，当病邪祛除到十分之七时，就应当停药；用毒性小的药物进行治病，当病邪祛除到十分之

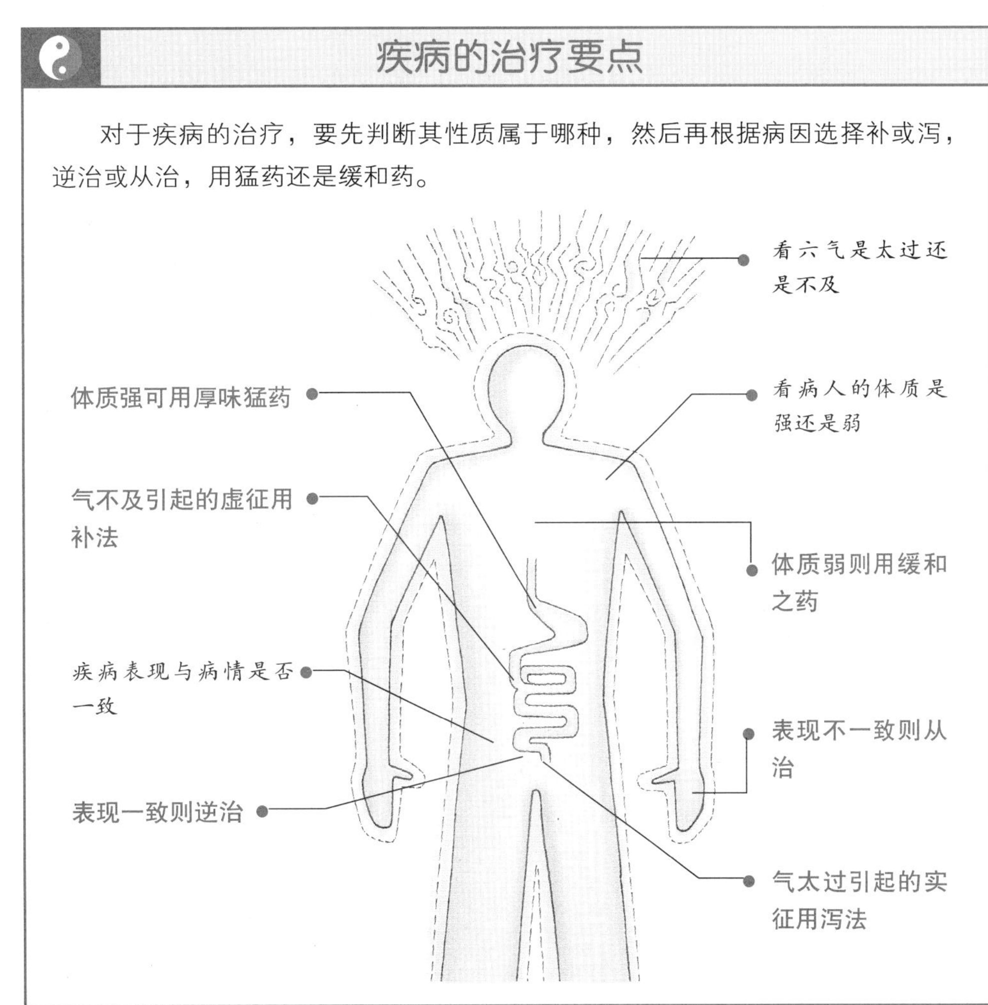

八时，就应当停药；即使是用没有毒性的药物进行治疗，当病邪祛除到十分之九时，也应当停药。以后就用饮食调养身体，但也要注意不能吃得太过，以防伤了人体的正气。假若病邪不能靠饮食调养完全祛除，再按上面所说的给药方法进行治疗。在治疗时，必须首先明确当年岁气是太过还是不及，注意不要违背天人相应的规律。不要用补法去治疗邪气旺盛的疾病，也不要用泻法去治疗正气空虚的疾病，否则会使实邪更盛，正气更虚，给病人带来死亡的灾难。施用补法时，不要招致邪气侵入；施用泻法时，不要外泄人体的正气，否则就会断送病人的性命。

黄帝问道：久病之人，经治疗后，虽然其气血已经调理顺畅了，但仍不能完全恢复健康，病邪已经祛除了，但身体仍很衰弱，应该怎么办呢？岐伯回答说：这是只有圣人才能提出来的问题啊！天地运气主生化的规律，是人力所无法取代的，四时阴阳的变迁，是人力所不能违背的。所以，病人只要经络畅通，血气和顺，不足的正气会慢慢地恢复，要和健康人的养生方法一样，注意调养精神，心平气和地等待时序之气，谨慎地守护人体的真气，不使它受到损耗。如此，病人虚弱的形体就能日益健壮，生气也会慢慢地增长，这就叫圣王。所以《大要》上说，人力不能代替天地的生化，养身千万不可违背四时阴阳的交替次序，必须补养调和，耐心地等待正气的恢复，就是这个意思。黄帝说：讲得好！

服用药物时应遵循的规则

药可以用来治病，但要适可而止，对于不同毒性的药物，要在适当的时候及时停药，否则，就会对人体造成伤害。

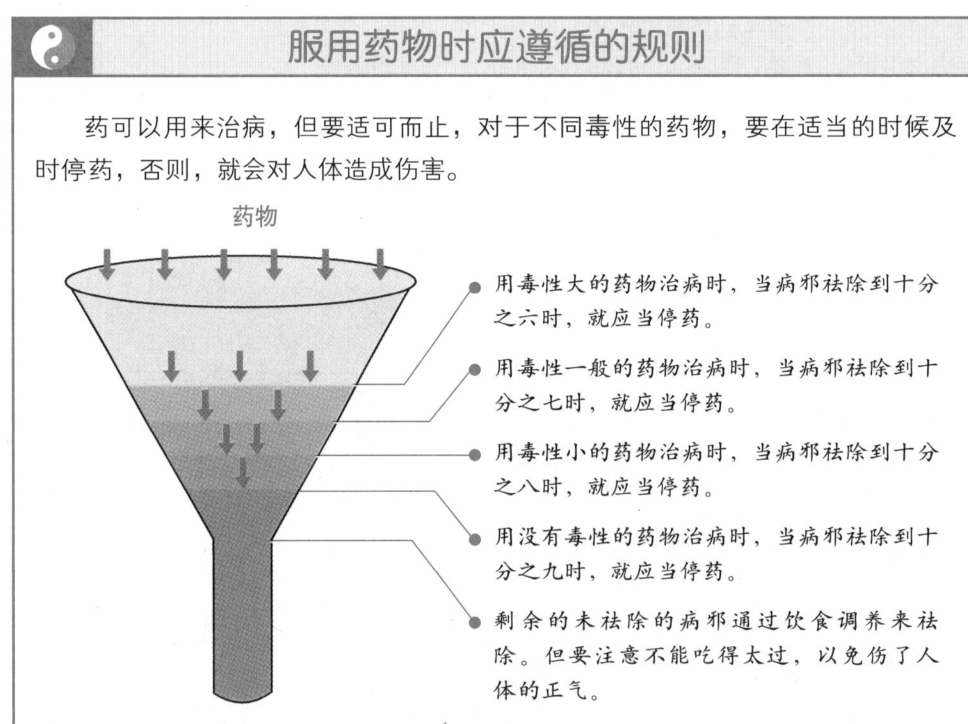

第七十一 六元正纪大论篇

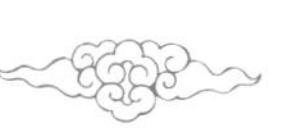

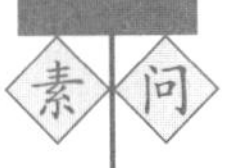

本篇详细论述了五运六气的变化对养生的影响，分析了司天之气和在泉之气的变化规律，讲述了六气司天之年所出现的现象和养生原则、五运之气运行与主岁之年常数的生成和疾病的治疗、五运六气变化时所出现的现象、六气的相互作用和盈虚变化、治疗疾病时的用药原则等。

司天之气和在泉之气的变化规律

黄帝说道：六气的正常变化和异常变化，胜气、复气、邪气和平气之间的关系以及甘、苦、辛、咸、酸、淡化生的先后，我已知道了。五运的气化，或与司天之气相顺，或与司天之气相逆，或从司天之气而逆在泉之气，或从在泉之气而逆司天之气，或客气与主气相顺应，或客气与主气相克制。我不明白这其中的道理，想知道司天之气和在泉之气的变化道理，从而调和五运的气化，使上下相互协调，而不相互损伤，不破坏天地升降的正常规律，使五运的运转不违背其职能。这就要根据具体情况，运用五味来调其逆顺，请您详细地谈一谈。岐伯叩头连续跪拜两次说：您问得真高明啊！这是天地之气变化的纲领和运气变化的本源，如果您不是圣帝，谁能探讨如此高深的道理呢？我虽领会不深，请让我陈述其中的道理，使其永远不灭绝，长期流传。

黄帝说道：希望先生进一步加以推演，使其更加有条理，根据天干、地支的类别和次序，分析六气、司天、在泉所主的部位，分辨出每年中主岁和各部之气，明确司天、中运所属的气数，以及其正化等。岐伯回答说：必须先确立一年的干支，以明确主岁之气，金、木、水、火、土五行的运行之数，风、火、寒、热、燥、湿六气的主从变化，这样自然规律就会比较清楚地体现出来了，人们就可按照这个规律调理气机，阴阳的消长就浅近易知而不迷惑了，也能推算出气运之数了，请让我详尽地说说！

太阳司天之年所出现的现象

黄帝问道：运气情况在太阳司天的年份怎么样？岐伯回答说：太阳司天的年份是辰年和戌年。太阳寒水司天，太阴湿土在泉，如果中运是太过的木运，那么便是壬辰年和壬戌年。木运主风，正常的气化是风鸣繁盛，萌芽发而地脉开；异常变化是暴风震撼，

司天之气和在泉之气的规律

司天之气和在泉之气，总是阴阳相对、上下相交的。其规律是：如阳司天则阴在泉，阴司天则阳在泉。其中少阴与阳明、太阴与太阳、厥阴与少阳，又是相合而轮转的。如厥阴司天，必定是少阳在泉；少阴司天，必定是阳明在泉。司天和在泉的左右方，是司天的左间右间和在泉的左间右间。如此每年有一次转换，六年中就有六个不同的司天在泉之气。

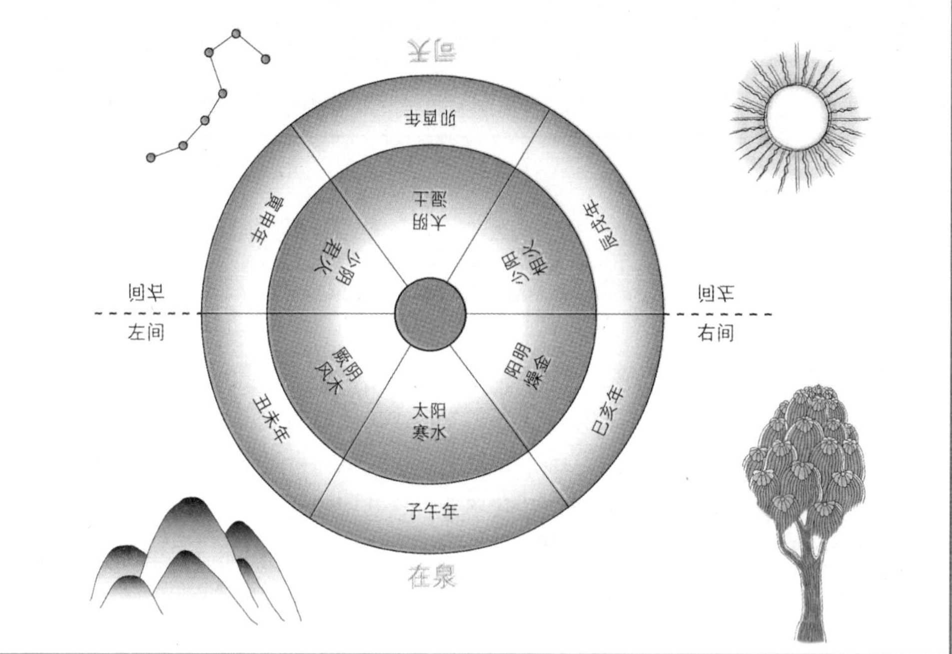

拔树折木。病变是头晕目眩，视物不明，震颤动摇。由于是木运主岁，所以客运和主运相同，初之运是太角，二之运是少徵，三之运是太宫，四之运是少商，终之运是太羽。

太阳寒水司天，太阴湿土在泉，如果中运是太过的火运，那么便是戊辰年和戊戌年，与正徵相同。火运主热，这两年虽然火运太过，但受司天的寒水制约，所以火热之气并不严重，正常气化是气候温和或暑热熏蒸；异常变化是炎暑沸腾。病变是郁热。由于是太过的火运主岁，所以，客运初之运是太徵，二之运是少宫，三之运是太商，四之运是少羽，终之运是太角；主运初之运是少角，二之运是太徵，三之运是少宫，四之运是太商，终之运是少羽。

太阳寒水司天，太阴湿土在泉，如果中运是太过的土运，那么便是甲辰年和甲戌年，这两年既是“岁会”，又是“同天符”。土运主湿，正常的气化是柔和润泽；异常变化是风雷震惊、暴雨骤临。病变是下部湿重。由于是太过的土运主岁，所以，客运初之运是太宫，二之运是少商，三之运是太羽，四之运是少角，终之运是太徵；主运初之运是太角，二之运是少徵，三之运是太宫，四之运是少商，终之运是太羽。

太阳司天之年所出现的现象

太阳寒水司天则太阴湿土在泉，其所主的年份是辰年和戌年，其表现如图所示：

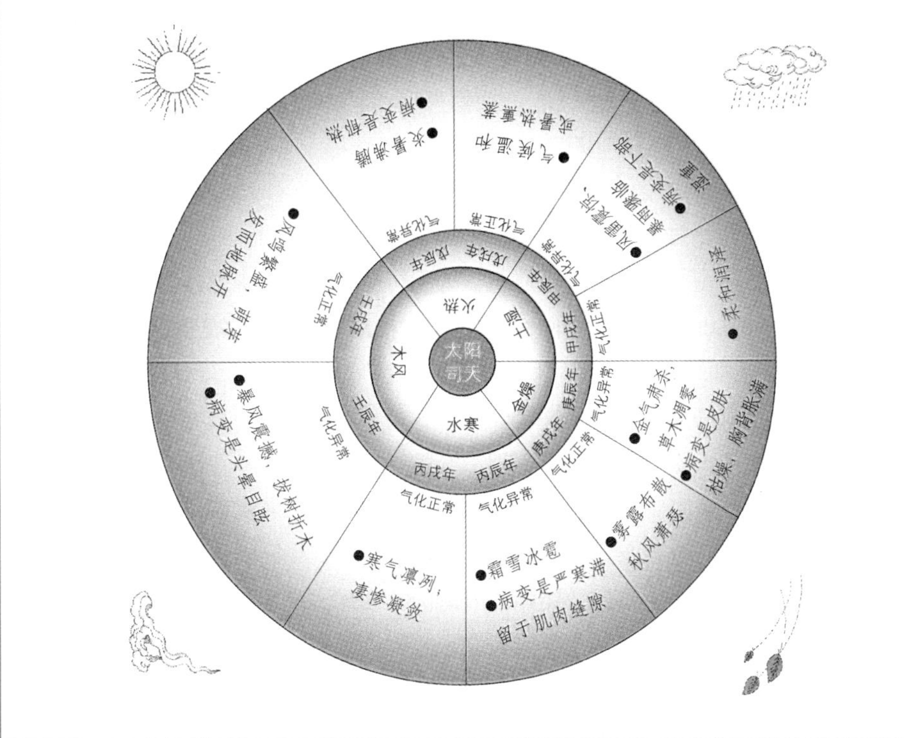

太阳寒水司天，太阴湿土在泉，如果中运为太过的金运，那么便是庚辰年和庚戌年，金运清凉，主燥。正常的气化是雾露布散，秋风萧瑟；异常变化是金气肃杀，草木凋零。病变是枯燥，胸背胀满。由于是太过的金运主岁，所以，客运初之运是太商，二之运是少羽，三之运是太角，四之运是少徵，终之运是太宫；主运初之运是少角，二之运是太徵，三之运是少宫，四之运是太商，终之运是少羽。

太阳寒水司天，太阴湿土在泉，如果中运是太过的水运，那么便是丙辰年和丙戌年，这两年均为"天符年"。水运寒冷，主水。正常的气化是寒气凛冽，凄惨凝敛；异常变化为霜雪冰雹。病变是严寒滞留于肌肉缝隙。由于是太过的水运主岁，所以，客运初之运是太羽，二之运是少角，三之运是太徵，四之运是少宫，终之运是太商。主运初之运是太角，二之运是少徵，三之运是太宫，四之运是少商，终之运是太羽。

太阳司天之年养生原则

凡是太阳寒水司天的辰戌年，其气都太过，六气的气化及五运的运行都先于天时而到来。天气清肃，地气清静，寒冷之气布满太空，阳气失去了正常作用，寒水与湿土共同主事，与天上的辰星、镇星相应，生长的谷物大多数是黑色或黄色的，征象肃杀，作用缓慢，盛行寒冷之气，湖泽中不升起阳热的火焰，火气就会等待时期而发。到少阳主令时，不会降应时的雨水，到达极点时，云雨四散，于是就回到太阴当令，云向北飘移，土湿之气布达，雨水润泽万物，寒气分布在上，少阴雷火动于下，寒湿之气在气交中相持。此时人多患寒湿病，发展为肌肉萎缩、双脚萎弱不能立足、水泻、失血等症状。

辰戌纪年，客气初之气是少阳相火，地气迁移，气候十分温暖，草木提前繁荣。这时人们容易感受疫疠之气，温热病流行，出现身体发热、头痛、呕吐、肌肤疮疡等症状。二之气是阳明燥金当令，大凉之气降临，人感凄凉，草木受到寒凉之气的侵袭，火热之气被寒凉之气所遏，人易出现气郁、腹部胀满等症状，寒气开始形成。三之气是司天的太阳寒水当令，寒气流行，雨水下降。人易患外寒病，体内郁热会出现痈疽、下痢、心中烦热，甚至有神志昏迷、抽搐等症状，如果不及时治疗，会导致死亡。四之气是厥阴风木当令，又因太阴湿土在泉，主司下半年，所以风湿交争，风湿化而为雨，万物因此而长养、变化、成熟。人易有高热、气少、肌肉萎缩、双足萎弱、下痢红白黏液等症状。五之气是少阴君火当令，阳气重新发挥气化作用，少阴君火与在泉的太阴湿土合化，这时草木又开始生长、变化、成熟。人感舒畅无病。终之气是在泉的太阴湿土当令，地气发挥作用，湿气流行，阴气凝聚天空，尘埃昏蒙郊野，人感凄凉不乐，寒风来临，妇人虽能怀孕，但大多数会出现胎损。治疗时，如果想减轻被郁之气，应当首先滋养生化的本源，抑制太过的运气，扶助不胜的脏气。不要让气运太过而产生疾病，并食用与岁气相合的青色、黄色的谷类，来保全人体的真气，避开致病的邪气，安定人体的正气，所以本年内多用苦味药以燥化湿，用甘温药以温里。根据气与运所主气的异同、多少来确立制方原则，气与运都是寒湿，用燥热药以化解寒湿，如果寒湿不同，用燥湿药治疗。气运相同就多用燥热药，不同就少用。用寒药时，应避开寒气主令之时；用凉药时，避开凉气主令之时；用温药时，避开温气主令之时；用热药时，避开热气主令之时。饮食方面也要遵循此原则。气候反常时就不用受这个原则的局限。如果不遵守这些规则，就会产生疾病，所以在确定治法时必须遵循四时之气的具体情况。

阳明司天之年所出现的现象

黄帝说：很好！阳明司天的年份运气情况是怎样的？岐伯回答：阳明司天是卯年和酉年。阳明燥金司天，少阴君火在泉，如果中运是不及的木运，那么便是丁卯（岁会）、丁酉两年，这两年相生的清气与来复的热气相同，上商与正商相同。运是风，相生之气是清气，复气是热气。因为是不及的木运主岁，所以，客运和主运相同，初之运是少角，二

太阳司天之年的养生

自然界的变化是客观的，但是人的养生原则却可以顺应环境的变化而加以调整，下图所示为太阳司天之年自然界的现象和人的养生要点。

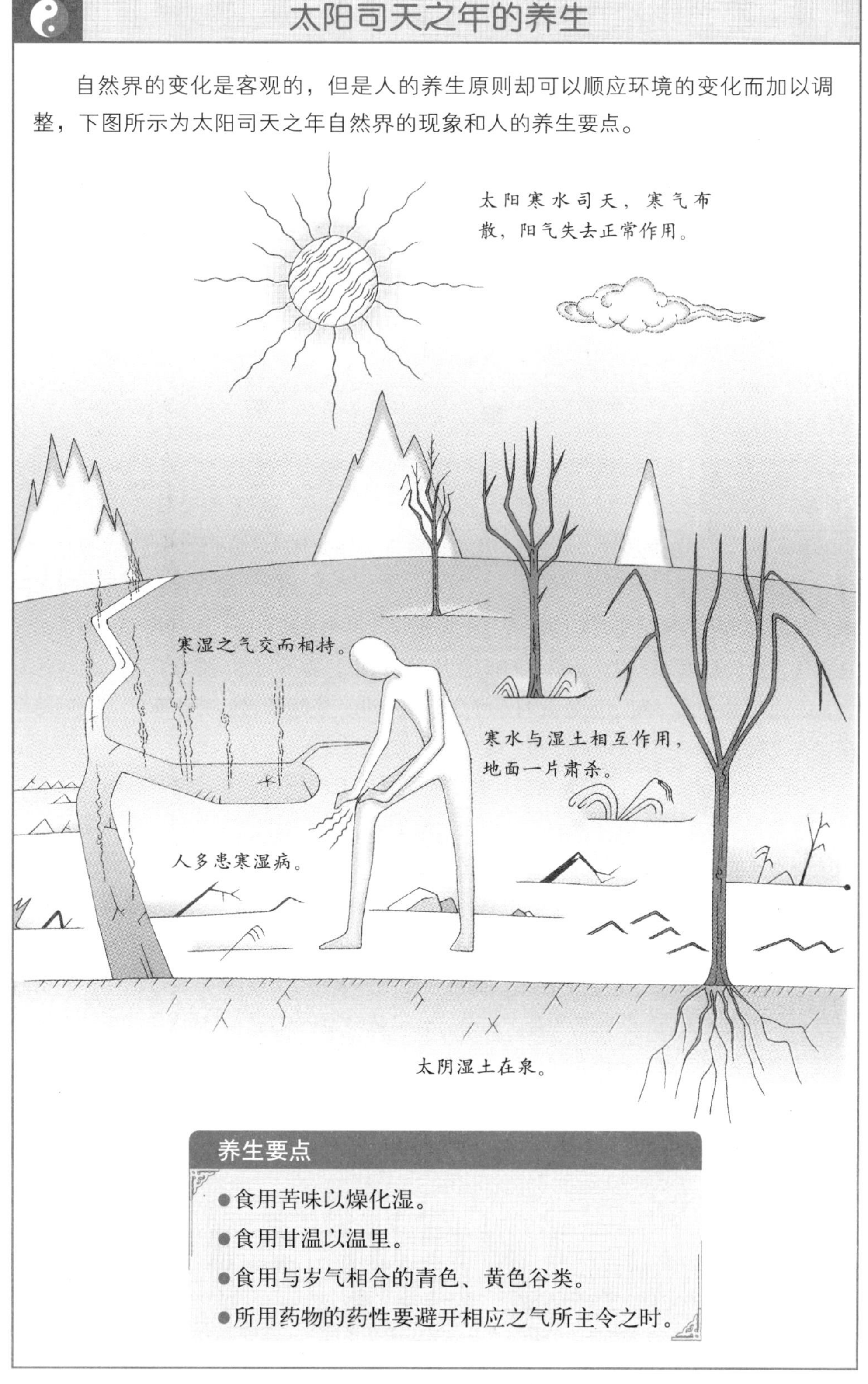

养生要点

- 食用苦味以燥化湿。
- 食用甘温以温里。
- 食用与岁气相合的青色、黄色谷类。
- 所用药物的药性要避开相应之气所主令之时。

阳明司天中运不及之年所出现的现象

阳明燥金司天，少阴君火在泉，所主年份是卯年和酉年。其在该年的表现如图所示：

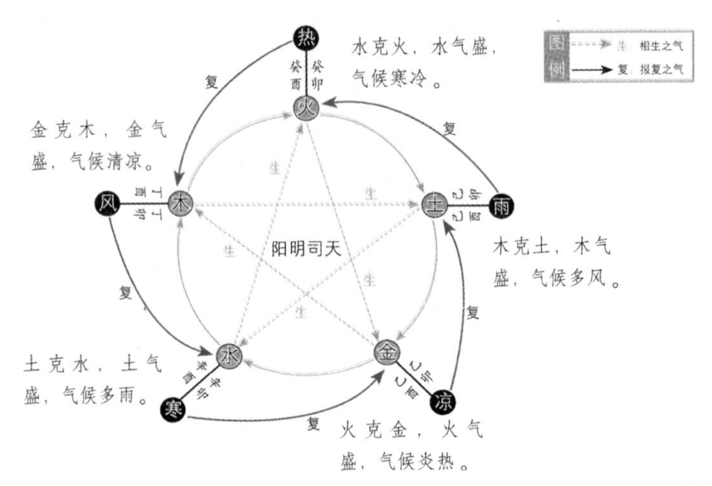

之运是太徵，三之运是少宫，四之运是太商，终之运是少羽。

阳明燥金司天，少阴君火在泉，如果中运是不及的火运，那么便是癸卯、癸酉两年，这两年相生的寒气及来复的雨气（土）相同，也和正商相同。运是热气，相生之气是寒气，复气是雨气。因为是不及的火运主岁，所以，客运初之运是少徵，二之运是太宫，三之运是少商，四之运是太羽，终之运是少角。主运初之运是少商，二之运是少徵，三之运是太宫，四之运是太角，终之运是太羽。

阳明燥金司天，少阴君火在泉，如果中运是不及的土运，那么便是己卯、己酉两年，这两年相生的风气及来复的凉气相同。运是雨气，相生之气是风气，复气是凉气。因为是不及的土运主岁，所以，客运初之运是少宫，二之运是太商，三之运是少羽，四之运是太角，终之运是少徵。主运初之运是少角，二之运是太徵，三之运是少宫，四之运是太商，终之运是少羽。

阳明燥金司天，少阴君火在泉，如果中运是不及的金运，那么便是乙卯、乙酉两年，乙卯年为“天符”，乙酉年是“岁会”，又是“太一天符”。这两年相生的热气及来复的寒气相同，也和正商相同。运是凉气，相生之气是热气，来复之气是寒气。因为是不及的金运主岁，所以，客运的初之运是少商，二之运是太羽，三之运是少角，四之运是太徵，终之运是少宫。主运初之运是太角，二之运是少徵，三之运是太宫，四之运是少商，终之运是太羽。

名词解释

宫、商、角、徵、羽

五音的名称，五音有阴和阳，一变而为十，即太宫、少宫、太商、少商、太角、少角、太徵、少徵、太羽、少羽。用在这里，是表示运气变化的程度。

阳明司天之年的养生

阳明燥金司天，少阴君火在泉，所主年份是卯年和酉年。其在该年的表现如图所示：

阳明司天，炎热酷暑流行。
阳明燥金司天
淳厚的风到来，燥热可以暂时缓和。
人体易出现咳嗽、咽喉阻塞、恶寒发热、战栗、小便不通等症状。
阳明燥金和少阴君火的作用使得万物干燥而坚硬。
少阴君火在泉

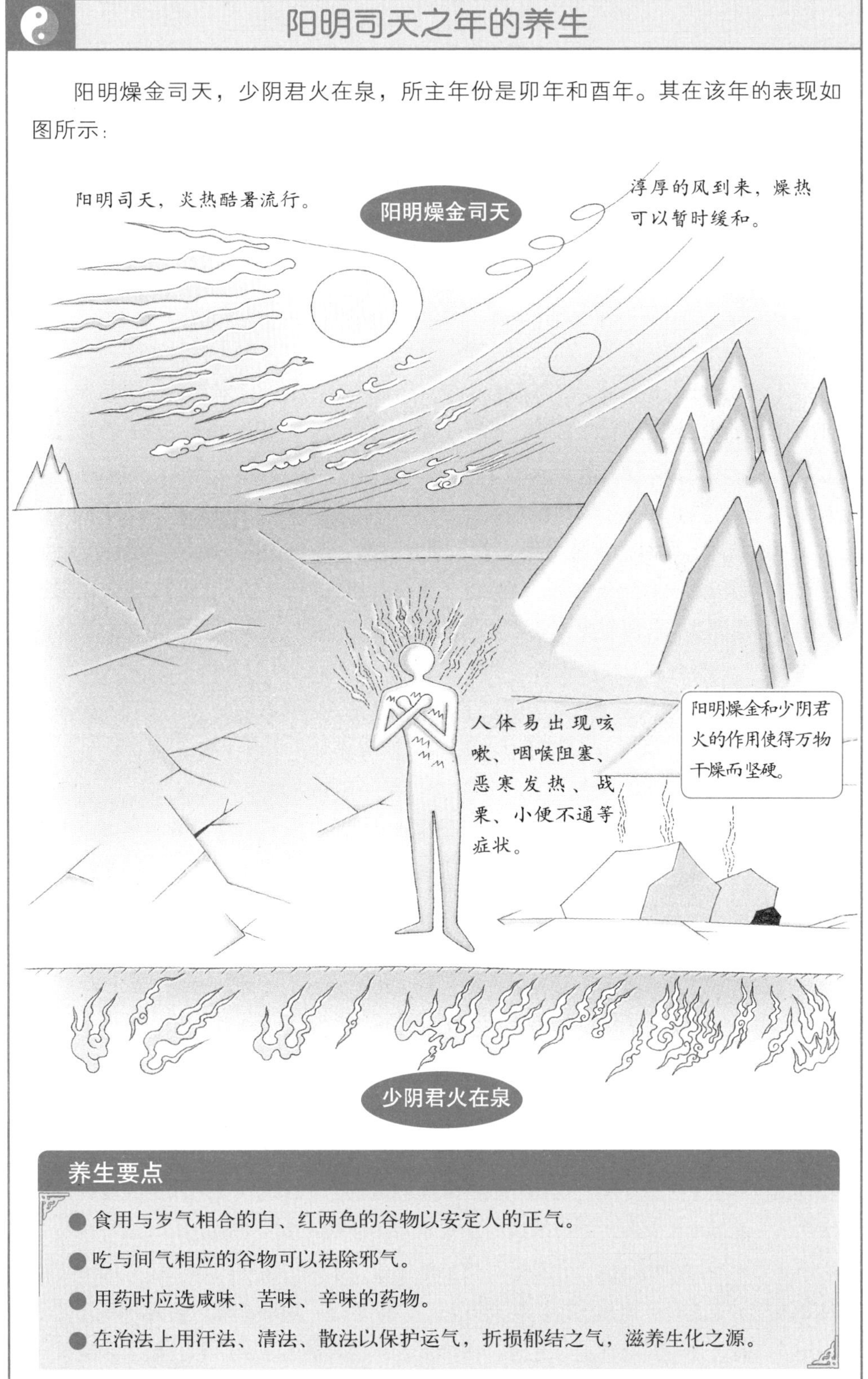

养生要点

- 食用与岁气相合的白、红两色的谷物以安定人的正气。
- 吃与间气相应的谷物可以祛除邪气。
- 用药时应选咸味、苦味、辛味的药物。
- 在治法上用汗法、清法、散法以保护运气，折损郁结之气，滋养生化之源。

阳明燥金司天，少阴君火在泉，如果中运是不及的水运，那么便是辛卯、辛酉两年，这两年相生的雨气（土）及来复风气相同，辛卯年与少宫相同。运是寒气，相生之气是雨气，来复之气是风气。因为是不及的水运主岁，所以，客运初之运是少羽，二之运是太角，三之运是少徵，四之运是太宫，终之运是少商。主运初之运是少角，二之运是太徵，三之运是少宫，四之运是太商，终之运是少羽。

阳明司天之年的养生原则

只要是阳明燥金司天的卯酉年，其气不及，六气的气化及五运的运行都晚于天时而来临。天气迅疾，地气清明，阳气专其令，流行炎热酷暑，万物干燥、坚硬，只有淳厚的风到来，燥热才缓和。风燥之气逆行于岁运，在气交中流行，阳气多，阴气少。云气趋向雨府，土湿之气方可化生敷布，此时干燥达到极点，于是转润泽。相应的是白色、红色的谷类，运不及，所以谷类成熟受了左右过盛的间气。白色的甲虫、羽虫损耗，金与火协同发挥作用，与天上太白星和荧惑星相应。征象急切，作用暴烈。出现蛰藏的虫类，流水不结冰。此时人体易出现咳嗽、咽喉阻塞、恶寒发热、战栗、小便不通等症状。上半年司天的阳明燥金主令，清凉之气先来而且强劲，毛虫死亡。下半年在泉的君火主令，热后而暴，介虫受灾。气温变化急骤，胜气、复气交替发作，正常的气候被扰乱，清凉之气与热气在气交中相持。

卯酉纪年，客气的初之气是太阴湿土，地气迁移，阴气开始凝结，天气开始肃杀，水结冰，寒雨化生，人多出现腹中热、胀满、面目浮肿、嗜睡、流鼻血、打喷嚏、哈欠、呕吐、小便黄赤甚至淋沥等症状。二之气是少阳相火当令，阳气布达，人身心舒畅，万物生长繁荣，流行疠疫。人大多数会突然死亡。三之气是司天的阳明燥金当令，运行清凉之气，燥气、热气相交合，燥气达到极点转湿气到来为润泽。人大多数患寒热病。四之气是太阳寒水当令，时不时降寒雨，人多出现突然倒仆、颤抖、胡言乱语、少气、咽喉干燥、口渴想喝水、心痛、痈肿、疮疡、寒疟、骨软弱、便血等症状。五之气是厥阴风木当令，秋季反而出现春季气候，草木生长繁茂，人气机调和。终之气是在泉的少阴君火当令，阳气布达，气候温和，不潜藏蛰虫，流水不结冰。人安康太平，只是容易患温病。

在上述阳明燥金司天、少阴君火在泉的年份中，应当吃白、红两色的谷物以安定人的正气，吃与间气相应的谷物可以祛除邪气。在用药物治疗时应用咸味、苦味、辛味的药物；在治法上应用汗法、清法、散法以保护运气，不让运气受到邪气的侵袭，折损郁结之气，滋养生化之源。制方的原则是根据寒热轻重的多少来确定的，如果运与气都是热，多采用清凉药物治疗；如果运与气都是寒凉，多采用温热药物治疗。用凉药时，要避开凉气主令之时；用热药时，要避开热气主令之时；用寒药时，要避开寒气主令之时；用温药时，要避开温气主令之时。在饮食方面也要遵循这个原则。如果气候反常，就不必拘泥于这个原则。这是自然的规律，违反了就会扰乱自然法则、阴阳规律。

少阳司天之年所出现的现象

少阳相火司天，厥阴风木在泉，所主的年份是壬寅、壬申两年。这两年，自然界的表现和人类的表现如图所示：

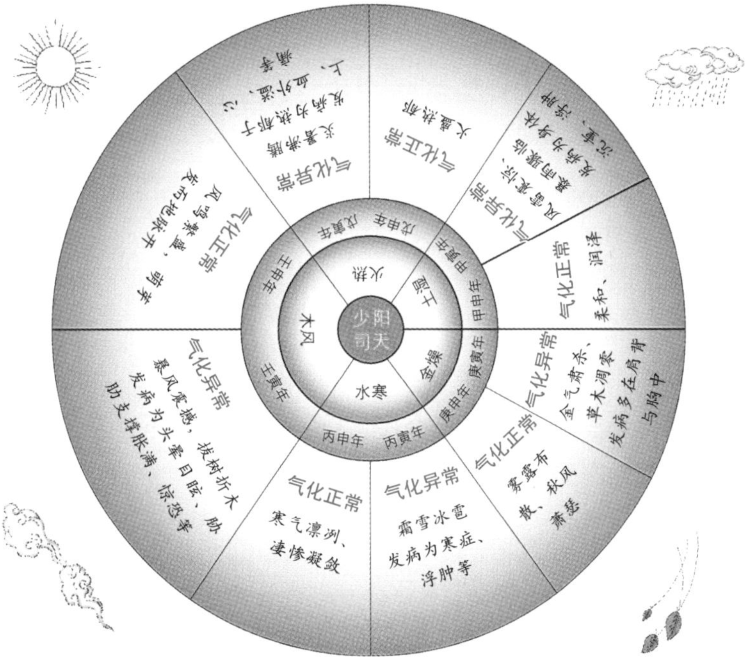

少阳司天之年所出现的现象

黄帝说：很好！少阳司天的年份运气情况是怎样的？岐伯回答说：少阳司天为寅年和申年。

少阳相火司天，厥阴风木在泉，如果中运是太过的木运，那么便是壬寅、壬申两年。运是风气鼓动，正常的气化是风鸣繁盛，萌芽发而地脉开；异常变化是暴风震撼，拔树折木。病变是震颤动摇、头晕目眩、胁肋支撑胀满、惊恐等。因为是太过的木运主岁，所以，客运和主运相同，初之运是太角，二之运是少徵，三之运是太宫，四之运是少商，终之运是太羽。

少阳相火司天，厥阴风木在泉，如果中运是太过的火运，那么便是戊寅、戊申两年，这两年均是“天符”。火运暑热，正常气化是火盛热郁，异常变化是炎暑沸腾，病变是热郁于上、血外溢、血泄、心痛等。因为是太过的火运主岁，所以，客运初之运是太徵，二之运是少宫，三之运是太商，四之运是少羽，终之运是太角。主运初之运是少角，二之运是太徵，三之运是少宫，四之运是太商，终之运是少羽。

少阳相火司天，厥阴风木在泉，如果中运是太过的土运，那么便是甲寅、甲申两年。运是阴雨，正常的气化是柔和、润泽，异常变化是风雷震惊、暴雨骤临，病变是身体沉重、浮肿、痞满、水饮等。因为是太过的土运主岁，所以，客运初之运是太宫，二之运是少商，三之运是太羽，四之运是少角，终之运是太徵。主运初之运是太角，二之运是少徵，三之运是太宫，四之运是少商，终之运是太羽。

少阳相火司天，厥阴风木在泉，如果中运是太过的金运，那么便是庚寅、庚申两年。正常的气化是雾露布散、秋风萧瑟，异常变化是金气肃杀、草木凋零，病变多在肩

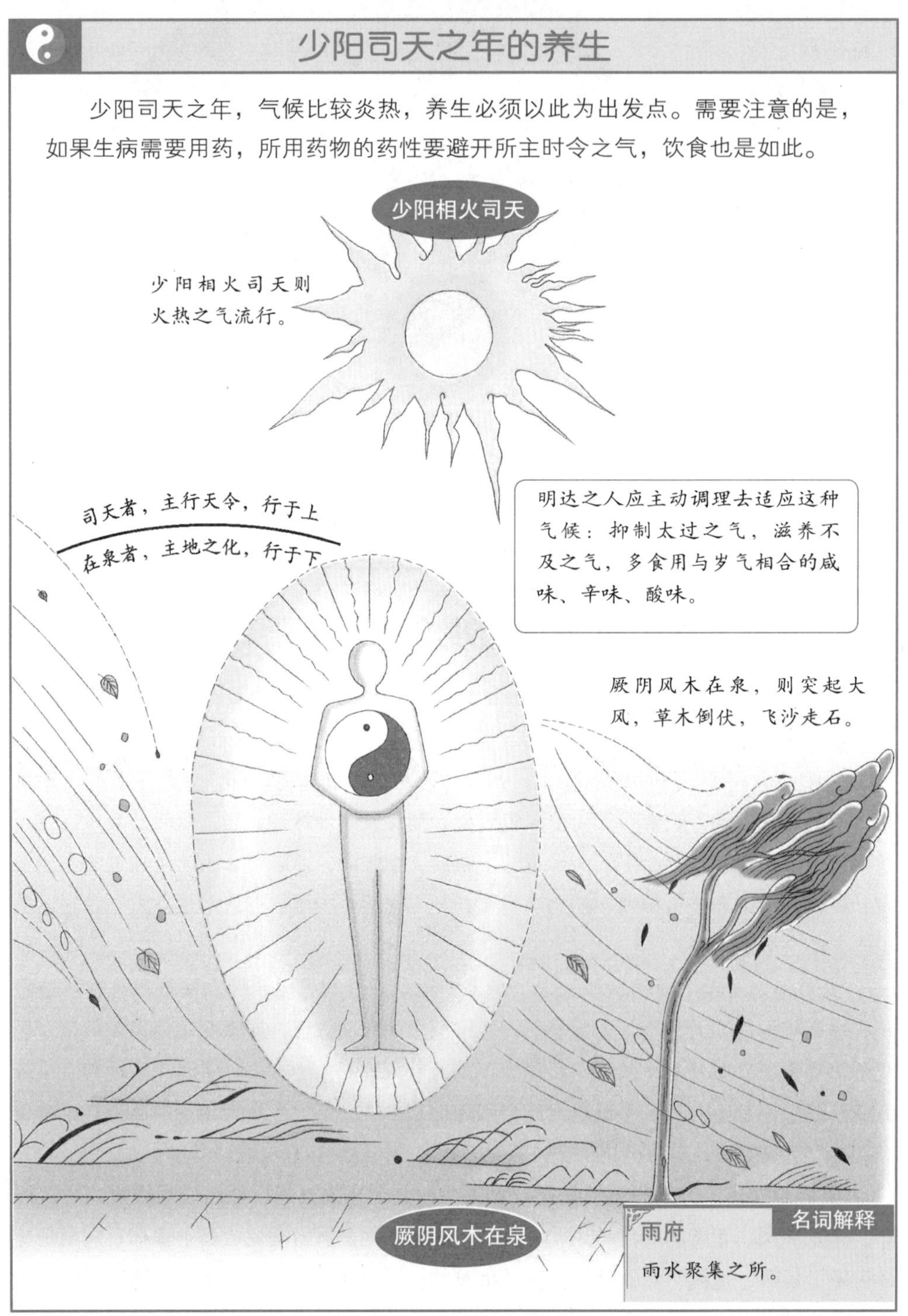

背与胸中。因为是太过的金运主岁，所以，客运初之运是太商，二之运是少羽，三之运是太角，四之运是少徵，终之运是太宫。主运初之运是少角，二之运是太徵，三之运是少宫，四之运是太商，终之运是少羽。

少阳相火司天，厥阴风木在泉，如果中运是太过的水运，那么便是丙寅、丙申两年。水运寒冷，正常的气化是寒气凛冽、凄惨凝敛，异常变化是霜雪冰雹，病变是寒证、浮肿。因为是太过的水运主岁，所以，客运初之运是太羽，二之运是少角，三之运是太徵，四之运是少宫，终之运是太商。主运初之运是太角，二之运是少徵，三之运是太宫，四之运是少商，终之运是太羽。

少阳司天之年的养生原则

只要是少阳相火司天的寅申年，气太过，六气的气化及五运的运行都先于天时而来临。得天地之正，厥阴风木在泉，扰动地气，突起大风，草木倒伏，飞沙走石，火热之气流行，阴气运行，阳气施化，雨应时而来，木火相生，协调发挥作用，与天上的荧惑星、岁星相应。生长多为红色、青色的谷物，征象严厉，作用扰动，所以风热之气布达，云飞雾腾，太阴湿土逆行气交之中，寒气时常降临，寒凉雨气随之降落。这时人多出现内寒的疾病，体外多生疮疡，内为腹泻胀满，明达的人遇到这种情况，就主动地加以调理而适应，寒热之气反复发作，人就会出现寒热疟疾、腹泻、耳聋、眼睛看不清东西、呕吐、上部瘀滞肿胀、颜色改变等症状。

寅申纪年，客气初之气是少阴君火，地气迁移，风气胜的时候，草木摇动不宁，寒气消散，气候温暖，草木提前繁荣，即使是有寒潮到来，也很难损伤其姿容。这时温热病产生，人多出现上部气郁、出血、目赤、咳嗽气逆、头痛、血崩、胁肋胀满、肌肤生疮等症状。二之气太阴湿土当令，主气的君火被湿土所郁，白色尘埃四起，云气趋向雨府，风气不能胜湿土之气，细雨零落，人安康，热气郁结于上。因此出现咳嗽气逆、呕吐、胸部生疮、咽喉疼痛、头痛、身体发热、昏聩、脓疮等症状。三之气与司天的少阳相火相合，暑热到来，主客之气都是少阳相火主事，不降雨水。人易患里热病，出现耳聋、目不明、出血、肌肤生脓疮、咳嗽、呕吐、鼻出血、口渴、打喷嚏、哈欠、喉中痹阻、目赤等症状，而且容易突然死亡。四之气阳明燥金当令，凉气来临，并且时而有暑热之气相间，下降白露。人平安无事，如果发病，多为腹满身重。五之气为太阳寒水当令，阳气消散，降临寒气，汗孔收闭，高大挺拔的树木枝叶凋零。人避开寒气，富人居于密室之中。终之气为在泉的厥阴风木当令，地气居于正位，风气来临，万物反而发生，流行雾气。人易患应当关闭而反不能禁止的病证，出现心痛、阳气不潜藏、咳嗽等症状。治疗时，当抑制太过的运气，滋养不及之气，折损郁结之气，先扶助生化之源，这样运气太过的情况不会产生，各类疾病就不会形成。本年内适宜于用咸味、辛味、酸味药物治疗，在治疗时应当用渗泄、浴渍、发散的方法，根据气的寒温情况，以调治太过。如果中运与岁气风热相同，多用寒凉药；如果中运与岁气风热不相同，就少用寒凉药。用热药，要避开热气主令之时；用温药，要避开温气主令之时；用寒药，要避开寒气主令之时；用凉药，要避开凉气主令之时。饮食调养也要遵循这个原则。这样的自然规律，如气候反常，就不拘泥于这个法则，但违反这个原则，是疾病形成的基本原因。

太阴司天之年所出现的现象

黄帝说：很好！太阴司天的年份运气情况是怎样的？岐伯回答说：太阴司天为丑年和未年。

太阴湿土司天，太阳寒水在泉，如果中运是不及的木运，那么便是丁丑、丁未两年。这两年相生的清气和来复的热气相同，与正宫也相同。木运是风气，相生之气是清气，复气是热气。因为是不及的木运主岁，所以客运和主运相同，初之运是少角，二之运是太徵，三之运是少宫，四之运是太商，终之运是少羽。

太阴湿土司天，太阳寒水在泉，如果中运是不及的火运，那么便是癸丑、癸未两年。这两年相生的寒气和来复的雨气（土）相同。火运是热气，相生之气是寒气，复气是雨气。因为是不及的火运主岁，所以客运初之运为少徵，二之运是太宫，三之运是少商，四之运是太羽，终之运是少角。主运初之运是太角，二之运是少徵，三之运是太宫，四之运是少商，终之运是太羽。

太阴湿土司天，太阳寒水在泉，如果中运是不及的土运，那么便是己丑、己未两年。这两年都是“太一天符”，相生的风气和来复的清气相同，也和正宫相同。运是雨

太阴司天中运不及之年所出现的现象

太阴湿土司天，太阳寒水在泉，其所主的年份为丑年和未年。下图所示为太阴湿土司天中运不及之年所出现的现象。

太阴司天
热 火 风 木 雨 土 水 寒 金 凉
生 复
癸未 癸丑 丁未 丁丑 己丑 己未 辛未 辛丑 乙丑 乙未
火不及，水气盛，土之气来复。
木不及，金气盛，火热之气来复。
土不及，木气盛，金凉之气来复。
水不及，土气盛，风木之气来复。
金不及，火气盛，水寒之气来复。

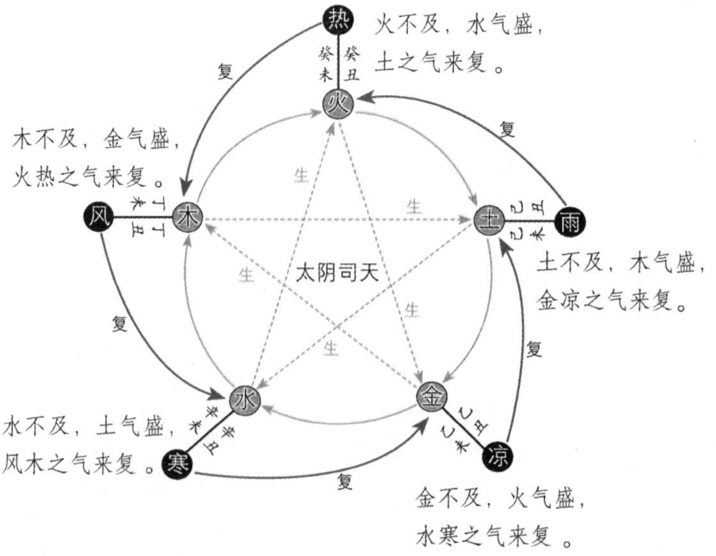

气（土），相生的是风气，来复的气是清气。因为是不及的土运主岁，所以客运初之运是少宫，二之运是太商，三之运是少羽，四之运是太角，终之运是少徵。主运初之运是少角，二之运是太徵，三之运是少宫，四之运是太商，终之运是少羽。

太阴湿土司天，太阳寒水在泉，如果中运是不及的金运，那么便是乙丑、乙未两年。这两年相生的火热之气和来复的寒气相同。金运是凉气，相生是火热之气，复气是寒气。因为是不及的金运主岁，所以客运初之运是少商，二之运是太羽，三之运是少角，四之运是太徵，终之运是少宫。主运初之运是太角，二之运是少徵，三之运是太宫，四之运是少商，终之运是太羽。

太阴湿土司天，太阳寒水在泉，如果中运是不及的水运，那么便是辛丑、辛未两年，这两年都是“同岁会”，相生的雨气（土）和来复的风气相同，也和正宫同。水运是寒气，相生的气是雨气，复气是风气。因为是不及的水运主岁，所以客运初之运是少羽，二之运是太角，三之运是少徵，四之运是太宫，终之运是少商。主运初之运是少角，二之运是太徵，三之运是少宫，四之运是太商，终之运是少羽。

太阴司天之年的养生原则

只要是太阴湿土司天的丑未年，其气不及，六气的气化和五运的运行都晚于天时来临。阴气独擅其事，阳气退避，时常刮大风，天气下降于地，地气上腾于天，大地昏蒙，白色尘埃四起，云气向南，经常降寒雨，立秋之后万物才能成熟。这时人容易出现寒湿、腹部胀满、肢体肿胀、浮肿、气逆、寒厥、筋脉拘急等症状。司天的湿气和在泉的寒气协同，于是天空飘散着黄黑色的尘埃，天空昏暗，在气交中流动。与天上的镇星、辰星相应。征象严肃，作用主寂静。多生长成黄色、黑色谷物，上凝结阴湿之气，下积留水寒之气，寒水之气胜过火，就会有冰雹出现，阳气的正常作用不能发挥，阴寒肃杀之气流行。因此运太过的年份，适宜在高处种植作物；运不及的年份，适宜在低处种植谷物。有余的年份适宜晚种；不及的年份适宜早种。所以种植时不仅要考虑土地的利弊，还要考虑气候的化育。人体内的气也与此相同，间谷的成熟是借助了太过的间气。

丑未纪年，客气初之气是厥阴风木，地气迁移，寒气消散，春气来临，春风和畅，生气四布，万物欣欣向荣，人心舒畅，风与湿相搏，不能及时降落雨水，人多出现出血、筋脉拘急强直、关节不利、身体沉重、筋骨痿弱无力等症状。二之气是少阴君火，火得以正化，万物得以化育，人安和。容易大肆流行温热和疠疫病，各地患者的病状几乎相同。湿热蒸腾相迫，雨才能降。三之气是司天的太阴湿土，湿气下降，地气上腾，应时的雨水下落，之后寒气来临。因为感受寒湿之气，所以人大多数出现身体沉重、浮肿、胸腹胀满等症状。四之气是少阳相火，凌驾于主气的湿土之上，湿热熏蒸，地气上升，地气与天气阻隔不通，早晚寒风吹动，蒸腾的热气与湿气相迫，雾露凝聚于草木之上，水湿之气不流动，白露暗暗四布，于是秋季的气候形成。人大多出现体表发热、突

太阴司天之年的养生

太阴司天之年为气运不及之年，养生要以扶助阳气为原则，在饮食和治疗方法的选择上也要注意与岁气相合。

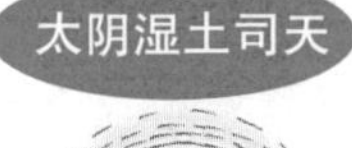

太阴湿土司天，阳气退避。

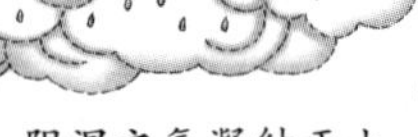

阴湿之气凝结于上。

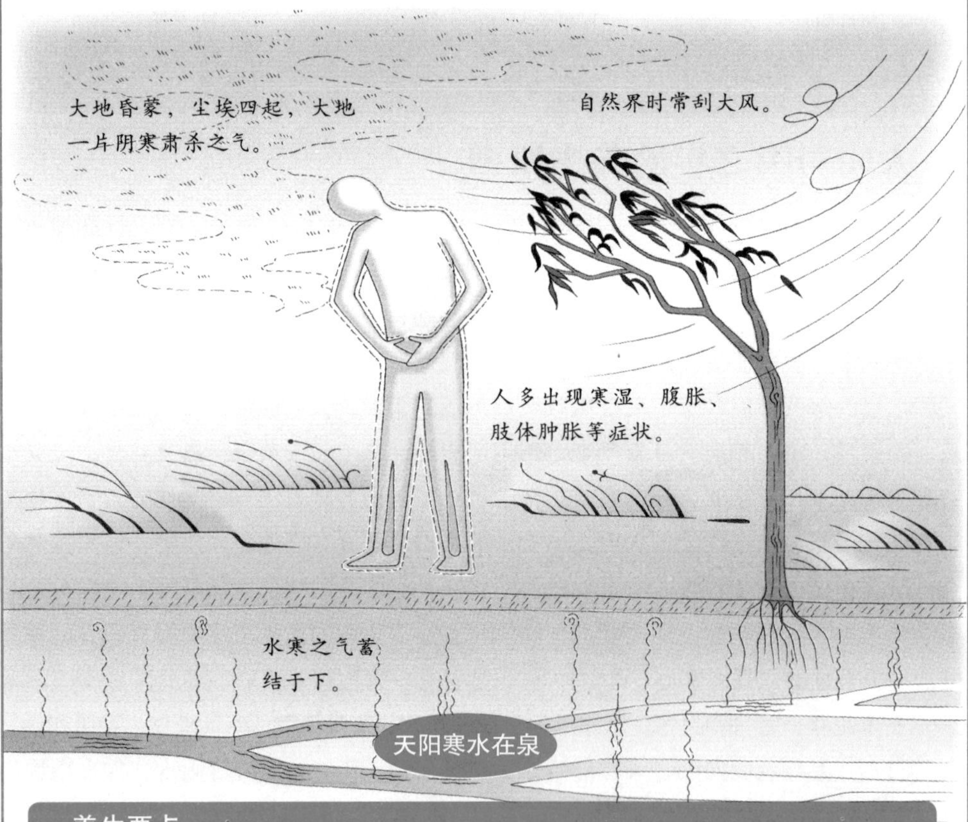

养生要点

- 原则：扶助阳气，以抵抗寒气。
- 食用与岁气相合的黄、黑色谷物来保全真气，食用与间气相合的谷物来保养精气。
- 治疗方法选择燥法、温法；病情重时，可用发汗法、渗泄法。用药多选择苦味药。

然出血、心腹部发热、胀满，甚至浮肿等症状。五之气是阳明燥金，流行凄惨寒凉之气，寒露下降，提前降大霜，草木枯落凋零，寒气侵袭人体，明达的人居于密室之中。人容易患皮肤肌腠部位疾病。终之气是在泉的太阳寒水，大起寒气，大化湿气，积聚严霜，凝结阴气，水结成坚硬的冰块，阳气不能发挥作用。受了寒气，人容易出现关节僵硬、腰椎疼痛等症状，这些都是寒湿邪气停留在气交之中而导致的疾病。

治疗时必须先损耗郁积之气，取不胜之气的生化之源，增益不足的岁气，不使邪气过盛。为保全真气食用岁气的谷物，为保养精气食用间气的谷物，所以用药时应用苦味的药物。在治疗方法上，应用燥法、温法；病情重时，可用发汗法、渗泄法。如果不用发汗、渗泄等法治疗，湿气会流溢在外，使肌肉溃烂、皮肤伤损，导致血水不断外流。此时要扶助阳气，以抵抗寒气。根据运和气属性的异同，确定药量的轻重。如果运和气同属寒，就用热药治疗；同属湿，就用燥药治疗。不同的少用，相同的多用。用凉药时，要避开凉气主令之时；用寒药时，要避开寒气主令之时；用温药时，要避开温气主令之时；用热药时，要避开热气主令之时。饮食调养也要遵循这个原则，如果出现一些反常的气候，就不必拘泥于这个法则了。这是自然规律，违反了就会生病。

少阴司天之年所出现的现象

黄帝说：很好！少阴司天的年份运气的情况是怎样的？岐伯回答说：少阴司天为子年和午年。

少阴君火司天，阳明燥金在泉，如果中运是太过的木运，那么便是壬子、壬午两年。木运是风气鼓动，正常的气化是风鸣繁盛，萌芽发而地脉开，异常变化是暴风震撼，拔树折木，病变是胸部支撑胀满。因为是太过的木运主岁，所以，客运和主运相同，初之运是太角，二之运是少徵，三之运是太宫，四之运是少商，终之运是太羽。

少阴君火司天，阳明燥金在泉，如果中运是太过的火运，那么便是戊子、戊午两年。戊子年是“天符”，戊午年是“太一天符”。火运是暑热，正常气化是炎热郁结，异常变化是炎暑沸腾，病变是上热、血外溢而致的吐血、衄血等。因为是太过的火运主岁，所以，客运初之运是太徵，二之运是少宫，三之运是太商，四之运是少羽，终之运是太角。主运的初之运是少角，二之运是少徵，三之运是太宫，四之运是少商，终之运是太羽。

少阴君火司天，阳明燥金在泉，如果中运是太过的土运，那么便是甲子、甲午两年。土运是阴雨，正常气化是柔和润泽，异常变化是风雷震惊，暴雨骤临，病变是腹中胀满、身体沉重。因为是太过的土运主岁，所以，客运初之运是太宫，二之运是少商，三之运是太羽，四之运是少角，终之运是太徵。主运初之运是太角，二之运是少徵，三之运是太宫，四之运是少商，终之运是太羽。

少阴君火司天，阳明燥金在泉，如果中运是太过的金运，那么便是庚子、庚午两年。这两年都是“同天符”，也和正商同。金运清凉迅疾，正常气化是雾露萧瑟，异常变化是金气肃杀，草木凋零，病是下部清冷。因为是太过的金运主岁，所以，客运初之运是太商，二之运是少羽，三之运是太角，四之运是少徵，终之运是太宫。主运初之运是少角，二之运是太徵，三之运是少宫，四之运是太商，终之运是少羽。

少阴君火司天，阳明燥金在泉，如果中运是太过的水运，那么便是丙子、丙午两年。丙子年是“岁会”。水运是寒冷，正常的气化是寒气凛冽，凄惨凝敛，异常变化是霜雪冰雹，病变是下部寒症。因为是太过的水运主岁，所以，客运初之运是太羽，二之运是少角，三之运是太徵，四之运是少宫，终之运是太商。主运初之运是太角，二之运是少徵，三之运是太宫，四之运是少商，终之运是太羽。

少阴司天之年的养生原则

只要是少阴君火司天的子午年，气太过，六气的气化和五运的运行都先于天时降临。地气清肃，天气明朗，寒暑相交，燥热相加，金气和火气协调为用，与天上的荧惑星、太白星相应。特征是光亮明曜，作用急切，多生长红色、白色的谷物，水火寒热之气相持在气交中而生病。开始时，热性病发生在上部，寒性病发生在下部，后寒热二气相互凌犯，争持到中部。人大多出现咳嗽、气喘、吐血、衄血、便血、鼻塞、打喷嚏、目赤、眼角生疮、寒气入胃、心痛、腰痛、腹部胀大、咽喉干燥、上部肿等病证。

少阴司天之年所出现的现象

少阴司天之年，阳明燥金在泉，其所主年份为子年和午年。在这些年份所出现的现象如表所示：

<table>
<tr><td rowspan="10">少阳司天</td><td rowspan="2">木风</td><td>壬子年</td><td>气化正常</td><td>风鸣繁盛，萌芽发而地脉开</td></tr>
<tr><td>壬午年</td><td>气化异常</td><td>暴风震撼，拔树折木
发病：胸部支撑胀满</td></tr>
<tr><td rowspan="2">火热</td><td>戊子年</td><td>气化正常</td><td>炎热郁结</td></tr>
<tr><td>戊午年</td><td>气化异常</td><td>炎暑沸腾
发病：上热、血外溢而致的吐血、衄血等</td></tr>
<tr><td rowspan="2">土湿</td><td>甲子年</td><td>气化正常</td><td>柔和润泽</td></tr>
<tr><td>甲午年</td><td>气化异常</td><td>风雷震惊，暴雨骤临
发病：腹中胀满、身体沉重</td></tr>
<tr><td rowspan="2">金燥</td><td>庚子年</td><td>气化正常</td><td>雾露萧瑟</td></tr>
<tr><td>庚午年</td><td>气化异常</td><td>金气肃杀，草木凋零
发病：下部清冷</td></tr>
<tr><td rowspan="2">水寒</td><td>丙子年</td><td>气化正常</td><td>寒气凛冽、凄惨凝敛</td></tr>
<tr><td>丙午年</td><td>气化异常</td><td>霜雪冰雹
发病：下部出现寒病</td></tr>
</table>

子午纪年，客气初之气是太阳寒水，地气迁移，燥气消散，寒气产生，蛰虫潜藏，水结冰，降寒霜，风气产生，春阳之气被寒所郁，人会居住在密闭的房中避寒。病大多数是关节僵硬，腰、臀部疼痛，当炎热来临时，里外都生疮疡。二之气是厥阴风木，开始布达阳气，风气运行，春气施化，万物繁荣，寒气时常来临，人安和。如果有疾病，多是小便不畅且涩痛、两目红赤、视物不清、气郁结于上而发热。三之气是司天的少阴君火，流行火热之气，万物繁茂艳丽，时而有寒邪侵袭。人容易出现气逆、心痛、寒热交替发作、咳嗽、喘气、目赤等症状。四之气是太阴湿土，暑湿来临，常降大雨，寒热交互产生。人多出现寒热、咽喉干燥、黄疸、鼻衄、水饮等病证。五之气是少阳相火，少阳相火降临，产生暑气，阳气化生，万物复生并生长繁荣，人安康。如果发病，多数是温热性疾病。终之气是在泉的阳明燥金，流行燥气，余热阻塞于内，于是肿现上部，出现咳嗽、气喘，甚至出现吐血、衄血等症状。寒气常兴起，云雾迷漫。这时疾病多生于皮肤肌腠，内停留于胁肋，向下连于小腹部而形成内寒性疾病。到终之气末，在泉之气就要更换了。

治疗时必须抑制太过的运气，滋养岁气所胜之气，折损郁结之气，先开发不胜之气的化源，不要使这些突然太过而生病，为保全其真气食用和岁气相应的谷物，为祛除邪气食用和间气相应的谷物。用药方面，为调其上用咸味药软坚，甚至为发泄用苦味药，为安其下用酸味药收敛，甚至为泻下还可以用苦味药。根据运气属性的不同，制定用药的多少。中运和司天之气都热者，用寒凉药清化；中运和在泉之气都凉者，用温药热化。用热药，要避开热气主令之时；用凉药，要避开凉气主令之时；用温药，要避开温气主令之时；用寒药，要避开寒气主令之时。饮食调养也要遵循这一原则。气候反常时，就不必拘泥于这个原则，这是自然规律，违反了，就会生病。

厥阴司天之年所出现的现象

黄帝说：很好！厥阴司天年份的运气的情况是怎样的？岐伯回答说：厥阴司天是巳年、亥年。

厥阴风木司天，少阳相火在泉，如果中运是不及的木运，那么便是丁巳年和丁亥年，这两年都是“天符”，相生的清气和来复的热气相同，同正角。木运是风，相生的气是清气，复气是热气。因为是不及的木运主岁，所以，客运和主运相同，初之运是少角，二之运是太徵，三之运是少宫，四之运是太商，终之运是少羽。

厥阴风木司天，少阳相火在泉，如果中运是不及的火运，那么便是癸巳年和癸亥年。这两年都是“岁会”，相生的寒气和来复的雨气相同。火运是热，相生的气是寒气，复气是雨气。因为是不及的火运主岁，所以，客运初之运是少徵，二之运是太宫，三之运是少商，四之运是太羽，终之运是少角。主运初之运是太角，二之运是少徵，三之运是太宫，四之运是少商，终之运是太羽。

厥阴风木司天，少阳相火在泉，如果中运为不及的土运，那么便是己巳年和己亥

少阴司天之年的养生

少阴司天之年，为气运太过之年，人发病主要在中部。养生要以保全真气为原则，食用与岁气相合的食物，在药物的选择方面主要用泻药。

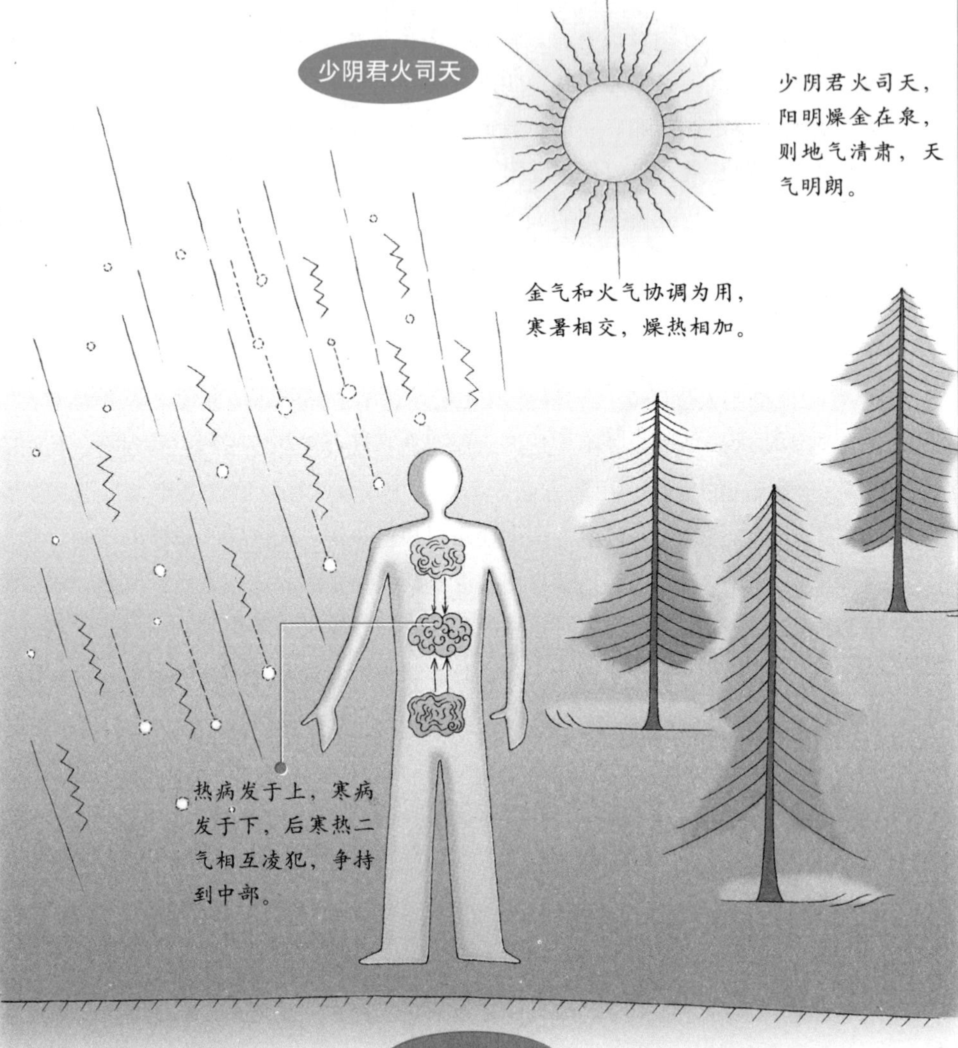

养生要点

- 食用与岁气相合的红、白色谷物保全真气。
- 食用与间气相合的谷类祛除邪气。
- 用药方面，为调其上用咸味药软坚，为发泄用苦味药；为安其下，用酸味药收敛，为泻下，用苦味药。

年，这两年相生的风气和来复的清气相同，同正角。运是雨气，相生的气是风气，复气是清气。因为是不及的土运主岁，所以，客运初之运是少宫，二之运是太商，三之运是少羽，四之运是太角，终之运是少徵。主运初之运是少角，二之运是太徵，三之运是少宫，四之运是太商，终之运是少羽。

厥阴风木司天，少阳相火在泉，如果中运是不及的金运，那么便是乙巳和乙亥两年，这两年相生的热气和来复的寒气相同，同正角。金运是凉，相生的气是热气，复气是寒气。因为是不及的金运主岁，所以，客运初之运是少商，二之运是太羽，三之运是少角，四之运是太徵，终之运是少宫。主运初之运是太角，二之运是少徵，三之运是太宫，四之运是少商，终之运是太羽。

厥阴风木司天，少阳相火在泉，如果中运是不及的水运，那么便是辛巳和辛亥两年，这两年相生的雨气和来复的风气相同。水运是寒，相生的气是雨气，复气是风气。因为是不及的水运主岁，所以，客运初之运是少羽，二之运是太角，三之运是少徵，四之运是太宫，终之运是少商。主运初之运是少角，二之运是太徵，三之运是少宫，四之运是太商，终之运是少羽。

厥阴司天之年的养生原则

只要是厥阴风木司天的己亥年，气不及，六气的气化和五运的运行都晚于天时而来临。只要属平气之年，气化运行和天时相同。司天之气扰动，在泉之气正化，司天的

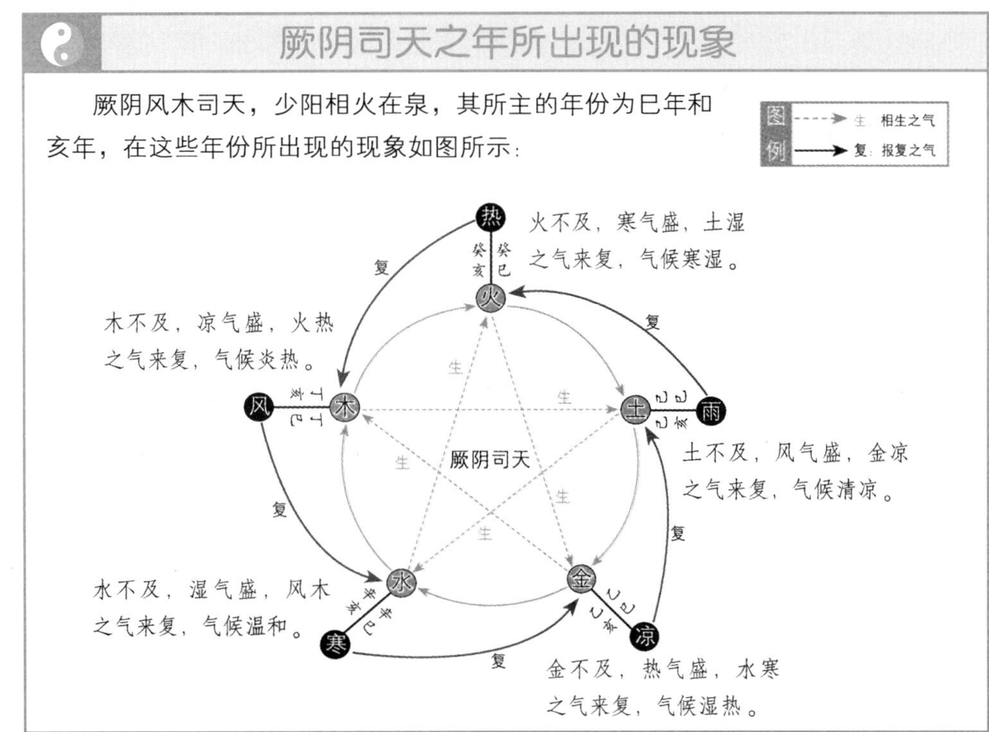

厥阴司天之年的养生

厥阴司天为中运不及之年，疾病多发生在中部。养生要以扶助不足之气、抑制太过之气为原则，食用与岁气相合的食物。

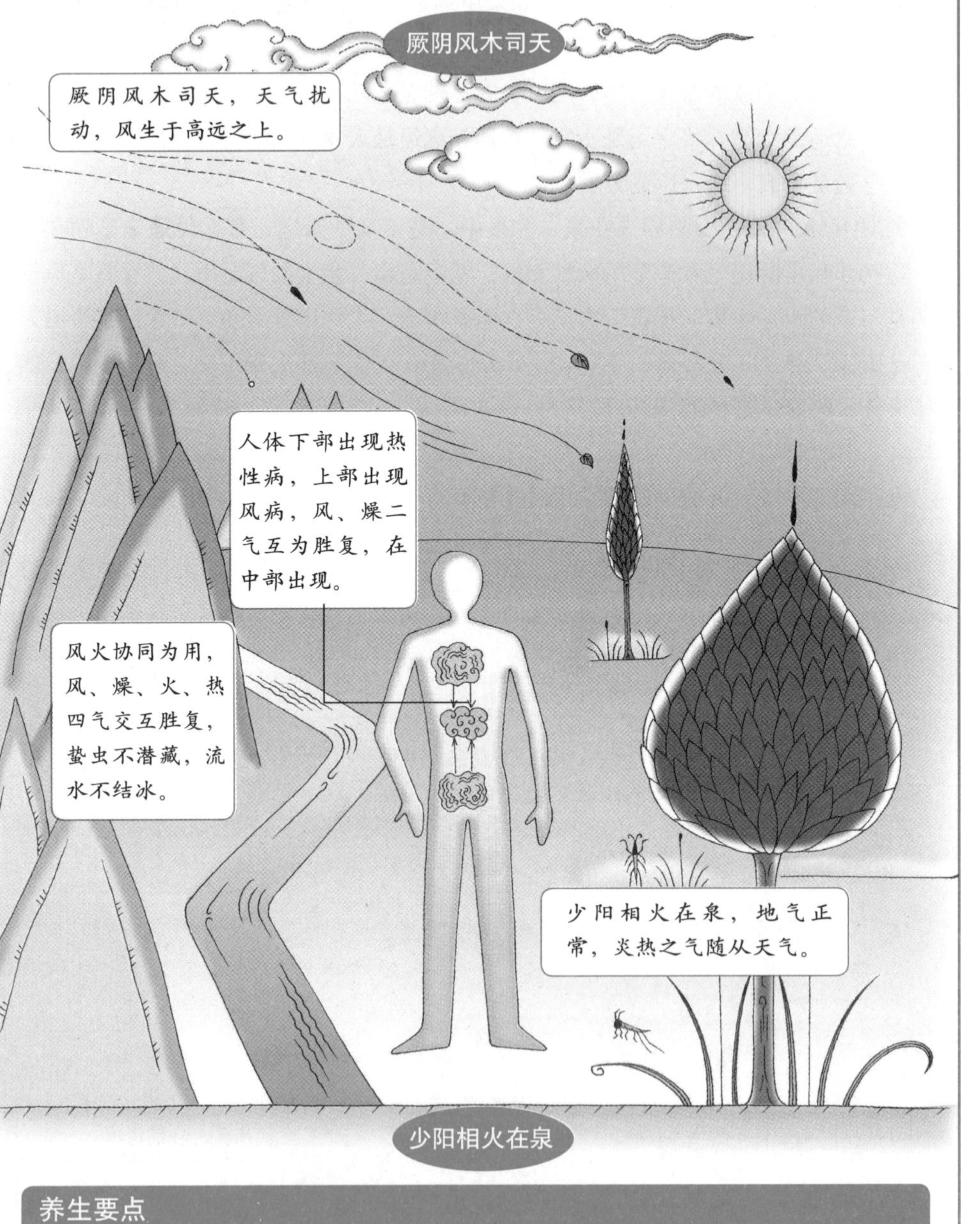

养生要点

- 原则：滋养生化之源，扶助不足之气，抑制太过之气。
- 食用与岁气相合的青、红色谷物来保养正气。
- 治病时，为调上部应用辛味的药，为调下部应用咸味药。

风气生于高远之上，在泉的炎热之气随从天气，云趋向雨府，湿气敷布流行。风火协同为用，与天上的岁星、荧惑星相应。征象是扰动，作用是急速。生长的是青色、红色的谷物，间谷因为得到太过的间气而成熟。出现风、燥、火、热四气交互胜复，蛰虫不潜藏，流水不结冰的现象。人体下部出现热性病，上部出现风病。风气、燥气互为胜复，在中部出现。

己亥纪年，客气初之气是阳明燥金，寒气劲切，肃杀之气方来，人容易患右胁下寒冷性疾病。二之气是太阳寒水，寒气不散，雪花纷飞，水结冰，肃杀之气用事，严霜下降，草木上部焦枯，频繁降寒雨。如果阳气来复，人容易患里热病。三之气是司天的厥阴风木，风气时起，人容易出现迎风流泪、耳鸣、头眩晕等症状。四之气是少阴君火，暑湿来临，湿热相迫，交争于长夏，人容易出现黄疸、浮肿等症状。五之气是太阴湿土，湿气与燥气互为胜复，布化阴沉之气，寒邪伤人体，流行风雨。终之气是在泉的少阳相火，少阳相火当令，阳气施化，蛰虫不潜藏，流水不结冰，地气升发，草木萌生，人感觉舒适。如果生病，那么大多数患温病和疠疫等病。

治疗时必须折损其郁结之气，滋养其不足之气的化源，扶助其不足的运气，不要使邪气过盛。这两年，为调上部应用辛味的药，为调下部用咸味药，不能随意触犯相火。用温药，当避开温气主令之时；用热药，当避开热气主令之时；用凉药，当避开凉气主令之时；用寒药，当避开寒气主令之时。饮食调养也要遵循这个原则。气候反常时，就不必拘泥于这个法则，这是自然规律，违反了这一规律就会生病。

六气运行与相应、不相应的判断

黄帝说：很好！先生讲得很详尽，但是怎样判断相应和不相应？岐伯说：您问得真清楚呀！六气的运行，都有一定的次序、方位，所以观察时要在每年正月初一的平旦，看气位所在，就能看出相应、不相应。中运太过时，气先于时令而来临；中运不及时，气后于时令而来临。这是自然规律，也是正常的六气运行情况。中运既不是太过，也不是不及，这就是“正岁”，这时气的来临恰好和时令相合。

黄帝问道：自然界经常存在胜气和复气，怎样预测灾害的产生？岐伯回答说：灾害就是不正常的气化。

黄帝问道：司天、在泉的气数终止情况是怎样的？岐伯回答说：您问得真全面呀！这才是要真正搞清的道理。司天、在泉之数，是始于司天，终于在泉。上半年，司天主气；下半年，在泉主气。司天、在泉的相交处，为气交所主，这就是一年的气化规律。所以说要清楚每气所主的月份，就能明确司天、在泉的位置，即所说的气的终始。

黄帝问道：我主管这项工作，并按照这个原则去推行，但有时不完全符合实际的情况，这是什么原因呢？岐伯回答说：六气的作用有多有少，六气与五运的化合有盛有衰，是因为有多少、盛衰的差异，所以就有同化的存在。黄帝问道：同化又是怎样的

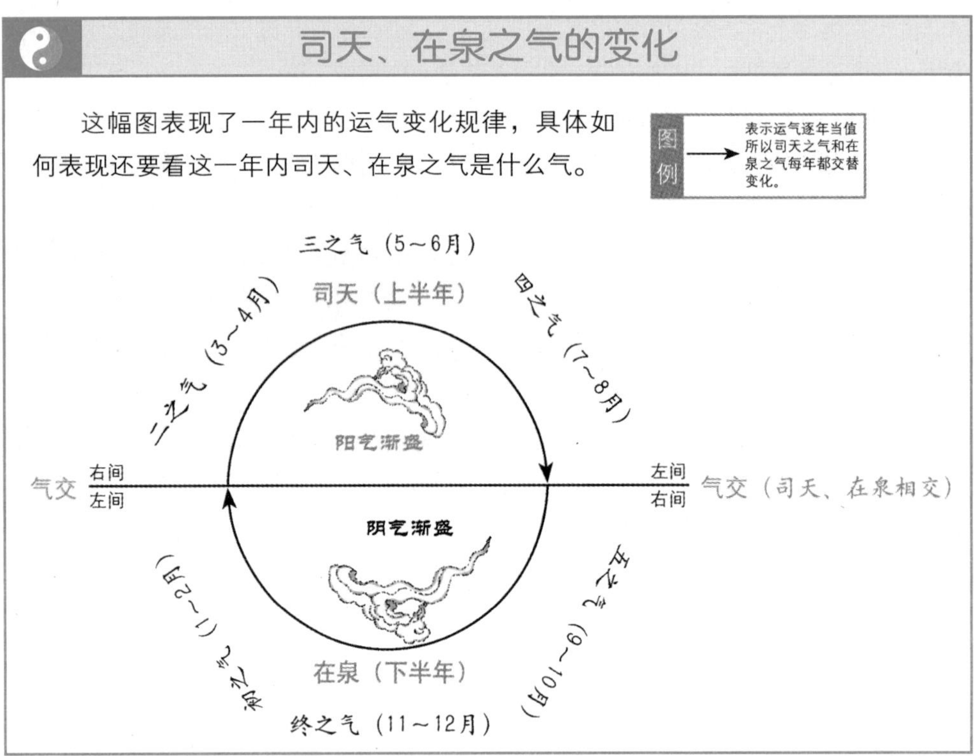

呢？岐伯回答说：春天的气化与风温相同，夏天的气化与炎热沉闷相同，复气与胜气的同化也相同，秋天的气化与干燥清凉的烟露之气相同，长夏的气化与云雨尘埃昏蒙相同，冬季的气化与寒气霜雪冰雹相同。这就是自然界五运六气的气化及相互为用的一般规律。

在泉之气与五运的同化

黄帝说道：我已知道中运与司天之气相一致的就称为“天符”，希望听您谈一谈在泉之气与五运的同化。岐伯回答说：中运太过与司天之气同化的也有三种情况，中运不及与司天之气同化的也有三种情况；中运太过与在泉之运同化的也有三种情况，中运不及与在泉之气同化的也有三种情况。一共二十四年。

黄帝说：希望听您具体谈一谈。岐伯回答说：甲辰、甲戌年为土运太过，下加太阴湿土在泉；壬寅、壬申年为木运太过，下加厥阴风木在泉；庚子、庚午年为金运太过，下加阳明燥金在泉。以上就是岁运太过与在泉之气相同的三组干支。癸巳、癸亥年为火运不及，下加少阳相火在泉；辛丑、辛未年为水运不及，下加太阳寒水在泉；癸卯、癸酉年为火运不及，下加少阴君火在泉。以上就是岁运不及而与在泉之气相同的三组干支。戊子、戊午年为火运太过，上临少阴君火司天；戊寅、戊申年为火运太过，上临少阳相火司天；丙辰、丙戌年为水运太过，上临太阳寒水司天。以上就是岁运太过而

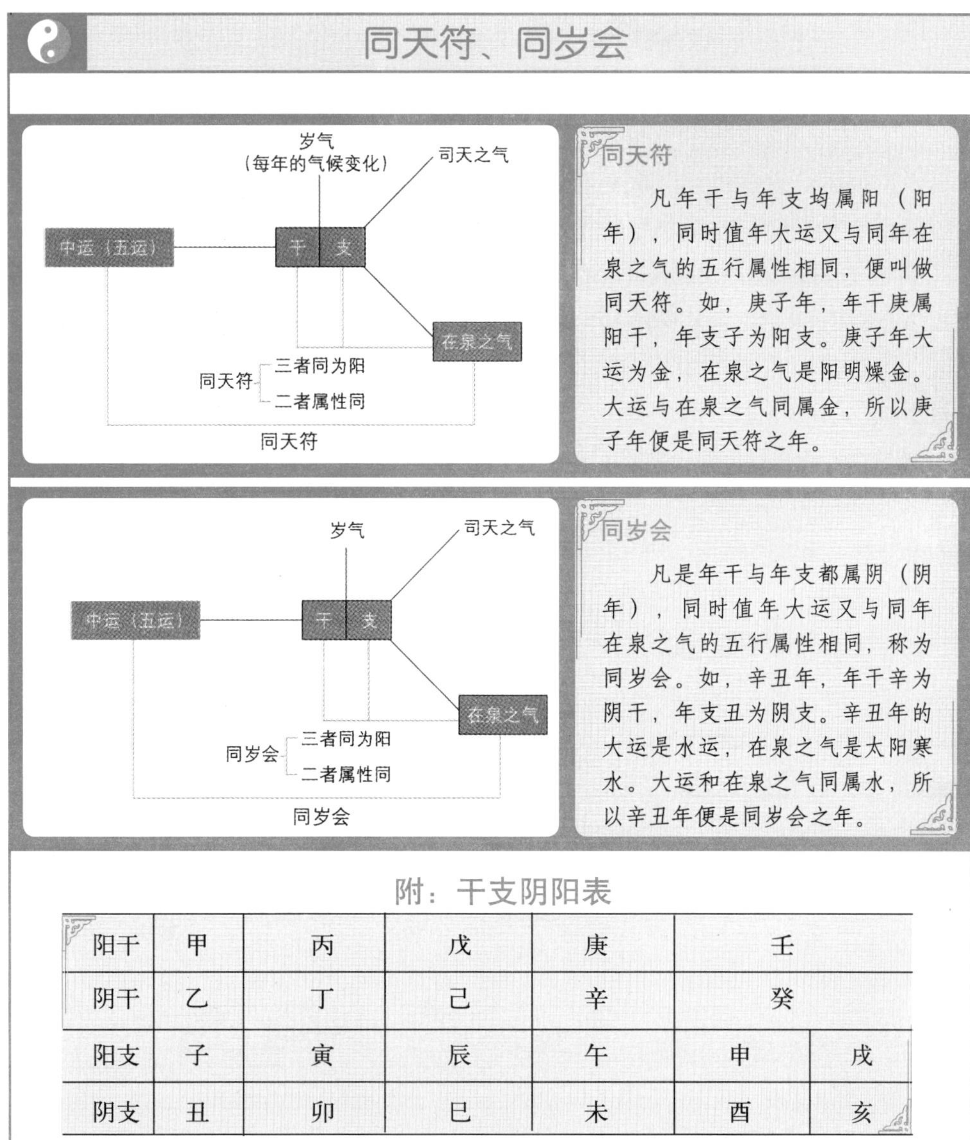

同天符

凡年干与年支均属阳（阳年），同时值年大运又与同年在泉之气的五行属性相同，便叫做同天符。如，庚子年，年干庚属阳干，年支子为阳支。庚子年大运为金，在泉之气是阳明燥金。大运与在泉之气同属金，所以庚子年便是同天符之年。

同岁会

凡是年干与年支都属阴（阴年），同时值年大运又与同年在泉之气的五行属性相同，称为同岁会。如，辛丑年，年干辛为阴干，年支丑为阴支。辛丑年的大运是水运，在泉之气是太阳寒水。大运和在泉之气同属水，所以辛丑年便是同岁会之年。

附：干支阴阳表

阳干	甲	丙	戊	庚	壬	
阴干	乙	丁	己	辛	癸	
阳支	子	寅	辰	午	申	戌
阴支	丑	卯	巳	未	酉	亥

与司天相同的三组干支。丁巳、丁亥年为木运不及，上临厥阴风木司天；乙卯、乙酉年为金运不及，上临阳明燥金司天；己丑、己未年为土运不及，上临太阴湿土司天。以上就是岁运不及而与司天相同的三组干支。除了这二十四年以外，都没有中运和司天、在泉之气相同的加临了。

黄帝问道：在泉之气与中运相加叫什么？岐伯回答说：在泉之气与太过的中运相加，叫“同天符”，在泉之气与不及的中运相加，叫“同岁会”。黄帝又问道：中运和司天之气相临叫什么？岐伯回答说：司天之气与太过、不及的中运相临，都叫“天符”。只是运气变化有多有少，病情有轻有重，生死有早有晚而已。

时令与药性的选择

黄帝又说道：您说用寒药时，要避开寒气所主的时令；用热药，要避开热气所主的时令。为什么要这样？请您谈一谈怎样才算避开。岐伯回答说：用热药不要触犯热的气候；用寒药不要触犯寒的气候。顺从这一原则就平和，违背就产生疾病，所以在治疗时，应避开主时之六气，这就是随时序而起的六步之气的方位。

黄帝又问道：温凉之性次于寒热，应怎样运用？岐伯回答说：主时之气是热时，不要用热药触犯；主时之气是寒时，不要用寒药触犯；主时之气是凉时，不要用凉药触犯；主时之气是温时，不要用温药触犯。间气与主气相同的，在用药时不要触犯；间气与主气略有不同的，在用药时可稍有触犯。这就是所说的“四畏”，诊断时务必慎重考察。

黄帝说：讲得好！如果触犯了会怎么样？岐伯回答说：气候与主时之气不合时，以主时之气为准则。客气胜过主气时，可触犯，以达到平衡协调为准则，不能太过，这是针对邪气胜过主气而说的。所以不要违逆了自然时令和六气，不要帮助胜气，也不要扶助复气，这就是最好的治疗原则。

不同年份疾病的治疗

年份	运气位置	所属运气	疗法
甲子、甲午	司天	少阴君火	咸寒
	中	太宫土运	苦热
	在泉	阳明燥金	酸热
乙丑、乙未	司天	太阴湿土	苦热
	中	少商金运	酸和
	在泉	太阳寒水	甘热
丙寅、丙申	司天	少阳相火	咸寒
	中	太羽水运	咸温
	在泉	厥阴风木	辛凉
丁卯、丁酉	司天	阳明燥金	苦微温
	中	少角木运	辛和
	在泉	少阴君火	咸寒
戊辰、戊戌	司天	太阳寒水	苦温
	中	太徵火运	甘和
	在泉	太阴湿土	甘温

五行常数的生成

五行生成数的依据可以追溯到河图和洛书。八卦与河图洛书的结合实际上也将五行与河图洛书结合了起来，从而有了五行生成数。

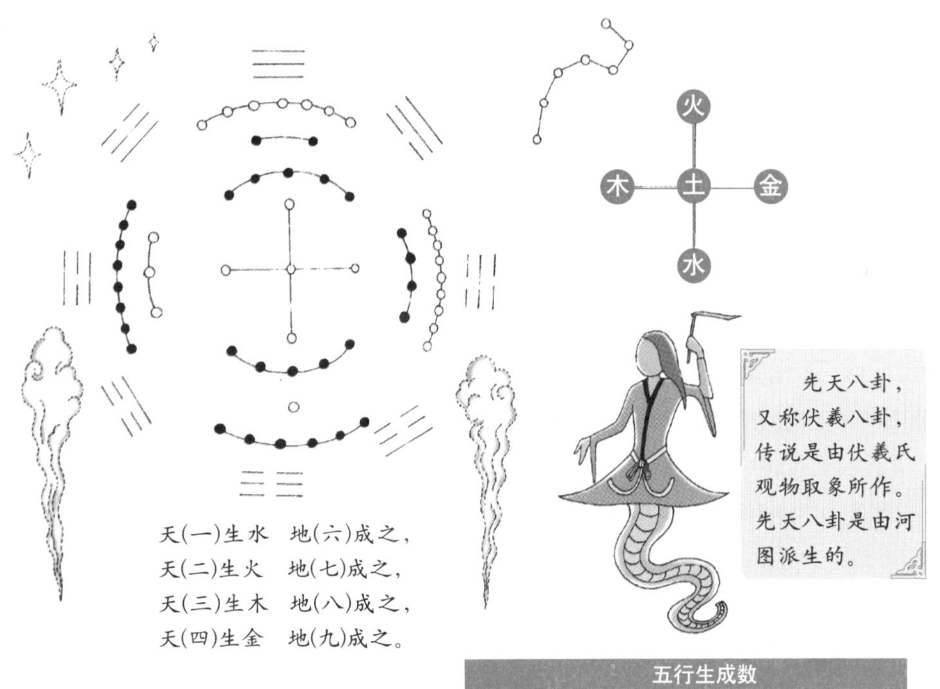

五行生成数

五行	水	火	木	金	土
生数	1	2	3	4	5
成数	6	7	8	9	10
生成数	7	9	11	13	15

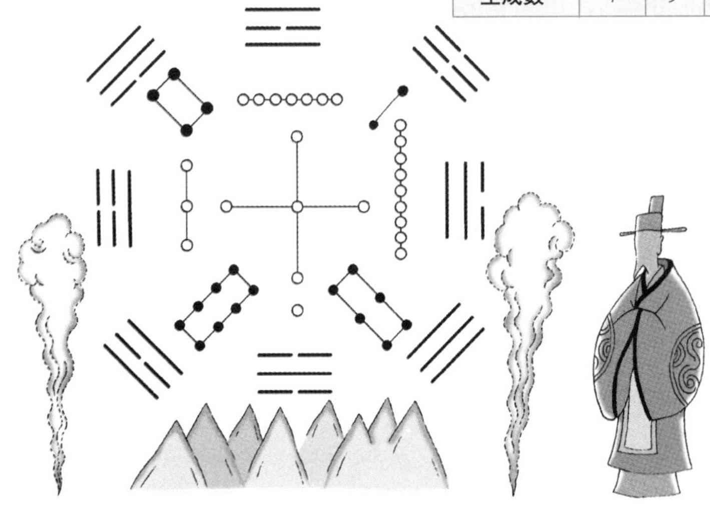

后天八卦是周文王根据先天八卦所作。后天八卦生成后与洛书之数相合，就形成了“九宫八卦”，被应用于各个领域。

五运之气与主岁之年的常数

黄帝说：很好！五运之气运行和主岁之年有常数吗？岐伯回答说：请让我依次讲一讲吧！

甲子、甲午年

司天是少阴君火，中是太宫土运太过，在泉是阳明燥金。司天热化数是二，中土运雨化数是五，在泉燥化数是四。这两年既没有胜气又没有复气，就叫正化日。气化所引起疾病的治疗，司天热化所导致疾病的治疗，用咸寒药物；中土运雨化所导致疾病的治疗，用苦热药物；在泉燥化所导致疾病的治疗，用酸热药物。这是甲子、甲午两年适宜的药食性味。

乙丑、乙未年

司天是太阴湿土，中是少商金运不及，在泉为太阳寒水。这两年热化的胜气和寒化的复气相同，因为出现胜气、复气，就叫邪气化日，在西方七宫出现灾害。司天湿化数是五，中金运清化数是四，在泉寒化数是六，这是正化日。气化所引起疾病的治疗，司天温化所导致疾病的治疗，用苦热药物；中金运清化所导致疾病的治疗，用酸平药物；在泉寒化所导致疾病的治疗，用甘热药物。这是乙丑、乙未两年适宜的药食性味。

丙寅、丙申年

司天是少阳相火，中是太羽水运太过，在泉是厥阴风木。司天火化数是二，中水运寒化数是六，在泉风化数是三，这是所说的正化日。其气化所引起疾病的治疗，司天火化所导致疾病的治疗，用咸寒药物；中水运寒化所导致疾病的治疗，用咸温药物；下风化所导致疾病的治疗，用辛凉药物。这就是丙寅、丙申两年适宜的药食性味。

丁卯、丁酉年

司天是阳明燥金，中为少角木运不及，在泉是少阴君火。这两年清化的胜气和热化的复气相同，就是所说的邪气化日，在东方三宫出现灾害。司天燥化数是九，中木运风化数是三，在泉热化数是七，就是所说的正化日。其气化所引起疾病的治疗，司天燥化所导致疾病的治疗，用苦微温药物；中木运风化所导致疾病的治疗，用辛和药物；在泉热化所导致疾病的治疗，用咸寒药物。这就是丁卯、丁酉两年适宜的药食性味。

戊辰、戊戌年

司天是太阳寒水，中是太徵火运太过，在泉是太阴湿土。司天寒化数是六，中火运热化数是七，在泉湿化数是五，这是正化日。气化所引起疾病的治疗，司天寒化所导致疾病的治疗，用苦温药物；中火运热化所导致疾病的治疗，用甘平药物；在泉湿化所导致疾病的治疗，用甘温药。这就是戊辰、戊戌两年适宜的药食性味。

己巳、己亥年

司天是厥阴风木，中是少宫土运不及，在泉是少阳相火。这两年风化的胜气和清化的复气相同，这是邪气化日，在中央五宫出现灾害。司天的风化数是三，中土运湿化数

不同年份疾病的治疗（续表）

年份	运气位置	所属运气	疗法
己巳、己亥	司天	厥阴风木	辛凉
	中	少宫土运	甘平
	在泉	少阳相火	咸寒
庚午、庚子	司天	少阴君火	咸寒
	中	太商金运	辛温
	在泉	阳明燥金	酸温
辛未、辛丑	司天	太阴湿土	苦热
	中	少羽水运	苦平
	在泉	太阳寒水	苦热
壬申、壬寅	司天	少阳相火	咸寒
	中	太角木运	酸平
	在泉	厥阴风木	辛凉
癸酉、癸卯	司天	阳明燥金	苦微温
	中	少徵火运	咸温
	在泉	少阴君火	咸寒

是五，在泉的火化数是七，这是正化日。气化所引起疾病的治疗，司天风化所导致疾病的治疗，用辛凉药物；中土运湿化所导致疾病的治疗，用甘平药物；在泉火化所导致疾病的治疗，用咸寒药物。这就是己巳、己亥两年适宜的药食性味。

庚午、庚子年

司天是少阴君火，中是太商金运太过，在泉是阳明燥金。司天的热化数是七，中金运清化数是九，在泉燥化数是九，就是正化日。气化所引起疾病的治疗，司天热化所导致疾病的治疗，用咸寒药；中金运清化所导致疾病的治疗，用辛温药物；在泉燥化所导致疾病的治疗，用酸温药物。这是庚午、庚子两年适宜的药食性味。

辛未、辛丑年

司天是太阴湿土，中是少羽水运不及，在泉是太阳寒水。这两年雨化的胜气和风化的复气相同，就是邪气化日，在北方一宫出现灾害。司天的雨化数是五，中水运寒化数是一，就是所说的正化日。气化所引起疾病的治疗，司天雨化所导致疾病的治疗，用苦热药物；中水运寒化所导致疾病的治疗，用苦平药物；在泉寒化所导致疾病的治疗，用苦热药物。这是辛未、辛丑两年适宜的药食性味。

壬申、壬寅年

司天是少阳相火，中太角木运太过，在泉是厥阴风木。司天火化数是二，中木运风

不同年份疾病的治疗（续表）

年份	运气位置	所属运气	疗法
甲戌、甲辰	司天	太阳寒水	苦热
	中	太宫土运	苦温
	在泉	太阴湿土	苦温
乙亥、乙巳	司天	厥阴风木	辛凉
	中	少商金运	酸平
	在泉	少阳相火	咸寒
丙子、丙午	司天	少阴君火	咸寒
	中	太羽水运	咸热
	在泉	阳明燥金	酸温
丁丑、丁未	司天	太阴湿土	苦温
	中	少角木运	辛温
	在泉	太阳寒水	甘热
戊寅、戊申	司天	少阳相火	咸寒
	中	太徵火运	甘平
	在泉	厥阴风木	辛凉

化数是八，就是所说的正化日。气化所引起疾病的治疗，司天火化所导致疾病的治疗，用咸寒药物；中木运风化所导致疾病的治疗，用酸平药物；在泉风化所导致疾病的治疗，用辛凉药物。这是壬申、壬寅两年适宜的药食性味。

癸酉、癸卯年

司天是阳明燥金，中少徵火运不及，在泉是少阴君火。这两年寒化的胜气和雨化的复气相同，就是所说的邪气化日，在南方九宫出现灾害。司天燥化数是九，中火运热化数是二，就是所说的正化日。气化所引起疾病的治疗，司天燥化所导致疾病的治疗，用苦微温药物；中火运热化所导致疾病的治疗，用咸温药物；在泉热化所导致疾病的治疗，用咸寒药物。这是癸酉、癸卯两年适宜的药食性味。

甲戌、甲辰年

司天是太阳寒水，中太宫土运太过，在泉是太阴湿土。司天寒化数是六，中土湿化数是五，这是所说的正化日。气化所引起疾病的治疗，司天寒化所导致疾病的治疗，用苦热药物；中土运湿化所导致疾病的治疗，用苦温药物；在泉湿化所导致疾病的治疗，也用苦温药物。这是甲戌、甲辰两年适宜的药食性味。

乙亥、乙巳年

司天是厥阴风木，中少商金运不及，在泉是少阳相火。这两年热化的胜气和寒化的复气相同，就是所说的邪气化日，在西方七宫出现灾害。司天风化数是八，中金运清化数是四，在泉火化数是二，就是所说的正化日。气化所引起疾病的治疗，司天风化所导致疾病的治疗，用辛凉药物；中金运清化所导致疾病的治疗，用酸平药物；在泉火化所导致疾病的治疗，用咸寒药物。这是乙亥、乙巳两年适宜的药食性味。

丙子、丙午年

司天是少阴君火，中太羽水运太过，在泉是阳明燥金。司天热化数是二，中水运寒化数是六，在泉清化数是四，这是正化日。气化所引起疾病的治疗，司天热化所导致疾病的治疗，用咸寒药物；中水运寒化所导致疾病的治疗，用咸热药物；在泉清化所导致疾病的治疗，用酸温药物。这是丙子、丙午两年适宜的药食性味。

丁丑、丁未年

司天是太阴湿土，中少角木运不及，在泉是太阳寒水。这两年清化的胜气和热化的复气相同，这是邪气化日，在东方三宫出现灾害。司天的雨化数是五，中木运风化数是三，在泉寒化数是一，这是正化日。气化所引起疾病的治疗，司天雨化所导致疾病的治

不同年份疾病的治疗（续表）

年份	运气位置	所属运气	疗法
己卯、己酉	司天	阳明燥金	苦微温
	中	少宫土运	甘平
	在泉	少阴君火	咸寒
庚辰、庚戌	司天	太阳寒水	苦热
	中	太商金运	辛温
	在泉	太阴湿土	甘热
辛巳、辛亥	司天	厥阴风木	辛凉
	中	少羽水运	苦平
	在泉	少阳相火	咸寒
壬午、壬子	司天	少阴君火	咸寒
	中	太角木运	酸凉
	在泉	阳明燥金	酸温
癸未、癸丑	司天	太阴湿土	苦温
	中	少徵火运	咸温
	在泉	太阳寒水	甘热

不同年份疾病的治疗（续表）

年份	运气位置	所属运气	疗法
甲申、甲寅	司天	少阳相火	咸寒
	中	太宫土运	咸平
	在泉	厥阴风木	辛凉
乙酉、乙卯	司天	阳明燥金	苦微温
	中	少商金运	苦平
	在泉	少阴君火	咸寒
丙戌、丙辰	司天	太阳寒水	苦热
	中	太羽水运	咸温
	在泉	太阴湿土	甘热
丁亥、丁巳	司天	厥阴风木	辛凉
	中	少角木运	辛平
	在泉	少阳相火	咸寒
戊子、戊午	司天	少阴君火	咸寒
	中	太徵火运	甘寒
	在泉	阳明燥金	酸温

疗，用苦温药物；中木运风化所导致疾病的治疗，用辛温药物；在泉寒化所导致疾病的治疗，用甘热药物。这是丁丑、丁未两年适宜的药食性味。

戊寅、戊申年

司天是少阳相火，中太徵火运太过，在泉是厥阴风木。司天火化和中运火化数都是七，在泉风化数是三，这是正化日。气化所引起疾病的治疗，司天火化所导致疾病的治疗，用咸寒药物；中火运火化所导致疾病的治疗，用甘平药物；在泉风化所导致疾病的治疗，用辛凉药物。这是戊寅、戊申两年适宜的药食性味。

己卯、己酉年

司天是阳明燥金，中少宫土运不及，在泉是少阴君火。这两年风化的胜气和清化的复气相同，这是邪气化日，在中央五宫出现灾害。司天清化数是九，中土运雨化数是五，在泉热化数是七，这是正化日。气化所引起疾病的治疗，司天清化所导致疾病的治疗，用苦微温的药物；中土运雨化所导致疾病的治疗，用甘平药物；在泉热化所导致疾病的治疗，用咸寒药物，这是己卯、己酉两年适宜的药食性味。

庚辰、庚戌年

司天是太阳寒水，中太商金运太过，在泉是太阴湿土。司天寒化数是一，中金运清化数是九，在泉雨化数是五，这是正化日。气化所引起疾病的治疗，司天寒化所导致疾病的治疗，用苦热药物；中金运清化所导致疾病的治疗，用辛温药物；在泉雨化所导致疾病的治疗，用甘热药物。这是庚辰、庚戌两年适宜的药食性味。

辛巳、辛亥年

司天是厥阴风木，中少羽水运不及，在泉是少阳相火。这两年雨化的胜气和风化的复气相同，这是邪气化日，在北方一宫出现灾害。司天风化数是三，中火运寒化数是一，在泉火化数是七，这是正化日。气化所引起疾病的治疗，司天风化所导致疾病的治疗，用辛凉药物；中水运寒化所导致疾病的治疗，用苦平药物；在泉火化所导致疾病的治疗，用咸寒药物，这是辛巳、辛亥两年适宜的药食性味。

壬午、壬子年

司天是少阴君火，中太角木运太过，在泉是阳明燥金。司天热化数是二，中木运风化数是八，在泉清化数是四，这是正化日。气化所引起疾病的治疗，司天热化所导致疾病的治疗，用咸寒药物；中木运风化所导致疾病的治疗，用酸凉药物；在泉清化所导致疾病的治疗，用酸温药物。这是壬午、壬子两年适宜的药食性味。

癸未、癸丑年

司天是太阴湿土，中少徵火运不及，在泉是太阳寒水。这两年寒化的胜气和雨化的复气相同，这是邪气化日，在南方九宫出现灾害。司天的雨化数是五，中火运火化数是二，在泉寒化数是一，这是正化日。气化所引起疾病的治疗，司天雨化所导致疾病的治疗，用苦温药物；中火运火化所导致疾病的治疗，用咸温药物；在泉寒化所导致疾病的治疗，用甘热药物。这是癸未、癸丑两年适宜的药食性味。

甲申、甲寅年

司天是少阳相火，中太宫土运太过，在泉是厥阴风木。司天火化数是二，中土运雨化数是五，在泉风化数是八，这是正化日。气化所引起疾病的治疗，司天火化所导致疾病的治疗，用咸寒药物；中土运雨化所导致疾病的治疗，用咸平药物；在泉风化所导致疾病的治疗，用辛凉药物。这是甲申、甲寅两年适宜的药食性味。

乙酉、乙卯年

司天是阳明燥金，中少商金运不及，在泉是少阴君火。这两年热化的胜气和寒化的复气相同，这是邪气化日，在西方七宫出现灾害。司天的燥化数是四，中金运的清化数是四，在泉的热化数是二，这是正化日。气化所引起疾病的治疗，司天燥化所导致疾病的治疗，用苦微温药物；中金运清化所导致疾病的治疗，用苦平药物；在泉热化所导致疾病的治疗，用咸寒药物。这是乙酉、乙卯两年适宜的药食性味。

丙戌、丙辰年

司天是太阳寒水，中太羽水运太过，在泉是太阴湿土。司天寒化数是六，在泉雨化数是五，这是正化日。气化所引起疾病的治疗，司天寒化所导致疾病的治疗，用苦热药物；中水运寒化所导致疾病的治疗，用咸温药物；在泉雨化所导致疾病的治疗，用甘热

不同年份疾病的治疗（续表）

年份	运气位置	所属运气	疗法
己丑、己未	司天	太阴湿土	苦热
	中	少宫土运	甘平
	在泉	太阳寒水	甘热
庚寅、庚申	司天	少阳相火	咸寒
	中	太商金运	辛温
	在泉	厥阴风木	辛凉
辛卯、辛酉	司天	阳明燥金	苦微温
	中	少羽水运	苦平
	在泉	少阴君火	咸寒
壬辰、壬戌	司天	太阳寒水	苦温
	中	太角木运	酸平
	在泉	太阴湿土	甘温
癸巳、癸亥	司天	厥阴风木	辛凉
	中	少徵火运	咸平
	在泉	少阳相火	咸寒

药物。这是丙戌、丙辰两年适宜的药食性味。

丁亥、丁巳年

司天是厥阴风木，中少角木运不及，在泉是少阳相火。这两年清化的胜气和热化的复气相同，这是邪气化日，在东方三宫出现灾害。司天风化数是三，在泉火化数是七，这是正化日。气化所引起疾病的治疗，司天风化所导致疾病的治疗，用辛凉药物；中木运风化所导致疾病的治疗，用辛平药物；在泉火化所导致疾病的治疗，用咸寒药物。这是丁亥、丁巳两年适宜的药食性味。

戊子、戊午年

司天是少阴君火，中太徵火运太过，在泉是阳明燥金。司天热化数是七，在泉清化数是九，这是正化日。气化所引起疾病的治疗，司天热化所导致疾病的治疗，用咸寒药；中火运热化所导致疾病的治疗，用甘寒药物；在泉清化所导致疾病的治疗，用酸温药物。这是戊子、戊午两年适宜的药食性味。

己丑、己未年

司天是太阴湿土，中少宫土运不及，在泉是太阳寒水。这两年风化的胜气和清化的复气相同，此即邪气化日，在中央五宫出现灾害。司天雨化数是五，在泉寒化数是一，这是正化日。气化所引起疾病的治疗，司天雨化所导致疾病的治疗，用苦热药物；中土运雨化所导致疾病的治疗，用甘平药物；在泉寒化所导致疾病的治疗，用甘热药物。这是己丑、己未两年适宜的药食性味。

庚寅、庚申年

司天是少阳相火，中太商金运太过，在泉是厥阴风木。司天火化数是七，中金运清化数是九，在泉风化数是三，这是正化日。气化所引起疾病的治疗，司天火化所导致疾病的治疗，用咸寒药物，中金运清化所导致疾病的治疗，用辛温药物；在泉风化所导致疾病的治疗，用辛凉药物。这是庚寅、庚申两年适宜的药食性味。

辛卯、辛酉年

司天是阳明燥金，中少羽水运不及，在泉是少阴君火。这两年雨化的胜气和风化的复气相同，这是邪气化日，在北方一宫出现灾害。司天的清化数是九，中水运寒化数是一，在泉热化数是七，这是正化日。气化所引起疾病的治疗，司天清化所导致疾病的治疗，用苦微温药物；中水运寒化所导致疾病的治疗，用苦平药物；在泉热化所导致疾病的治疗，用咸寒药物。这是辛卯、辛酉两年适宜的药食性味。

壬辰、壬戌年

太阳寒水司天，中太角木运太过，在泉是太阴湿土。司天寒化数是六，中木运风化数是八，在泉雨化数是五，这是正化日。气化所引起疾病的治疗，司天寒化所导致疾病的治疗，用苦温药物；中木运风化所导致疾病的治疗，用酸平药物；在泉雨化所导致疾病的治疗，用甘温药物。这是壬辰、壬戌两年适宜的药食性味。

癸巳、癸亥年

司天是厥阴风木，中少徵火运不及，在泉是少阳相火，这两年寒化的胜气和雨化的复气相同，这是邪气化日，在南方九宫出现灾害。司天的风化数是八，在泉的火化数是九，这是正化日。气化所引起疾病的治疗，司天风化所导致疾病的治疗，用辛凉药物；中火运火化所导致疾病的治疗，用咸平药物；在泉火化所导致疾的治疗，用咸寒药物。这是癸巳、癸亥两年适宜的药食性味。

只要是以上定期纪年的，胜化、复化、正化都有一定常规，要认真地考察。因为掌握了其中的要领，一句话就可说清楚，没有掌握其中要领，说起来就漫无边际，讲的就是这个道理。

复气发作时的现象和征兆

黄帝说：很好！五运之气也有复气吗？岐伯回答说：五运之气郁结过久就产生复气，到了一定的时期复气就会发作。黄帝说：请问这是什么道理？岐伯回答说：五运有不同的太过和不及，复气暴发有早有晚。黄帝说：想听您详细地讲讲。岐伯回答说：五运太过，发作急暴，五运不及，发作徐缓。发作急暴，病情严重，发作徐缓，疾病持

复气的产生

五运之气的郁积（太过）和不及都会导致复气的产生，所以复气的暴发有早有晚，有急暴有徐缓。五运太过，发作急暴，五运不及，发作徐缓。发作急暴，则病情严重，发作徐缓，则疾病持续时间长。

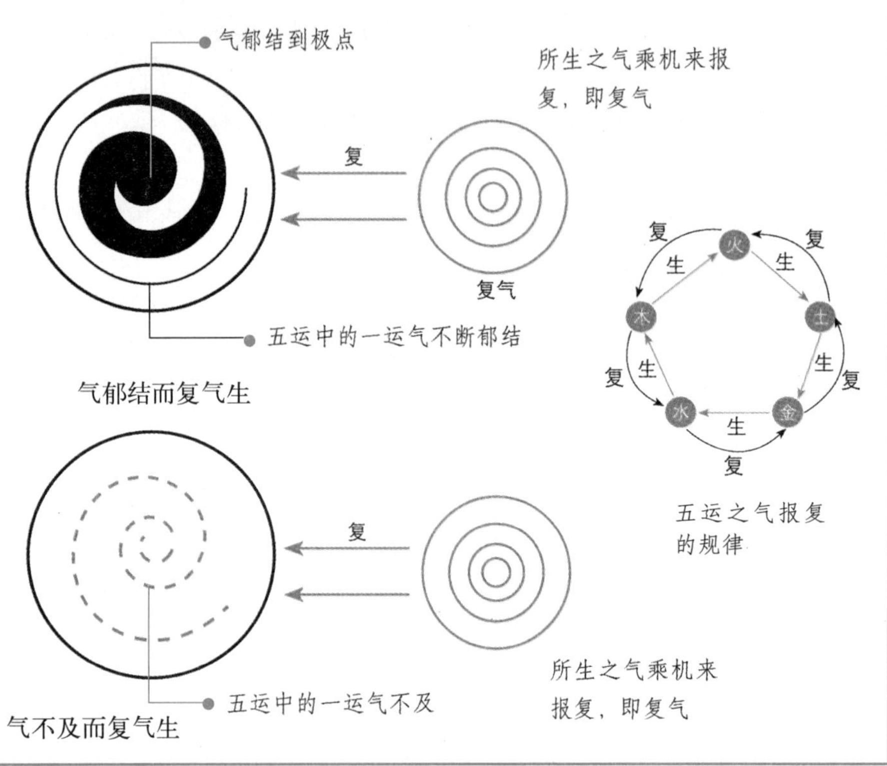

续。黄帝说道：太过与不及的数又是怎样的？岐伯回答说：太过的是成数，不及的是生数，土总是用生数。

黄帝问道：五气被郁结而发作的情况是怎样的？岐伯回答说：土郁发作的时候，山谷震惊，隆隆雷声在气交之中震动，尘埃昏蒙，天地黑暗。水湿化成白气，高山深谷有暴风骤雨，山石击破，空中飞碎石，暴发漫溢川谷的洪水，大水退后，无数巨石在田野上耸立，就像被牧放的马匹。而后湿土之气敷布，时常降雨，自然万物于是开始生、长、化、成。因此人易出现腹部胀满、肠鸣、大便次数增多、心痛、胁肋撑胀、呕吐、霍乱、痰饮、水泻、浮肿、身重之类的病证。云向雨府奔，霞拥朝阳，山泽间尘埃昏蒙，这表明土郁将要暴发，发作的时间多在四时之气当令之时，浮云在天山横着，飘浮、游动、产生、散失，这都是郁结将要发作的先兆。

金郁发作时，天气清爽，地气明朗，风清气爽，清凉产生，草木上烟雾缭绕，燥气流行，雾气弥漫，肃杀之气降临，草木焦枯，秋声时鸣，因此人会咳嗽、气逆、心胁胀满牵引腹中，经常会突然疼痛、身体不能左右转动、咽喉干燥、尘土蒙面、面色败坏。

五运之气郁结而发作时的征象

复气产生的原因之一是五运之气郁结至极所致，下图所示为五气郁结时自然界所出现的现象：

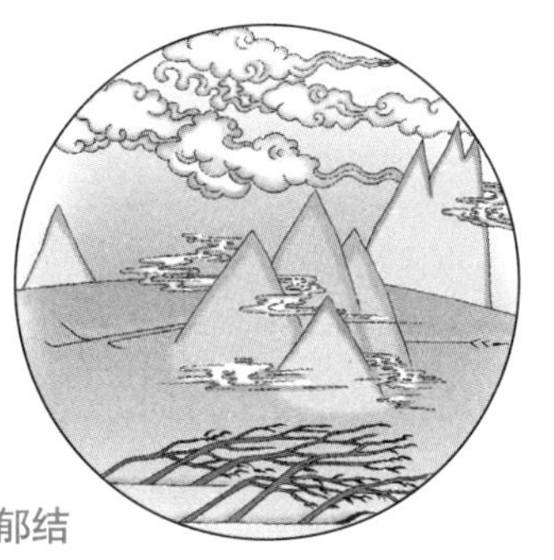

木运郁结

尘埃弥漫，天、山混为一色分辨不清，天上云气变幻无常，草在广阔的原野上倒卧不起，高山谷底松鸣虎啸，这都是木郁将要发作的先兆。
木郁发作时，大风暴气，树木折毁。

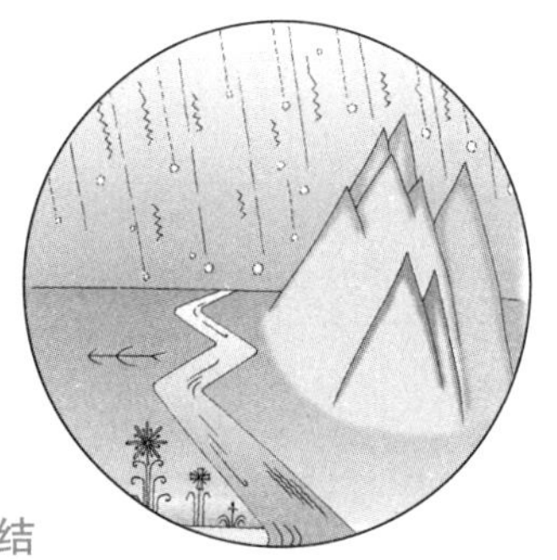

火运郁结

花开时节水反而凝聚成冰，山川出现冰雪，中午时湖泽中出现烟雾，这是火郁发作的先兆。火郁发作时，天空昏蒙不清。

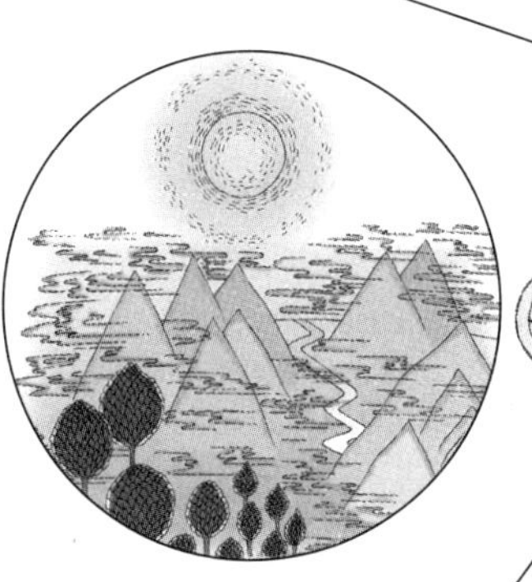

水运郁结

阴霾之气在空中积满，白色浑浊之气遮蔽天空，这都是水郁将发的现象。
水郁发作时，冰雹霜雪下降。

土运郁结

云奔雨府，霞拥朝阳，山泽间尘埃昏蒙，这表明土郁将要暴发。
土郁发作时，常有暴风骤雨。

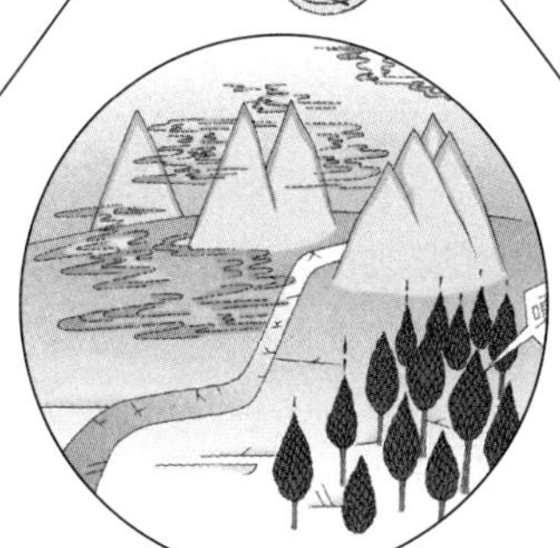

金运郁结

山泽枯竭，夜降白露，森林间会发出凄惨的声音，这些都表明金郁将要暴发。
金郁发作时，天地明净清爽，草木焦枯。

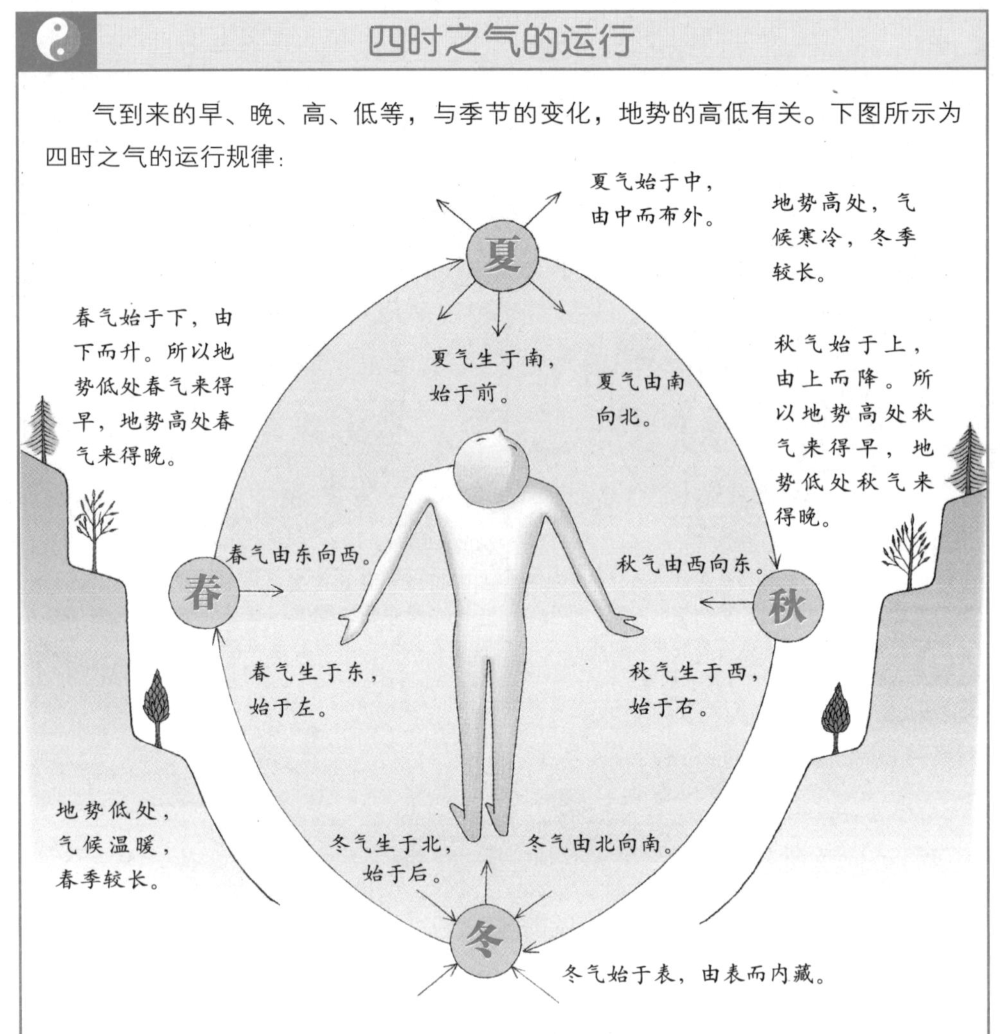

山泽枯竭、地面上凝结像霜一样的白色盐卤，这些都表明金郁将要暴发，并多在五气当令之时发作。如果夜间降下白露，森林间会发出凄惨的声音，就是金郁将发的先兆。

水郁发作时，阳气退避，阴气暴起，大寒降临，川泽之水凝结成坚冰，寒雾结成霜雪，甚至黄黑昏暗的水气在气交之中流行，形成肃杀之气，水应时变化。因此人多出现伤寒、心痛、腰痛、臀部疼痛、大的关节不灵活、屈伸不利、经常四肢逆冷、腹部痞满坚硬、阳气不发挥作用等症状。阴霾之气在空中积满，白色昏浊之气遮蔽天空，这都是水郁将发的现象，发作时其气经常在君、相二火的前后出现。太空高深玄远，其气象如散麻一样无绪，隐约可见，色黑、微黄，这是水郁将发的先兆。

木郁发作时，天空昏蒙不清，云雾扰动，大风暴起，屋顶被掀开，折断树木，草木变异。因此人们容易出现胃脘疼痛向上支撑两胁、咽喉阻塞不通、饮食物吞咽不下，甚至出现耳鸣、头晕目眩、认人不清等症状，常常突然僵仆倒地。尘埃弥漫在天空中，天、山混成一色分辨不清，或者污浊之气混为一团，颜色黄黑，像横亘天空的云但不下雨。将发时，天上云气变幻无常，草在广阔的原野上倒卧不起，柔弱的树叶翻转而背部向上，高山谷底松鸣虎啸，这都是木郁将要发作的先兆。

火郁发作时，天空中昏蒙不清，太阳光被遮蔽而不明显，炎热流行，暴暑来临，山泽间如火燎烤，因蒸烤树木流出汁液，房屋上烟雾升腾，地面上凝结出白色如霜的盐卤，聚积的水逐渐减少，枯萎焦黄的藤草漫生，风热妄行。伤及心神，人言语惑乱，随后产生湿的气化。因此人多少气，疮疡，痈肿，胁肋胸腹、背、面部、四肢胀满不适，生疮疡、痱子，呕逆，筋脉抽搐，骨痛，关节抽动，泻下如注，温疟，腹中突然疼痛，血外流不止，精液减少，目赤，心热，甚至心中烦闷，昏晕，容易引起突然死亡。一日百刻将结束之时，气温升高，汗流满面。大多在四气之时发作。动到极点转静，阳极转阴，因而湿气乃化乃成。花开时节水反而凝聚成冰，山川出现冰雪，中午时湖泽中出现烟雾，这些是火郁发作的先兆。

先有五气之郁相应，之后才能产生报复之气，必须仔细观察，郁到极点时，复气才产生。木郁的发作没有固定时间，水郁发作常在君火、相火主时的前后。注意观察其发作的时间，就能预测疾病的发生，如果失去正常的时令、岁气，五行之气就不能依照规律运行，生化收藏也就失常了。

黄帝问道：冰雹霜雪在水郁发作时出现，暴雨在土郁发作时出现，树木折毁出现在木郁发作时，明净清爽出现在金郁发作时，黄赤昏暗出现在火郁发作时，这些现象是什么气引起的？岐伯回答说：五行之气有多与少的不同，五郁的发作有轻重的差异。发作轻微是正当本气，发作重不仅是有本气，而且还兼有其下承之气，只要观察到其下承之气的情况，就可以知道发作的轻重。

黄帝说：很好！五气不是在所主的时令郁结而发作，这是什么原因？岐伯回答说：是因为时间的差异。黄帝说道：这种差异是否有一定的日数？岐伯回答说：一般是三十天多一些。

黄帝说道：主时之气来临时有先后，这是什么原因？岐伯回答说：如果运太过，主时之气就先于时令来临；运不及，主时之气就后于时令来临。这是气候的一般规律。黄帝又问道：为什么气有在正当时令时来临的？岐伯回答说：这是由于五运既非太过又非不及，所以主时之气正当时令来临，如果不这样，就有灾害出现。黄帝说：很好！为什么气有不是在其所主的时令而化的？岐伯回答说：气太过表明正当其时而化，气不及表现出胜己之气。

四时之气时间和位置的测定

黄帝问道：怎样去测知四时之气的到来有早、晚、高、低、左、右的不同？岐伯说：气的运行有逆、顺，气的到来有迟、速，所以气太过就先于天时来临，气不及就后于天时来临。黄帝说道：想听您谈谈气怎么运行。岐伯回答说：春气的运行是由东向西，夏气的运行是由南向北，秋气的运行是由西向东，冬气的运行是由北向南。春气由下而升，因此春气始于下；秋气由上而降，因此秋气始于上；夏气由中而布外，因此夏气始于中；冬气由表而内藏，因此冬气始于表。面南而立，春气生于东，所以说始于左；秋气生于西，所以说始于右；冬气生于北，所以说始于后；夏气生于南，所以说始于前。这是一年四季的正常气化。所以至高的地方气候寒凉，冬季较长；低凹的地方气候温暖，春季较长。要仔细观察。黄帝说：讲得好。

五运六气变化呈现出的物象

黄帝问道：五运六气变化会呈现怎样的物象，它的正常气化和异常变化各会怎样？岐伯回答说：六气的正纪，有正化、有变化、有胜气、有复气、有正常的作用、有病气，所有这些的征象都不一样，您想了解哪方面的？黄帝说：希望您全面地讲讲。岐伯回答说：请让我详尽地谈谈六气。厥阴风木之气的来临是和煦的，少阴君火之气的来临是温和的，太阴湿土之气的到来是湿润的，少阳相火之气的到来是炎热的，阳明燥金之气的到来是清凉迅疾的，太阳寒水之气的到来是寒冷的，这是正常的四时之气化。

厥阴之气的到来，为风所聚，万物破土萌芽；少阴之气的到来，为火所聚，万物舒展繁荣；太阴之气的到来，为雨所聚，万物周全丰满；少阳之气的到来，为热所聚，气化布达于外；阳明之气的到来，为肃杀所聚，万物更替；太阳之气的到来，为寒气所聚，万物归藏。这是主化的一般规律。厥阴到来时，万物萌生，风摇不定；少阴到来时，万物荣美，形体外现；太阴到来时，万物化育，为云雨；少阳到来时，万物长养，繁茂鲜艳；阳明到来时，万物收获，雾露降临；太阳到来时，万物闭藏，阳气固密。这是六气气化的一般常规。

厥阴之气到来时，风气产生，最终为肃静；少阴之气到来时，热气产生，最终为寒冷；太阴之气到来时，湿气产生，最终为降雨；少阳之气到来时，火气产生，最终为湿热；阳明之气到来时，燥气产生，最终为清凉；太阳之气到来时，寒气产生，最终为温热。这是六气获得生化的一般规律。

厥阴之气来时，毛虫化育；少阴之气来时，羽虫化育；太阴之气来时，裸虫化育；少阳之气来时，薄而透明羽翼类虫化育；阳明之气来时，介虫化育；太阳之气来时，鳞虫化育。这是六气化育虫类的一般规律。

厥阴之气来时，万物生发；少阴之气来时，万物欣欣向荣；太阴之气来时，万物湿润；少阳之气来时，万物繁茂；阳明之气来时，万物坚实；太阳之气来时，万物闭藏。这是六气作用的一般规律。

厥阴之气来时，狂风怒吼，气候大凉；少阴之气来时，大热大寒；太阴之气来时，出现雷霆、暴雨、大风；少阳之气来时，出现旋风、炎热、霜凝；阳明之气来时，草木

六气循环图

六气的循环变化产生了自然界的阴阳寒暑交替、一年二十四节气的更迭，也就有了春生、夏长、秋收、冬藏的规律。

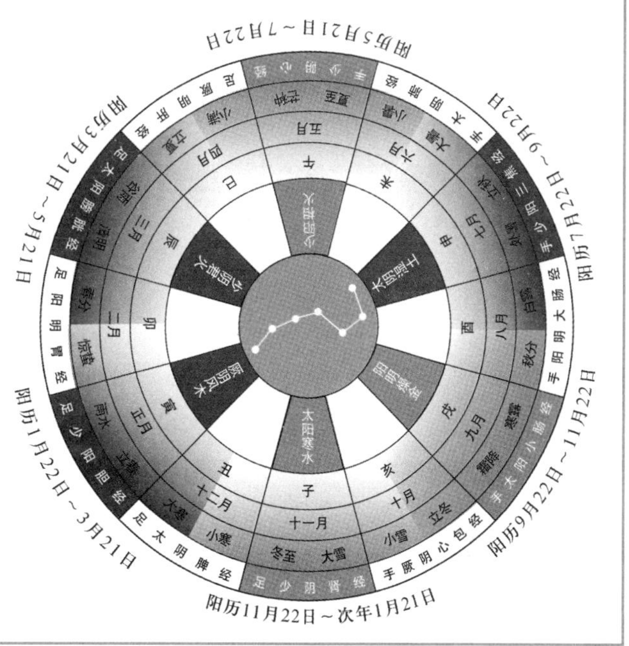

凋零，气候温和；太阳之气来时，出现寒雪、冰雹，地面出现白色尘埃。这是六气变化的一般规律。

厥阴之气来时，万物扰动，随风飘摇；少阴之气来时，火焰高明，空中出现红、黄两色火光；太阴之气来时，阴气下沉，白色尘埃弥漫，晦暗不明；少阳之气来时，光辉显明，云呈红色，红黄之气在空中出现；阳明之气来时，出现尘埃、严霜，凉风劲急，秋声凄凉；太阳之气来时，刚强坚固，锋芒尖利。这是六气行令的一般规律。

厥阴之气来时，筋脉拘急；少阴之气来时，疡疹，身热；太阴之气来时，水饮积滞，痞阻不通；少阳之气来时，打喷嚏、呕吐、疮疡；阳明之气来时，肌肤肿胀；太阳之气来时，关节屈伸不利。这是六气为病的一般规律。

厥阴之气来时，两胁支撑疼痛；少阴之气来时，惊惧、疑惑、恶寒战栗、说胡话；太阴之气来时，腹部胀满；少阳之气来时，惊恐躁动、昏闷、发病突然；阳明之气来时，鼻、坐骨、大腿、臀部、膝部、小腿肚、胫骨等处发病；太阳之气来时，腰痛。这也是六气为病的一般规律。

厥阴之气来时，筋脉软弱收缩；少阴之气来时，易悲、妄言、衄血；太阴之气来时，腹中胀满、霍乱、吐下；少阳之气来时，喉痹、耳鸣、呕吐；阳明之气来时，皮肤干燥皴裂；太阳之气来时，睡卧出汗。这也是六气为病的一般规律。

厥阴之气来时，胁痛、呕吐、腹泻；少阴之气来时，多语善笑；太阴之气来时，身重浮肿；少阳之气来时，突然腹泻、肌肉跳动、筋脉抽搐；阳明之气来时，鼻塞、打喷嚏；太阳之气来时，二便不通。这也是六气为病的一般规律。

从上面六气的十二种变化可以看出，六气有怎样的变化，万物就有怎样的回报。六气位置高，那么病位高；六气位置低，那么病位低；六气位置在后，那么病位在后；六气位置在前，那么病位在前；六气位置在中，那么病位在中；六气位置在外，那么病位在外。这都是六气致病位置的一般规律。因此，过盛的风气就产生动的病证，过盛的热气就产生痈肿病证，过盛的燥气就产生干燥的病证，过盛的寒气就产生虚浮的病证，过盛的湿气就产生水泻的病证，甚至水气闭阻而浮肿。根据六气所在的部位来讨论其变化。

六气的相互作用和六气的盈虚

黄帝说：想听您谈谈六气的作用。岐伯回答说：六气的作用分别归之于其所胜的气而为气化。因此，太阴湿土加于太阳寒水而为化，太阳寒水加于少阴君火而为化，少阴君火加于阳明燥金而为化，阳明燥金加于厥阴风木而为化，厥阴风木加于太阴湿土而为化。要分别根据六气所在的方位来预测。黄帝问道：六气自得其本位的情况是怎样的？

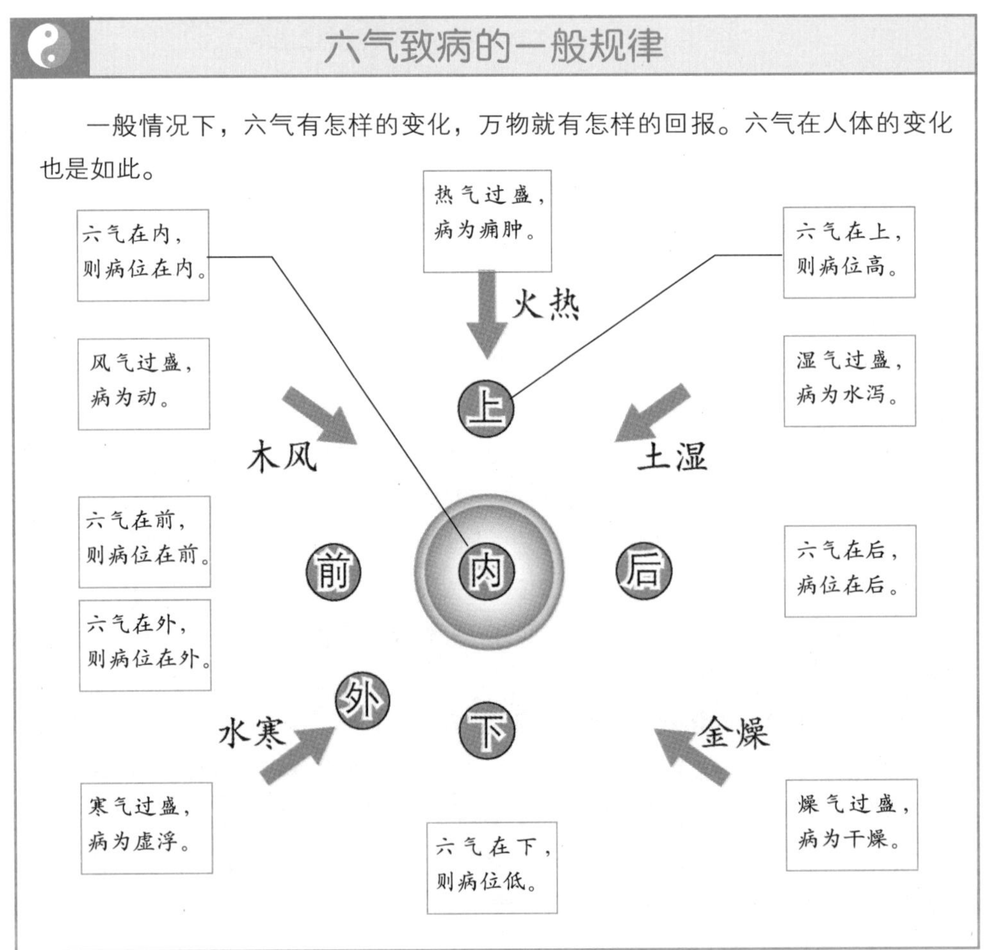

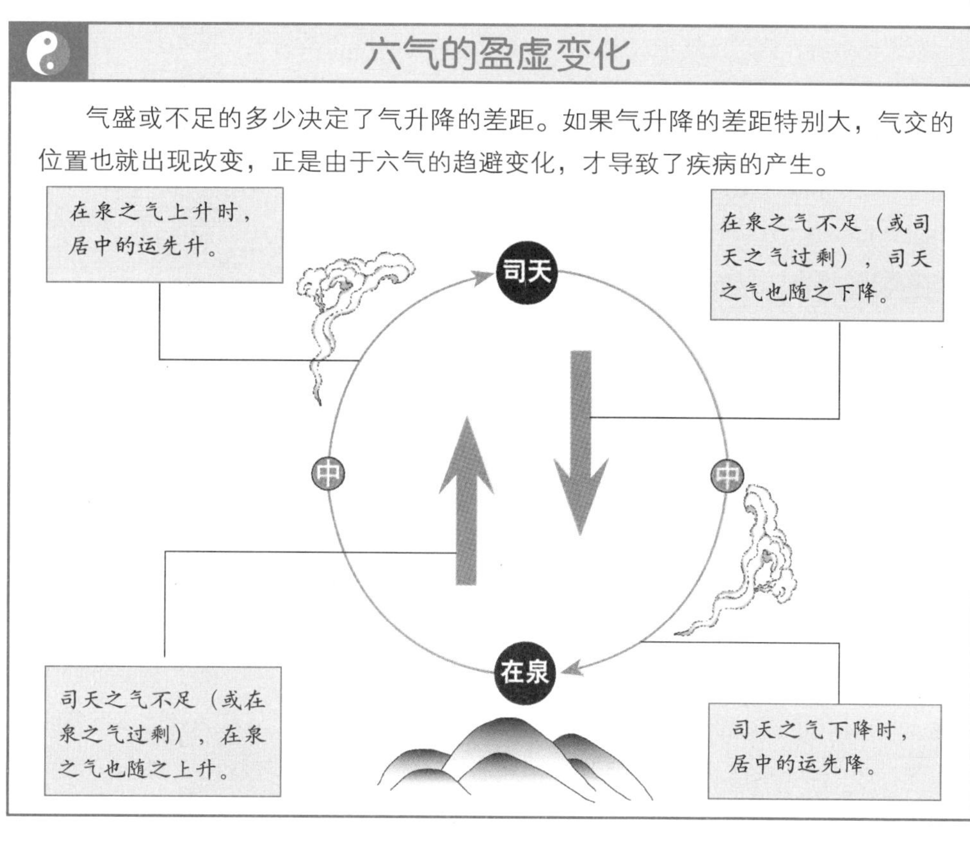

岐伯回答说：这属于正常的气化。黄帝又说道：希望听您谈谈六气本位所在的位置。岐伯回答说：明确了六气命名的位次，就能知道六气的方位和时间。

黄帝问道：六步之气的盈虚情况是怎样的？岐伯回答说：六步之气有太过和不及的差异。六气太过，其气来时急暴且容易消散；六气不及，其气来时缓慢且持久。黄帝问道：司天之气和在泉之气的盈虚又是怎样的情况？岐伯回答说：司天之气不足，在泉之气也随之上升；在泉之气不足，司天之气也随之下降。在天地气交之时的中运，在泉之气上升时，居中的运先升；司天之气下降时，居中的运先降。厌恶其不胜之气，归属同和之气，随着运的归属而产生各种疾病。因此司天之气过盛，天气就下降；在泉之气过盛，地气就上升。根据气盛的多少决定升降的差距，相生微小差距就小，相生较大差距就大。如果相生得特别严重，位置就出现移动，气交的位置也出现改变，就产生大变动，于是就形成了疾病。《大要》上说，相生大的年份差别五分，相生小的年份差别七分，这样差别就清楚可见，就是这个道理了。

用药的原则

黄帝说：很好！前面说过，用热药不可触犯热的气候，用寒药不可触犯寒的气候。要是既不想避开热的气候，又不想避开寒的气候，该怎么办？岐伯回答说：您问得真全面！发表不必避开热，攻里不必避开寒。黄帝又问道：既不是发表，又不是攻里，触犯了主时的寒，或主时的热，该怎么办？岐伯回答说：如果寒热伤害内脏，那么病情就加重。黄帝又说道：想听您谈谈不避寒热对无病的人会有什么影响。岐伯回答说：如用药不避开寒热，会使无病的人生病，有病的人疾病加重。黄帝又问道：产生怎样的疾病？岐伯回答说：不避开主时之热，产生热性病；不避开主时之寒，产生寒性病。寒性病，病人出现腹部坚硬、痞阻胀满、拘急疼痛、下利等症状。热性病，病人出现身热吐下、霍乱、痈疽、疮疡、昏昧、腹泻、肌肉跳动、抽搐、肿胀、呕吐、鼻衄、头痛、骨节变化、肌肉疼痛、吐血、便血、小便不畅等症状。黄帝问道：该怎样治疗？岐伯回答说：必须顺应四时之气。但是如果触犯了，就用相生的药物来治疗。

黄帝问道：妇人怀孕时怎样运用毒药？岐伯回答说：如果孕妇患了要用毒药治疗的疾病，服用毒药后对母体没伤损，对胎儿也没伤害时才可使用。黄帝又说：想听您谈谈这其中的道理。岐伯回答说：大积大聚的疾病，是能用有剧毒的药来治疗的，但当疾病治好一大半时就要停药，一旦用药太过就会导致死亡。

黄帝说：很好！怎样治疗瘀滞很重的疾病？岐伯回答说：木瘀滞当畅达，火瘀滞当发散，土瘀滞当消导，金瘀滞当宣泄，水瘀滞当调理制约。但是在调理气机时，对于太过的，就用相生的药调制，这就是泻。黄帝问道：如果有假借之气的，该怎么办？岐伯回答说：这时就不用遵循“用寒远寒，用热远热”的原则，这就是所说的主气不足，客气相生的原因。

黄帝说：圣人的学说的确是博大精深！天地间的气化，五运运行的节律，六气加临的纲纪，阴阳的作用，寒暑变化的时令，除了先生以外谁还能搞清楚！请让我将这些理论藏于灵兰之室中，题名为《六元正纪》，不经过斋戒就不随意拿出来展示，也要慎重地传给后人。

第七十四 至真要大论篇

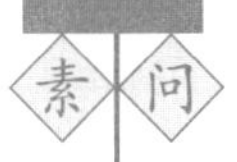

本篇主要论述六气变化所产生的影响，包括六气司天、在泉、胜气、复气等的变化对自然界和人的影响，这种变化表现在人身上所出现的病证、诊断方法和治疗原则。本篇还分析了三阴三阳划分的依据、六气致病的机理、药物的阴阳和配方原则等。

六气主岁时的情况

黄帝问道：我已经知道了五运之气交相配合，太过、不及交替出现的道理。那六气分别主管司天与在泉，其气来临时的情况是怎样的？**岐伯跪拜了两次，站起来回答说：您问得真详细！这是天地之气变化的纲领，并和人的神机相通。**黄帝说道：希望听您谈谈是怎样上合昭明的天道，下合玄远的地气。**岐伯回答说：这是医学理论中的主要内容，也是一般医生所疑惑不解的。**

黄帝说：希望听您谈谈其中的道理。**岐伯回答说：厥阴司天，气从风化；少阴司天，气从热化；太阴司天，气从湿化；少阳司天，气从火化；阳明司天，气从燥化；太阳司天，气从寒化。这都是根据六气临脏的位置，来确定疾病的名称的。**黄帝又问道：在泉的气化是怎样的？**岐伯回答说：与司天之气相同，间气也是这样。**黄帝又问道：什么是间气？**岐伯回答说：间气是分别主管司天、在泉之气左右的。**黄帝又问道：怎样区别间气和司天、在泉之气的作用？**岐伯回答说：间气主每一步的气化，司天、在泉之气主一年的气化。**

黄帝说：很好！一年中主气的情况是怎样的？**岐伯回答说：厥阴司天，气从风化；在泉，味从酸化；在主岁运时，从苍化；在间气，从动化。少阴司天，气从热化；在泉，味从苦化；它不主岁运；在间气，从灼化。太阴司天，气从湿化；在泉，味从甘化；在主岁运时，从黄化；在间气，从柔化。少阳司天，气从火化；在泉，味从苦化；在主岁运时，从赤化；在间气，从明化。阳明司天，气从燥化；在泉，味从辛化；在主岁运时，为白化；在间气，从青化。太阳司天，气从寒化；在泉，味从咸化；在主岁运时，从黑化；在间气，从藏化。所以医生在治病的时候，必须了解六气所主司的气化作用，五味、五色之所生，五脏之所宜，然后才可谈论气的太过、不及和疾病的产生等问题。**

六气的阴阳

六气指的是风、寒、暑、湿、燥、热，它们又被称为自然界的六淫。这六气因其所产生的位置不同，又有阴阳之别。

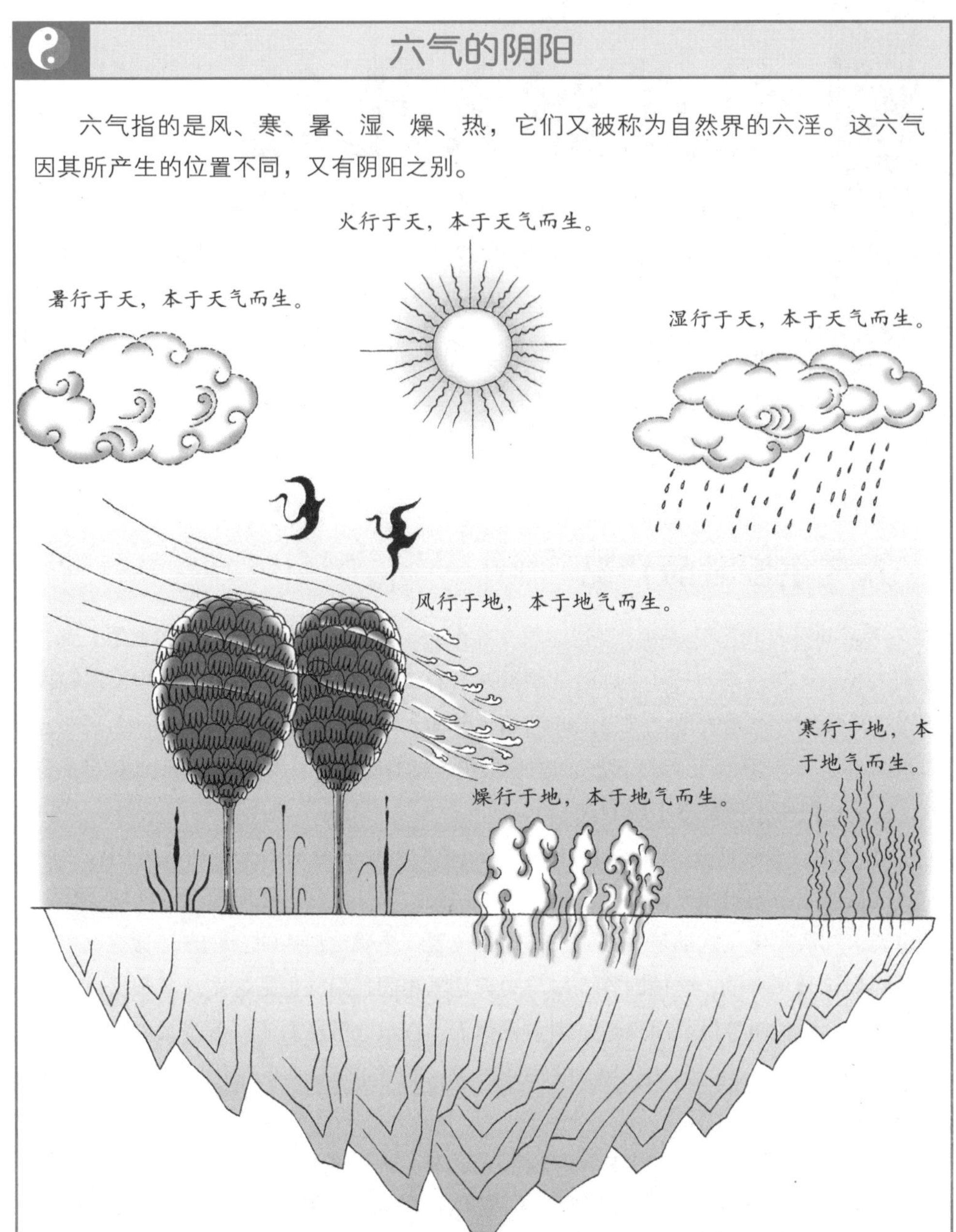

风化的运行与疾病的治疗

黄帝说：以前我就知道厥阴在泉，其味从酸化，但风化的运行又是怎样的？岐伯回答说：风行于地，这是本于地气而为风化，其他五气也是这样的。因为本属于天气而化的，是天气；本属于地气而化的，是地气。天地之气相互交合，一年内六步分治各时，万物才能生化不息。所以说必须谨慎地观察六气主时之宜，不要贻误病机，就是这个意思。黄帝又问道：那么主治疾病的药物是怎样的？岐伯回答说：根据每年的司岁之气来采备其所生化的药物，那么药物就不会有遗漏了。黄帝问道：为什么要采用岁气所生化的药物？岐伯回答说：因为岁气所生化的药物获得了天地之气，气味纯厚，药力精专。黄帝又问道：司岁运的药物是怎样的？岐伯回答说：司岁运的药物和司岁气的药物相同，然而有太过与不及的区别。黄帝问道：不是司岁的药物又是怎样的？岐伯回答说：不是司岁的药物其力量比较分散，因此虽然性质相同但力量不完全一样。气味有厚、薄的不同，性有躁、静的区别，疗效有好、坏的差异，生化效力有深、浅的分别，就是这个道理。

黄帝问道：主岁之气伤害五脏应怎样说明？岐伯回答说：以脏气所不胜之气来说明，就是这个问题的要领。黄帝又问道：应当怎样治疗？岐伯回答说：如果司天之气过于亢盛而六经生病的，就用所胜之气来调和；如果在泉之气过于亢盛而五脏生病的，就用所胜之气来治疗。黄帝说：很好！岁气平和的年份又是怎样的？岐伯回答说：应仔细地考察三阴三阳所在的位置而加以调理，以达到平和的目的。正病就用正法治，反病就用反法治。

黄帝说：先生所说应仔细地考察三阴三阳所在的位置而加以调理，但医论中却说人迎脉和寸口脉相应，脉象如牵引绳索，大小相等，就是平脉。那么阴脉在寸口的表现是怎样的？岐伯回答说：观察岁气是属于北政还是南政就能知道。黄帝说：想听您详尽地谈谈。岐伯回答说：北政主岁，少阴在泉，寸口脉不应指；厥阴在泉，右手寸口脉不应指；太阴在泉，左手寸口脉不应指。南政主岁，少阴司天，寸口脉不应指；厥阴司天，右手寸口脉不应指；太阴司天，左手寸口脉不应指。只要是上述不相应的脉，反其诊，那么脉就相应了。黄帝又问道：尺部的脉是怎样的？岐伯回答说：北政主岁，三阴在泉，寸口脉不应指；三阴司天，尺部脉不应指。南政主岁，三阴司天，寸口脉不应指；三阴在泉，尺部脉不应指，左右手脉相同。所以说，掌握这其中的要领，一句话就能说完，没掌握这其中的要领，谈论就漫无边际，说的就是这个道理。

在泉之气侵入人体产生的疾病与治疗

黄帝说：很好！在泉之气侵入到人体内部会产生怎样的疾病？岐伯回答说：岁气厥阴在泉，风气侵袭其所胜的脾土，就表现为地气不清明，原野昏暗，草类植物过早地开花抽穗，人容易出现恶寒战栗、喜伸展腰身、不断地打哈欠、心痛、胸中胀满、两胁拘急、食物吞咽不下、膈咽阻塞不通、食入就呕吐、腹部胀满、喜欢嗳气等症状，大便通畅或放屁后，病就像减轻了许多而感觉舒适，但身体沉重。

岁气少阴在泉，热气侵袭其所胜的肺金，就表现为热焰浮现于川泽之上，本来是阴暗的地方反而明亮，人容易出现腹中时常鸣响、气上逆冲胸、气喘站立不能持久、恶寒发热、皮肤疼痛、眼睛视物不清、牙齿疼痛、下颌骨肿、寒热如疟疾、小腹疼痛、腹部肿大等症状，蛰虫不潜藏。

主政者与阴脉的表现

主政者的变化会影响脉搏的变化，导致其中一手寸口的脉不应指。如果出现这种不应指的脉，反其诊即可，即左手不应诊右手，右手不应诊左手。

名词解释

南政、北政

在北则南面而布北方之政，是谓北政，天气自北而南升。在南则北面而布南方之政，是谓南政，天气自南而北升。唐代王冰认为，木火金水四运为北政，土运为南政。清代著名医学家黄元御则认为，天地之气，东西对待，南北平分，何南政之少而北政之多也？……则十二年中，三年在北，三年在东，三年在南，三年在西。这种观点比较合理。

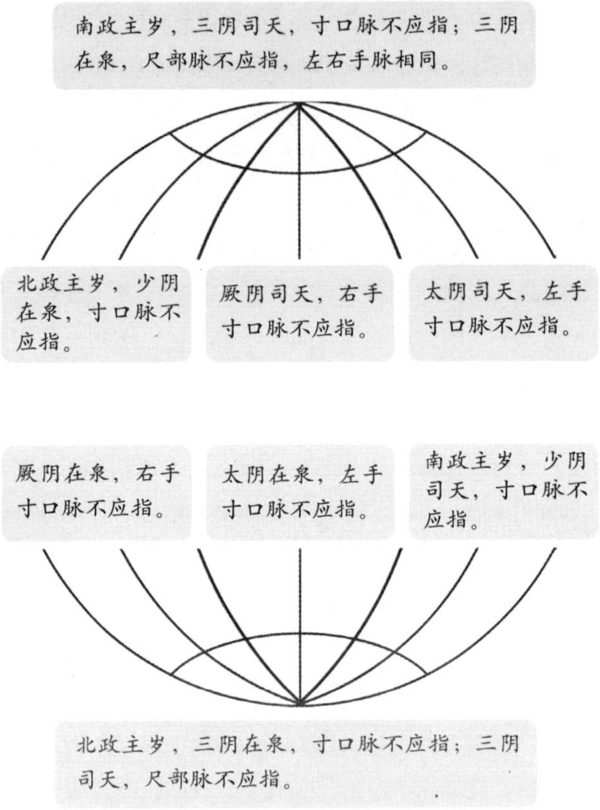

岁气太阴在泉，湿邪侵袭所胜的肾水，就会出现岩谷昏暗，黄色的物体变成黑色，这是因为湿土之气相交合。人容易出现水饮积聚、心痛、耳聋、耳中混乱不清、咽喉肿、喉痹、外阴出血、小腹部疼痛且肿、小便不利、气上冲头痛、眼睛像要掉出、颈项像要被拔出、腰像被折断、髋部不能转动、膝关节像凝结一样、小腿肚像裂开一般的症状。

岁气少阳在泉时，火气侵袭所胜的肺金，于是表现为郊野烟火明亮，寒热之气交替出现。人们容易泻下赤白如注，小腹疼痛，尿赤，甚至出现大便出血的症状，其他症状与少阴经相同。

岁气阳明在泉时，燥气侵袭所胜的肝木，于是便出现雾气迷蒙昏暗。人们容易呕吐苦水，喜欢叹长气，心与胁肋疼痛不能左右转侧，甚至咽喉发干，面如蒙尘，全身干瘦而不润泽，足外侧发热。

岁气太阳在泉时，寒气侵袭所胜的心火，于是出现万物静肃战栗之象。人们易小腹疼痛，并牵引睾丸、腰脊，上冲心痛，出血，咽痛，下巴肿。

黄帝说：很好！该怎样治疗？岐伯回答说：凡诸气在泉，风邪侵入体内而引发疾病的，主治用辛凉的药物，辅佐用苦味的药物，缓解挛急用甘味药，驱散风邪用辛味药；热邪侵入体内而引发疾病的，主治用咸寒药物，辅佐用甘苦的药物，收敛用酸味药，发散热邪用苦味药；湿邪侵入体内而引疾病的，主治用苦热的药物，辅佐用酸淡的药物，燥湿邪用苦味药，渗利湿邪用淡味药；火邪侵入体内而引发疾病的，主治用咸冷的药物，辅佐用苦辛的药物，收敛阴气用酸味药，发散火邪用苦味药；燥邪侵入体内而引发疾病的，主治用苦温的药物，辅佐用甘辛的药物，泻热用苦味药；寒邪侵入体内而引发疾病的，主治用甘热的药物，辅佐用苦辛的药物，泻邪用咸味药，润燥用辛味药，坚阴用苦味药。

司天之气侵入人体产生的疾病与治疗

黄帝说：很好！司天之气的变化是怎样的？岐伯回答说：厥阴司天，风气侵袭所胜的脾土，于是天空中尘埃昏蒙不清，云雾扰动，在寒冷季节出现春季的气候，流水不结冰。人容易胃脘、心口疼痛，两胁胀满，膈与咽喉阻塞不通，饮食吞咽不下，舌根部强硬不舒，一吃东西就呕吐，泻下清冷稀薄，腹胀，瘕病，小便闭阻不通。蛰虫不藏。病的根本在于脾脏，如果冲阳脉绝，就会导致死亡，不能救治。

少阴司天，热气侵袭所胜的肺金，炎热来临，火气主事。人容易胸中烦热，喉咙发干，右胸胁胀满，皮肤疼痛，恶寒发热，咳嗽，气喘。大雨将要来临时，人会唾血，大便出血，鼻衄，打喷嚏，呕吐，尿的颜色改变，甚至皮肤疮疡，浮肿，肩、背及缺盆中

在泉之气侵入人体所产生的疾病与治疗原则

下图所示为六气在泉时，侵入人体后导致人体所出现的疾病，治疗疾病时，要根据岁气的变化选择不同性味的药物。

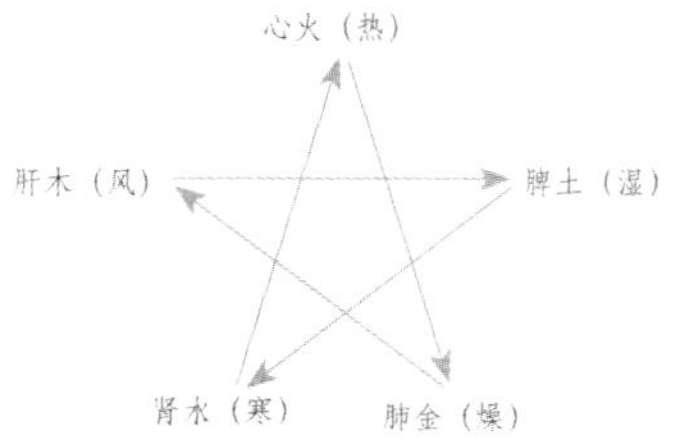

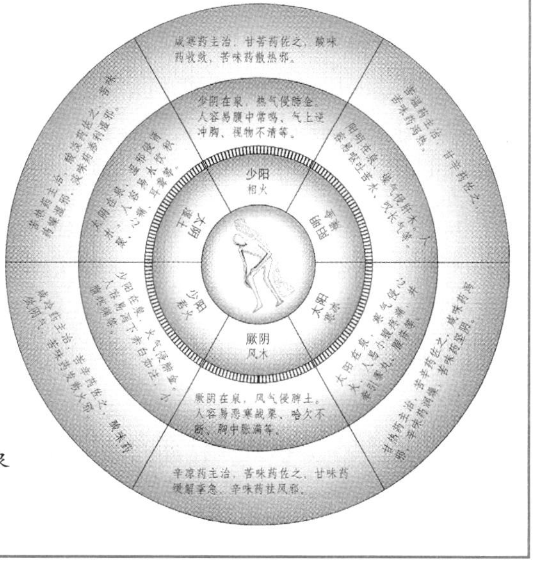

疼痛，心痛，肺胀，腹部胀满，喘气，咳嗽。病的根本在于肺，如果尺泽脉绝，就会导致死亡，不可救治。

太阴司天，湿土侵袭所胜的肾水，阴沉之气密布天空，雨水浸渍，草木枯槁。人多浮肿，骨痛，阴痹，阴痹病用手按时，不知痛处，腰脊、头颈疼痛，头晕目眩，大便困难，阴气不能发挥作用，饥而不欲食，咳唾出血，心动不宁如悬空中，病的根本在于肾，如果太溪脉绝，就会导致死亡，不可救治。

少阳司天，火气侵袭所胜的肺金，气候温暖，金气不能发挥正常作用。人容易头痛，发热，恶寒，疟疾，热气在上，皮肤痛，颜色变为黄色、红色，传于里而形成水肿，身、面浮肿，腹部胀满，仰面呼吸，下痢赤白，疮疡，咳唾血，心烦，胸中发热，甚至鼻衄。病根在肺，如果天府脉绝，就会死亡，不可救治。

阳明司天，燥气侵袭所胜的肝木，于是就推迟了草木繁荣时间，生长变晚，大凉之气改变了气候，大树枝叶干枯收敛，下部郁结生气，草叶焦枯。筋骨容易发生病变，人多左侧胸腋胁肋疼痛，寒冷之气居于内，受外邪而成疟疾、咳嗽、腹中肠鸣、腹泻、大便稀薄、心及胁下突然疼痛、身体不能左右转侧、咽喉干、面部蒙尘、腰痛、男子颓疝、妇人小腹疼痛、目昏暗、眼角生疮、皮肤上生疖子、痈疡、蛰虫不潜藏。病根在肝，如果太冲脉绝，就会死亡，不可救治。

太阳司天，寒气侵袭所胜的心火，于是寒气来临，水结冰，如果遇到火运主岁，那么暴雨冰雹将落。人体会发生血液病变、生痈肿疮疡、厥逆心痛、呕血、下血、鼻衄、易悲伤、时常眩晕、仆倒、胸腹胀满、手中发热、手肘拘急、腋肿、心中悸动、不安、胸胁胃脘不舒畅、面赤、眼睛发黄、嗳气、咽喉干甚至面黑如烟煤、口渴喜饮。病根在心，如果神门脉绝，就会死亡，不可救治。

黄帝说：很好！那怎样治疗？岐伯回答说：只要诸气司天，过盛的风气侵袭所胜的脾土，平抑风气用辛凉的药物，辅佐用苦甘的药物，缓挛急用甘味药，泻邪用酸味药；过盛的热气侵袭所胜的肺金，平抑热气用咸寒的药物，辅佐用苦甘的药物，收敛阴气用酸味药；过盛的湿土侵袭所胜的肾水，平抑湿气用苦热的药物，辅佐用酸辛的药物，燥湿用苦味药，渗利湿邪用淡味药；湿邪滞留于上部而发热，主治用苦温的药物，辅佐用甘辛的药物，以汗出病去而止；过盛的火气侵袭所胜的肺金，平抑火气用酸冷的药物，辅佐用苦甘的药物，收敛阴气用酸味药，发散火邪用苦味药，恢复阴气用酸味药；过盛的热气所形成的病证治法和这一样。过盛的燥气侵袭所胜的肝木，平抑燥气用苦温的药物，辅佐用酸辛的药物，泻下燥结用苦味药；过盛的寒气侵袭所胜的心火，平抑寒气用辛热的药物，辅佐用苦甘的药物，泻下寒气用咸味药。

在泉之气不足和司天之气不足的治疗原则

黄帝说：讲得真好！应该怎样治疗本气不足，邪气过盛？岐伯回答说：厥阴在泉，

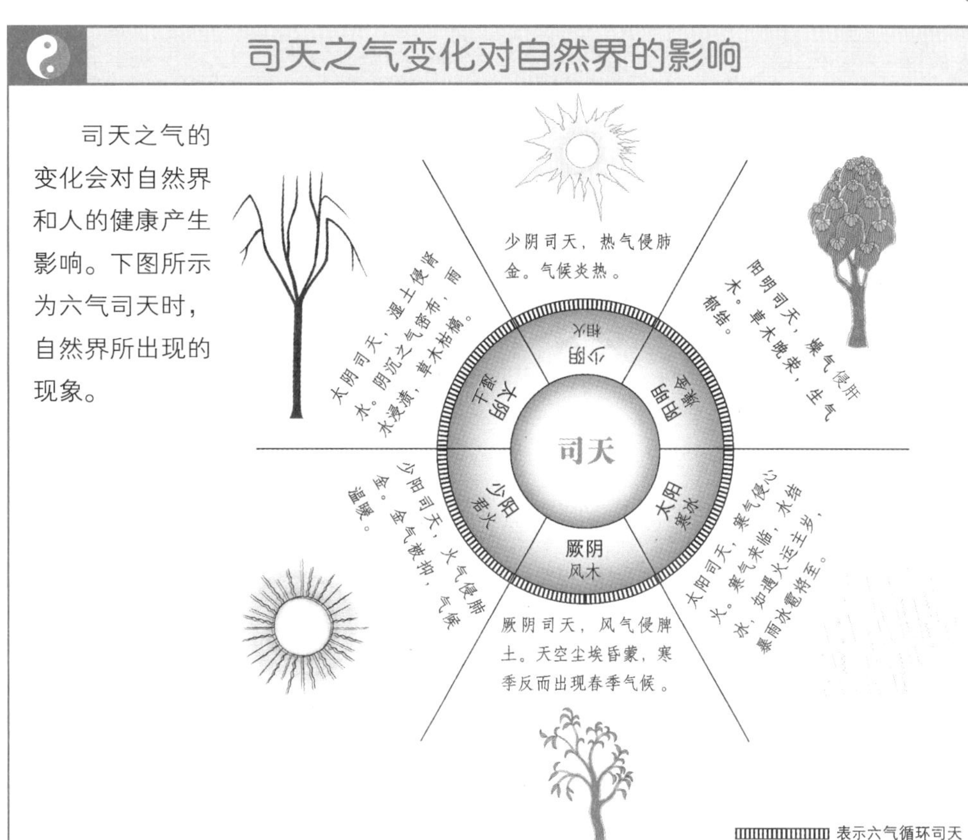

风木之气不足，清金之气反而相生，主治用酸温的药物，辅佐用苦甘的药物，助正气用辛味药；少阴在泉，火热之气不足，寒气反而相生，主治用甘热的药物，辅佐用苦辛的药物，助正气用咸味药；太阴在泉，湿土之气不足，热气反而相生，主治用苦寒的药物，辅佐用咸甘的药物，助正气用苦味药；少阳在泉，少阳相火不足，寒气反而相生，主治用甘热的药物，辅佐用苦辛的药物，助正气用咸味药；阳明在泉，燥气不足，热气反而相生，主治用辛寒的药物，辅佐用苦甘的药物，助正气用酸味的药物，用平和药对病有利；太阳在泉，寒气不足，热气反而相生，主治用咸寒的药物，辅佐用辛甘的药物，助正气用苦味药。

黄帝问：司天之气不足，邪气反而过盛时是怎样的？岐伯回答说：厥阴司天，风气不及，清气反而相生，主治用酸温的药物，辅佐用甘苦的药物；少阴司天，热气不及，寒邪反而相生，主治用甘温的药物，辅佐用苦酸辛味的药物；太阴司天，湿气不足，热邪反而相生，主治用苦寒的药物，辅佐用苦酸的药物；少阳司天，火气不及，寒邪反而相生，主治用甘热的药物，辅佐用苦辛的药物；阳明司天，燥气不及，热气反而相生，主治用辛寒的药物，辅佐用苦甘的药物；太阳司天，寒气不足，热邪反而相生，主治用咸冷的药物，辅佐用苦辛的药物。

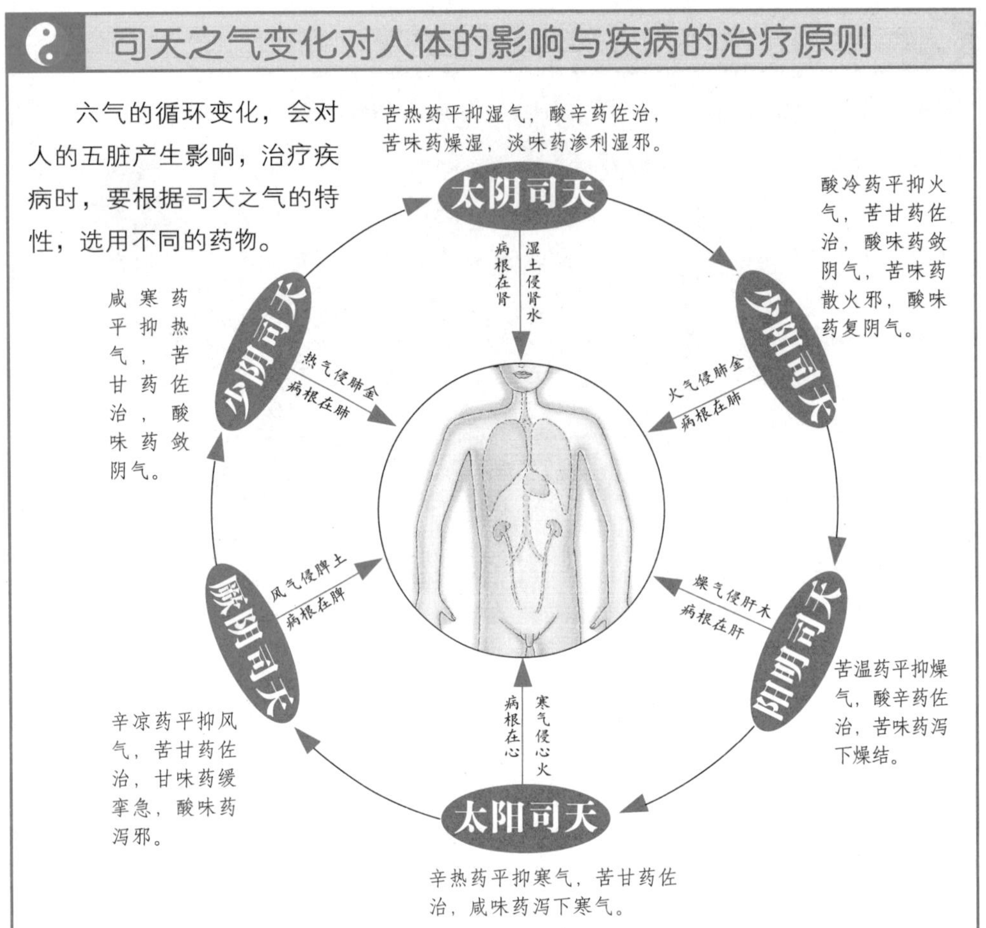

六气过盛导致的疾病与治疗方法

黄帝说道：六气过盛是怎样的？岐伯回答说：厥阴气过盛，会导致耳鸣，头晕目眩，烦乱想吐，胃和膈中有寒气。大风常起，裸类虫子不能生长。胸部和胁肋部之气积聚不散，进一步郁而化热，小便黄赤，胃脘和心口疼痛，两胁胀满，肠鸣，泻下不消化的食物，小腹疼痛，泻下赤白，甚至呕吐，膈和咽喉阻塞不通；少阴气过盛，会导致心下烦热，善饥，脐下跳动，热气在三焦弥漫。炎暑来临时，树木的汁液外溢，草枯萎。人们易呕逆烦躁、腹部胀满、疼痛、大便稀薄，尿血、血痢等；太阴气过盛，内瘀滞火气，会导致疮疡生于内，火气流散于外，病在胸膺、胁肋部位，甚至心痛，上阻滞热气，头痛，喉痹，颈项僵硬不舒服；湿气独胜，郁积滞于内，寒湿之气迫于下焦，会导致头顶疼痛，同时牵引眉间也疼痛，胃部胀满。经常下雨，在陆地上有鳞虫出现。呈现湿化现象，小腹部胀满，腰椎沉重，僵硬，腹内不舒服，大便泄泻，脚下温暖，头重，足胫浮肿，水饮产生于内，脸上见浮肿。

少阳气过盛，热气在胃中停留，会导致心烦，心痛，目赤，想要呕吐，并呕吐酸水，容易饥饿，耳痛，尿赤，也容易引发惊恐、谵语、记性不好的症状。暴热灼烧万物，草木枯萎，水干涸，介类虫子屈伏不伸，小腹疼痛，下痢赤白；阳明气过盛，在内产生清凉之气，左侧胸膺胁肋疼痛，大便稀溏，内发咽喉滞塞，外为颓疝。大凉之气肃杀，使花、草、树、木繁荣的时间推迟，应蛰伏的虫类反而出动。胸中不畅快，咽喉阻塞，咳嗽；太阳气过盛，凝结凛冽之气来临，不是水结冰时水却结冰，羽虫类虫子生育时间推迟。痔疮、疟疾产生，寒冷之气进入胃中，内则心痛，阴中生疮，房事不利，阴部与大腿内侧相互牵引，筋肉拘急沉重，血脉凝滞阻塞，络脉盛满，面色如蒙尘，大便下血，皮肤肿胀，腹部胀满，饮食减少，热气上行，头、后项、头顶、脑户等处疼痛，眼睛好像要外脱，寒气进入下焦，转变成濡泻。

黄帝说道：该怎样治疗？岐伯回答说：厥阴风木过盛，主治用甘凉的药物，辅佐用苦辛的药物，泻邪用酸味药；少阴君火过盛，主治用辛寒的药物，辅佐用苦咸的药物，泻邪用甘味药；太阴湿土过盛，主治用咸热的药物，辅佐用辛甘的药物，泻邪用苦味的

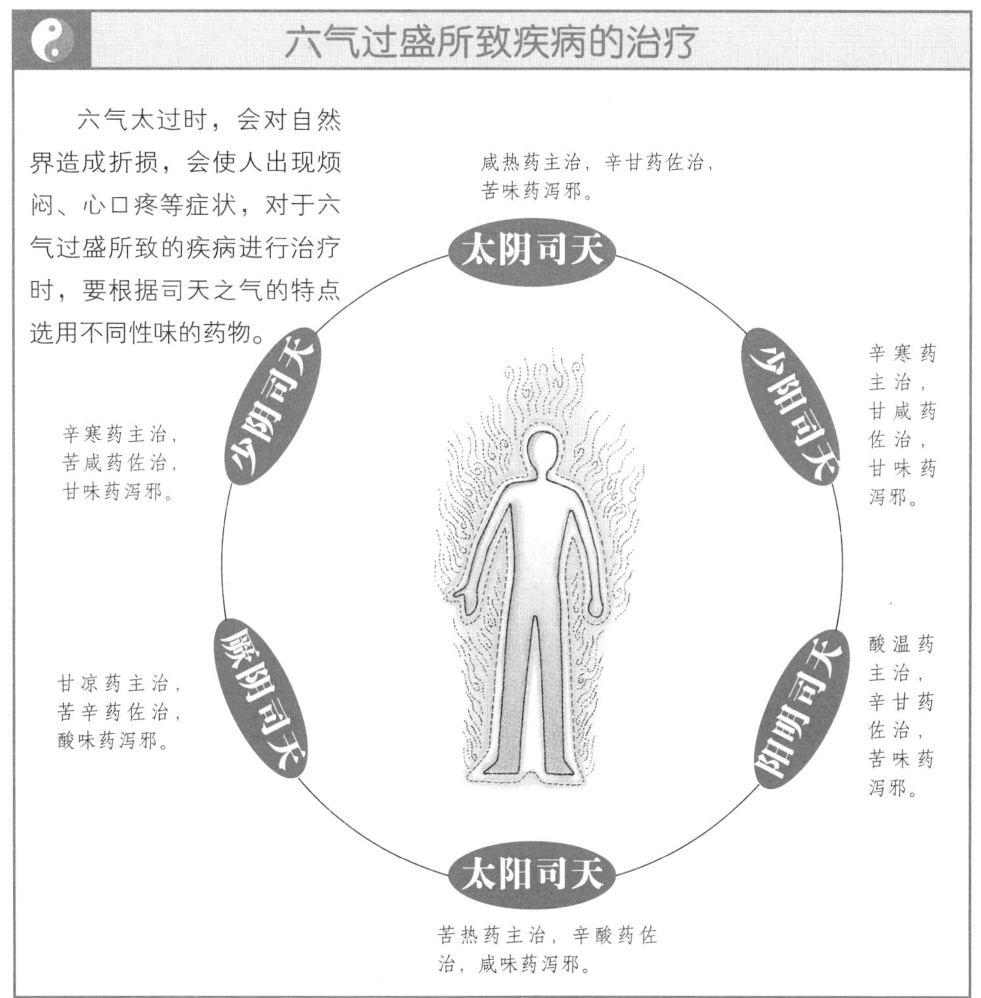

药物；少阳相火过盛，主治用辛寒的药物，辅佐用甘咸的药物，泻邪用甘味药；阳明燥金过盛，主治用酸温的药物，辅佐用辛甘的药物，泻邪用苦味的药物；太阳寒水过盛，主治用苦热的药物，辅佐用辛酸的药物，泻邪用咸味药物。

六气相复对人和自然界的影响

黄帝问道：六气相复的情况是怎样的？岐伯回答说：您问得真全面呀！厥阴风木来复时，病人小腹坚硬胀满，腹里拘急，突然疼痛。天地间，草木倒仆，尘土飞扬，裸虫不能繁育。人容易出现厥心痛、出汗、呕吐、饮食不入、食而吐出、筋骨震颤、目眩、四肢清冷的症状，严重时，邪气进入脾脏，诱发食入而出的食痹病，如果冲阳脉绝，就会死亡。

少阴君火来复，人容易体内烦热、烦躁、鼻中出血、打喷嚏、小腹绞痛、火热燔灼、咽喉干燥，大小便有时利下，有时停止，气发动于左侧而上逆行于右侧，咳嗽、皮肤疼痛、声音突然嘶哑、心口疼痛、神志昏昧不知人事，继而出现恶寒战栗、胡言乱语，寒战后又出现发热、口渴想喝水、少气、骨骼痿弱、肠道阻塞、大便不通、浮肿、嗳气。少阴火化之令后行，天地间流水不结冰、热气大行、介虫不能蛰藏。此时人容易患痴、疮疡、痈疽、痤疮、痔疮等病，如果邪气过甚进入肺脏，则会出现咳嗽、鼻塞流涕等症状，如果天府脉绝，就会死亡。

太阴湿土来复，就会产生湿气的病变，身体沉重、腹中胀满、饮食物不能消化、阴寒之气上逆、胸中不舒畅、水饮发于内、咳嗽、喘息有声。天常下大雨，鳞虫在陆地上出现。人容易头项痛而且沉重，严重的抽搐颤抖，呕吐，只想静静地待着，呕吐清涎，如果邪气过甚进入肾中，泻不能止，太溪脉绝，就会死亡。

少阳相火来复，火热即将来临，枯燥炎热，介虫耗损。人容易惊恐、抽搐、咳嗽、鼻衄、心热、烦躁、频频小便、恶风、气机厥逆上行、面部如蒙灰尘、眼睛跳动，火气发于内、口舌糜烂、上逆而呕吐，甚至吐血、衄血、便血、疟疾、恶寒、鼓颔战栗、寒极而变热、咽喉络脉干燥焦枯、口渴想喝水、面色黄赤、气少、脉萎弱，转化成水病，出现浮肿，如果邪气过甚进入肺脏，会咳嗽出血，尺泽脉绝，就会死亡。

阳明燥气来复，清肃之气流行，森林焦枯干燥，会导致严重的毛虫耗损。症状表现为胸膺胁肋发生病变、左侧气机不舒、喜叹长气，甚至会心痛痞阻胀满、腹胀泄泻、呕吐苦汁、咳嗽、呃逆、心烦，病在膈中，头痛，如果邪气过甚进入肝脏，导致惊恐不安、筋脉拘急、太冲脉绝，就会死亡。

太阳寒水来复，寒气厥逆上行，气水凝聚为雨成冰，羽虫多死亡。人多心胃生寒气、胸和膈肌不利、心痛、痞塞胀满、头痛、易悲伤、时常头晕目眩、仆倒、饮食减少、腰椎疼痛、腰部屈伸不便。地冻裂、结冰坚厚，阳光不能发挥温暖的作用，则易致小腹部疼痛，牵引睾丸以及腰椎，上冲心口，吐出清水，嗳气，呃逆，如果邪气过甚进

六气相复对自然界和人的影响

六气运行时会出现太过，所以就会有报复之气产生。六气来复时，会对自然界和人类造成影响，如图所示：

太阴湿土
人
易头痛且身体沉重。严重时邪气进入肾中，如果太溪脉绝，人必死。
自然界
天常下大雨，鳞虫在陆地上出现。
少阳相火
人
易惊恐、咳嗽、抽搐等。严重时邪气进入肺脏，如果尺泽脉绝，人必死。
自然界
火热即将来临，枯燥灼热，介虫耗损。
少阴君火
自然界
流水不结冰，热气大行，介虫不能蛰藏。
人
易患痱、疮疡、痈疽等病。严重时邪气进入肺脏，如果天府脉绝，人必死。
阳明燥金
自然界
清肃之气流行，森林焦枯干燥，毛虫耗损。
人
胸膺胁肋发生病变，左侧气机不畅。严重时邪气进入肝脏，如果太冲脉绝，人必死。
厥阴风木
自然界
草木倒伏，尘土飞扬，倮虫不能繁育。
人
易出现厥心痛，出汗，呕吐等。严重时邪气进入脾脏，如果冲阳脉绝，人必死。
太阳寒水
人
心胃生寒气、心痛等。严重时邪气进入心脏，如果神门脉绝，人必死。
自然界
寒气厥逆上行，气水凝聚为雨成冰，羽虫多死亡。

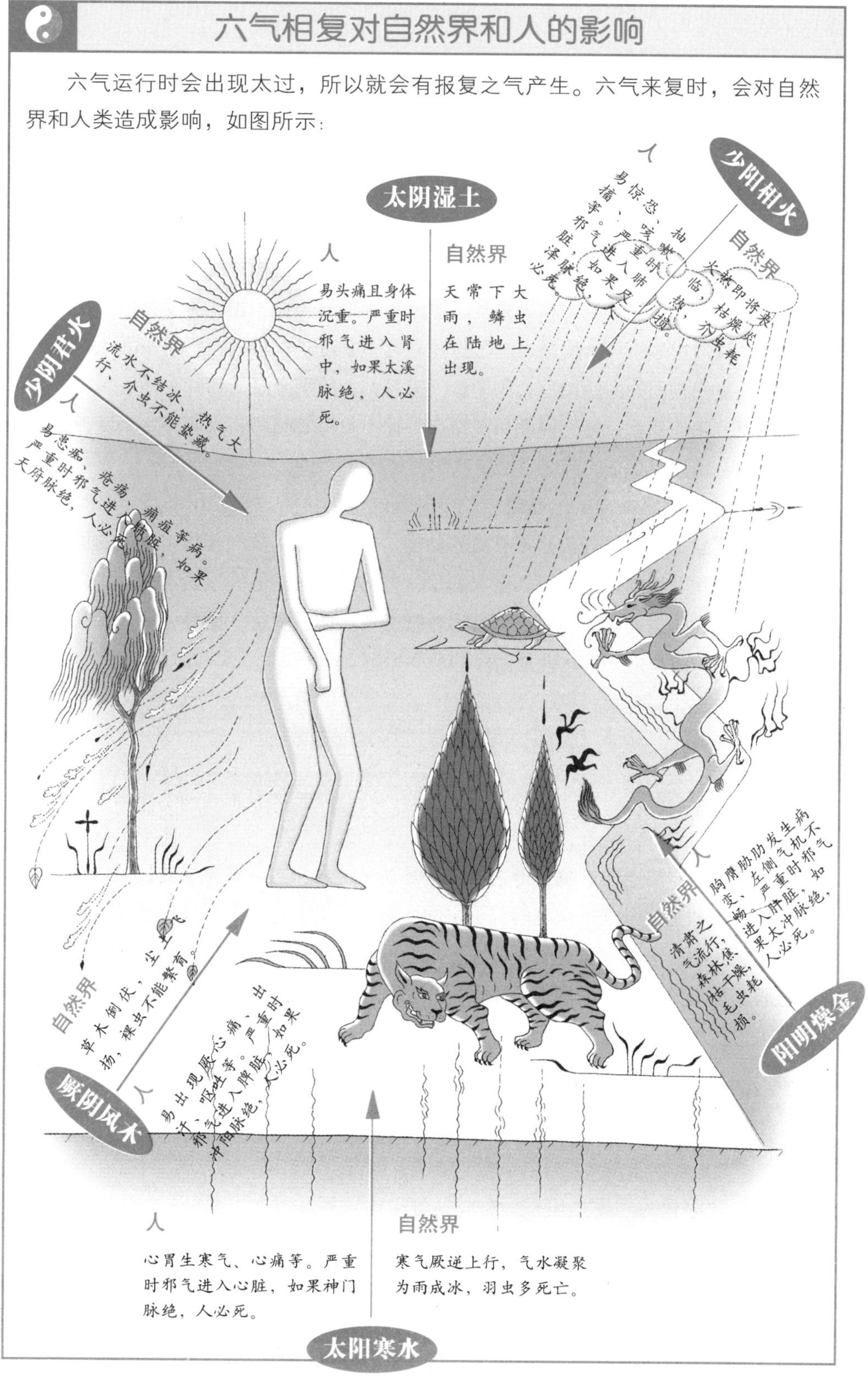

入心脏，则记性不好，常常悲伤，神门脉绝，就会死亡。

六气相复所致疾病的治疗

黄帝说：很好！该怎样治疗？岐伯回答说：厥阴风木来复，主治用酸寒的药物，辅佐用甘辛的药物，泻邪气用酸味药，缓挛急用甘味药；少阴君火来复，主治用咸寒的药物，辅佐用苦辛的药物，泻邪气用甘味药，收敛用酸味药，发散用辛苦味药，软坚用咸味药；太阴湿土来复，主治用苦热的药物，辅佐用酸辛的药物，泻邪气用苦味药，治疗宜燥化湿邪，渗泄湿邪；少阳相火来复，主治用咸冷的药物，辅佐用苦辛的药物，软坚用咸味药，收敛用酸味药，发散用辛苦味药，可不必避开天热，但要忌用温凉的药物；少阴君火来复用相同的方法治疗；阳明燥气来复，主治用辛温的药物，辅佐用苦甘的药物，泻邪用苦味的药物，通下燥邪用苦味药，补不足用酸味药；太阳寒水来复，主治用咸热的药物，辅佐用甘辛的药物，坚肾气用苦味药。

六气过盛，六气来复的治法是：只要是寒的就用热药，热的用寒药，温的用清凉药，清冷的用温药，正气外散的用收敛的药物，抑郁的用发散的药物，干燥的用濡润的药物，拘急的用甘缓的药物，病气坚实的用软坚的药，气脆弱的用固本的药，衰弱的用补益的药，邪亢的用泻下的药。分别安定各脏之气，使五脏之气清静，病气就会自然衰退，分别回归于所属之处，这就是治疗的总体原则。

气的分属与人体的对应关系

黄帝说：很好！气分上下，讲的是怎样的内容？岐伯回答说：与人体上半身相应的是初之气、二之气、三之气，属于天的分野，是司天之气所主；与人体下半身相应的是四之气、五之气、终之气，属于地之分野，是在泉之气所主。气命名是按照六气的名称定的，病的称谓是按以气来命名的部位定的。所说的上半身和下半身，是以天枢部位作为上下分界线的。所以司天之气过盛而下部发生病变的称谓是根据在泉之气定的；在泉之气过盛而上部发生病变的称谓是根据司天之气定的。以上指的是胜气已至，但复气尚隐伏未发的情况。如果复气已产生，就不用司天、在泉来区别，是根据复气的情况来命名的。

胜气、复气的变动与疾病的发生

黄帝问道：胜气、复气出现的时间是否固定？其气的来与不来是否也有一定的规律？岐伯回答说：四时有一定的位置，但是胜气、复气没有规律。黄帝说：想听您讲讲其中的道理。岐伯回答说：从初之气到三之气，由司天之气所主，是胜气经常产生的部位；从四之气到终之气，由在泉之气所主，是复气经常产生的部位。有胜气一定就会产

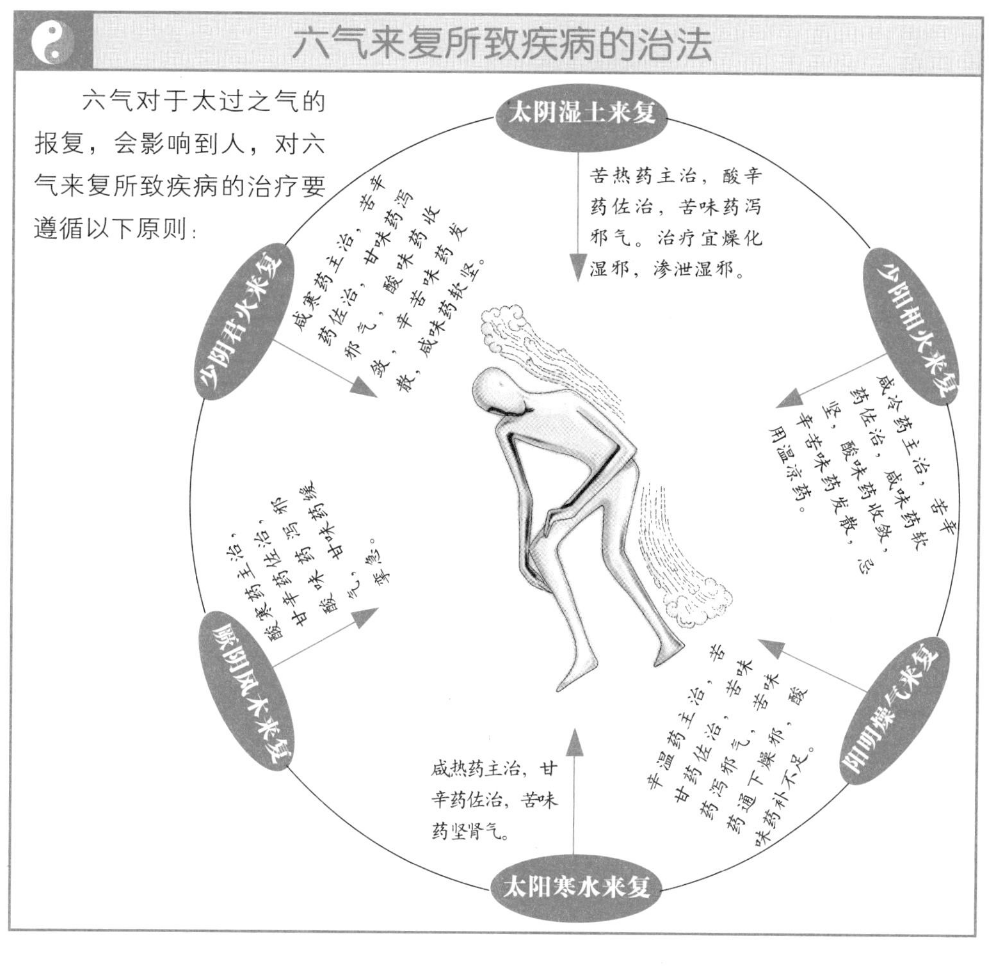

生复气，没有胜气就不会有复气。

黄帝说：讲得好！为什么复气过去以后又出现胜气？岐伯回答说：复气的产生是因为胜气达到了极点，这没固定的次数，胜气衰退后，复气自然就会终止。复气过后又生胜气，如果有胜气没复气灾害就会产生，就会伤害人的生命。

黄帝问道：为什么复气产生了反会出现病变？岐伯回答说：不在所主时令位置到来的复气，主气、客气是不协调一致的，复气超过胜气，主气胜过了它，因此反而会发生疾病，这主要是对火、燥、热三气而言。黄帝问道：该怎么治疗？岐伯回答说：胜气所导致的疾病，轻微就随顺，严重就制伏；复气所导致的疾病，缓和就平调，暴烈就削弱，都要随着胜气的强弱，来安抚屈而不伸之气，不管用药次数的多少，要以气的平定为准，这是治疗的基本法则。

黄帝问道：客气与主气之间的胜、复是怎样的？岐伯回答说：客气与主气之间有胜气而没复气。黄帝又问道：客气与主气间的逆顺是怎样的？岐伯回答说：主气胜过客气就是逆，客气胜过主气就是顺，这是自然界的基本规律。

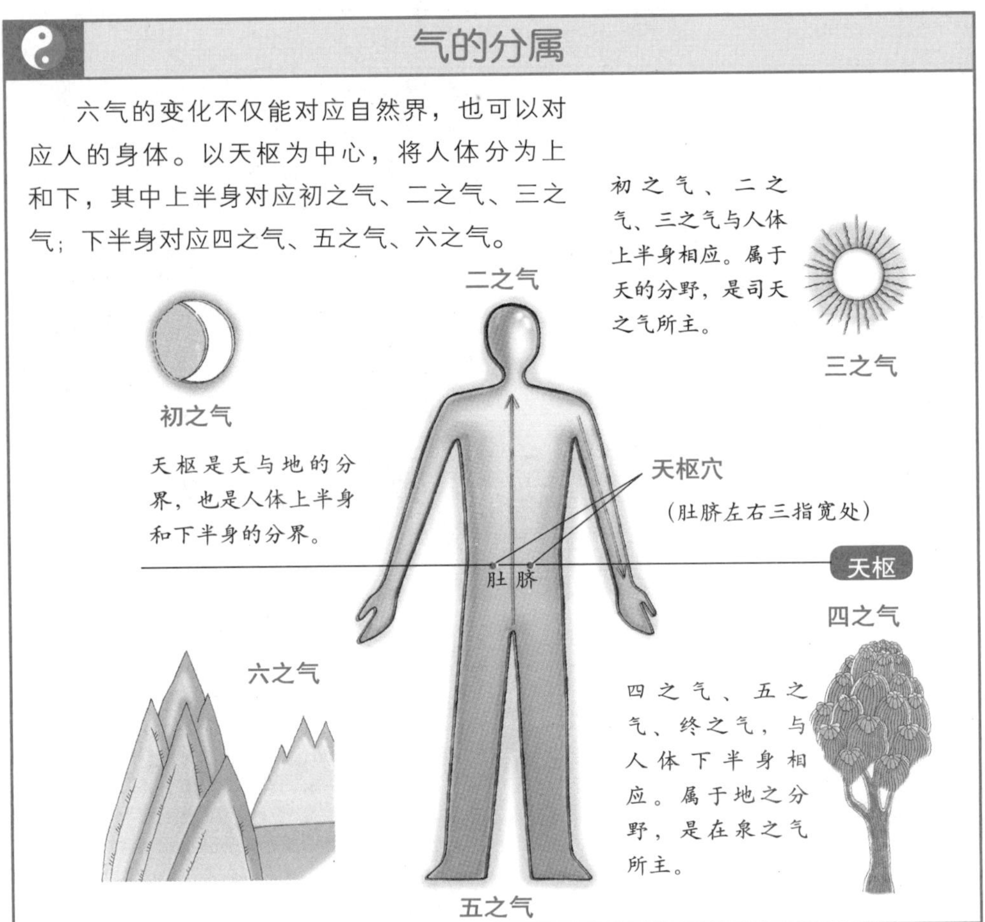

客主相胜时出现的疾病与治疗

黄帝问道：客主相胜会出现什么样的病状？岐伯回答说：厥阴司天，客气胜，会出现耳鸣、头晕目眩、肢体颤动，甚至咳嗽；主气胜，会出现胸胁疼痛、舌僵难以言语的症状。少阴司天，客气胜，会出现鼻塞、打喷嚏、颈项僵硬不舒服、肩背部闷热、头痛、气少、发热、耳聋、眼睛视物不清，甚至浮肿、出血、疮疡、咳嗽、喘气的症状；主气胜，会出现心热、烦躁，甚至胁肋疼痛、支撑胀满的症状。太阴司天，客气胜，会出现头面部浮肿、呼吸气喘的症状；主气胜，会出现胸腹部胀满、食后心绪纷乱的症状。少阳司天，客气胜，肌肤会出红疹，进一步形成丹毒，还会有疮疡、呕逆、喉痹、头痛、咽喉肿、耳聋、吐血、衄血等病症，甚至会手足抽搐；主气胜，会出现胸部胀满、咳嗽、仰面呼吸，甚至咳嗽、吐血、手热的症状。阳明司天，内有复盛而有余的清气，于是就会咳嗽、衄血、咽喉阻塞、心与膈中发热、咳嗽不止，如果面色苍白、出血，大多数是死证。太阳司天，客气胜，会出现胸中滞塞不畅、流清鼻涕，受寒邪就会咳嗽的症状；主气胜，会出现咽喉中鸣响的症状。

厥阴在泉，客气胜，会出现大关节屈伸不利，筋脉僵硬拘急抽搐的症状，外在表现是行动不便；主气胜的表现是筋骨摇动挛急，腰和腹部会经常性疼痛。少阴在泉，客气胜，腰、尻、股、膝、髋、小腿肚、小腿骨、足等处都会发生病变，闷热酸痛、浮肿、不能持久站立、大小便出现异常变化；主气胜，会导致气逆而上行、心痛、发热、膈中阻滞不通、各种痹病、病发于胁肋部、出汗不止、四肢逆冷。太阴在泉，客气胜，会出现双脚痿弱沉重、经常大小便的症状，湿邪在下焦停留，出现水泻、浮肿，房事不利的症状；主气胜，则下部寒气上逆、腹部胀满、饮食吞咽不下，甚至产生疝气。少阳在泉，客气胜，会出现腰和腹部疼痛、恶寒，严重时大小便呈白色的症状；主气胜，上行的热气在心中停留，则心中疼痛、发热、中焦阻塞而产生呕吐。少阴在泉的病证和这一样。阳明在泉，客气胜，清冷之气在下部扰动，小腹部坚硬胀满、经常腹泻；主气胜，则腰部沉重、腹中疼痛、小腹部产生寒凉之气、大便稀溏，寒气上逆到肠，再向上冲到胸，严重时会气喘，不能持久站立。太阳在泉，在内寒气有余，出现腰和尻部疼痛，腰部屈伸不利，股、胫、足、膝疼痛。

黄帝说：讲得好！该怎样治疗？岐伯回答说：气上逆，抑制其上冲；气下陷，举之使其上升。气有余，折损；气不足，补益。然后佐以对其有利的药物，用适宜的药物调和，使主气、客气安和，调适寒温。主客之气相同，逆其胜气治疗；主客之气不同，就从其不胜之气治疗。

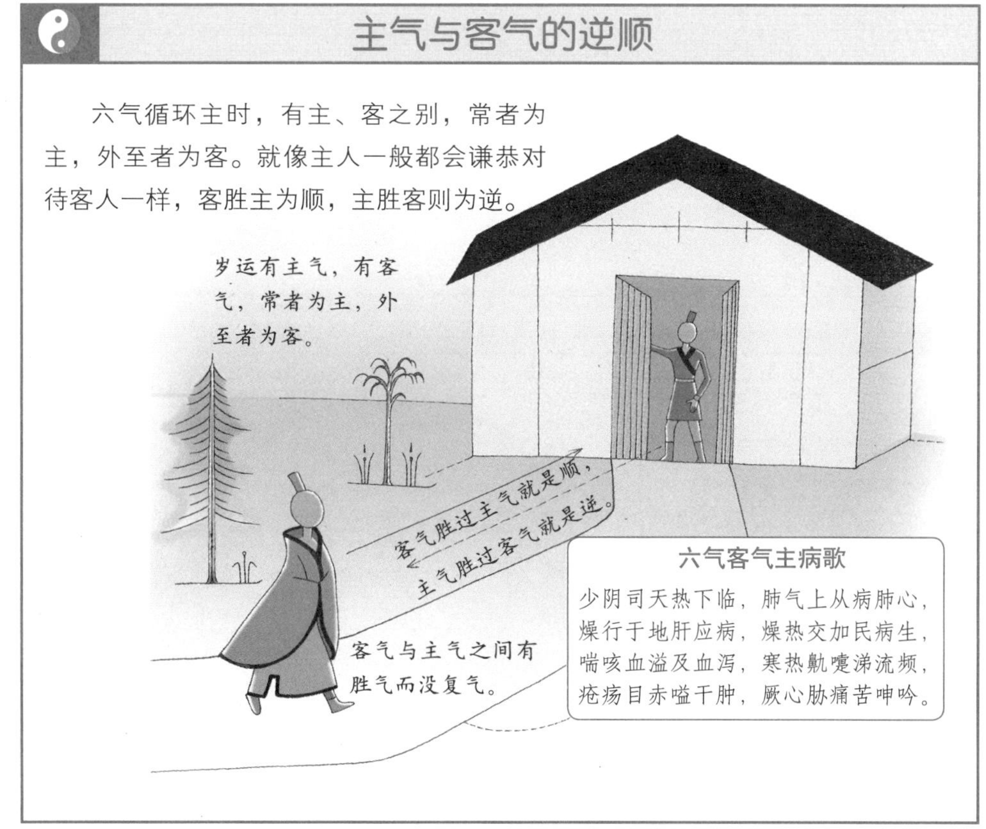

用药性与五脏、五气的关系来治病

黄帝说：我已经知道治寒病用热药，治热病用寒药，主客之气相顺就逆其胜气治疗，主客之气相逆就从其不胜之气治疗，但怎样运用药物的性味与五脏、五气的关系来治病呢？岐伯回答说：厥阴风木主气胜所引起的病证，泻用酸味药，补用辛味药；少阴君火、少阳相火主气胜所引起的病证，泻用苦味药，补用咸味药；太阴湿土主气胜所引起的病证，泻用苦味药，补用甘味药；阳明燥金主气胜所引起的病证，泻用辛味药，补用酸味药；太阳寒水主气胜所引起的病证，泻用咸味药，补用苦味药；厥阴客气胜所引起的病证，补用辛味药，泻用酸味药，缓解挛急用甘味药；少阴客气胜所引起的病证，补用咸味药，泻用甘味药，收敛用酸味药；太阴客气胜所引起的病证，补用甘味药，泻用苦味药，缓解挛急用甘味药；少阳客气胜所引起的病证，补用咸味药，泻用甘味药，软坚用咸味药；阳明客气胜所引起的病证，补用酸味药，泻用辛味药，发泄邪气用甘味药；太阳客气胜所引起的病证，补用苦味药，泻用咸味药，坚其气用苦味药，润其干燥用辛味药。这些方法都是为了疏通肌肤的腠理，布散津液，宣通气血。

三阴三阳划分的依据与治病准则

黄帝说：很好！想听您说说阴阳各三种的道理。岐伯回答说：因为阴阳之气有多少的不同，作用也就各有差异。黄帝说道：为什么叫“阳明”？岐伯回答说：因为太阳和少阳这两阳合明。黄帝又问道：为什么叫“厥阴”？岐伯回答说：因为太阴和少阴这两阴交尽。

黄帝说：阴阳之气有多少的不同，疾病有盛衰的差异，治疗有缓急之分，方剂有大小之别，想听您谈谈这其中有什么样的准则。岐伯回答说：病气有不同的高下，病位有

药物的性味与五脏、五气的关系

五脏、五气和五味都有一一对应的关系（如图所示），治疗疾病时，要以此为依据进行补和泻。

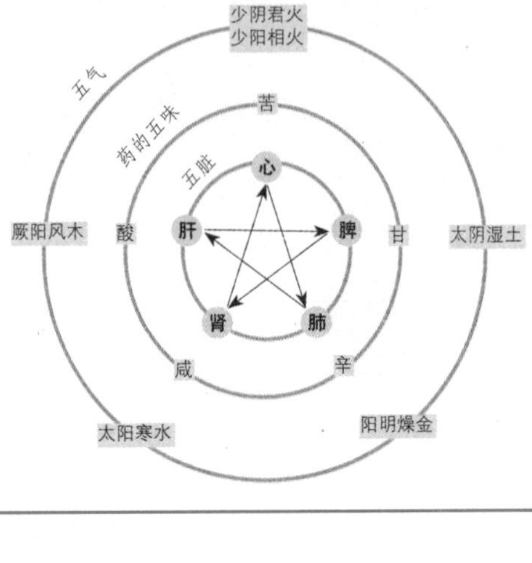

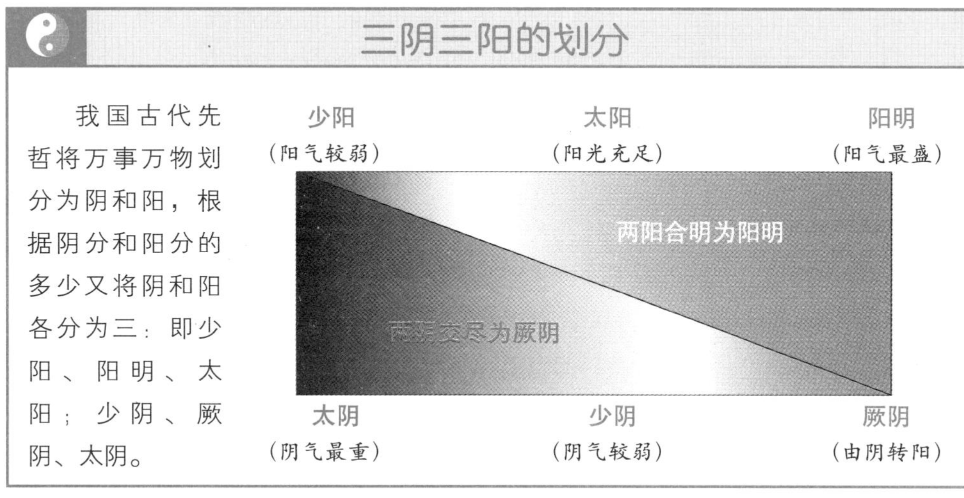

远近的差别，病证有内外之分，所以治疗有轻重的差别，总之要以使药物达到病之所在为准则。《大要》上说，奇方之制是君药一味，臣药两味；偶方之制是君药两味，臣药四味。奇方之制是君药两味，臣药三味；偶方之制是君药两味，臣药六味。因此在治疗时，病位近的用奇方，病位远的用偶方，发汗不用奇方，攻下不用偶方，补和治疗上部用缓方，补和治疗下部用急方。急方的药物气、味都厚，缓方的药物气、味均薄，制方用药要恰到病处，就是指这而说的。病位太远但是中道药物气味不足，就不能达到病位，应考虑在食前或食后用药，不能违反这个规定。正是因为这样，所以平调病气的原则是：病位近，无论用奇方或偶方，制方服量都应该小；病位远，无论用奇方或偶方，制方服量都应该大。方大则药味少而药量重，方小则药味多而药量轻。多就是九味药，少就是两味药。如果用奇方不能治愈就用偶方，这是重方；如果用了偶方，疾病还不能治愈，就用反佐法去治疗，也就是用寒、热、温、凉性质的药物顺从疾病的某些症状进行治疗。

黄帝说：讲得很好！我已经知道疾病生于六气之本的治疗方法了，那么生于三阴三阳之标的疾病怎样治疗呢？岐伯回答说：和本病相反的，就是标病，与本病治疗方法相反的，就是治疗标病的方法。

六气的变化对发病和治病的影响

黄帝说：讲得好！怎样去观察六气的胜气？岐伯回答说：乘六气来临之时进行观测。清凉之气来临，表明燥气胜，燥气胜，则风木受到邪气的侵袭，于是就产生肝病；热气来临时，表明火气胜，火气胜，则燥金受到邪气的侵袭，于是就产生肺病；寒气来临时，表明水气胜，水气胜，则火热受到邪气的侵袭，于是就产生心病；湿气来临时，表明土气胜，土气胜，则寒水受到邪气的侵袭，于是就产生肾病；风气来临时，表明木气胜，木气胜，则湿土受到邪气的侵袭，于是就产生脾病。这就是受了相生的邪气所导致疾病的规律。如果遇上岁运不及之年，邪气就更甚；如果岁气和四时之气不和，邪气就更甚；如果遇上月空之时，邪气也会甚；如果重新受邪气，病情就会危重。有胜气存在就一定会产生复气。

黄帝问道：六气导致的疾病的脉象是怎样的呢？岐伯回答说：厥阴之气到来，脉弦；少阴之气到来，脉钩；太阴之气到来时，脉沉；少阳之气到来时，脉大而浮；阳明之气到来，脉短而涩；太阳之气到来，脉大而长。气至而脉和平是正常的现象，气至而脉象变盛表明有病，气至而脉象表现相反是有病，气至而脉不至是有病，气未至而脉已至是有病，阴阳脉错位则病情危重。

黄帝问道：为什么六气的标和本，所从不同？岐伯回答说：六气有从本化的，有从标从本的，有不从标本的。黄帝说：想听您详尽地谈谈。岐伯回答说：少阳和太阴两经从本化，少阴和太阳两经既从本化又从标化，阳明和厥阴两经既不从标化又不从本化而从中气。因此从本的，是因疾病化生于本气；既从标又从本的，是因为疾病或化生于标气，或化生于本气；从中气的，是因为疾病化生于中气。

黄帝问道：怎样诊断看似与病情一致，但实际相反的脉象？岐伯回答说：如病人表现出发热等阳性症状，脉也为阳脉的，是脉与病情相顺，但脉按后不鼓指，搏动无力的，这并不是真正的阳证，所有类似阳证的病都是这样。黄帝又问道：各种像是阴证，但实际并不是阴证的脉又是怎样的？岐伯回答说：脉来时与病情相顺，但重按时脉搏鼓指盛大的，这并不是真正的阴证。

由此可见，很多疾病的产生，有的产生于本，有的产生于标，有的产生于中气。在治疗时，有的从本气治疗而取得疗效，有的从标气治疗而取得疗效，有的从中气治疗而取得疗效，有的从标本治疗而取得疗效。有逆治而获得疗效，有从治而获得疗效。逆病气而治的是顺治，从其病气而治的是逆治。因此掌握了标病和本病的治疗方法，在临床上就可以运用时就不会出现危害；明白了逆顺的治疗原则，在临床上就可以大胆地应用，不要有顾虑，说的就是这个道理。不明白这些道理，就没有资格谈论诊法，反倒会扰乱医学理论。因此《大要》上说，医术低劣的医生常沾沾自喜，以为完全掌握了医学理论。但结合具体的病情，他议论是热病的话音未落，病人却显现出寒象来。不明白受同一种病邪会出现不同的病证，于是胡乱诊断，说的就是这个意思。标本的理论，简要而广博，从小可以见大，通过一点就能知道许多疾病的危害。掌握了标和本，就容易正确地治疗疾病而不会使病人受到伤害，考察本和标，就能使气机调达，明确胜气和复气，就能成为许多医生的榜样，这样对于自然变化规律就彻底地清楚了。

胜气和复气的变化规律

黄帝问道：胜气和复气的早晚变化情况是怎样的？岐伯回答说：所说的胜气，就是胜气来时，疾病已经发生，病气蕴蓄时，复气已经开始萌芽；所说的复气，是胜气达到极点时复气立即发生作用，复气得其应时之位时加重。胜气有轻、有重，复气有多、有

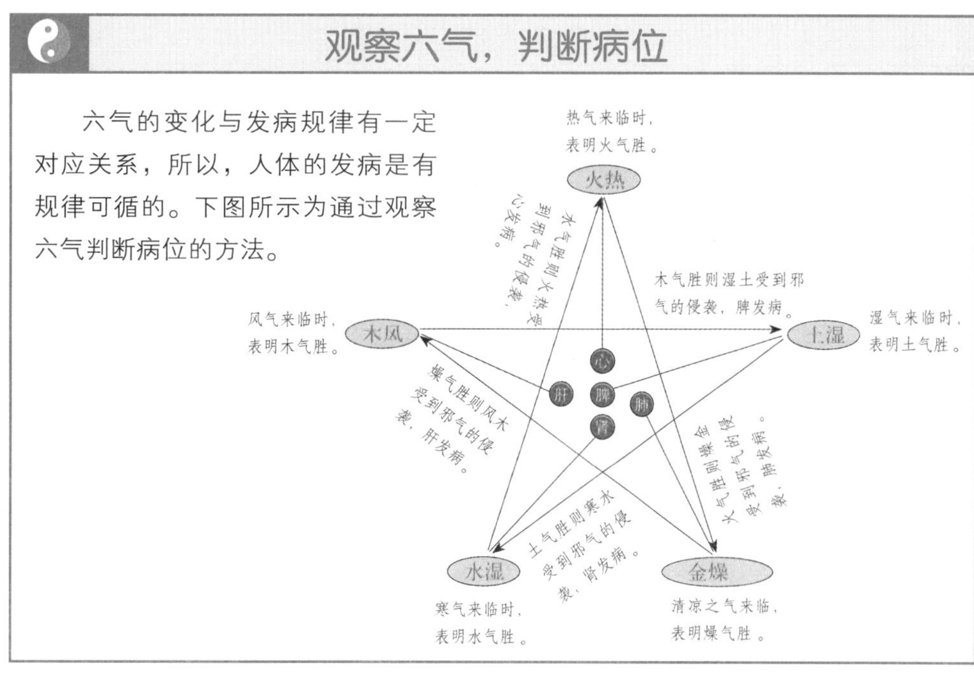

少，胜气平和，复气也平和，胜气虚，复气也虚，这是自然变化的一般规律。

黄帝又问道：为什么胜气和复气的产生，有时并不恰好在其相应的时位，有的迟于时位来临？岐伯回答说：六气的产生与变化，盛衰各不同，寒暑温凉盛衰的作用，表现在四时中，因此阳气的发动始于温而盛于炎暑，阴气的发动始于清凉而盛于严寒，春、夏、秋、冬四季各存在一定的时差。因此《大要》上说，从春季的温暖逐渐发展到夏季的炎暑，从秋季的清肃到冬季的凛冽，要谨慎按照四时气候的变化，考察气候的回归，这样就可以见到气的终，也可以知道气的始，说的就是这个意思。

黄帝问道：时差是否有一定的常数？岐伯回答说：一般是三十天多一点。黄帝问道：其在脉象上的反应是怎样的？岐伯回答说：时差和正时相同，时去则相应的脉也就不复见了。《脉要》上说，春脉不见沉象，夏脉不见弦象，冬脉不见涩象，秋脉不见数象，这叫天地四时之气闭塞而不能运行。春脉沉而太过的，夏脉弦而太过的，秋脉涩而太过的，冬脉数而太过的，这些都是病脉。脉象参差不齐的，脉象复现的，气未去而脉已去的，气已去而脉不去的都是病脉，脉和时相反的主死。因此说气和脉协调，就像秤杆和秤砣必须要保持平衡一样。阴阳之气清静平和，生化活动才能正常，如果变动就会产生疾病，说的就是这个道理。

黄帝问道：幽暗和明亮指的是什么？岐伯回答说：太阴和少阴这两阴交尽叫幽，太阳和少阳这两阳合明叫明。幽明配合，就会出现寒、暑的区别。黄帝又问道：分和至是什么意思？岐伯回答说：气的到来就是至，气分时就是分。气至时气相同，气分时气不同，这是自然界四时之气变化的基本规律。

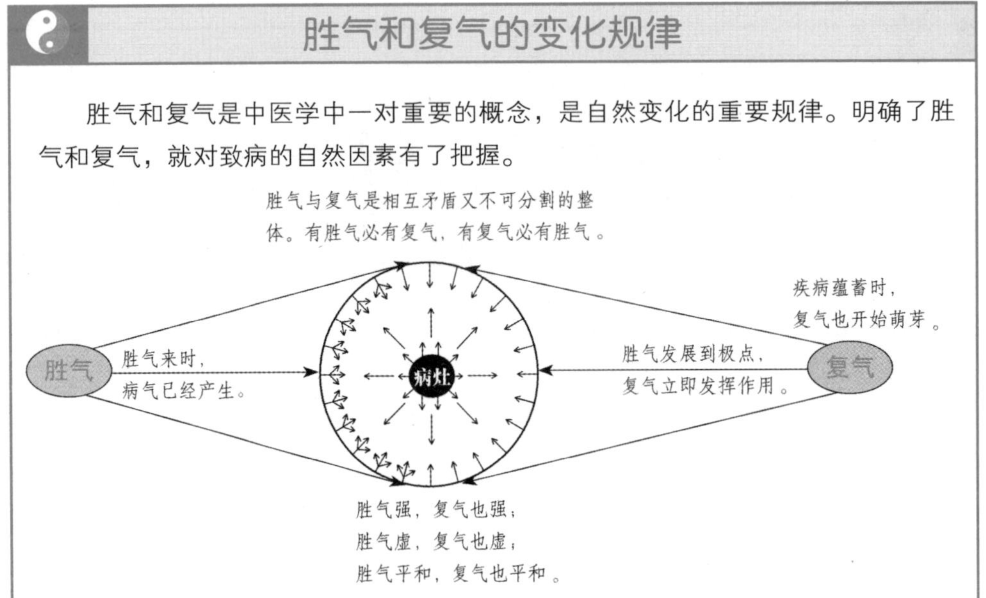

六气变化对补泻的影响

黄帝说：我已经知道了先生以前所说的立春、立秋，气交于节前，立冬、立夏，气交于节后，但是六气的往复循环，主岁之气又经常变动，应该怎样补泻？岐伯回答说：司天、在泉各有所主之时，当随其所利，治疗的要点是选用适当性味的药物，左右间气的治法和这一样。《大要》上说，少阳主岁，先用甘味药，后用咸味药；阳明主岁，先用辛味药，后用酸味药；太阳主岁，先用咸味药，后用苦味药；厥阴主岁，先用酸味药，后用辛味药；少阴主岁，先用甘味药，后用咸味药；太阴主岁，先用苦味药，后用甘味药。佐以对其有利的药物，并对生化之机予以滋养，这就是得气。

黄帝说：讲得好！许多疾病的产生，多数是由风、寒、暑、湿、燥、火六气的化和变造成的。医经上说，用泻法治疗邪气盛，用补法治疗正气虚，我把这个方法教给医生，而医生在临床运用时，还不能收到百分之百的疗效。我想使这些重要理论广泛流传并加以运用，收到桴鼓相应的效果，像拔出芒刺、洗除污垢一样容易，使一般医生熟能生巧，得心应手，这些内容您能讲给我听吗？岐伯回答说：治病时应仔细地审察病机，不要失了六气主时之宜，指的就是这个道理。

六气致病的机理

黄帝说道：想听您谈谈病机是怎样的。岐伯回答说：一般由风邪引起颤动、眩晕一类症状，病位多数在肝；由寒邪引起收缩、牵引一类症状，病位多数在肾；由气滞引起烦闷、胀满一类症状，病位多数在肺；由湿邪引起浮肿、胀满一类症状，病位多数在脾；由热邪引起昏闷、抽搐一类症状，病位多数在心包；疼痛、瘙痒、疮疡等病证，病位多数在心；四肢厥冷，二便不通或失禁，病位在下；痿、气喘、呕吐等症状，病位在上；牙关紧、鼓颔战栗、不能自我控制的症状，多数属火；痉挛、颈项强急等症状，多数属湿；气逆上冲的症状，多数属火；胀满腹大，多数属热；躁动不宁、发狂、举动失常的病证，多数属火；筋病强劲不柔和，多数属风；腹中有肠鸣音，叩之像击鼓一样，多数属热；痈肿、疼痛、酸楚、惊恐不安的症状，多数属火；筋脉挛急，病人排出的水液浑浊不清，多数属热；病人排出的水液清澈透明寒冷，多数属寒；呕吐酸水，突然腹泻且有急迫感，多数属热。因此《大要》上说，谨慎地把握病机，分别归纳各种症状的归属，有外邪引起的要加以推求，不是外邪引起的也要加以推求，邪盛应考察是什么邪气盛，正虚应考察是何气虚，必须先了解五行之气和人体五脏之间的相生关系，然后疏通气血，使其调和畅达，从而达到平和，说的就是这意思。

药物的阴阳和配方原则

黄帝说：很好！药物的五味，阴阳作用是怎样的？岐伯回答说：辛、甘的药物具有发散的作用，性质属阳；酸、苦的药物具有涌泄的作用，性质属阴；咸味药物也具有涌泄的作用，性质属阴；淡味药物具有渗泄的作用，性质属阳。这六种性味的药物，有的可收敛，有的可发散，有的可濡润，有的可软坚，有的可坚实。看对病情是否有利而加

节气的划分

六气循环变化，出现了寒暑交替，有了一年四季的划分。根据六气变化程度，又有了二十四节气的划分。气至时气相同，气分时气不同，这是自然界四时之气变化的基本规律。

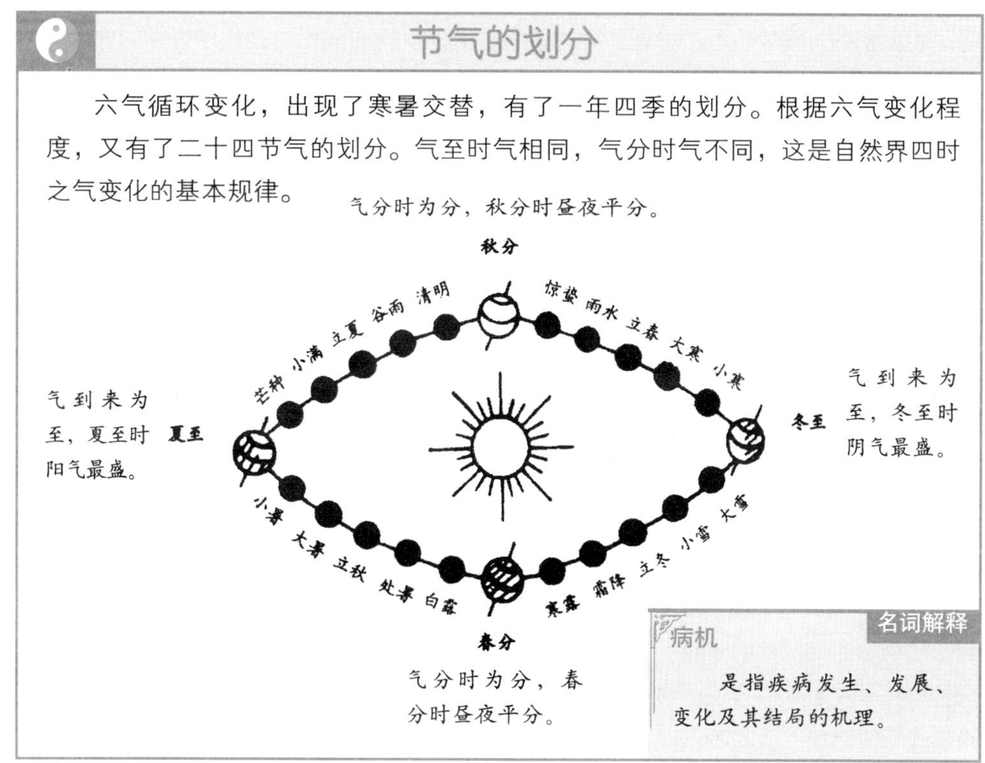

名词解释

病机

是指疾病发生、发展、变化及其结局的机理。

药物的阴阳属性

阴阳是中国传统文化中一对重要的概念，万事万物都能划分出阴和阳，图中所示为对药物阴阳属性的划分，从不同的角度，有不同的划分方式。

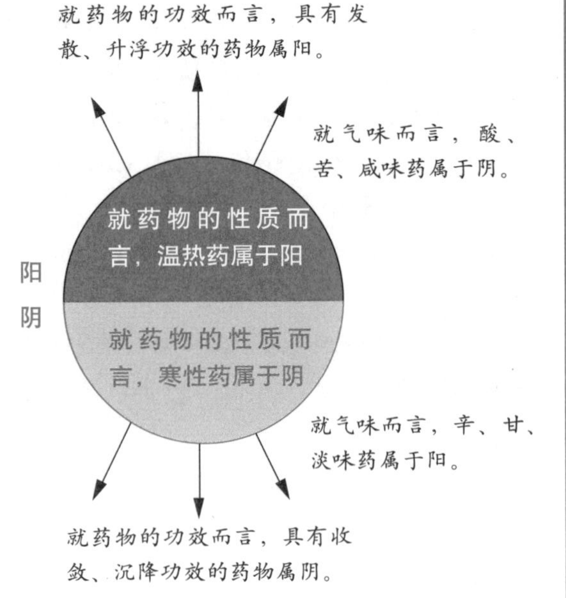

以选用，调和其气，从而使其达到平和协调。

黄帝问道：有些疾病不是用调气法就能治愈的，那该怎么治呢？有毒的药和无毒的药，哪种先用，哪种后用，想听您讲讲其中的道理。岐伯回答说：选用有毒的或无毒的药，要以能够治疗疾病为依据，然后根据病情制定大方或小方。

黄帝说：请您谈谈制方的原则。岐伯回答说：小方的组方原则是君药一味，臣药两味；中方的组方原则是君药一味，臣药三味，佐药五味；大方的组方原则是君药一味，臣药三味，佐药九味。寒病用热药治疗；热病用寒药治疗。病情轻的，就逆其征象而治，病情严重表现有假象的，就顺从假象而治。病属坚实的，就祛除停留于体内的邪气；病属劳倦所致的，就温养；郁结的，就疏散；滞留于体内的，就攻伐；病属枯燥的，就濡润；拘急的，就缓解；耗散的，就收敛；劳损的，就温补；安逸过度而致停滞的，就使其畅通，惊恐的；就使其安定。总之，要么升举，要么降逆，要么按摩，要么浴洗，要么迫邪外出，要么劫夺病邪，要么开泄，要么发散，总之要以适合病情为准则。

逆治、从治、反治

黄帝问道：什么是逆从治病法则？岐伯回答说：逆的是正治，从的是反治。要根据病情来确定从治用药的多少。黄帝进一步问道：什么是反治？岐伯回答说：反治是指用热药治疗某些发热的症状，用寒药治疗某些发寒的症状，用补法治疗某些表现有壅塞症状的疾病，用通下的药物治疗某些表现有泻下症状的疾病。想制伏其主病，就必须先找出致病的原因。在运用反治法时，开始药物性质似乎与疾病的某些症状相同，但最终是药物性质与疾病的性质不同。可以用此来攻破积滞，消溃坚积，调和血气，治愈疾病。黄帝说：讲得好！怎样治疗六气调和而患病的？岐伯回答说：治法的基本原则是或逆治，或从治，或先逆治后从治，或先从治后逆治，疏通血气，使其平和畅达。

黄帝说：讲得很好！怎样治疗一些内外相互有关系的疾病？岐伯回答说：疾病从内而传到外的，应调治其内；从外而传到内的，应调其外；从内传到外又盛于外的，应先治其内后治其外；从外传到内又盛于内的，应先治其外后调其内。如果内外没什么联系的，那么就治疗其主要病证。

黄帝说：讲得很好！火热之气来复，为什么会出现恶寒、发热，像疟疾一样，有的一日一发，有的间隔数日一发？岐伯回答说：胜气复气相会时，阴阳之气有多少的不同，如果阴气多阳气少，发作间隔的日数长；反过来，阳气多阴气少，发作间隔的日数短。胜气和复气相互搏斗，发作间隔的日数短。这是胜气和复气相互纠结，阴阳盛衰相互节制所导致的，疟疾的道理也和这相同。

黄帝说道：医论中说，用热药治寒病，用寒药治热病，医生不能摒弃这个原则而改用他法。但是有出现发热症状的，用寒药治疗发热更甚；有出现寒冷症状的，用热药治疗寒冷更甚。这样不但寒病或热病依然存在，而且又出现了新的病证，该怎样治疗？岐伯回答说：只要是用苦寒药物治疗发热的疾病而热加重的，就应甘寒滋阴；只要是用辛热药物治疗寒冷疾病而寒加重的，就应甘温补阳。这是探求疾病根本属性的一种治法。黄帝说：讲得好！服寒药发热，服热药而反寒冷，是什么缘故？岐伯回答说：因为这只是治疗了偏旺的气，所以得到了相反的结果。黄帝进一步问道：有时不是治疗偏旺的气也同样出现了这一现象，这是什么原因？岐伯回答说：问得真详细啊！这是因为在治疗时没有考虑五味的属性而导致的。五味进入胃后，分别先归于其所喜之脏，如酸味先进肝脏，苦味先进心脏，甘味先进脾脏，辛味先进肺脏，咸味先进肾脏。五味的进入达到

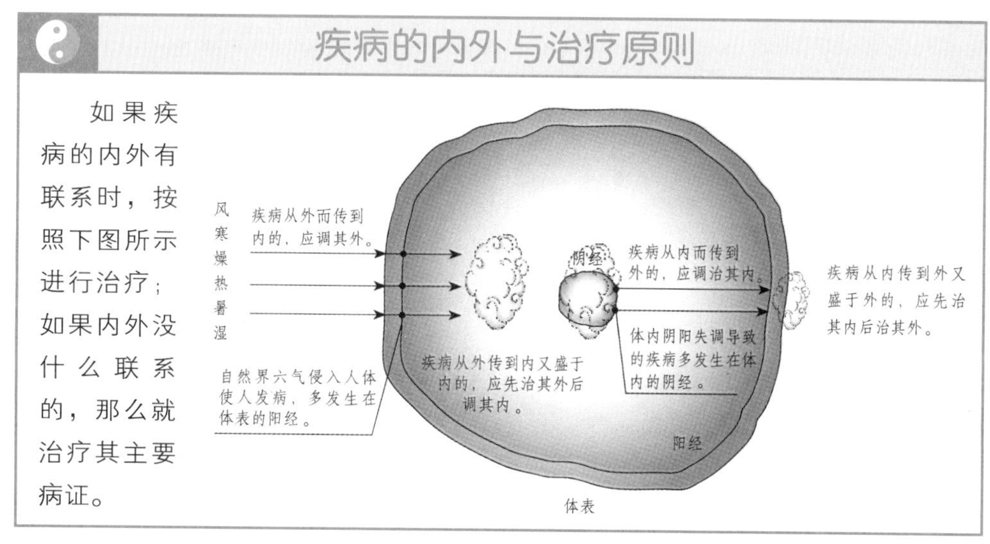

一定程度，就会增强脏气，这是五味化生的一般规律。但是如果过久地偏好某一味，就会使脏气偏盛，出现相反的结果。

君药、臣药、使药

黄帝说：讲得很好！制方分君药、臣药，是什么意思？岐伯回答说：君药是对疾病起主要治疗作用的药物，臣药是辅佐君药发挥治疗作用的药物，使药是协助臣药的药物，并不是指药物的上、中、下三品。黄帝进一步问道：三品是指什么？岐伯回答说：三品是针对药物毒性大小而言的。黄帝说：讲得很好！怎样治疗疾病的内外证？岐伯回答说：调气的方法，必须首先分辨阴阳，确定疾病是属内还是属外，各守其位，病在内则内治，病在外则外治。病情轻微的，进行调理，稍重的则平治，较严重的则劫夺。在表的用汗法治疗，在里的用下法治疗。根据疾病寒、热、温、凉偏胜的不同，应用不同属性的药物治疗。总之，要选用对疾病有利的治疗方法。谨慎遵循上述治疗方法，就会万治万全，从而使人血气平和，寿命长久。黄帝说：讲得真好。

药物的君、臣、佐、使

君、臣、佐、使是《内经》提出的中医药处方原则，是对处方用药规律的高度概括，是从众多方剂的用药方法、主次配伍关系等因素中总结出来的带有普遍意义的处方指南。

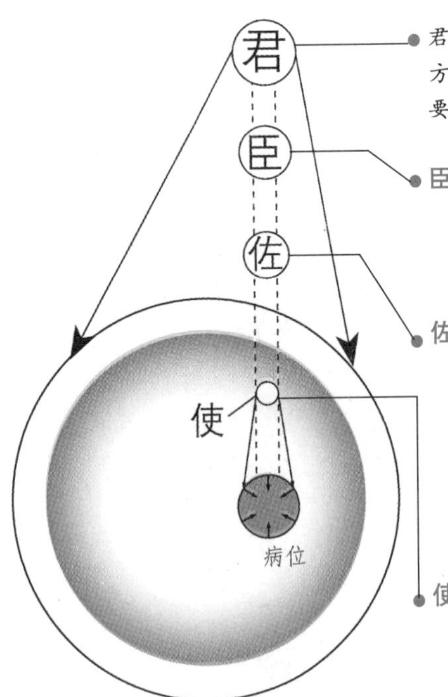

君药就是在治疗疾病时起主要作用的药。其药力居方中之首，用量也较多。在一个方剂中，君药是首要的、不可缺少的药物。

臣药有两种含义

1. 辅助君药发挥治疗作用的药物。
2. 针对兼病或兼症起治疗作用的药物。

佐药有三种含义

1. 佐助药：协助君臣药加强治疗作用，或直接治疗次要兼证。
2. 佐制药：消除或减缓君臣药的毒性和烈性。
3. 反佐药：与君药性味相反而又能在治疗中起相成作用。

使药有两种含义

1. 为引经药，将各药的药力引导至患病部位。
2. 为调和药，调和各药的作用。

第七十五 著至教论篇

素问

本篇是黄帝向雷公传授医学知识，主要论述了少阳、阳明、太阳三条经脉在人体的作用，三阳相并时所发生的疾病和对人的危害，及相应的诊断方法。

黄帝坐在明堂里，召见雷公问道：您懂得医学的道理吗？雷公回答说：我研读的医书不能完全理解，有的虽能粗浅地理解，但不能分析辨别，有的虽能分析辨别，但不能了解其精妙，有的虽然了解其精妙，但不能加以阐发和应用，所以我只能治疗一般官

三阳相并

三阳指的是少阳、阳明、太阳三条阳经，三条阳经在人体相并会使人生病，而且阳经与阴经相并也会使人上下失常。

相并后的阳气，其势迅疾，向上侵袭人体头部，使人头部发生疾病。
三阳在人体的作用是护卫人身上下。
阳明
少阳
三阳之气合并后，阳气盛极。
太阴
阴经
向下侵袭人体下部，使人出现二便失禁的症状。
如果阳气内并于阴，上下就会失常，下迫肠道形成肠澼。

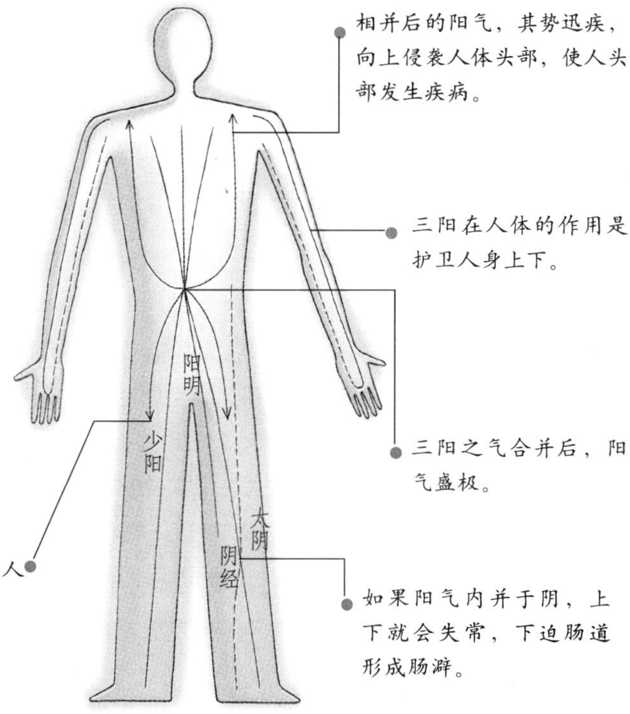

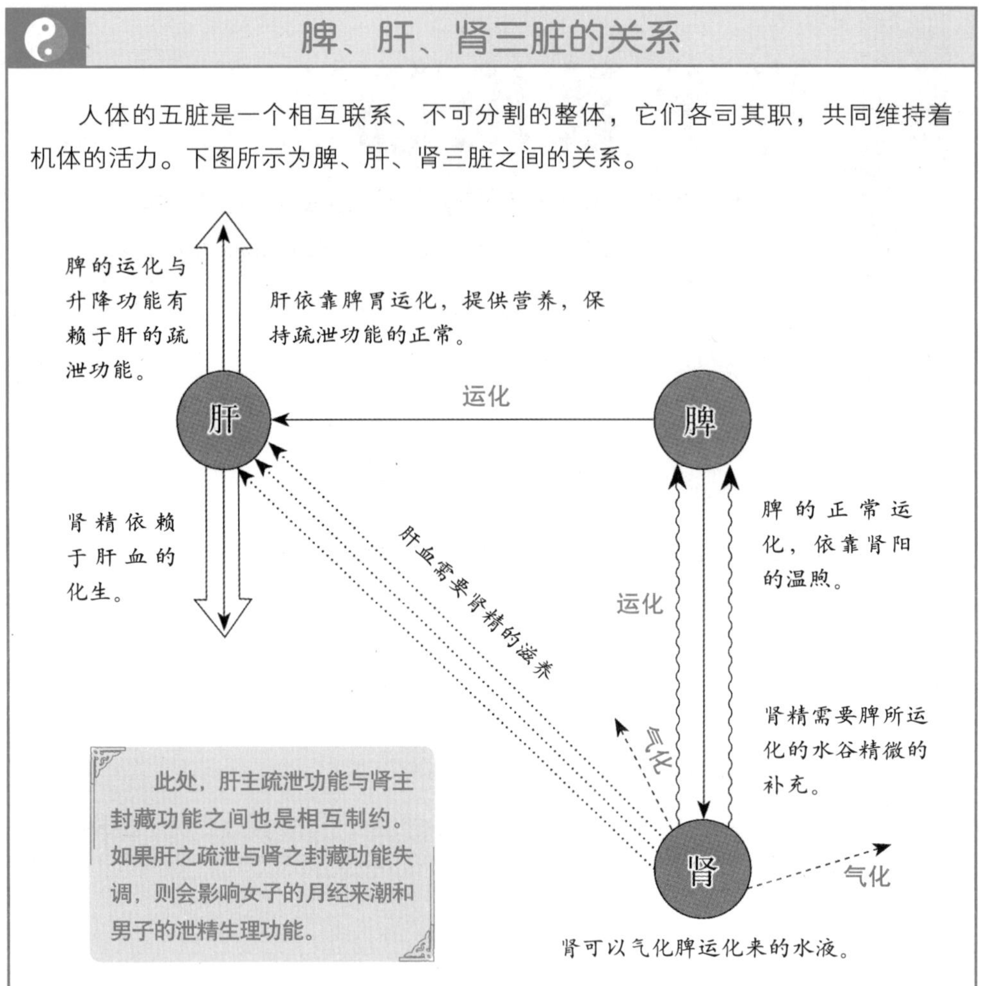

吏的病，不能治疗王侯的疾病。希望您教授我树立天的度数，结合四时阴阳的变化，测知日月星辰光影的知识，进一步阐明医学理论，让后世更加明了，可以上通于神农，并让这些精妙的道理得到发扬，可以和二皇的功德相媲美。黄帝说：讲得好！不要忘记，这些都是阴阳、表里、上下、雌雄相互联系相互呼应的道理。就医学而言，必须上通天文，下知地理，中知人事，才能长久流传下去，用来教导众人，不致产生疑惑，只有这样的医学论著，才能传于后世，作为一笔宝贵的财富。

雷公说：请把这些道理传授给我，以便研读和理解。黄帝说：您听说过《阴阳传》这部著作吗？雷公回答说：没有。黄帝说：三阳在人体的作用就像自然界天的作用一

人物介绍

雷公

传说中上古时期的一位名医，黄帝的臣子，擅长教授医学之道、望色诊断与针灸医术等。从内文中黄帝与雷公的对话可知，雷公师从于黄帝。

样，护卫人身上下。如果上下失去常规的运行，那么就会导致内外之邪相合而伤害人体，使人生病，从而耗损人身的阴阳之气。

三阳相并

雷公问道：怎样解释三阳之气并至，不可阻挡？黄帝说：所谓三阳独至是指三阳之气合并而至。三阳之气合并而至时，其势就像风雨一样迅疾，向上侵袭人体头部，使人头部发生疾病；向下侵袭人体下部，使人出现二便失禁的症状。所引起的病理变化，外没有一定的脉色可观察，内没有特定的征象可以分辨，而且这病变也没有固定的规律可以遵循，因此诊断时不能确定病位是属上还是属下，应将其记录下来加以辨别。

雷公说：我在治疗这类疾病时，常常得不到很好的疗效，请您解释一下为什么会这样，以消除我的疑虑。黄帝说：三阳之气合并后，阳气就极盛，且积在一起使人产生惊惧，像风一样迅速得病，病势像霹雳一样猛烈，九窍闭塞不通，阳气过盛而满溢，于是出现咽干喉塞的症状。如果阳气内并于阴，上下就会失常，下迫肠道形成肠澼。如果三阳之气直冲于心，病人就会坐下不能起，卧下时感觉身体沉重。这就是三阳合并所产生的疾病。这里说明了天和人相应，四时和阴阳相应，五行相合的道理。

雷公说：对于这些理论，明白地说我不能辨别，隐晦地说我更不能理解。请让我站起来听您仔细地解释，以便领会这一深奥的道理。黄帝说：虽然您得到了老师的传授，但还不能和至道相结合，因此对老师的教授产生了疑问。现在我来告诉您至道的要点，如果疾病伤及五脏，筋骨日渐消损，像您所说的那样不明白、不能辨别，那么世上的医学理论岂不是要消亡殆尽了。例如肾气将要断绝时，病人会郁郁不乐，傍晚时更加严重，欲静处不想外出，更不想频繁与人往来。

第七十六 示从容论篇

本篇主要讲述医生在诊断疾病时，必须从容不迫、谨慎地分析病证。对于不同年龄阶段的人，应从不同部位探求病理的比类法，并在此基础上分析了几个病例。

素问

黄帝安坐，召见雷公说道：您学习医术，除了要诵读医书，还要能够博览群书，旁通杂学，善于鉴别诊断，这样才能融会贯通医学理论。那么，对我说说你的心得吧，例如人体五脏、六腑，或胆、胃、大小肠、脾、胞宫、膀胱，或脑、髓、涕、唾，或哭泣、悲哀以及水液的运行。这一切都是人赖以生存的条件，也是治疗时容易产生过失的所在。您必须明确这些道理，在治疗时才能取得较好的疗效，如果不知晓，那么治疗效果就不好，就会被世人所怨恨。雷公说：虽然我反复阅读过《脉经》上下篇，但对辨别异同、鉴别诊断还未能完全掌握，又怎敢说彻底弄清楚了呢！黄帝说：您用《脉经》上下篇以外的医学知识，详尽地解释一下五脏病变的产生、六腑不和的形成、针石治疗失败的原因、毒药治疗的适应证以及汤药的滋味等，我也将就您提出的疑问给您全面的回答！

雷公说：肝虚、肾虚、脾虚都会使人身体沉重，感觉烦闷，应该用毒药、针灸、砭石、汤液等方法治疗，但有的可以痊愈，有的不能痊愈，想听听您的解释。黄帝说：您这么大的年纪，怎么提出如此幼稚的问题，这或许是我自己没有将问题阐述清楚吧！我本来问的是一些高深的医学道理，为什么您却用《脉经》上下篇的有关内容来回答我！脾脉虚浮，像肺脉；肾脉小、浮，像脾脉；肝脉急、沉、散，像肾脉。本来这些是一般的医生平时容易弄混乱的，但只要平心静气、从容不迫地分析一下，是可以完全弄清楚的。脾、肝、肾三脏分别属土、木、水，同时居于膈肌以下，这是小孩都知道的常识，而您为什么会提出这样的问题？

雷公说：有这样一种病人，头痛、筋脉挛急、骨节沉重、畏寒、少气、呃逆、嗳气、腹部胀满、时常惊恐、不想睡觉。这是哪一脏的病变所导致的疾病？脉象浮而弦，但重按时却坚硬如石。我不知是什么道理，之所以反复问这三脏，是想知道比类的方法。黄帝说：比类就是诊断时从容不迫地对疾病的分析。一般来说，老年人应从六腑探求，小孩从经脉探求，壮年人从五脏探求。而您笼统地说脾、肝、肾三脏，就不完全正

八风图

风是六气中很特殊的一气，它的特殊之处在于，风是百病之首。风生于东方，但可从八面来。

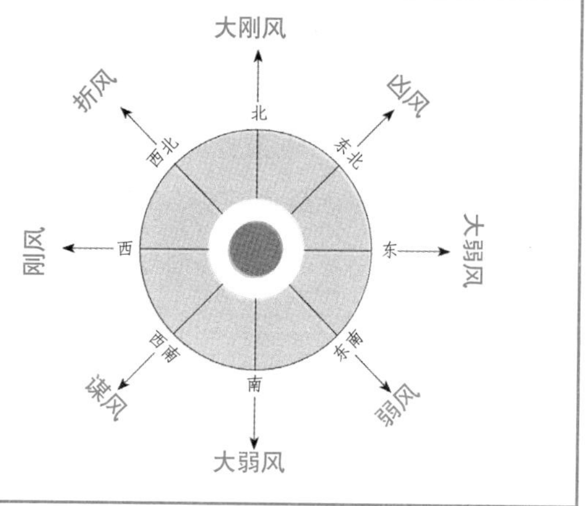

确了。八风郁结发热，五脏消灼，病邪传变相受。脉浮弦，表明肾气不足；脉沉石，表明肾气附着于内而不运行；畏寒气少，表明水液不能输布以致形气消散；咳嗽、烦闷，表明肾气上逆。这些症状，说明只是肾脏一脏发生了病变，如果说是肾、肝、脾三脏都发生了病变，就不符合医学的道理。

雷公说：又有这样一种病人，四肢无力、气喘、咳嗽、便血。经过诊断，我认为是肺脏受伤，诊察脉象，脉象浮大而紧，我不敢治疗。庸医用砭石治疗后，出血更多，血止住后，病人感觉身体舒适。这是哪一脏发生了病变？黄帝说：很多疾病是您所能够治疗和知道的，但在此病上却有所失误。庸医有时也能治愈几个病人，这就像鸿雁偶然也能直上云霄一样。高明的医生一定是遵循法度来治病，引物比类，虽然疾病变幻莫测，但查上可推下，随机应变，不必拘泥于某一经脉。现在病人出现的脉象是浮大且虚，说明是脾气外绝，离开胃腑而外归于阳明经，由于二火不能胜过三水，因此脉象混乱；四肢无力，是因为脾精不能输布；气喘、咳嗽，是因为水气并于阳明；大便下血，是由于经脉拘急，血溢于脉外而失于运行。如果认为是伤肺，错误在于毫无根据地乱下诊断，认识上不够明确，所以诊察疾病就不能引物比类。如果病伤肺，那脾气不能内守，胃气不能清纯，经气不能被其所使，肺脏受损，经脉受到阻滞，五脏精气泄漏，不出现衄血，就会呕吐。伤脾伤肺的病证是不一样的，就好像天无形地无际、黑与白相差很远一样。您所犯的错误也是我的过失，我以为您已经知道了，所以没有告诉您。明确引物比类、从容不迫是诊断的精髓，这是至道之所在。

第七十七 疏五过论篇

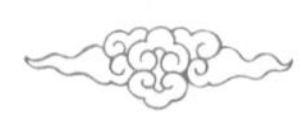

本篇主要论述医生在诊治疾病时容易出现的五种过失，强调在诊治疾病时必须结合四时阴阳变化，病人的生活环境、身体状况、情绪变化等多方面进行综合分析。

素问

黄帝说：哎呀！真深奥啊！医学理论博大精深，探讨起来犹如视深渊观浮云一样，视深渊还可测量，观浮云就不知边际了。圣人的医学理论，是万民学习的典范，评价人，必有法则，只有遵循医学的常规法则，才能辅助万民生存。您知道医学中有“五过”和“四德”吗？雷公离开席位跪拜了两次回答说：我年纪小，见识不多，愚笨蒙昧，没听过有“五过”和“四德”的说法。只能从疾病的名称和症状上比类，虚引一些经文，而内心还是不明白如何对答的。

避免治病中的五种过失

黄帝说：在诊断疾病时，询问病人的社会地位是否有变迁，如果以前很尊贵，后来卑贱，虽没受外邪，但疾病从体内产生，这种病叫“脱荣”。如果以前很富裕，后来贫困，这种疾病叫“失精”。以上两种疾病，都是由于情怀不舒，血气郁结导致的。有种病，在医生诊断时，病位不在脏腑，外在的身体形态没有变化，所以诊断出现了疑问，分辨不出疾病的类别，病人身体日渐消瘦、气血亏虚、病情渐重、精气耗竭、畏冷、时常惊恐不宁。病情深重时，卫气在外耗损，荣气伤损于内。医术高明的医生之所以失误是因为没有仔细地询问病情，这是治疗中的第一种过失。

只要诊断疾病，就必须询问病人的饮食、居处环境等情况，情志上突然欢乐、痛苦，或是先欢乐后痛苦，都会损耗人体精气。精气败竭，则形体毁损。突然大怒，就会损耗人体的阴气；突然大喜，也会损耗人体的阳气；厥逆之气上行，导致经脉胀满，形体消瘦。愚昧的医生在治疗时，不知道是应补还是应泻，不知疾病的情况，导致病人的精气日渐衰脱，邪气逐渐积聚。这是治疗中的第二种过失。

善于诊断疾病的医生，肯定会将一些特殊的疾病比类辨别，从容地分析，如果医生不知道这种方法，那么他的诊断技术是不值得称道的，这是治疗中的第三种过失。

诊断疾病时要了解病人的贵贱、贫富、喜乐三方面情况。比如原先是封君拜侯，后

避免疾病治疗中的过失

要避免疾病治疗中的过失，就要尽可能全面地了解病人的情况，除了切脉、察看病人的面色和听病人的声音之外，还要详细地了解病人以下方面的情况。此外，对于一些特殊的疾病，还要比类辨别，详细地分析。

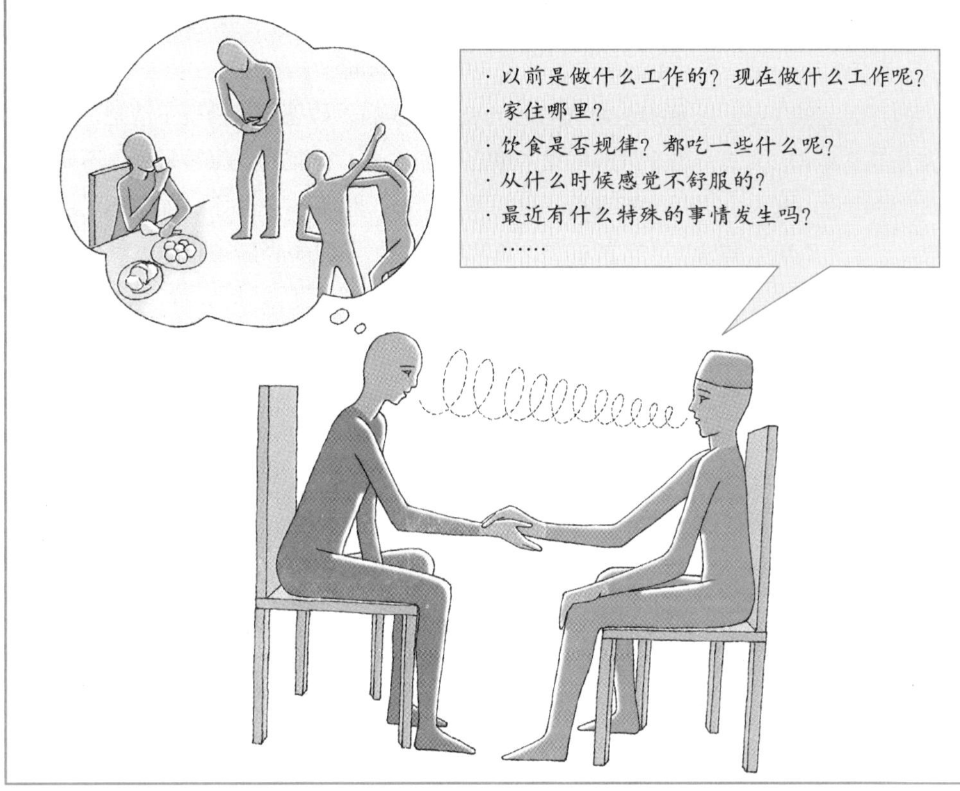

来罢官削职，即原先尊贵有势，后来卑贱失权了，虽然没受外邪侵袭，但精神上却受打击，因而身体败坏，甚至会导致死亡。如果原先很富裕，后来贫穷，虽然没受病邪，也会导致皮毛焦枯、筋脉拘急，产生痿、躄之病。像这类疾病，如果医生的态度不严肃，不劝病人改换精神状态，反而软弱地随从病人的意愿，就是失掉医疗的法度，疾病得不到较好的治疗，也不会有好的治疗效果，这是治疗中的第四种过失。

只要诊断疾病，就必须了解疾病初起和目前的病状，更要掌握疾病的全过程，在诊脉问症时，要注意病人的性别是男是女，生离死别、抑郁、忧愁、恐惧、喜怒等的变化，都能使五脏精气空虚，血气偏离常轨。如果医生不知道这些情况，就不用谈诊治技术。比如病人曾经受过大伤、筋脉断绝，身体虽然恢复到能够行动，但津液不能滋生，所以形体损伤、血气郁结，归属于阳分，脓液蓄积，形成寒热。庸医在治疗时，如果针刺阴阳经脉，会导致病人身体懈怠、四肢筋脉拘急，从而使病人的死亡加速。医生不能明辨，又不询问发病的原因，只会说死亡的日期，这也只是庸医而已。这是治疗中的第五种过失。

以上的五种过失，都是由于医生学医不精、不懂人情事理而造成的。因此高明的医生在治疗疾病时，必须了解天地阴阳的变化，四时寒暑的变迁，经脉的分布、联属，五脏六腑、阴阳表里的关系，针、灸、毒药、砭石各种治疗方法所对应的病证，从容地审察人情事理，以明了经论的道理。病人的贵贱贫富、品质标格都不相同。根据年龄长幼，分析病人的性格是勇是怯。审察病位，分析疾病初起情况，然后可以参照八风正气、九候脉象来全面分析，如此就称得上完备无缺的诊断了。

治疗疾病的关键，是从营卫血气的虚实去探求疾病。如果还是诊察不清楚，过失就在认识不清表里的关系。治疗时应根据各经血气的多少、针刺的浅深等常规，不要违背了取穴的理法。如果一个医生能遵循以上的原则，他一生都不会误诊。如果不了解取穴的理法，乱用灸刺，就会导致五脏郁热、六腑痈肿。诊断时不仔细地审察，就会失去常规。如果能谨慎地遵循这些诊治的原则，那么就与经旨相合了。《上经》《下经》二书记载了《揆度》《阴阳》《奇恒》等书相关的内容。五脏的疾病，可以从明堂的气色诊察。能了解疾病的终始，在治疗上便无往而不胜了。

第七十八 徵四失论篇

素问

本篇主要分析了医生在治疗疾病时容易引起失败的四个原因。医生在诊治疾病时，要善于将天地阴阳结合起来，掌握诊治疾病的要点，从容不迫地分析、比类，只有这样，才能减少治疗过程中的失误。

黄帝坐在明堂之上，雷公侍坐在一旁。黄帝说：先生读医书，从事医疗工作已经很久了，请您谈谈学习和医疗工作中的成功与失败，为什么会成功或失败？雷公回答说：我在遵循经典行医时，书上都说能得到十全的效果，但在实际工作中常会出现一些过失，希望能听听您的解释。黄帝说：是因为你年纪轻，知识还不够呢，还是对各家的学说不能理解运用？十二经脉，三百六十五络脉，这是人人都明白的事情，是医生必须要遵循并加以运用的，治疗之所以不能得到十全的疗效，是因为精神不能集中，思路没有条理，不能结合起来分析色脉，因此会经常出现过失。

治病失败的四个原因

治疗中失败的第一个原因是在诊治疾病时不知道阴阳逆从的道理。治疗中失败的第二个原因是从师学习还没有终止，学业未精，却妄自使用旁门杂术，把错误的言论当做真理，变更名目，乱用针石，给自己遗留下过错。治疗中失败的第三种原因是不理解贫富贵贱所处的各种不同生活环境、脾土的厚薄、形体的寒温，不理解饮食的宜否，不能区别性情上的勇敢和怯弱，不知道分析时要用比类的方法，像这样就容易使自己的思想产生混乱，不能完全使自己的头脑保持清醒。治疗中失败的第四种原因是诊病不问疾病初起的情况，精神因素，饮食失去节制，生活起居超越常规，或者是中了毒邪，不先询问清楚这些情况，突然诊察病人的脉象，能看准什么病？信口雌黄，乱定病名，由于粗心大意而陷入困境。

因为这样，所以世人喜欢高谈阔论，注意远的而忽略近的。在诊治疾病时，要学会参考人事，掌握诊治疾病的要领，善于从容地比类。只会诊察寸口脉，既不能切中五脏之脉，又不知许多疾病产生的缘由，起初埋怨自己学业不精，继而归咎于老师传授不清楚。这样治疗疾病不遵循医学理论，就在市面上开业行医，有时在胡乱治疗中偶尔获得一点疗效，就自鸣得意。唉，医学理论是多么深奥，又有谁能彻底、清楚地明白其中

从医必须有严肃的态度

遇到一个好老师是一个人走向成功的助推器。从事学医必须态度严肃，认真将老师所教的知识学扎实，学精通。如果态度不严肃，还没将老师所教学精，就自以为掌握了医理的全部精髓，就去学习旁门杂术，将错误当做真理，将一说成二，胡乱治疗，在治疗时是很容易失败的。

旁门杂术。
知识不多，如半桶水来回晃荡。
知识渊博，如海水一样深不可测。

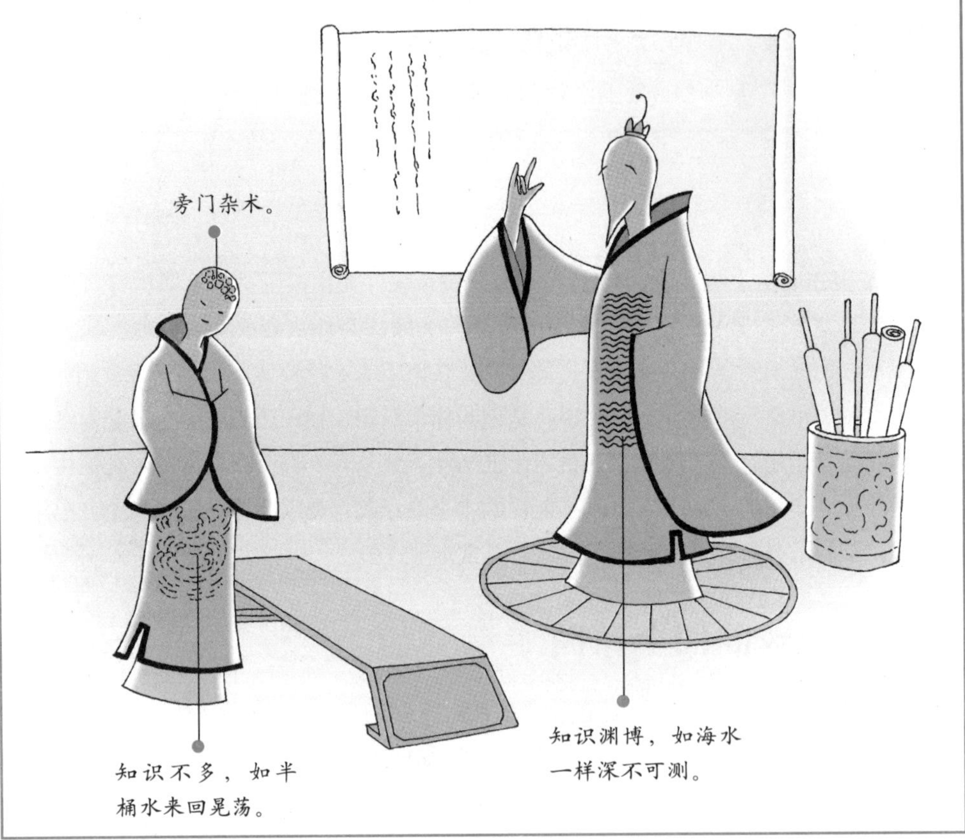

的道理？医学理论的广博，可与天地、四海相比，如果不明确医学理论的重要性，即使得到了名师的指点，仍是不能十分明白的。

第七十九 阴阳类论篇

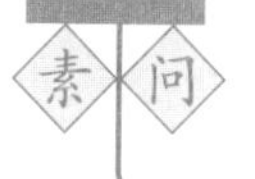

本篇主要讲述三阴三阳之间的关系和脉象、三阴三阳经脉雌雄的含义和作用、发病时的表现， 并介绍了对病人死亡日期进行推断的依据。

立春这天，黄帝安闲地坐着，眼望着八方，测察从八方而来的风气，于是问雷公：根据阴阳的分别、经脉的理论、五脏所主之时等方面来分析，您认为哪一脏最为重要？雷公回答说：春季属甲乙木，色为青，是肝脏所主之时，肝气旺于春季的七十二日，也是肝脉所主之时，所以我认为肝脏最重要。黄帝说：我根据《上经》《下经》的有关内容和阴阳比类等理论来分析，您所认为最重要的，从实质上讲是最次要的。

三阴三阳经脉的脉象

雷公斋戒了七日，早晨坐在一旁听黄帝的教诲。黄帝说：三阳统领阳分，是经；二阳络于前后，是纬；一阳出入于二阳之间，是游部。这样推演，就可以知道五脏之气的终始。三阴是表，二阴是里，一阴是阴尽阳生即晦朔相交之时，这与阴阳的道理完全符合。雷公说：我虽然听了您的讲解，但还没有完全弄明白。

黄帝说：所说的三阳指的是太阳经，太阳经的脉气到达手太阴寸口，其脉弦浮不沉，这时要用一般规律推测，细心地体察，结合阴阳理论分析，从而判断疾病的轻重。所说的二阳指的是阳明经，阳明经的脉气到达手太阴寸口，其脉象弦而沉、急而不鼓指，等火热之气来临时，病人就会死亡。一阳指的是少阳经，少阳经的脉气到达手太阴寸口，上连人迎，其脉象弦急、悬而不绝，这是少阳经的病变，如果有阳无阴，就会死亡。三阴是太阴经，即三阴三阳六经的主宰，其脉气交会于手太阴寸口，脉象沉、伏，鼓动而不浮，上连心脉。二阴是少阴经，脉气到肺，下归于膀胱，外连于脾胃。一阴是厥阴，其气独至于手太阴寸口，这时经气已绝，脉象浮而不鼓指，脉钩而滑。以上六脉，有的是阴脏见阳脉，有的是阳脏见阴脉，互相交错而与五脏相通，与阴阳相应，只要是先到达寸口的脉就是主，后到达寸口的脉就是客。

寸口为人体经脉之大汇

寸口包括寸、关、尺三部，各有浮、中、沉三候，共九候。十二经脉贯穿全身，最后在手太阴的寸口部位聚合，所以，寸口为人体经脉之大汇，通过切寸口脉就可以诊断全身疾病。

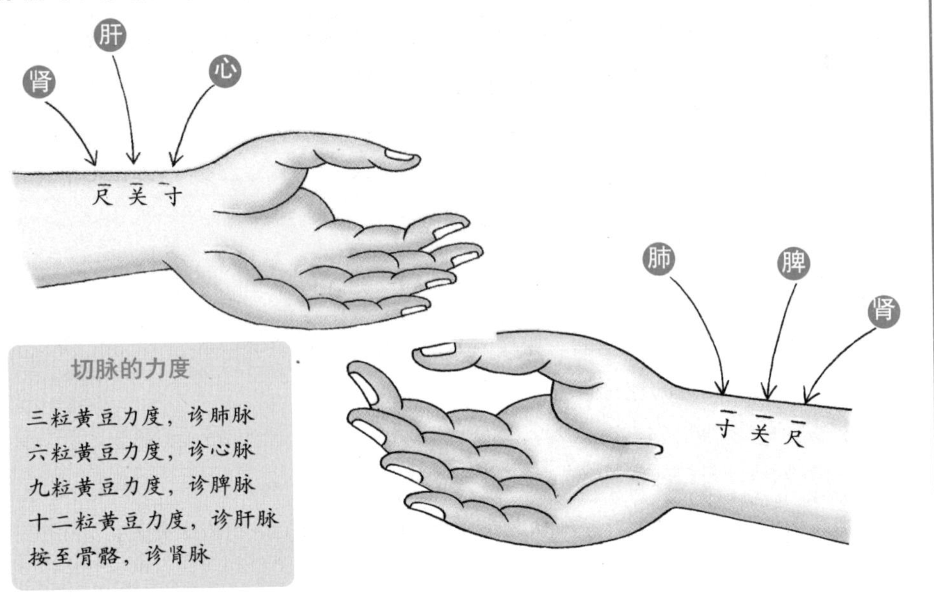

三阴三阳经脉的雌雄

雷公说：我已完全听懂您的意思，您以前传授给我的经脉学知识以及从前我所诵读的《从容》这本书的理论，同您今天讲的内容相同。但我还是不十分明白其阴阳雌雄的含义。黄帝说：三阳指的是太阳经，位高至尊，就像父亲；二阳指的是阳明经，能抵御邪气的侵袭，就像护卫；三阳指的是少阳经，出入二阳之间，就像枢纽。三阴指的是太阴经，性柔善养，就像母亲；二阴指的是少阴，性静内守，就像雌性；一阴指的是厥阴经，阴尽阳生，交通阴阳，就像使者。二阳一阴发病，阳明主病，二阳不胜一阴，阳明功能失常、九窍滞塞不通；三阳一阴发病，太阳经脉气胜，一阴不能静止，内使五脏之气混乱，外则出现惊惧；二阴二阳发病，病在肺，少阴脉沉，火邪胜肺伤脾，外伤四肢；二阴二阳交互发病，病位在肾，病人叫骂奔走，出现癫狂症；二阴一阳发病，病出于肾，阴气上逆行于心脘，下部空窍闭塞不通，四肢就像离开形体一样不受人支配；一阴一阳的脉象代绝，这是阴气上逆于心，上下无定处，饮食失常、二便失禁、咽喉干燥，病在脾土。二阳三阴，至阴的脉都到寸口，阴气不能胜过阳气，阳气也不能控制阴气，阴阳相互阻隔。阳气浮于外，内为血瘕病，阴气沉于内，外痈疡溃烂。如果阴阳二气都壮实，病气下行，就会出现男女生殖器的病变。脉象的阴阳，上合昭昭的天象，下

阴阳经脉雌雄的含义

人体三阴三阳经脉根据其属性，有雌雄之别。下图是以一家人为例，对阴阳经脉做了一个形象的比喻。

少阴经像
猫，性静
而内守。
太阴经像
母亲，性
柔至善。
少阳经像调皮的儿
子，时而与父亲一
起，时而和狗狗一
起。起枢纽作用，
出入二阳之间。
太阳经像父亲，
是一家之长，位
高至尊。
厥阴经像女儿，
将父亲、母亲联
系起来，起交通
阴阳的作用。
阳明经像忠诚的
狗，护卫整个家，
抵御外邪的入侵。

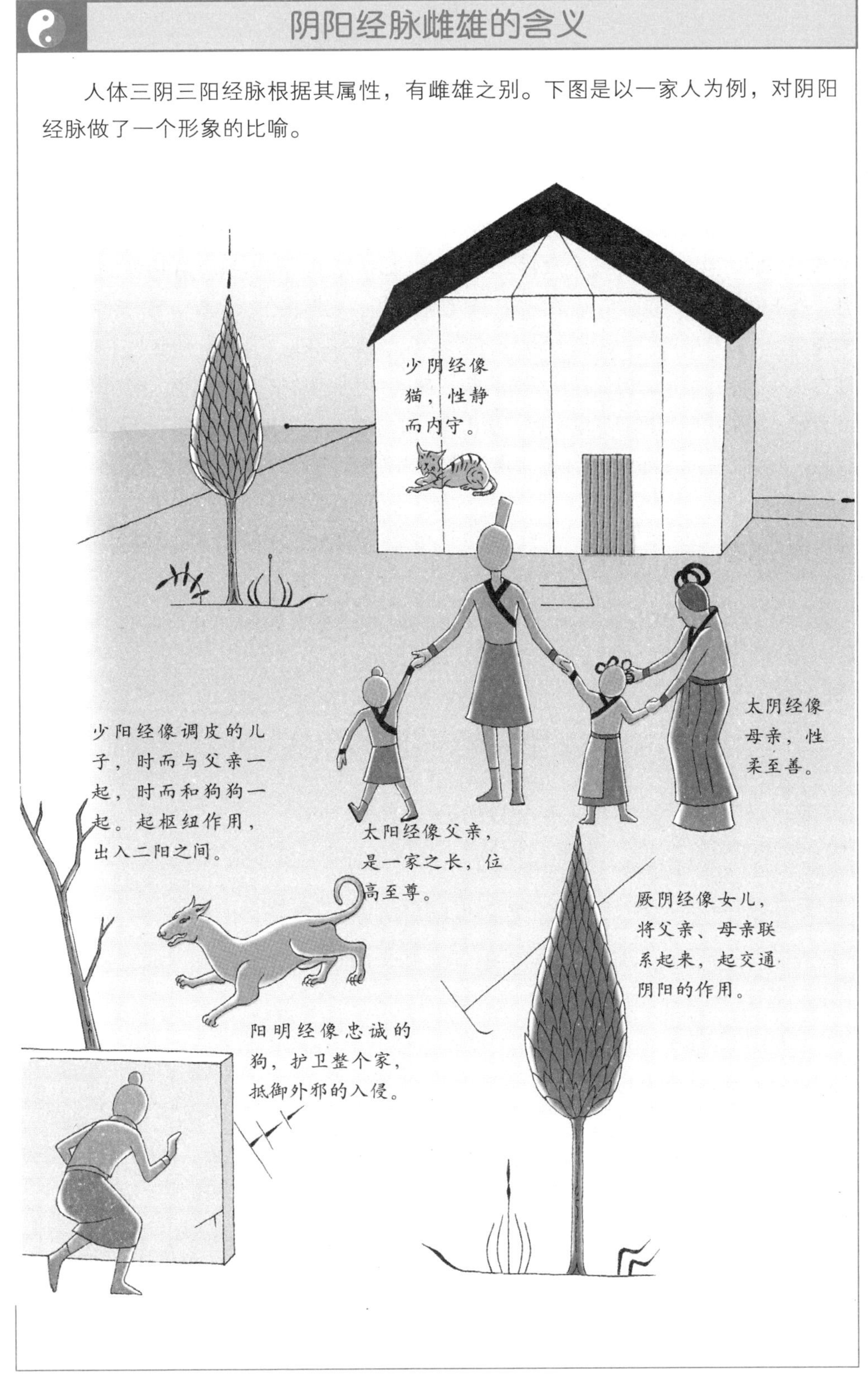

合冥冥的地理，判断病人死生日期，必须结合一年中六气以什么为气首来推求。

病人死亡日期的推断

雷公说：请问病人的死亡日期。黄帝没有回答，于是雷公又问了一次，黄帝说：在古医书中有说明的。雷公又问：请问怎样判断病人的死亡日期？黄帝回答说：冬季的疾病，如果表现为阳盛，到第二年春季的正月又见死的脉象，那么死期多数在春末夏初；冬季的疾病，从理论上讲已经气尽，草和柳叶都枯死了，到春季阴阳俱绝，死期在正月。春季的疾病，叫阳杀，如果阴阳二气都败竭了，死期将在秋季草枯萎的时候。夏季的疾病，传到脾的时候，死期大约在十天之内；如果阳脉见于阴部，阴脉见于阳部，死期将在初冬水结薄冰的时候。秋季的疾病，如果两手太阳的脉都有起色，疾病不用治疗就会好；如果阴阳交错而形成疾病，便出现站不能坐，坐不能起的症状；太阳脉单独来临时，死期将在冰冻如石的时候；少阴脉单独来临时，其死期将在冰雪融化的时候。

第八十 方盛衰论篇

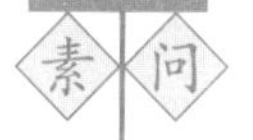

本篇主要论述人体阴阳之气、脉象的逆顺表现与所主的生死。诊断疾病时要综合考察，要度脉、度脏、度肉、度筋、度腧等。保持头脑清醒，观察上下八方之气，诊察病人的脉象，观察病人的生活情况，进而判断疾病的逆顺。

阴阳脉象的逆顺与生死

雷公问道：阴阳二气盛衰的多少，怎么样是逆，怎么样是顺？黄帝回答说：阳气的多少表现在左是顺，表现在右是逆；阴气的多少表现在右是顺，表现在左是逆。老年人表现在上是顺，青年人表现在下是顺。因此，春季夏季的病变，出现阳证阳脉的就生；秋季冬季的病变，出现阳证阳脉的就死；反过来，秋季冬季的病变，出现阴证阴脉的就生。因而无论气多还是气少，只要出现不顺就是厥病。雷公又问道：气有余也会成厥吗？黄帝回答说：气逆行于上而不下，足胫寒冷到达膝关节，如果是年轻人，这个病又出现在秋冬季，就会死亡；如果是老年人，这种病在秋冬季出现，就有生存的可能。气逆行于上而不下，会导致头痛和头顶疾病，这种厥病，既不表现出阳热证，又不表现出阴寒证，五脏之气相互隔绝，好像置身于空旷的原野之中，又好像居于空空的房间内，其生气欲绝，死期将至。所以气虚所引起的厥病，使人噩梦连连，达到极点时，会使人神志不清。

三阳脉悬绝，三阴脉微，这是少气的脉象。因此肺气虚，便梦见白色的东西，或梦见杀人流血、尸横遍野，如果到秋季就会梦见兵战；肾气虚，便梦见船，或梦见水淹死人，如果到冬季就会梦见潜伏水下，非常恐惧；肝气虚，便梦见草木之类的事物，如果到春季就会梦见人伏卧树下而不敢站起；心气虚，便梦见救火及雷电，如果到夏季就会梦见大火焚烧；脾气虚，便梦见饮食不足，如果到长夏就梦见筑墙盖屋。这些都是五脏气虚、六腑的阳气过盛、五脏阴精亏损而导致的。治疗时当参合五脏病证，调和阴阳，这些方法在《经脉篇》中都有记载。

诊断疾病的“五度”

有五种诊断疾病的方法，这五种方法为脉度、脏度、肉度、筋度、腧度。这五种

诊断疾病要十度

诊断疾病要十度（度：通过诊断确定病位），本书只提到其中五度，不管是十度还是五度，都是要求对患者的病情进行全面了解和把握，以求对疾病做出正确的诊断。

名词解释

《奇恒之势》六十首

指古代医经《奇恒》中所载的六十首诊法，具体为何种诊法，现在已经遗失。

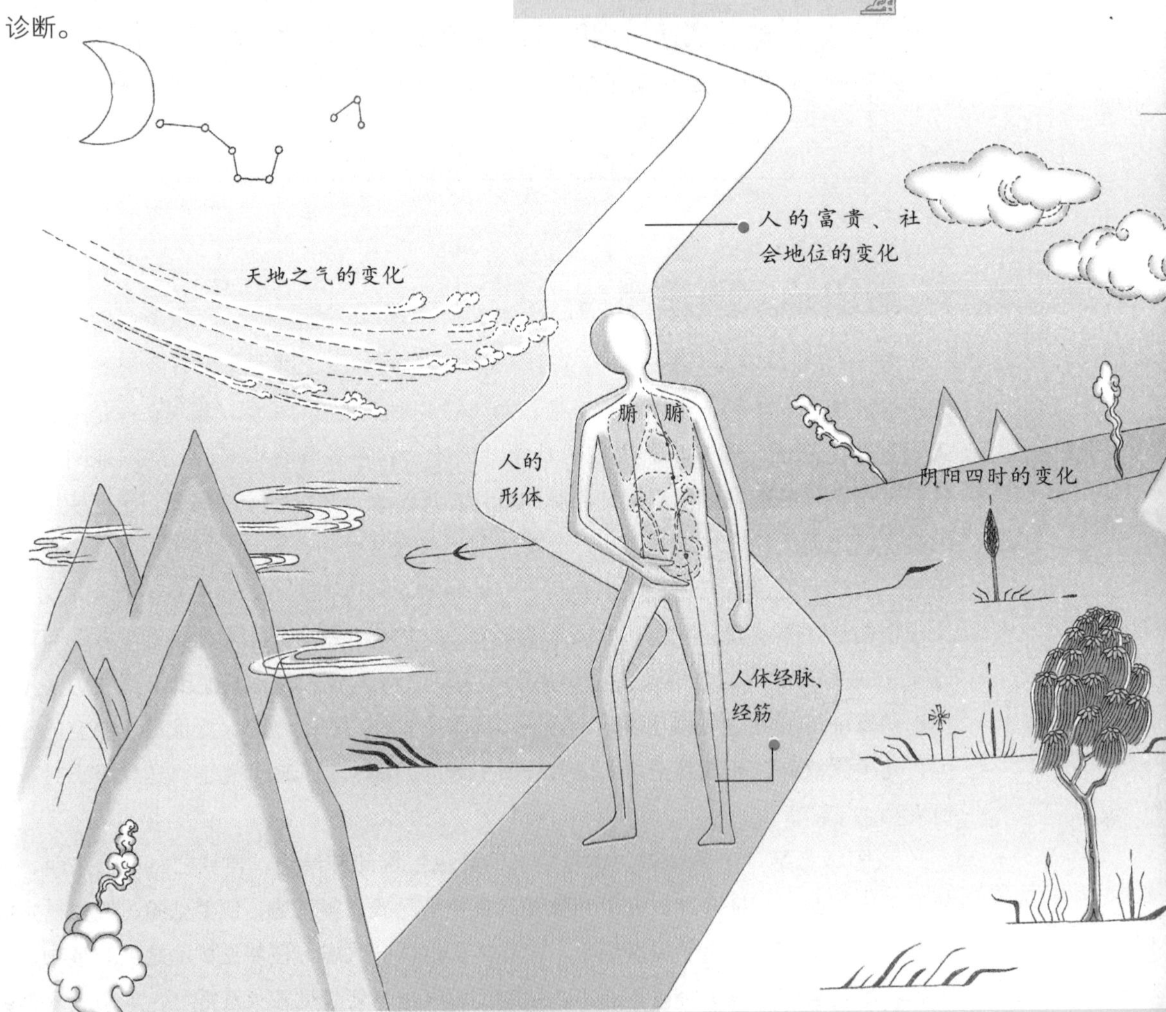

❶ 度君　考察人的社会地位，找出生活环境对人发病的影响。

❷ 度民　考察人的富贵变化，找出引起身体发病的缘由。

❸ 度卿　考察人的社会地位变化，找出引起疾病发生的原因。

❹ 度阴阳气　诊察脏腑表里阴阳之气确定病之所在。

❺ 度筋　诊察三阴三阳之筋是否有病变。

❻ 度脉　诊察脉象的阴阳与天地四时之气是否相合。

❼ 度脏　诊察五脏之奇恒逆从。

❽ 度肉　诊察人的形与气是否相合。

❾ 度腧　诊察腧穴以考察脏腑和各经脉气血。

❿ 度上下　考察天地之气的变化确定发病的原因。

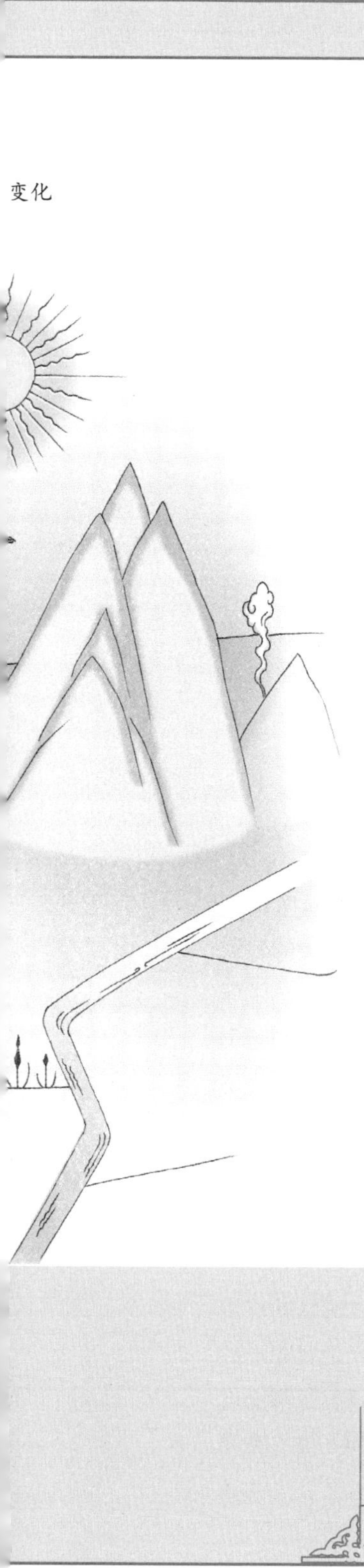

方法，概括了人身阴阳之理，所以人身疾病也就全部见于其中。脉的搏动本身并无常规，如果脉阴阳散乱，或偏于阴盛，或偏于阳盛，或脉搏不明显，诊断上又没常规，诊断时就必须上达人迎下及趺阳，还必须考虑病人是庶民还是君卿。已从师但还没有毕业，医术不高明，临床之中就不能辨别逆证、顺证，治疗时非常盲目，或者补阳伤阴，或者补阴损阳，不知道分析时要全面收集资料，因此诊断上就不明确，这种方法如果传于后世，其缺点就会自然地显露。

阴虚时，天气败竭而不降；阳盛时，地气微弱而不升。使阴阳之气相互交通，这是高明医生所能够做到的事情，阴阳之气相互交通，一般是阳气先，阴气后。所以高明的医生诊断疾病的方法，是诊脉时掌握阴阳的先后、结合《奇恒之势》六十首的有关内容、综合病人的各种细微表现、考察阴阳变化、明确五脏病情、掌握其中的重要论述、熟悉虚实纲要和五度的方法，了解了这些内容，就能诊断疾病。因此诊断疾病切阴而不能知其阳，这种诊法就得不到流传；只知其阳而不解其阴，是医术不高明。知左而不知右，知右而不知左，知上而不知下，知先而不知后，因此这种治疗就不能长久。要知道坏的和好的，要知道有病的和没有病的，要知道病位高的和病位下的，要知道坐着和站着的情况，要知道行走和静止时的情况。这样在运用时就有条理了，诊法的理论也就完备了，也就永远不会出错了。

列举有余的一面，就可以知道不足的一面，揣度病情的上下，那么脉诊就可以穷究其道理了。因此形体不足，气又虚弱的会死亡，形气都过盛但脉气不足的也会死亡，如果脉气过盛但形气不足的会生存。诊断疾病有大法，起、坐都有常规，举止、行为要有规矩，要善于思考，头脑要保持冷静，要冷静地观察上下，分辨八方之正邪，观察邪气侵入五脏中的哪一脏，诊察脉的动静，揣摩尺肤滑涩寒温的变化，观察大小便的变化，结合疾病的症状，进而判断疾病的逆顺，就可以知道病名，这样诊断就能获得十全的成效，也不会失掉病人之情。因此在诊断时，或观察病人的呼吸，或观察病人的精神，都不可以失去条理。医理高明，诊断正确，这样医道才能长久地流传。不知道这个道理，就会违背经旨，使医理失传，临床时便会夸夸其谈，乱下诊断，这叫“失道”。

第八十一 解精微论篇

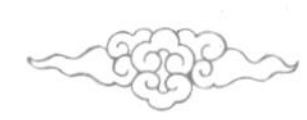

素问

本篇主要论述了涕泪的形成。肾精起着控制体内水液的作用，流泪是肾志悲伤所致。涕泪属于同一种物质，所以一般情况下，哭泣时，涕泪会一起流出。本篇还分析了哭泣而不流泪、哭泣时涕泪不同时流出的原因。

黄帝坐明堂。雷公说道：我接受了您传授的医学知识，再教给别人，都是经论上的内容，如从容形法、阴阳灸刺以及汤药之所滋等。但他们当中有聪明的，也有愚笨的，所以在治疗时不可能都取得十分的疗效。您以前告诉过我悲哀、喜怒、燥湿、寒暑、阴阳、妇女等内容。当我问为什么是这样时，您说分析贫贱富贵，人的形体所适从，并使人们明白等，都要结合医学理论，这些我已经了解了。现在我还想请教一些经论上所没有的愚昧浅陋的问题，希望您谈一谈。黄帝说：这些内容都很重要啊！

涕、泪的形成

雷公问道：是什么原因使人哭泣而不流泪的，有即使流泪，但涕少的？黄帝说：在医经中这些都有记载。雷公于是又问道：泪水是怎么产生的？鼻涕是怎么形成的？黄帝说：这些问题，对治疗是没有益处的，但都是医生应该知道的，因为这些属于医学理论的一部分。人身五脏六腑的主宰是心，两眼是心的外窍，面部的光华、色泽是心荣于外的表现，因此当人心情舒畅时，喜悦之情就会在眼睛里表现出来；当人失意时，忧伤之怀就在面色上表现出来。正因为这样，人悲痛时就会哭泣，哭泣时就产生泪水，体内蓄积的水液是泪的本源。蓄积的水液是至阴，至阴又是肾脏的精气。蓄积于体内的水液平衡时就不会流出来，这是由于受到肾精的控制，精气将水液约束着、包裹着，所以水液不能随便外流。

水的精气是志，火的精气是神，水火相互感应，神志都感觉到悲伤，所以就产生泪水。所以，心神、肾志都悲伤时，神气传到心精，而不是下传到肾志，于是肾志单独悲伤，所以就有泪水流出来。涕泣又属于脑，脑是阴，脑髓充养于骨，所以脑髓渗溢就化成涕。肾志是骨的主宰，泪水出而鼻涕也随之流出，是因为涕、泪属于同一类。鼻涕和眼泪就像人的兄弟，同生死共患难。如果肾志悲哀，涕泪就会一起流出来。人的鼻涕、眼泪一起外流而相伴，是因为涕、泪属于同类物质。

涕、泪的形成

人在哭泣时会产生鼻涕和眼泪，而有的人却只哭而无泪，或者流泪而不流涕，这都和人体内的肾精有关。

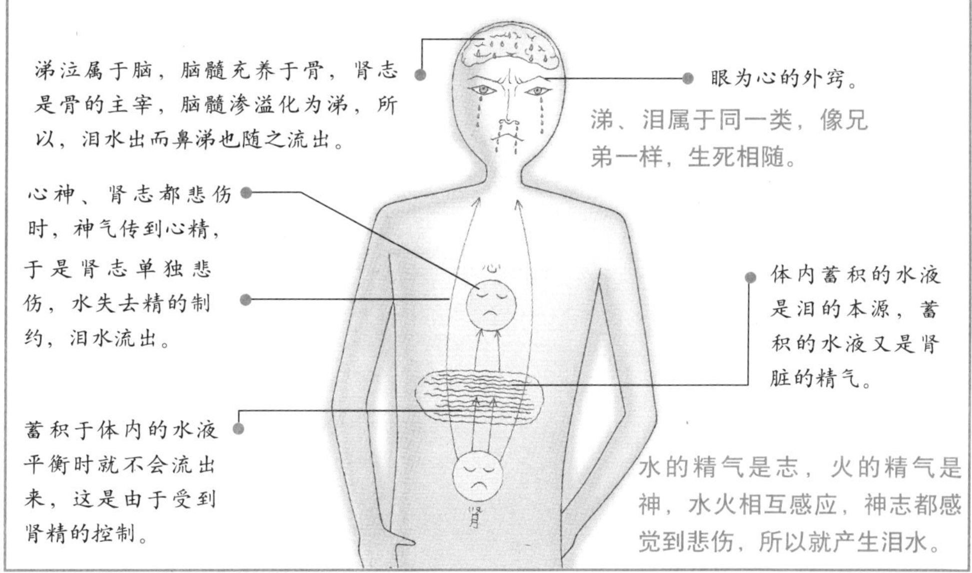

雷公说：您讲的理论真是博大精深呀！请问为什么有人哭泣时没有眼泪，或眼泪很少，也没有鼻涕随着一起流出来？黄帝说：哭泣而不流眼泪，是因为心里不太悲伤。不哭是因为心神没有被感动，心神没有被感动，所以肾志就不悲。心神肾志相持，阴阳不相感应，眼泪就不会单独地流出来。肾志悲哀，悲戚冲击阴气，阴气受到冲击，那么肾志便离开眼睛，于是神不能守精，如果精与神都离开了眼睛，鼻涕眼泪就会一起流出来。难道您没有阅读医经上所说的吗？气相厥逆，眼睛就看不清东西。厥逆时，阳气聚集到人体的上部，阴气聚集到人体的下部。阳气聚集于上部，那么上部阳气就亢盛。阴气聚集于下部，那就会出现足部寒冷，足部寒冷就出现胀满，这是因为一水不能胜二火，因此眼睛看不清东西。迎风而流泪不止的，是因为风邪伤到了眼睛。阳气内守于精，火气燔灼于目，所以迎风会流泪，就像火热炽盛时才能有雨一样，这是相类似的。

图书在版编目（CIP）数据

黄帝内经 / 陈飞松，于雅婷主编. —南京：江苏凤凰科学技术出版社，2019.8
ISBN 978-7-5537-9444-0

Ⅰ.①黄… Ⅱ.①陈… ②于… Ⅲ.①《内经》-研究 Ⅳ. ①R221.09

中国版本图书馆CIP数据核字（2018）第161075号

黄帝内经

主　　编　陈飞松　于雅婷
责任编辑　樊　明　倪　敏
责任校对　郝慧华
责任监制　曹叶平　方　晨

出版发行　江苏凤凰科学技术出版社
出版社地址　南京市湖南路1号A楼，邮编：210009
出版社网址　http://www.pspress.cn
印　　刷　三河市华润印刷有限公司

开　　本　787mm×1092mm　1/16
印　　张　24
版　　次　2019年8月第1版
印　　次　2019年8月第1次印刷

标准书号　ISBN 978-7-5537-9444-0
定　　价　72.80元